中医非物质文化遗产临床经典名著

黄帝内经素问集注

清・张志聪（隐庵）著
王宏利 吕凌 校注

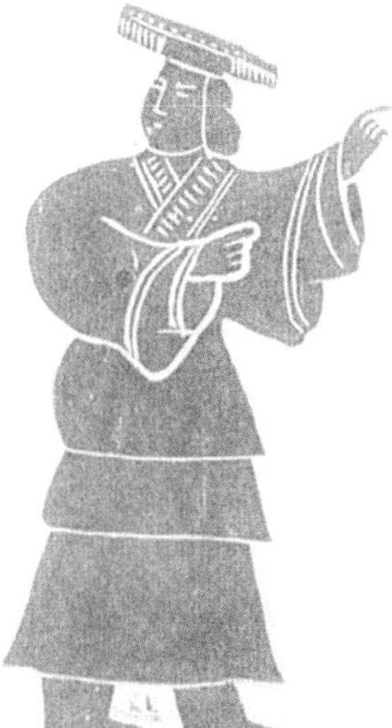

中国医药科技出版社

图书在版编目（CIP）数据

黄帝内经素问集注/(清)张志聪著；王宏利，吕凌校注．—北京：中国医药科技出版社，2014.10（2024.11 重印）

（中医非物质文化遗产临床经典名著/吴少祯主编）

ISBN 978－7－5067－6988－4

Ⅰ.①黄… Ⅱ.①张… ②王… ③吕… Ⅲ.①《素问》－注释 Ⅳ.①R221.1

中国版本图书馆 CIP 数据核字（2014）第 198085 号

版式设计 郭小平

出版 中国医药科技出版社

地址 北京市海淀区文慧园北路甲 22 号

邮编 100082

电话 发行：010－62227427 邮购：010－62236938

网址 www.cmstp.com

规格 787×1092mm $^{1}/_{16}$

印张 21½

字数 473 千字

版次 2014 年 10 月第 1 版

印次 2024 年 11 月第 3 次印刷

印刷 北京盛通印刷股份有限公司

经销 全国各地新华书店

书号 ISBN 978－7－5067－6988－4

定价 63.00 元

内容提要

《黄帝内经素问集注》为《内经》注述中之佳作，清·张志聪（隐庵）注。

张志聪，字隐庵，浙江杭州人。出身医学世家，少年丧父，遂弃儒习医，师事名医张卿子，学医行医数十年，穷研医理，医术高明，于《内经》、《伤寒论》、《神农本草经》颇有心得。康熙年间张志聪与众弟子开讲经论于侣山堂，著有《素灵集注直解》、《伤寒印宗》、《伤寒金匮集注直解》、《侣山堂类辨》、《针灸秘传》、《医学真传》、《本草崇原》等书。张志聪认为“《素》、《灵》明体达用”，而意艰深，遂而为《内经》作集注。《黄帝内经素问集注》仿宋明理学家注释经书的做法，按《素问》原文，逐句注释，对研究《内经》有较大的参考价值，为《素问》注述中之佳作。

《黄帝内经素问集注》对《素问》原文逐句注释，其注文多引《内经》、《伤寒论》、王冰、及众门人弟子之说，间附己意，使学者“凡阴阳气血之生始出入，脏腑经络之交会贯通，无不了如指掌”，是医学入门启源之佳作。

《中医非物质文化遗产临床经典读本》

编 委 会

出版者的话

中华医学源远流长，博大精深。早在两汉时期，中医就具备了系统的理论与实践，这种系统性主要体现在中医学自身的完整性及其赖以存续环境的不可分割性。在《史记·扁鹊仓公列传》中就明确记载了理论指导实践的重要作用。在中医学的发展过程中，累积起来的每一类知识如医经、方剂、本草、针灸、养生等都是自成系统的。其延续与发展也必须依赖特定的社会人文、生态环境等，特殊的人文文化与生态环境正是构成中医学地域性特征的内在因素，这点突出体现在运用“天人合一”、“阴阳五行”解释生命与疾病现象。

但是，随着经济全球化趋势的加强和现代化进程的加快，我国的文化生态发生了巨大变化，中国的传统医学同许多传统文化一样，受到了严重冲击。许多传统疗法濒临消亡，大量有历史、文化价值的珍贵医药文物与文献资料由于维护、保管不善，遭到损毁或流失。同时，对传统医药知识随意滥用、过度开发、不当占有的现象时有发生，形势日益严峻。我国政府充分意识到了这种全球化对本民族文化造成的冲击，积极推动非物质文化遗产保护。2005 年《国务院办公厅关于加强我国非物质文化遗产保护工作的意见》指出：“我国非物质文化遗产所蕴含的中华民族特有的精神价值、思维方式、想象力和文化意识，是维护我国文化身份和文化主权的基本依据。”

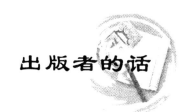

中医药是中华民族优秀传统文化的代表，是国家非物质文化遗产保护的重要内容。中医古籍是中医非物质文化遗产最主要的载体。杨牧之先生在《新中国古籍整理出版工作的回顾与展望》一文中说：“古代典籍是一个民族历史文化的重要载体，传世古籍历经劫难而卓然不灭，必定是文献典籍所蕴含精神足以自传。……我们不能将古籍整理出版事业仅仅局限于一个文化产业的位置，要将它放到继承祖国优秀文化传统、弘扬中华民族精神、建设有中国特色的社会主义的高度来认识，从中华民族的文化传统和社会主义精神文明建设的矛盾统一关系中去理解。”《保护非物质文化遗产公约》指出要“采取措施，确保非物质文化遗产的生命力，包括这种遗产各个方面的确认、立档、研究、保存、保护、宣传、承传和振兴”。因此，立足于非物质文化遗产的保护，确立和展示中医非物质文化遗产博大精深的内容，使之得到更好的保护、传承和利用，对中医古籍进行整理出版是十分必要的。

而且，中医要发展创新，增强其生命力，提高临床疗效是关键。而提高临床疗效的捷径，就是继承前人宝贵的医学理论和丰富的临床经验。在中医学中，经典之所以不朽是因其经过了千百年临床实践的证明。经典所阐述的医学原理和诊疗原则，已成为后世医学的常规和典范，也是学习和研究医学的必由门径，通过熟读经典可以启迪和拓宽治疗疾病的思路，提高临床治疗的效果。纵观古今，大凡著名的临床家，无不是在熟读古籍，继承前人理论和经验的基础上成为一代宗师的。因此，“读经典做临床”具有重要的现实意义。

意识到此种危机与责任，我社于2008年始，组织全国中医权威专家与中医文献研究的权威机构推荐论证，按照“中医非物质文化遗产”分类原则组织整理了本套丛书。本套丛书包括《中医非物质文化遗产临床经典读本》（第一批70种，第二批30种）与《中医非物质文化遗产临床经典名著》（第一批30种，第二批20种）两个系列，共150个品种。其所选书目精当，涵盖了大量为历代医家推崇、尊为必读的经典著作，也包括近年来越来越受关注的，对临床具有很好指导价值的近代经典作品。

本次整理突出了以下特点：①力求准确：每种医籍均由专家遴选精善底本，加以严谨校勘，为读者提供准确的原文。②服务于临床：在书目选择上重点选取了历代对临床具有重要指导价值的作品。③紧密围绕中医非物质文化遗产这一主题，选取和挖掘了很多记载中医独特疗法的作品，尽量保持原文风貌，使读者能够读到原汁原味的中医经典医籍。

期望本套丛书的出版，能够真正起到构筑基础、指导临床的作用，并为中国乃至世界，留下广泛认同，可供交流，便于查阅利用的中医经典文化。

本套丛书在整理过程中，得到了作为本书学术顾问的各位专家学者的指导和帮助，在此表示衷心的感谢。本次整理历经数年，几经修改，然疏漏之处在所难免，敬请指正。

中国医药科技出版社

2011年12月

校注说明

《黄帝内经素问集注》为《内经》较好注本，清·张志聪（隐庵）注。成书于康熙年间，流行版本较多，《中医图书联合目录》收载有清康熙十一年壬子（1672年）刻本、清三多斋刻本、清光绪五年己卯（1879年）勤思堂刻本、清光绪五年己卯（1879年）太医院刻本、清光绪十六年庚寅（1890年）浙江书局刻本等19种版本。

本次整理，以辽宁中医药大学馆藏之清光绪五年己卯（1879）太医院刻本为底本，以辽宁中医药大学馆藏光绪十六年庚寅（1890）浙江书局刻本为主校本，以书中所引《内经》、《伤寒》、《次注》等书为参校本，具体校勘体例说明如下：

1. 凡底本文字不误，一律不改动原文；校本虽有异文但无碍文义者，不作说明。

2. 凡底本明显的误字或不规范字，如“己”、“已”、“巳”不分，“胁”、“肋”混用等，均迳改，不作说明。

3. 原文中的异体字、通假字、古今字、俗写字，凡常见者一律迳改为通行的简化字，不做说明，如“藏府”改作“脏腑”、“蚤”改作“早”。若原文为冷僻字而未经规范简化者，则保留原文不予校改。

4. 凡原文中表示文字位置的“右”、“左”，一律改为“上”、“下”，不作说明。

5. 底本与校本均残，以“□”表示。

6. 凡属底本明显误字，据校本或本书改正者，加注说明。

7. 凡疑底本误，但诸本皆同，缺乏校改证据者，不予改正，但加注说明。

校注者

2013年8月

黄帝内经序（宋序）

臣闻安不忘危，存不忘亡者，往圣之先务；求民之瘼，恤民之隐者，上主之深仁。在昔黄帝之御极也，以理身绪余治天下，坐于明堂之上，临观八极，考建五常。以谓人之生也，负阴而抱阳，食味而被色，外有寒暑之相荡，内有喜怒之交侵，夭昏札瘥，国家代有。将欲敛时五福，以敷赐厥庶民，乃与岐伯上穷天纪，下极地理，远取诸物，近取诸身，更相问难，垂法以福万世。于是雷公之伦，授业传之，而《内经》作矣。历代宝之，未有失坠。苍周之兴，秦和述六气之论，具明于左史。厥后越人得其一二，演而述《难经》。西汉仓公传其旧学，东汉仲景撰其遗论，晋皇甫谧刺而为《甲乙》，及隋杨上善纂而为《太素》。时则有全元起者，始为之《训解》，阙第七一通。迄唐宝应中，太仆王冰笃好之，得先师所藏之卷，大为次注，犹是三皇遗文，烂然可观。惜乎唐令列之医学，付之执技之流，而荐绅先生罕言之，去圣已远，其术晻昧，是以文注纷错，义理混淆。殊不知三坟之余，帝王之高致，圣贤之能事，唐尧之授四时，虞舜之齐七政，神禹修六府以兴帝功，文王推六子以叙卦气，伊尹调五味以致君，箕子陈五行以佐世，其致一也。奈何以至精至微之道，传之以至下至浅之人，其不废绝，为已幸矣。顷在嘉祐中，仁宗念圣祖之遗事，将坠于地，乃诏通知其学者，俾之是正。臣等承乏典校，伏念旬岁。遂乃搜访中外，裒集众本，浸寻其义，正其讹舛，十得其三四，余不能具。窃谓未足以称明诏，副圣意，而又采汉唐书录古医经之存于世者，得数十家，叙而考正焉。贯穿错综，磅礴会通，或端本以寻支，或溯流而讨源，定其可知，次以旧目，正缪误者六千余字，增注义者二千余条，一言去取，必有稽考，舛文疑义，于是详明。以之治身，可以消患于未兆，施于有政，可以广生于无穷。恭惟皇帝抚大同之运，拥无疆之休，述先志以奉成，兴微学而永正，则和气可召，灾害不生，陶一世之民，同跻于寿域矣。

国子博士臣高保衡
光禄卿直秘阁臣林亿等谨上

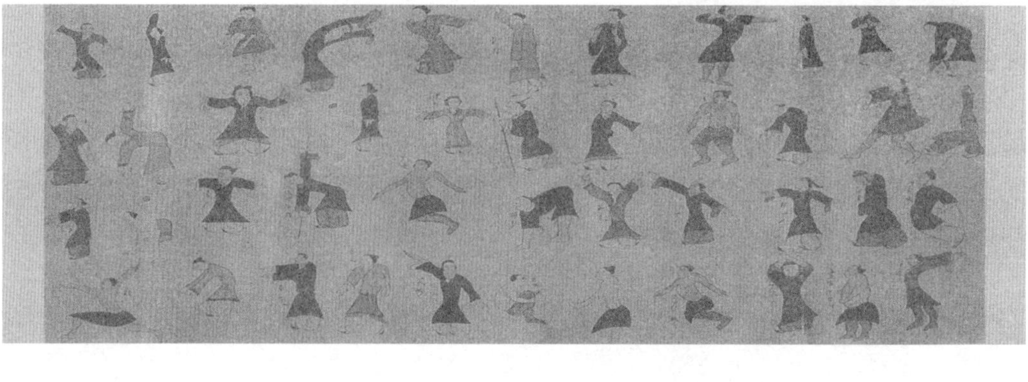

序[1]

五帝以上有书乎？曰：无书也，无书而实肇书之蕴也；五帝以下有书乎？曰：多书也，多书而实淆书之传也。夫无书而肇书之蕴，多书而淆书之传，则作与述之相为终始，不可诬也。聿稽五帝，首自庖牺，仰观俯察，近取远求，而八卦以通，昭然为明道开天之祖；嗣后伊耆，断耜揉耒，教穑辨物，而百汇以明，焕然为养生达性之主；厥传公孙，上稽天象，下究渊泉，中度人事，以人之五行六气，配天地阴阳，以天地之四时五行，应人部候，洞然为见垣彻微之宗。是三圣代兴，而三坟之义著，三才之理备矣。然羲皇画卦，而爻辞象义，姬文周孔，创始于前，李邵陈朱，阐明于后，而开物成务，易道遂历千古而不晦；炎帝察材，而金石草木，品上中下，《本经》以传，《别录》、《图经》、《纲目》以著，而补遗增缺，方书遂行万祀而无敝。独《素问》一册，帝与俞跗巫彭诸臣，论次一堂，所详者，天人一原之旨；所明者，阴阳迭乘之机；所究研者，气运更胜之微；所稽求者，性命攻荡之本；所上穷者，寒暑日月之运行；所下极者，形气生化之成败。开阖详尽，几无余蕴。然其中论生生之统居其半，言灾病者次之，治法者又次之。盖欲天下后世，子孙氓庶，勿罹灾眚，咸归生长，圣教不唐乎大哉。第经义渊微，圣词古简，苟非其人，鲜有通其义者。即如周之越人，汉之仓公，晋之皇甫谧，唐之王启元，以及宋元明诸名家，迭为论疏，莫不言人人殊。而经旨隐括者，或以一端求之；经言缕析者，或以偏见解之；经词有于彼见而于此若隐者，或以本文诠释而昧其大原；经文有前未言而今始及者，或以先说简脱

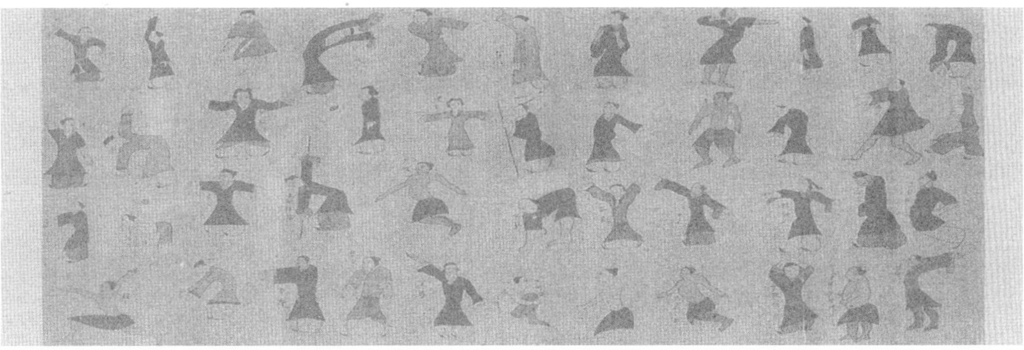

[1] 太医院刻本无此序，据浙江书局本补入。

而遗其弘论，是皆余所深悯也。聪辄忘愚昧，竭力覃思，自庚子五载，注仲祖《伤寒论》及《金匮要略》二书，刊布问世。今复自甲辰五载，注释《内经素问》九卷。以昼夜之悟思，印黄岐之精义。前人咳唾，概所勿袭，古论糟粕，悉所勿存，惟与同学高良，共深参究之秘，及门诸弟时任校正之严。剞劂告成，颜曰集注。盖以集共事参校者，十之二三；先辈议论相符者，十之一二。非有弃置也，亦曰前所已言者，何烦余言。唯未言者，亟言之，以俟后学耳。讵敢追康节希彝通易之秘，隐君齐相搜药之遗，以自附古人也乎。虽然，人惮启辟，世乐因仍，维《诗》有云：如彼飞虫，时亦弋获。然则天下后世之誉我，或于此书；天下后世之毁我，亦或于此书。余何敢置喙，夫亦以见志之有在，恶容矜慎哉！

康熙庚戌花朝武陵张志聪书于西冷怡堂

目录

黄帝内经素问集注卷之一

钱塘张志聪隐庵集注
同学莫承艺仲超参订
门人朱景韩济公校正

上古天真论篇第一

（上古，谓所生之来。天真，天乙始生之真元也。首四篇，论调精神气血。所生之来谓之精，故首论精。两精相搏谓之神，故次论神。气乃精水中之生阳，故后论气。）

昔在黄帝，生而神灵，弱而能言，幼而徇齐，长而敦敏，成而登天。（徇，音循。长，上声。按《史记》，黄帝姓公孙。名轩辕，有熊国君少典之子，继神农氏而有天下，都轩辕之丘，以土德王，故号黄帝。神灵，智慧也。徇，顺。齐，正。敦，信。敏，达也。此节记圣德禀性之异，发言之早。方其幼也，能顺而正；及其长也，既敦且敏。故其垂拱致治，教化大行，广制度以利天下，垂法象以教后世，生知之圣人也。后铸鼎于鼎湖山，鼎成而白日升天，此亦寿敝天地，无有终时之真人也。）乃问于天师曰：余闻上古之人，春秋皆度百岁，而动作不衰，今时之人，年半百而动作皆衰者，时世异耶？人将失之耶？（天师，尊称岐伯也。天者，谓能修其天真，师，乃先知先觉者也。言道者，上帝之所贵。师所以传道而设教，故称伯曰天师。度，越也。度百岁者，百二十岁也。）岐伯对曰：上古之人，其知道者，法于阴阳，和于术数。（上古，太古也。知道，谓❶知修养之道也。法，取法也。阴阳，天地四时，五行六气也。和，调也。术数者，调养精气之法也。盖阴阳者，万物之终始，死生之本，逆之则灾害生，从之则苛疾不起，故能取法以和调，是谓得道。）食饮有节，起居有常，不妄作劳，故能形与神俱，而尽终其天年，度百岁乃去。（《灵枢·决气》曰：上焦开发，宣五谷味，熏肤充身泽毛，若雾露之溉，是谓气。饮食有节，养其气也。《生气通天论》曰：起居如惊，神气乃浮。起居有常，养其神也。烦劳则张，精绝。不妄作劳，养其精也。夫神气去，形独居，人乃死。能调养其神气，故能与形俱存，而尽终其天年也。）今时之人不然也。以酒为浆。以妄为常。醉以入房。（酒能伤脾，脾气伤，则不能宣五谷味，而生气伤矣。以妄为常，伤其神矣。醉以入房，伤其精矣。言今时之人，不知道者，纵嗜欲而伤其精气神也。）以欲竭其精，以耗散其真，不知持满，不时御神。（乐色曰欲，轻散曰耗。真者，元真之气也。不知持满，不慎谨也。不时御神，不能四时调御其神也。言不知道者，不能慎谨调养，而丧其精气神也。）务快其心，逆于生乐，起居无节，故半百而衰也。（心藏神，务快其心，丧其神守矣。乐则气缓，而更逆之，伤其气矣。起居无节，耗其精矣。言今时之人，惟务快乐，不能积精全神，是以半百而衰也。）

---

❶ 谓：原作“调”，据浙江书局本改。

夫上古圣人之教下也，皆谓之虚邪贼风，避之有时，恬淡虚无，真气从之，精神内守。病安从来。（虚邪，虚乡不正之邪风也。恬，安静也。淡，朴素也。虚无，不为物欲所蔽也。言上古之人，得圣人之教化，内修养生之道，外避贼害之邪，所以年皆度百岁，而动作不衰。）是以志闲而少欲，心安而不惧，形劳而不倦，气从以顺，各从其欲，皆得所愿。（恬淡无为，是以志闲而少欲矣。精神内守，是以心安而不惧，形劳而不倦矣。真气从之，是以气从以顺矣。五方之民，衣食居处，各从其欲，是以皆得所愿也。）故美其食，任其服，乐其俗，高下不相慕，其民故曰朴。（故者，承上文而言。按《异法方宜论》：东方之民，皆安其处，美其食。西方之民，依山陵而居，不衣而褐荐，华食而肥脂。北方之域，其地高陵居，风寒冰冽，其民乐野处而乳食。南方之域，其地下，水土弱，其民嗜酸而食胕。中央者，其地平以湿，其民食杂而不劳。此五方之民，随天地万物之所生，山川地土之高下，衣食居处，各从其欲，彼此不相爱慕，故其民曰朴。）是以嗜欲不能劳其目，淫邪不能惑其心。（此复言五方之民，各有嗜欲淫邪而致病。惟上古恬淡之世，民皆安居乐俗，而无外慕之思，故虽有嗜欲淫邪，不能伤其内也。）愚智贤不肖，不惧于物，故合于道。（上古之人，无贵贱贤愚，皆全德不危。故不外惧于物，而合于养生之道焉。）所以能年皆度百岁，而动作不衰者，以其德全不危也。（德者，所得乎天之明德也。全而不危者，不为物欲所伤也。庄子曰：执道者德全，德全者形全。形全者，圣人之道也。）

帝曰：人年老而无子者，材力尽邪，将天数然也？（阴阳者，万物之终始也。此复论男女阴阳气血，有始有终，有盛有衰，各有自然之天数。材力，精力也。）岐伯曰：女子七岁，肾气盛，齿更发长。（更，平声。长，上声。七为少阳之数。女本阴体，而得阳数者，阴中有阳也。人之初生，先从肾始。女子七岁，肾气方盛。肾主骨。齿者，骨之余，故齿更。血乃肾之液，发乃血之余，故发长也。按：阴阳之道，孤阳不生，独阴不长，阴中有阳，阳中有阴。是以天一生水，地二生火；离为女，坎为男；皆阴阳互换之道。故女得阳数，而男得阴数也。）二七而天癸至，任脉通，太冲脉盛，月事以时下，故有子。（天癸，天一所生之癸水也。冲脉、任脉，奇经脉也。二脉并起于少腹之内胞中，循腹上行，为经血之海，女子主育胞胎。夫月为阴，女为阴。月，一月而一周。天，有盈有亏。故女子亦一月而经水应时下泄也。亏即复生，故于初生之时，男女构精，当为有子。虚则易受故也。）三七肾气平均，故真牙生而长极。（长，上声。肾气者，肾脏所生之气也。气生于精，故先天癸至，而后肾气平。肾气足，故真牙生。真牙者，尽根牙也。）四七筋骨坚，发长极，身体盛壮。（肾生骨髓，髓生肝，肝生筋，母子之相生也。女子四七，精血盛极之时，是以筋骨坚，发长极也。血气盛则充肤热肉，是以身体盛壮。）五七阳明脉衰，面始焦，发始堕。（阳明之脉荣于面，循发际。故其衰也，面焦发堕。夫气为阳，血脉为阴。故女子先衰于脉，而男子先衰于气也。再按：足阳明之脉，并冲任挟脐上行，冲任脉虚，而阳明脉亦虚矣。）六七三阳脉衰于上，面皆焦，发始白。（三阳之脉，尽上于头。三阳脉衰，故面皆焦。血脉华于色，血脉衰，故发白也。）七七任脉虚，太冲脉衰少，天癸竭，地道不通，故形坏而无子也。（地道，下部之脉道也。《三部九候》论曰：下部地，足少阴也。癸水藏于肾，天癸竭，是足少阴下部之脉道不通。冲任虚，是以形衰而无子也。）丈夫八岁肾气实，发长齿更。（八为少阴之数。男本阳体，而得阴数者，阳中有阴也。）**二八肾气盛，天癸至，精气溢泻，阴阳和，故能有子。**（《灵枢经》曰：冲脉、任脉，皆起于胞中，上循腹里，为经络之海。其浮而外者，循腹右上行，会于咽喉，别而络唇口。血气盛则充肤热肉，血独盛则淡渗皮肤，生毫毛。今妇人之生，有余于气，不足于血，以其数脱血也。冲任之脉，不荣口唇，故须不生焉。是则男子之天癸，溢于冲任，充肤热肉，而生髭须。女子之天癸，溢于冲任，充肤热肉，为经水下行而妊子也。男子二八精气满溢，阴阳和合，泻泄其精，故能有子也。）**三八肾气平均，筋骨劲强，故真牙生而长极。**（平，足也。均，和也。极，止也。故❶真牙生而筋骨所长，以至于极矣。）**四八筋骨隆盛，肌肉满壮。**（四居八数之半，是以隆盛之极。）**五八肾气衰，发堕齿槁。**（肾为生气之原，男子衰于气，故根气先衰，而发堕齿槁也。）**六八阳气衰竭于上，面焦，发鬓颁白。**（根气先衰，而标阳渐竭矣。《平脉篇》曰：寸口脉缓而迟，缓则阳气长。其色鲜，其颜光，其声商，毛发长。阳气衰，故颜色焦而发鬓白也。）**七八肝气衰，筋不能动，天癸竭，精少，肾脏衰，形体皆极。**（肝乃肾之所生，肾气衰，故渐及于肝矣。肝生筋，肝气衰，故筋不能运动。肾主骨，筋骨皆衰，故形体疲极也。）**八八则齿发去。**（数终衰极，是以不惟颁白枯槁，而更脱落矣。）**肾者主水，受五脏六腑之精而藏之。故五脏盛，乃能泻。今五脏皆衰，筋骨解堕，天癸尽矣。故发鬓白，身体重，行步不正，而无子耳。**（此复申明先天之癸水，又藉后天之津液所资益也。肾者主水，言肾脏之主藏精水也。受五脏六腑之精而藏之者，受后天水谷之精也。盖五味入胃，各归所喜，津液各走其道。肾为水脏，受五脏之精而藏之。肾之精液，入心化赤而为血，流溢于冲任，为经血之海。养肌肉，生毫毛，所谓流溢于中，布散于外者是也。故曰：天癸者，天乙所生之精也。是以男子天癸至而精气溢泻。肾之精，化赤为血，溢于冲任，生髭须。女子天癸至而月事以时下。故精血皆谓之天癸也。再按：经云：荣血之道，内谷为宝。谷入于胃，乃传之肺。流溢于中，布散于外。专精者行于经隧，常荣无已。男子八八，女子七七，天地之数终而天癸绝。然行于经隧之荣血未竭也，是以老年之人，能饮食而脾胃健者，尚能筋骨坚强，气血犹盛。此篇论天癸绝而筋骨衰，其后天水谷之精，又不可执一而论也。再按：女子过七七而经淋不绝者，此系行于经隧之血，反从冲任而下，是以面黄肌瘦，骨惫筋柔。当知经隧之血，行于脉中；冲任之血，兼渗于脉外。）**帝曰：有其年已老而有子者，何也？岐伯曰：此其天寿过度，气脉常通，而肾气有余也。此虽有子，男不过尽八八，女不过尽七七，而天地之精气皆竭矣。**（此复申明天地阴阳之数，止尽终于七七八八也。天寿过度，先天所秉之精气盛也；气脉常通，后天之地道尚通也。是以肾气有余而有子，此虽有子，然天地之精气，尽竭于七八之数者也。）**帝曰：夫道者年皆百数。能有子乎。岐伯曰：夫道者。能却老而全形身。年虽寿。能生子也。**（此承上文而言。惟修道者。能出于天地阴阳之数也。）

黄帝曰：余闻上古有真人者，提挈天地，把握阴阳，呼吸精气，独立守神，肌肉若一，故能寿敝天地，无有终时，此其道生。（上古真人者，言所生之来，自然合道，而能全其天真之人也。天真完固，故能斡旋造化，燮理阴阳，吐纳精气，与道独存；守神全形，是以肌肤若冰雪，绰约如处子，寿过天地，无有终极之时。此由道之所生，故无

---

❶ 故：原作“至”，据浙江书局本改。

为而道自合也。）中古之时，有至人者，淳德全道，和于阴阳，调于四时，去世离俗，积精全神，游行天地之间，视听八达之外，此盖益其寿命而强者也，亦归于真人。（中古至人者，谓有为以入道，而能全所生之天真者也。天真虽泄，复能修德全道，积精养神，故令神气充塞于天地之间，耳目聪明于八达之外。此盖从修炼保固得来，亦能复完天真，而同归大道。夫真人者，得先天之真者也。至人者，得后天之气者也，其趋则一，故亦归于真人。）其次有圣人者，处天地之和，从八风之理，适嗜欲于世俗之间，无恚嗔之心。行不欲离于世，被服章，举不欲观于俗，外不劳形于事，内无思想之患，以恬愉为务，以自得为功，形体不敝，精神不散，亦可以百数。（至人、真人者，去世离俗，修道全真，无妻室之爱，无嗜欲之情。所谓游方之外，高出人类者也。圣人者，处天地之内，顺八方之理，教以人伦，法于制度，黻冕于朝堂之上，不欲离于世俗章服，无为而治，不劳其形，随机而应，不役其神。此治世之圣人也，亦可以优游泮涣，而长享百年矣。）其次有贤人者，法则天地，象似日月，辨列星辰，逆从阴阳，分别四时，将从上古，合同于道，亦可使益寿而有极时。（贤人者，处尘俗之内，鲜拘蔽之习，取法天地，如日月之光明，推测象纬，顺逆二气，序别四时，将与上古天真之圣，同合于道，亦可使益寿而至于寿敝天地之极。此修道之贤人，而由人以合天，超凡以至圣者也。此帝勉人修为，而不得以凡庸自弃。故《移精变气》章曰：去故就新，乃得真人。）

四气调神大论篇第二

（神藏于五脏，故宜四气调之。脾不主时，旺于四季月。）

春三月，此谓发陈。（发，启也。陈，故也。春阳上升，发育万物，启故从新，故曰发陈。）天地俱生，万物以荣。（天地之气，俱主生发，而万物亦以生荣。）夜卧早起，广步于庭。（夜卧早起，发生气也。广，宽缓也，所以运动生阳之气。）被发缓形，以使志生。（东方风木之气，直上巅顶。被发者，疏达肝木之气也。缓，和缓也。举动舒徐，以应春和之气。志者，五脏之志也。志意者，所以御精神，收魂魄，适寒温，和喜怒者也。是以四时皆当顺其志焉。）生而勿杀，予而勿夺，赏而勿罚。（予、与同，皆所以养生发之德也。故君子启蛰不杀，方长不折。）此春气之应，养生之道也。（四时之令，春生夏长，秋收冬藏，此春气以应养生之道。）逆之则伤肝，夏为寒变，奉长者少。（逆，谓逆其生发之气也。肝属木，王于春，春生之气逆则伤肝，肝伤则至夏为寒变之病，因奉长者少故也。盖木伤而不能生火，故于夏月火令之时，反变而为寒病。）夏三月，此为蕃秀。（蕃，茂也。阳气浮长，故为茂盛而华秀也。）天地气交，万物华实。（夏至阴气微上，阳气微下，故为天地气交。阳气施化，阴气结成，成化相合，故万物华实也。）夜卧早起，无厌于日。（夜卧早起，养长之气也。无厌于长日，气不宜惰也。）使志无怒，使华英成秀。（长夏火土用事，怒则肝气易逆，脾土易伤。故使志无怒，而使华英成秀。华者，心之华，言神气也。）使气得泄，若所爱在外。（夏气浮长，故欲其疏泄，气泄则肤腠宣通，时气疏畅，有若好乐之在外也。）此夏气之应，养长之道也。（长，上声。凡此应夏气者，所以养长气之道也。）逆之则伤心，秋为痎疟，奉收者少，冬至重病。（心属火，王于夏，逆夏长之气，则伤心矣。心伤，至秋为痎疟，因奉收者少故也。盖夏之阳气，浮长于外，至秋而收敛于内，夏失其长，秋何以收。至秋时阴气上升，下焦所出之阴，与上焦所逆之阳，阴阳相搏，而为寒热之阴疟也。夫阳气发原于下焦阴脏。春生于上，夏长于外，秋收于内，冬藏于下。今夏逆于上，秋无以收，收机有碍，则冬无所藏，阳不归原，是根气已损，至冬时寒水当令，无阳热温配，故冬时为病，甚危险也。有云：逆夏气则暑气伤心，至秋成痎疟，此亦邪气伏藏于上，与阳气不收之义相同。但四时皆论脏气自逆，而不涉外淫之邪，是不当独以夏时为暑病也。）**秋三月，此为容平。**（容，盛也。万物皆盛实而平定也。）**天气以急，地气以明。**（寒气上升，故天气以急。阳气下降，故地气以明。）**早卧早起，与鸡俱兴。**（鸡鸣早而出埘晏。与鸡俱兴，与春夏之早起少迟，所以养秋收之气也。）**使志安宁，以缓秋刑。**（阳和日退，阴寒日生，故使神志安宁，以避肃杀之气）**收敛神气，使秋气平。无外其志，使肺气清。**（皆所以顺秋收之气，而使肺金清净也。）**此秋气之应，养收之道也。**（凡此应秋气者，所以养收气之道也。）**逆之则伤肺，冬为飧泄，奉脏者少。**（飧，音孙。肺属金，王于秋。逆秋收之气，则伤肺矣。肺伤，至冬为飧泄之病，因奉藏者少故也。盖秋收而后冬藏，阳藏于阴，而为中焦釜底之燃，以腐化水谷。秋失其收，则奉藏者少，至冬寒水用事，阳气下虚，则水谷不化，而为飧泄矣。）**冬三月，此为闭藏。**（万物收藏，闭塞而成冬也。）**水冰地坼，无扰乎阳。**（坼，音拆。坼，裂也。阳气收藏，故不可烦扰，以泄阳气。）**早卧晚起，必待日光。**（早卧晚起，顺养闭藏之气。必待日光，避寒邪也。）**使志若伏若匿，若有私意，若已有得。**（若伏若匿，使志无外也。若有私意，若已有得，神气内藏也。夫肾藏志，心藏神，用三若字者，言冬令虽主闭藏，而心肾之气，时相交合。故曰：私者，心有所私得也。）**去寒就温，无泄皮肤，使气亟夺。**（去寒就温，养标阳也。肤腠者，阳气之所主也。夫阳气根于至阴，发于肤表，外不固密，则里气亟起以外应。故无泄皮肤之阳，而使急夺其根气也。此言冬令虽主深藏，而标阳更宜固密。）**此冬气之应，养藏之道也。**（凡此应冬气者，所以养藏气之道也。）**逆之则伤肾，春为痿厥，奉生者少。**（肾属水，王于冬。逆冬藏之气则伤肾，肾气伤，至春为痿厥之病，因奉生者少故也。盖肝木生于冬水，主春生之气而养筋，筋失其养则为痿，生气下逆则为厥。）

天气清净光明者也。（上节论顺四时之气，而调养其神。然四时顺序，先由天气之和，如天地不和，则四时之气亦不正矣，故以下复论天地之气焉。）**藏德不止，故不下也。**（上天之气，至清净光明。然明德惟藏，而健运不息者也。夫天气下降，地气上升，斯成地天之泰。惟其运用不止，故不必下而后谓之下也。盖言天气布于六合九州，化生万物，而体位仍尊高也。）**天明则日月不明，邪害空窍。**（天气，至光明者也。明德藏隐，故昼明者日焉，夜明者月焉。若不藏而彰著于外，是天明而日月不明矣。天德不藏，则虚其清净高明之体，而邪乘虚以害之。故曰：天运当以日光明。阳因而上，卫外者也。如人之阳不固密于上，不卫护于外，则邪走空窍而为害矣。此言天包乎地，阳抱于阴，然当藏隐固密，而不宜外张下泄者也。）**阳气者闭塞，地气者冒明。**（阳气者，天气也。此承上文而复言天德惟藏，而无运用不息之机，则地气上乘，而昏冒其光明矣。上节言虚其藏德之体，此节言失其不止之机。）**云雾不精，则上应白露不下。**（地气升而为云为雾，天气降而为雨为露。云雾不精，是地气不升也。地气不升，则天气不降，是以上应白露不下。上节言天气闭塞，此节言地气伏藏，天地不交而为痞矣。）**交通不表，万物命故不施，不施则名木多死。**（表，外也，扬也。言天地之气虽上下交通，而不表彰于六合九州之外，则万物之命，不能受其施化矣，不施则名木多死。盖木为万物之始生也。上节言不交通于上下，此节言不运用于四方。）**恶气不发，风雨不节，白露不下，则菀槀不荣。**（菀，音郁。菀，茂木也。槀，禾秆也。上节言天地之气不施，则名木多死。此复言四时之气不应，则草木不荣。盖天地之气不和，而四时之气亦不正矣。恶气，忿怒之气也。《脉要精微论》曰：彼秋之忿，成冬之怒。恶气不发，则失其劲肃严凛之令矣；风雨不节，则失其温和明曜之政矣；白露不下，则无溽蒸湿泽之濡矣。四时失序，虽茂木嘉禾，而亦不能荣秀也。按：岁运四之气，大暑、立秋、处暑、白露，乃太阴湿土主气。盖湿热之气上蒸，而后清凉之露下降。故曰恶气不发者，言秋冬之令不时也。风雨不节者，言春夏之气不正也。白露不下者，言长夏之气不化也。）**贼风数至，暴雨数起，天地四时不相保，与道相失，则未央绝灭。**（数，音朔。贼风数至，阳气不正而太过也。暴雨数起，阴气不正而偏胜也。此总结上文而言。天地四时，不相保其阴阳和平，而又失其修养之道，则未久而有绝灭之患矣。）**唯圣人从之，故身无奇病，万物不失，生气不竭。**（惟圣人能顺天地四时之不和，而修养其神气，故无奇暴之害。夫万物有自然之生气，虽遇不正之阴阳，而不至于绝灭，惟人为嗜欲所伤，更逆其时则死。圣人内修养生之道，外顺不正之时，与万物不失其自然，而生气不绝也。朱济公曰：此即与万物浮沉于生长之义。此言万物之有生气，后言万物之有根本。）**逆春气则少阳不生，肝气内变；逆夏气则太阳不长，心气内洞；逆秋气则太阴不收，肺气焦满；逆冬气则少阴不藏，肾气独沉。**（此论阴阳之气，随时出入，逆则四时所主之脏，自病于内也。少阳主春生之气，春气逆则少阴不生，致肝气郁而内变矣。太阳主夏长之气，太阳不长，则心气虚而内洞矣。太阳主秋收之气，太阴不收，则肺叶热焦而胀满矣。少阴主冬藏之气，少阴不藏，则肾气虚而独沉矣。首论所奉者少，而所生之脏受病，此论四时之气逆，而四时所主之藏气，亦自病焉。济公曰：少阳主厥阴中见之化，故少阳不生，而肝气内变。心为阳中之太阳，故太阳不长，而心气内虚。）

夫四时阴阳者，万物之根本也。所以圣人春夏养阳，秋冬养阴，以从其根。（四时阴阳之气，生长收藏，化育万物，故为万物之根本。春夏之时，阳盛于外，而虚于内。秋冬之时，阴盛于外，而虚于内。故圣人春夏养阳，秋冬养阴，以从其根而培养也。杨君举问曰：上节言秋冬之时，阴主收藏，此复言秋冬之时，阴盛于外。阴阳之道，有二义与？曰：天为阳，地为阴，天包乎地之外，地居于天之中，阴阳二气，皆从地而出，复收藏于地中，故曰未出地者，名曰阴中之阴，已出地者，命曰阴中之阳，所谓阴主收藏者，收藏所出之阳气也。）**故与万物沉浮于生长之门。**（万物有此根，而后能生长。圣人知培养其根本，故能与万物同归于生长之门。济公曰：阴阳出入，故谓之门。）**逆其根，则伐其本，坏其真矣。**（根者，如树之有根。本者，如树之有干。真者，如草木之有性命也。逆春气则少阳不生，逆夏气则太阳不长，所谓逆其根矣。逆春气则奉长者少，逆夏气则奉收者少，所谓逆其根则伐其本矣。逆之则灾害生，逆之则死，是谓坏其真矣。）**故阴阳四时者，万物之终始也，死生之本也，逆之则灾害生，从之则苛疾不起，是谓得道。道者，圣人行之，愚者佩之。**（言天地之阴阳四时，化生万物，有始有终，有生有死。如逆之则灾害生，从之则苛疾不起，是谓得阴阳顺逆之道矣，然不能出于死生之数。惟圣人能修行其道，积精全神，而使寿敝天地，无有终时。愚者止于佩服，而不能修为，是知而不能行者，不可谓得道之圣贤也。）**从阴阳则生，逆之则死，从之则治，逆之则乱，反顺为逆，是谓内格。**（上节言天地四时之阴阳，有顺逆死生之道，此复言吾身中之阴阳，亦有顺逆死生之道焉。盖天地之阴阳，不外乎四时五行，而吾身之阴阳，亦不外乎五行六气。是以顺之则生，逆之则死。所谓顺之者，阴阳相合，五气相生。东方肝木，而生南方心火，火生脾土，土生肺金，金生肾水，水生肝木，五脏相通，移皆有次。若反顺为逆，是谓内格。内格者，格拒其五脏相生之气，而反逆行也。）**是故圣人不治已病治未病，不治已乱治未乱，此之谓也。夫病已成而后药之，乱已成而后治之，譬犹渴而穿井，斗而铸锥，不亦晚乎！**（《金匮玉函》曰：上工治未病，何也？师曰：夫治未病者，见肝之病，知肝传脾，当先实脾，盖不使脾受逆气，而使肝气仍复顺行于心，是反逆为顺，反乱为治也。若五脏之气已乱，而五脏之病已成，然后治之，是犹渴而穿井，战而铸兵，无济于事矣。按此篇以天地之阴阳四时，顺养吾身中之阴阳五脏，盖五脏以应五行四时之气者也。《玉版论》曰：五脏相通，移皆有次，五脏有病，则各传其所胜。故所谓从者，四时五脏之气，相生而顺行也。逆者，五脏四时之气，相胜而逆行也。）

生气通天论篇第三

黄帝曰：夫自古通天者，生之本，本于阴阳。天地之间，六合之内，其气九州九窍五脏十二节，皆通乎天气。（凡人有生，受气于天，故通乎天者，乃所生之本。天以阴阳五行，化生万物，故生之本，本乎阴阳也。是以天地之间，六合之内，其地气之九州，人气之九窍五脏十二节，皆通乎天气。十二节者，骨节也。两手两足各三大节，合小节之交，共三百六十五会。《灵枢经》曰：地有九州，人有九窍，天有五音，人有五脏，岁有十二月，人有十二节，岁有三百六十五日，人有三百六十节，地有十二经水，人有十二经脉。盖节乃神气之所游行，故应天之岁月，脉乃血液之所流注，故应地之经水，九窍乃藏气之所出入，五脏乃阴阳二气之所舍藏，故皆通乎天气。此篇论阴阳二气，与天气相通，故曰地之九州，人之五脏。天为阳，是以先论阳，而后论阴也。朱济公曰：天一生水，气乃坎中之满也。曰自古者，言自上古天真所生之气也。本乎阴阳者，天真之有阴有阳也。）**其生五，其气三，数犯此者，则邪气伤人，此寿命之本也。**（天之十干，化生地之五行，故曰其生五。地之五行，上应三阴三阳之气，故曰其气三。三阴者，寒燥湿也。三阳者，风火暑也。如不能调养，而数犯此三阴三阳之气者，则邪气伤人而为病矣。夫人禀五行之气而生，犯此五行之气而死。有如水之所以载舟，而亦能覆舟，故曰此寿命之本也。）**苍天之气清净，则志意治，顺之则阳气固，虽有贼邪，弗能害也，此因时之序。故圣人传精神，服天气而通神明。**（生气通乎天，是以苍天之气清净，则人之志意亦治。人能顺此清净之气，而吾身之阳气外固，虽有贼邪，勿能为害。此因四时之序，而能调养者也。故圣人传运其精神，餐服苍天之清气，以通吾之神明。）**失之则内闭九窍，外壅肌肉，卫气散解，此谓自伤，气之削也。**（逆苍天清净之气，则九窍内闭，肌肉外壅，卫外之阳气散解，此不能顺天之气而自伤，以致气之消削。盖人气通乎天，逆天气，则人气亦逆矣。）**阳气者，若天与日，失其所则折寿而不彰。故天运当以日光明，是故阳因而上，卫外者**

也。（上节言顺苍天之气，以养吾身之阳，此复言人之阳气，又当如天与日焉，若失其所居之位，所运之机，则短折其寿而不能彰著矣。夫天气，清净光明者也。然明德惟藏，而健运不息，故天运当以日光明。天之藏德不下，故人之阳气亦因而居上。天之交通，表彰于六合九州之外，故人之阳气，所以卫外者也。）**因于寒，欲如运枢，起居如惊，神气乃浮。**（夫阳气生于至阴，由枢转而外出，风寒之邪，皆始伤皮毛气分，是故因于寒，而吾身之阳气，当如运枢以外应，阳气司表，邪客在门，故起居如惊，而神气乃浮出以应之。神气，神藏之阳气也。莫仲超曰：按伤寒始伤皮毛气分，得阳气以化热，热虽盛不死，此能运枢而外应者也。如太阳病，发热头疼，脉反沉，当救其里，此神气不能运浮于外，故急用干姜附子，以救在里之阳气而外出焉。夫在天阴寒之邪，藉吾身之阳气以对待，故因于寒者，欲其阳气如此而出。所谓阳因于上，卫外者也。）**因于暑，汗烦则喘喝，静则多言，体若燔炭，汗出而散。**（天之阳邪，伤人阳气，气伤外弛，故汗出也。气分之邪热盛，则迫及所生，心主脉，故心烦。肺乃心之盖，故烦则喘喝也。如不烦而静，此邪仍在气分而气伤。神气虚，故多言也。《脉要精微论》曰：言而微，终日乃复言者，此夺气也。天之阳邪，伤人阳气，两阳相搏，故体若燔炭。阳热之邪，得吾身之阴液而解，故汗出乃散也。按《伤寒论》曰：病常自汗出者，此卫气不和也，复发其汗，荣卫和则愈。故因于暑而汗出者，暑伤阳而卫气不和也，汗出而散者，得荣卫和而汗出乃解也。）**因于湿，首如裹。湿热不攘，大筋緛短，小筋弛长。緛短为拘，弛长为痿。**（緛，音软。此言湿伤阳气，而见证之如此也。阳气者，若天与日，因而上者也。伤于湿者，下先受之。阴病者，下行极而上。阴湿之邪，上干阳气而冒明，故首如裹也。湿伤阳气，则因阳而化热矣，阳气者，柔则养筋，阳气伤而不能荣养于筋，故大筋緛短，小筋弛长。盖大筋连于骨节之内，故郁热而緛短；小筋络于骨肉之外，故因湿而弛长。短则缩急而为拘挛，长则放纵而为痿弃。此言寒暑湿邪，伤人阳气者如此。）**因于气为肿，四维相代，阳气乃竭。**（此总结上文而言。因外淫之邪，有伤于气，则为肿矣。《阴阳别论》曰：结阳者肿四肢。盖阳气伤而不能运行，则荣血泣而为肿矣。四维，四肢也。四肢为诸阳之本，气为邪伤，是以四肢之阳，交相代谢，而阳气乃竭也。朱济公曰：四维，四时也。《至真要论》曰：谨按四维，斥候皆归，其终可见，其始可知。盖手足三阳之气，旺于四时，有盛有衰，如四时之代谢，故曰四维相代也。又问曰：六淫之邪，止言三气者何也？曰：六气生于五行，暑热总属于火，阳气与卫气各有分别，风伤卫而兼伤阳，故另提曰风客淫气。经曰：燥胜则干。燥淫之邪，伤人血液而不伤气。）**阳气者，烦劳则张，精绝，辟积于夏，使人煎厥，目盲不可以视，耳闭不可以听，溃溃乎若坏都，汩汩乎不可止。**（汩，音骨。此言烦劳而伤其阳气也。按《金匮要略》云：劳之为病，其脉大，手足烦，春夏剧，秋冬瘥，阴寒精自出，酸削不能行。盖阴阳之要，阳密乃固，烦劳则阳气外张，阴不得阳之温固，则精自出而绝于内矣。秋冬之阳气，内而收藏，夏则阳气张浮于外，故益虚而煎厥也。精气虚故目盲不可以视，耳闭不可以听也。膀胱者，州都之官，精液藏焉，而又属太阳之腑，太阳为诸阳主气，阳气伤，则坏其腑矣。溃，漏也。言其州都之坏，而不能藏精。汩，流貌。言其阴寒精出，而不可止也。）**阳气者，大怒则形气绝，而血菀于上，使人薄厥。有伤于筋，纵，其若不容。**（菀，于远切。此因怒而伤其阳气也。阳气者，通会于皮肤腠理之间，大怒则气上逆，而形中之气，绝其旋转之机矣。菀，茂貌。血随气行而茂于上矣。薄，迫也。气血并逆，而使人迫厥也。阳气者，柔主养筋。血脉者，所以濡筋骨，利关节者也。阳气伤而血逆于上，则有伤于筋矣，筋伤而弛纵，则四体有若不容我所用也。前节论外因而伤其阳气，此因劳伤大怒，而亦伤其阳气焉。）**汗出偏沮，使人偏枯。汗出见湿，乃生痤疿。膏粱之变，足生大丁，受如持虚。劳汗当风，寒薄为皶，郁乃痤。**（沮，音疽。痤，才何切。坐，平声。疿，音费。皶，织加切，音柞。丁，即疔。沮，湿也。痤，小疖也。疿，如疹之类。皶，面鼻赤瘰也。此言阳气者，外卫于皮肤，充塞于四体，若天气之运用于六合九州之外，而为阴之固也。如汗出而止半身沮湿者，是阳气虚而不能充身遍泽，必有偏枯之患矣。如汗出见湿，湿热郁于皮肤之间，则生痤疿矣。膏粱，厚味也。味厚伤形，气伤于味，形气伤则肌腠虚矣，膏粱所变之热毒，逆于肉理而多生大疔。盖肤腠虚而热毒乘之，有如持虚之器而受之也。劳汗当风，寒湿薄于皮肤之间，则为皶为痤矣。夫皶与痤疿，乃血滞于肤表之轻证。盖言阳气外卫于皮肤之间，为邪所薄，则淡渗于皮毛之血而为病矣。故曰：汗出偏沮，使人偏枯者。言阳气之若天与日，宜普遍于九州也。乃生痤疿，寒薄为皶者，言阳气之外卫，而在于皮毛之间也。膏粱之变，足生大疔者，言阳气之通会于腠理也。朱济公曰：经云：微者冲气疏，疏则其肤空。又曰：腠理者，三焦通会元真之处。夫形食味，形气虚，则膏粱之味毒乘之，故曰受如持虚。）**阳气者，精则养神，柔则养筋。**（承上文而言阳气者。内养五脏之神，出而荣养筋骨，非则通会于肌腠，外卫于皮毛。盖有开有阖，有出有入者也。《本经》曰：五味入口，藏于肠胃，味有所藏，以养五气，气和而生，津液相成，神乃自生。阳气者，水谷之精也，故先养于五脏之神。柔者，少阳初生之气也，初出之微阳，而荣养于筋，是以少阳之生筋也。莫子晋问曰：首论神气本于天真，奚又属五味之所生养。曰：精气神，皆有先天，有后天。先天之神气，又藉后天水谷之所资生而资养，故曰：两精相搏谓之神。两精者，天乙之精，水谷之精也。）**开阖不得，寒气从之，乃生大偻。陷脉为瘘，留连肉腠，俞气化薄，传为善畏，及为惊骇。荣气不从。逆于肉理，乃生痈肿。**（开者，一日而主外。阖者，暮而收引也。如失其开阖之机，则寒气从而内薄矣。背为阳，阳虚则寒邪痹闭于背，而形体为之俯偻，《金匮》所谓“痹侠背行”是也。如阳虚不能为荣血之卫，邪陷于脉中而为瘘，留连于肉腠之间，《金匮》所谓“马刀侠瘿”是也。如经俞之气化虚薄，则传入于内，而干及藏神矣，心主脉，神伤则恐惧自失，肝主血，故其病发惊骇也。《金匮要略》云：经络受邪，入脏腑为内所因，邪入于经俞，故内干脏气也。如邪逆于肉理气分，而阴阳不和，则生痈肿。经曰：阳气有余，荣气不行，乃发为痈。阴阳不通，两热相搏，乃化为脓。此言阳气不固，致邪薄于所养之筋而为偻，内及于所养之神而为惊为畏，重阳气之外卫也。济公曰：外卫者，首重皮毛，皮毛不固，则入于肉理脉络矣。莫子晋曰：高粱之变，逆于肉理，乃生大疔。外淫之邪，逆于肉理，乃生痈肿。皮毛肉理，皆阳气之所主。故曰：清净则肉腠闭拒，邪弗能害。如肌腠固密，即邪伤皮毛，止不过痤疿之轻疾耳。）**魄汗未尽，形弱而气烁，穴俞以闭，发为风疟。**（上二俞字，并音输。此言表气与邪气，并陷于肌腠之间而为疟也。肺主皮毛，魄汗未尽，表邪未去也。形弱，肌腠虚也。腠理空疏，则表阳邪气，同陷于其间。寒邪在表，则随阳而化热，故气烁也。邪虽陷于肌腠，而表气不入于经，是以穴俞以闭。风疟，但热不寒之疟也。表阳之邪，与卫气相遇，则发热也。夫表气者，太阳之气也。肌腠之气者，五脏元真之气也。《金匮要略》曰：腠者，三焦通会元真之处。又曰：五脏元真通畅，人即安和。《灵枢经》曰：三焦膀胱者，腠理毫毛其应。盖三焦之气，通腠理，太阳之气主皮毛，是以表气邪气，陷入于肌腠，则伤元真之气，而太阳之气仍在外也，如肌腠之邪留而不去，则转入于经俞，盖五脏经气之相合也。此节论表气实而肌气虚，是以表气同邪并陷于肌腠之间，太阳之气与五脏之经不相合，故穴俞以闭也。此注当与《伤寒论》注疏合看。）**故风者，百病之始也。清静则肉腠闭拒，虽有大风苛毒，弗之能害，此因时之序也。**（此重调养元真之气，而肌腠之宜闭密也。夫寒暑始伤于皮毛，风邪直透于肌腠。风者善行而数变，入于肌腠，则及经脉，或为热中，或为寒中，或为偏枯，或成积聚，或入腑而生，或干脏而死，邪气淫佚，不可胜论。故曰：风者，百病之始也。人能顺苍天清净之气，而调摄其元神，则肉腠固密，虽有大风苛毒，勿之能害。此因四时之序，而能顺养者也。夫肌腠之气，乃五脏之元真，故宜顺四时五行之气而调养。《要略》云：若使五脏元真通畅，人即安和，不使形体有衰，病即无由入其腠理。前节论寒暑湿邪伤其表阳，故毋烦劳而伤其阳，此论风邪直伤于肌腠，又当固密其元真也。）**故病久则传化，上下不并，良医勿为。故阳蓄积病死，而阳气当隔，隔者当泻，不亟正治，粗乃败之。**（病久者，邪留而不去也。传者，始伤皮毛，留而不去，则入于肌腠；留而不去，则入于经脉冲俞；留而不去，则入于募原脏腑。化者，或化而为寒，或化而为热，或化而为燥结，或化而为湿泻。盖天有六淫之邪，而吾身有六气之化也，久而传化，则上下阴阳，不相交并，虽有良工，勿能为已。故病在阳分，而蓄积至死者，以其病久而传化也。故病在阳分，而良工当亟助阳气，以隔拒其邪，勿使其传化。隔者当泻却其邪，更勿使其留而不去也，若不急用此正治之法，皆粗工之败乃事也。）**故阳气者，一日而主外。平旦人气生，日中而阳气隆，日西而阳气已虚，气门乃闭。是故暮而收拒，无扰筋骨，无见雾露。反此三时，形乃困薄。**（总结上文而言阳气之有开有阖，然又重其卫外而为固也。《灵枢经》云：春生夏长，秋收冬藏，是气之常也，人亦应之。以一日分为四时，朝则为春，日中为夏，日入为秋，夜半为冬。朝则人气始生，故旦慧，日中人气长，长则胜邪，夕则人气始衰，夜半人气入脏，是故暮而收敛其气。隔拒其邪，无扰筋骨，无烦劳也。无见雾露，宜清净也。若反此，而欲如三时之动作，则形体乃为邪所困薄矣。气门，玄府也。三时，平旦、日中、日西也。）

岐伯曰：阴者，藏精而起亟也。阳者，卫外而为固也。（生之本，本于阴阳。阳生于阴也，故帝先论阳而伯复论其阴焉。亟，数也。阴者主藏精，而阴中之气，亟起以外应。阳者主卫外，而为阴之固也。数，音朔。）**阴不胜其阳，则脉流薄疾，并乃狂。**（气为阳，血脉为阴，阳盛而阴不能胜之，则脉行急迫也。阳盛则狂，阳甚而自亦为病，故曰并乃狂。）**阳不胜其阴，则五脏气争，九窍不通。**（五脏为阴，九窍为水注之气，乃精气所注之门户，如阴甚而阳不能胜之，则五脏之气。交争于内，而九窍为之不通。盖五脏之气，出而为阳，在内为阴也。夫脏为阴，精血为阴，气为阳，九窍为阳，内为阴，外为阳。五脏主藏精者也。膀胱者，州都之官，精液藏焉。表阳之气，生于膀胱之精水。肌腠之气，乃五脏之元真，是阳气生于阴精也。故曰：生之本，本于阴阳。阴者，藏精而起亟也。《下经》云：阳予之正，阴为之主。盖阳气出而卫外，内则归阴，一昼一夜，有开有阖，如四时寒暑之往来，是为阴阳之和平也。）**是以圣人陈阴阳，筋脉和同，骨髓坚固，气血皆从，如是则内外调和，邪不能害，耳目聪明，气立如故。**（陈，敷布也。阳气者养筋，阴气者注脉。少阳主骨，少阴主髓。气为阳，血为阴。圣人能敷陈其阴阳和平，而筋脉骨髓气血，皆和顺坚固矣。内为阴，外为阳。如是则外内之阴阳调和，而邪勿能害。精气注于耳，血气注于目，邪不外淫，则阴气内固，是能耳目聪明，气立如故也。本经曰：根于中者，命曰神机；根于外者，命曰气立。又曰：出入废则神机化灭，升降息则气立孤危。惟圣人敷陈其阴阳，使升降出入。外内调和，是以气立如故也。）**风客淫气，精乃亡，邪伤肝也。**（此复申明阳者卫外，而为阴之固也。风为阳邪，客于肤表，则淫伤于气矣。阳气伤，则阴寒精自出矣。风木之邪，内通肝气。肝主藏血，肝气受邪，则伤其血矣。此言阳为阴藏精血之固。）**因而饱食，筋脉横解，肠澼为痔。因而大饮，则气逆。因而强力，肾气乃伤，高骨乃坏。**（承上文而言。阳气伤而不能为阴之固，致精血有伤，而复饱食强力，故见证之如此也。夫肝主血而主筋，食气入胃，散精于肝，淫气于筋，邪伤肝而复饱食，不能淫散其食气，而筋脉横解于下矣。食气留滞，则湿热之气，澼积于阳明大肠而为痔。盖肠胃相通，入胃之食，不能上淫，则反下泆矣。夫饮入于胃，脾为输转，肺气通调。肺主周身之气，气为邪伤，而复大饮，则水津不能四布，而气反逆矣。夫精已亡，而复强用其力，是更伤其肾气矣。高骨，腰高之骨。腰者，肾之府。高骨坏而不能动摇，肾将惫矣。此言外淫之邪，伤人阳气，复因饮食劳伤，而更伤其阴也。）**凡阴阳之要，阳密乃固。**（此总结上文之义，而归重于阳焉。盖阳密则邪不外淫，而精不内亡矣，无烦劳则阳不外张，而精不内绝矣。）**两者不和，若春无秋，若冬无夏，因而和之，是为圣度。**（此复言阴阳和平，而后能升降出入。如两者不和，有若乎惟生升而无收降，惟闭藏而无浮长矣，故必因而和之，是谓圣人调养之法度。此复结阳气之有开有阖，惟圣人能陈阴阳而内外调和也。张二中曰：丹书云：一阴一阳谓之道，偏阴偏阳谓之疾。故圣人和合阴阳之道，以平四时之气者也。）**故阳强不能密，阴气乃绝。**（阳强，邪客于阳而阳气盛也。阳病而不能为阴之固密，则阴气乃绝于内矣。此复结风客淫气，精乃亡也。）**阴平阳秘，精神乃治。阴阳离决，精气乃绝。**（调养精气神者，当先平秘其阴阳。惟圣人能敷陈其阴阳之和平也。）**因于露风，乃生寒热。是以春伤于风，邪气留连，乃为洞泄。夏伤于暑，秋为痎疟。秋伤于湿，上逆而咳，发为痿厥。冬伤于寒，春必病温。**（露，阴邪也。风，阳邪也。寒，阴病也。热，阳病也。言阴阳不能固密，则在天阴阳之邪，伤吾身之阴阳，而为寒热病矣。是以有伤四时之阳邪而为阴病者，伤四时之阴邪而为阳病者，皆吾身中之阴阳，上下出入而变化者也。夫喉主天气，咽主地气，阳受风气，阴受湿气，伤于风者，上先受之，伤于湿者，下先受之。阳病者，上行极而下，是以春伤于风，乃为洞泄。阴病者，下行极而上，是以秋伤于湿，上逆而咳。此阴阳上下之相乘也。夏伤于暑，暑汗不泄，炎气伏藏，秋时阴气外出，与热相遇，发为痎疟。冬伤于寒，邪不即发，寒气伏藏，春时阳气外出，邪随气而化热，发为温病。此阴阳出入之气化也。夫风为阳邪。洞泄，阴病也。湿为阴邪。喉咳，阳病也。暑为阳邪。痎疟，阴疟也。寒为阴邪。温病，热病也。此皆人身中之阴阳气化也。天有阴阳之邪，人有阴阳之气，有病天之阴阳，而为寒热者，有感人之气化，而为阴病阳病者。邪正阴阳，变化不测，阴阳二气，可不和平而秘密欤。经曰：地之湿气，感则害人皮肉筋骨。上逆而咳，论阴阳之气也；发为痿厥，病有形之筋骨也。杨君举问曰：秋主燥气，而曰秋伤于湿者，何也？曰：长夏湿土主气，是以四之气，大暑、立秋、处暑、白露，乃太阴所主。然六淫之邪，止风寒暑湿，伤人阳气也。）四时之气，更伤五脏。（四时之气，风寒暑湿也。言四时之邪，非只病阴阳之气化，而更伤五脏之有形，盖病久则传化也。）阴之所生，本在五味，阴之五宫，伤在五味。（神气生于阴精，五脏之精，生于五味，是以首论气而末论味焉。《脏象论》曰：五味入口，藏于肠胃，味有所藏，以养五气，气和而生，津液相成，神乃自生。《本神篇》曰：五脏主藏精者也，不可伤，伤则失守而阴虚，阴虚则无气，无气则死矣。是以谨和五味，长有天命。盖精神气血，皆由五味之所资生而资养者也。五宫，五脏神之所舍也。伤在五味者，味有所偏胜也。莫仲超曰：酸生肝，苦生心，甘生脾，辛生肺，咸生肾，是阴之所生，本在五味也。）是故味过于酸，肝气以津，脾气乃绝。（酸味入肝，若过于酸，则肝多津液，津溢于肝，则脾气乃绝其转输矣。）味过于咸，大骨气劳，短肌，心气抑。（大骨，腰高之骨，肾之府也。过食咸则伤肾，故骨气劳伤。水邪盛则侮土，故肌肉短缩。水上凌心，故心气抑郁也。）味过于甘，心气喘满，色黑，肾气不衡。（味过于甘，则土气实矣。土实，则心气不能传之于子，故喘满也。肾主水，其色黑，土亢则伤肾，故色黑而肾气不平。）味过于苦，脾气不濡，胃气乃厚。（阳明络属心，子母之气相通也。五味入胃，苦先入心。味过于苦，则母气盛而胃气强，胃强则与脾阴相绝矣，脾不为胃转输其津液，而脾气不濡矣，脾不转输，故胃气乃厚。）味过于辛，筋脉沮弛，精神乃央。（沮，音咀。沮，遏抑也。弛，懈弛也。金气偏盛，则肝气受伤，故筋脉弛懈也。央、殃同。辛甚则燥，津液不能相成，而精神乃受其殃也。）是故谨和五味，骨正筋柔，气血以流，腠理以密，如是则骨气以精，谨道如法，长有天命。（肾主藏精而主骨，肝主藏血而主筋。夫风客淫气，则邪伤肝而精乃亡；谨和五味，则骨正筋柔而腠理以密。是阳气生于阴精，而为阴之外卫。故曰：阴者，藏精而起亟也；阳者，卫外而为固也。知阴阳外内之道，无烦劳以伤其阳，节五味以养其阴，谨能调养如法，则阴阳和平，而长有天命矣。）

金匮真言论篇第四

（金匮，古帝王藏书之器。此篇论经脉之道，乃上帝之所贵，藏之心意，非其人弗教，非其真弗授，乃金匮中之真言，不知道者，不易得也。）

黄帝问曰：天有八风，经有五风，何谓？（八风，八方之风。经，谓五脏之经俞。五风，五经之风也。上章论阳气，此章论经脉，故首提曰经有五风，末结曰善为脉者。）岐伯对曰：八风发邪，以为经风，触五脏邪气发病。（八风发邪，谓八方不正之邪风，发而为五经之风，触人五脏，则邪气在内而发病也。盖言在天则为八方之风，在人则为五经五脏之风矣。）所谓得四时之胜者。春胜长夏，长夏胜冬，冬胜夏，夏胜秋，秋胜春，所谓四时之胜也。（所谓得四时之胜者，如春时之西南风，长夏之北风，冬之南风，夏之西风，秋之东风，此得四时所胜之气，而不为风所触。盖五脏因时而旺，能胜其所不胜也。上节言八风发邪者，发所胜之风，而克贼所不胜之时也，此言得四时之胜者，得四时所胜之气，而能胜所不胜之邪风也。以上皆论四时不正之风气。）东风生于春，病在肝，俞在颈项。南风生于夏，病在心，俞在胸胁。西风生于秋，病在肺，俞在肩背。北风生于冬，病在肾，俞在腰股。中央为土，病在脾，俞在脊。（此言四时之正气，而亦能为五脏经俞作病也。《五运行论》曰：东方生风，风生木，木生酸，酸生肝。盖人禀五常，因风气而生长，风气虽能生万物，亦能害万物，如水能浮舟，亦能覆舟。是以先言风气之伤五脏，而后言五脏之气，禀于五方五气而生也。俞者，经气之所注也。首言八风发邪，以为经风。触五脏发病者，言天之阳邪，始伤阳气，由气而经，由经而脏也。此言东风生于春，病在肝，俞在颈项者，言脏气实则病气，脏气虚则病脏，是以下文反覆以申明之。）故春气者病在头。（所谓气者，言四时五脏之气，相为病也。肝俞在颈项，而春病在头者，春气生升，阳气在上也，故病在气者病在头。病在经者别下项也，是以下文之有病在气者，有病在经者，有病在脏者，有病鼽衄之在上者，有病洞泄之在内者，有病风疟之在外内出入者，分别脏气经俞之有虚实也。）夏气者病在脏。（夏时阳气发越在外，脏气内虚，故风气乘虚而内薄。）秋气者病在肩背。（秋气降收，不能主持于皮肤肌腠之间，故风气入于俞也。）冬气者病在四肢。（四肢为诸阳之本，冬气内藏，阳虚于外。故病在四肢也。以上论四时五脏之气，以下三“故”字，皆顶上文东风生于春节而言。）故春善病鼽衄。（所谓善病者，言五脏之经俞在外，风伤肌腠，则易入于经也。鼽衄，头面之经证也。春气在头，故善病鼻衄。）仲夏善病胸胁。（心之经俞，在胸胁也。朱济公问曰：此言胸胁，而无所见之证者，何也？曰：上下三节，反覆辨论，脏气经俞之有外内出入。故曰：有病在头者，有病在脏者，有病在肩背胸胁者，而皆不言病也。至于鼽衄洞泄诸证，言病在经而在头者，则有鼽衄之证，在经而在腹者，则为洞泄寒中，然总不重在论病也。）长夏善病洞泄寒中。（夏时阳气在外，里气虚寒，长者湿土主气，风入于经俞，即内薄而为洞泄。风木乘虚而胜土也，脾为阴中之至阴，不能化热而为寒中也。）秋善病风疟。（秋时阳气内收，阴气外出。《疟论》云：风气留其处，疟气随经络。风入于经，即欲内薄。经脉之阴气外出，邪正相持，故成风疟也。此言经络受邪，在外则为鼽衄痹厥，在内则为洞泄寒中，在外内之间，邪正相搏，则为风疟也。）冬善病痹厥。（四肢为诸阳之本，冬时阳气下藏，经气外虚，风入于经，故手足痹厥也。《金匮要略》曰：但臂不遂者，名曰痹。厥者，手足逆冷也。以上论经络为病。）故冬不按跷，春不鼽衄，春不病颈项，仲夏不病胸胁，长夏不病洞泄寒中，秋不病风疟，冬不病痹厥，飧泄而汗出也。（飧，音孙。此覆申明阳气者，卫外而为经俞之固也。按跷者，按摩导引，引阳气之通畅于四肢也。冬时阳气伏藏，若导引其四出，则无以奉春生夏长之气，是以有鼽衄头颈之经病矣。春病在头，邪热而迫于经者鼽衄，别出下项，则为颈项之病矣。《灵枢经》曰：是主心所生病者，胸胁痛。是主脾所生病者，溏泄。是主肺所生病者，肩背痛。所生者，经脉为病也。又曰：病在阳者名曰风，病在阴者名曰痹。痹者，风入于经俞也。此复言阳气固密者，四时无经俞之病也。复曰“飧泄而汗出”者，言人能藏养元真之气，必不使邪伤经脉，病在内而为飧泄也，亦不使邪伤阳气，病在外而汗出也。此复甚言其阳气之不可伤也。）夫精者，身之本也。故藏于精者，春不病温。夏暑汗不出者，秋成风疟。此平人脉法也。（神气血脉，皆生于精，故精乃生身之本。能藏其精，则血气内固。邪不外侵，故春不温病。夏不浮长，则暑气伏藏，至秋成风疟。阴阳开阖，生长收藏，此乃平人之脉法也。夫血脉生于阴精，此篇论经脉之道，故曰精者身之本，曰此平人之脉法。）

故曰：阴中有阴，阳中有阳。（阴中有阴者，阴气在内也。阳中有阳者，阳气在外也。此阴阳开阖外内之道也。）平旦至日中，天之阳，阳中之阳也。日中至黄昏，天之阳，阳中之阴也。合夜至鸡鸣，天之阴，阴中之阴也。鸡鸣至平旦，天之阴，

阴中之阳也。故人亦应之。（鸡鸣至平旦，阳气始生，应春升之气，故为阴中之阳。平旦至日中，阳气正隆，应夏长之气，故为阳中之阳。日中至黄昏，阳气始衰，应秋收之气，故为阳中之阴。合夜至鸡鸣，阳气在内，应冬藏之气，故为阴中之阴。故曰一日之中，亦有四时，人之阴阳出入，一日之中，而亦有四时也，故平人之脉法亦应之。）**夫言人之阴阳，则外为阳，内为阴。言人身之阴阳，则背为阳，腹为阴。言人身之脏腑中阴阳，则脏者为阴，腑者为阳。**（此篇始论经脉之道，经脉内连脏腑，外络形身，阴阳出入，外内循环，是以四时之生长收藏，以应平人脉法。人之形身脏腑，以应天之阴阳。夫人之始生也，负阳而抱阴，是以背为阳，腹为阴，督脉循于背，总督一身之阳，任脉循于腹，统任一身之阴也。夫外为阳，而有腹背之阴阳者，阳中有阴阳也。内为阴，而有脏腑之阴阳者，阴中有阴阳也。）**肝心脾肺肾，五脏皆为阴。胆胃大肠小肠膀胱三焦，六腑皆为阳。**（经脉生于地之五行，而上应天之六气，故凡论经脉，先配合五脏五行，而后论及于六腑。）**所以欲知阴中之阴，阳中之阳者，何也？为冬病在阴，夏病在阳，春病在阴，秋病在阳。皆视其所在，为施针石也。**（冬病在肾，肾为阴中之阴，故冬病在阴。夏病在心，心为阳中之阳，故夏病在阳。春病在肝，肝为阴中之阳，故春病在阴。秋病在肺，肺为阳中之阴，故秋病在阳。针石所以治经脉者也。故当知阴中之阴，阳中之阳，皆视其五脏之经俞所在而施治之。）**故背为阳，阳中之阳，心也。背为阳，阳中之阴，肺也。腹为阴，阴中之阴，肾也。腹为阴，阴中之阳，肝也。腹为阴，阴中之至阴，脾也。**（王氏曰：心为阳脏，位处上焦，以阳居阳，故谓阳中之阳。肺为阴脏，位处上焦，以阴居阳，故谓阳中之阴。肾为阴脏，位处下焦，以阴居阴，故谓阴中之阴。肝为阳脏，位处下焦，以阳居阴，故谓阴中之阳。脾为阴脏，位处中焦，以太阴居阴，故谓阴中之至阴。《灵枢经》曰：心为牡脏，肺为牝脏，肾为牝脏，肝为牡脏，脾为牝脏。）**此皆阴阳表里，内外雌雄相输应也，故以应天之阴阳也。**（雌雄，脏腑也。输应，交相授受也。盖脏腑之经脉，互相连络，表里外内，循环无端，与天之昼夜四时，出入相应，故以应天之阴阳也。）

帝曰：五脏应四时，各有收受乎？（帝言人之五脏，应天之阴阳四时，而五脏亦能收五方之气色，受四时之阴阳乎。）**岐伯曰：有。东方青色，入通于肝，开窍于目，藏精于肝。**（天之五方气色，入通于脏，以养五脏之精。肝之精气，开窍于目，而复通乎天气。是天气通乎人，而人气通乎天也。其阴精藏于本脏。《本神篇》曰：五脏主藏精者也。）**其病发惊骇。**（春时阳气上升，故其病亦如气之震，发而为惊骇也。）**其味酸，其类草木。**（木曰曲直，曲直作酸，肝属木，与地之草木同类。）**其畜鸡。**（易曰：巽为鸡，东方木畜也。）**其谷麦。**（麦为五谷之长，故东方应之。）**其应四时，上为岁星。**（木之精气上为岁星，十二年一周天，以地之草木谷畜，应天之四时，上而为岁星也。）**是以春气在头也。**（春气上升，春风在上，春病在头者，同气相感也，与别脏之因气虚而病者不同，故曰春气在头而不言病。）**其音角。**（木音也，其应在春。）**其数八。**（木之成数也。）**是以知病之在筋也。**（肝主筋，故病在筋。夫五音五数，应天之气也，皮肉筋骨，应地之有形也，以天之应，而病有形之筋骨者。天之阳气，通乎五脏之阴也，是以东方文义，与下文少有差别者，言天地阴阳之气，互相交感也。其下四方，言天之气色，通乎脏而病五脏之气，地之五味五行。五谷五畜，以应皮肉脉骨之有形，此皆阴阳变换之道。）**其臭臊。**（臊，音骚。臭，气也。气因木变则为臊，月令作羶。羶与臊同。）**南方赤色，入通于心，开窍于耳，藏精于心。**（心属火，受南方之赤色，入通于心，而养精于内也。《邪气脏腑篇》曰：十二经脉，三百六十五络，其气血皆上于面而走空窍，其别气走于耳而为听。别气者，心主之气也。此篇以心气开窍于耳，肾气开窍于二阴者，谓五脏之气通于九窍，九窍五脏，皆通乎天气也。）**故病在五脏。**（五脏者，病五脏之气也。上文曰：夏气者，病在脏。五脏六腑，心为之主。故心气病而及于五脏之气也。曰“故”者，言天之气色通于脏，而为病亦在气也。）**其味苦，其类火。**（炎上作苦，火之味也。心气通于南方，故与五行之火同类。）**其畜羊。**（《五常政大论》曰：其畜马。盖以午未皆属火也。）**其谷黍。**（黍，糯小米也。性温而赤色，故为心之谷。）**其应四时，上为荧惑星。**（其应天之四时，而上为荧惑。荧惑，火之精也，七百四十日一周天。）**是以知病之在脉也。**（心主脉，故病在脉。脉以应地。曰“是以”者，以地之五味五行，羊畜黍谷，以应病之在脉也。）**其音徵。**（火音也，其应在忧。）**其数七。**（火之成数也。）**其臭焦。**（气因火变则为焦。）**中央黄色，入通于脾，开窍于口，藏精于脾。**（土旺四季，位居中央，脾为土脏，其气相通。黄者土之色，口者脾之窍。）**故病在舌本。**（《灵枢经》曰：脾者，主为卫使之迎粮，视唇舌好恶以知吉凶。是脾气之通于舌也。）**其味甘，其类土。**（土受稼穑，稼穑作甘。脾属土，故与五行之土同类。）**其畜牛。**（牛色黄而属土，故为脾畜。）**其谷稷。**（色黄而味甘。）**其应四时，上为镇星。**（土之精气，上为镇星，二十八年一周天。）**是以知病之在肉也。**（脾主肌肉，故知病在肉。）**其音宫。**（土音也。五音以宫为主。）**其数五。**（五，土之生数也。土居五位之中，故独主于生数。）**西方白色，入通于肺，开窍于鼻，藏精于肺。**（肺属金，故受西方之白色，入通于肺。鼻者肺之窍。）**故病在肩。**（秋气者病在肩背。）**其味辛，其类金。**（金曰从革，从革作辛。）**其畜马。**（乾为马，肺属乾金而主天。）**其谷稻。**（稻色白而秋成，故为肺之谷。）**其应四时，上为太白星。**（金之精气，上为太白，三百六十五日一周天。）**是以知病之在皮毛也。**（肺主皮毛，故知病在皮毛。）**其音商。**（商主西方之音。）**其数九。**（金之成数也。）**其臭腥。**（气因金变则为腥。）**北方黑色，入通于肾，开窍于二阴，藏精于肾。**（肾属水，故受北方之黑色。肾在下，故开窍于二阴。夫脏真藏于内，而五脏之气发于外，见于色，是以五方之色，入通于脏，以养五脏之精，而脏气复外通于九窍，其真精藏于内也。）**故病在溪。**（肉之大会曰谷，肉之小会曰溪。《下经》云：溪谷属骨，皆有所起。溪乃小分之肉，连于筋骨之间，是肾主骨，而溪乃骨气所生之分肉也。）**其味咸，其类水。**（水曰润下，润下作咸。）**其畜彘。**（彘，豕也。色黑而属亥。）**其谷豆。**（豆色黑而性沉，故为水之谷。）**其应四时，上为辰星。**（水之精气，上为辰星，三百六十五日一周天。）**是以知病之在骨也。**（肾主骨，故知病在骨。《下经》云：肝生筋，心生血，脾生肉，肺生皮毛，肾生骨。是筋骨皮肉，五脏之所生而为病也。《上经》云：春气者，病在头。夏气者，病在脏。秋气者，病在肩背。冬气者，病在四肢。是头、脏、肩背、溪骨，乃脏气之为病也。）**其音羽。**（水之音也。）**其数六。**（水之成数也。）**其臭腐。**（气因水变则为腐。）**故善为脉者，谨察五脏六腑，一逆一从，阴阳表里，雌雄之纪，藏之心意，合心于精。**（此总结经脉之道，生于五脏，连于六腑，外合于五方五行，阴阳六气，表里循环，有顺有逆。善为脉者，藏之心意，合于精神，得之于心，应之于手，不可以言语相传，故曰非其真勿授。是谓得脉之道者也。）**非其人勿教，非其真勿授，是谓得道。**（色脉者，上帝之所贵也，故非学道之人勿教，非真诚之人勿传。至真之言，犹藏之金匮，而庸人不易得也。以上四篇，论精神气血。然神气血脉，皆本于天乙之真精。故论神则曰逆其根，则伐其本，坏其真。论气则曰自古通天者，生之本。论血脉则曰精者身之本，此平人之脉法也。）

黄帝内经素问集注卷之二

钱塘张志聪隐庵集注
同学高世栻士宗参订
门人 王弘义子芳 黄绍姚载华 校正

阴阳应象大论篇第五

（此篇言天地水火，四时五行，寒热气味，合人之脏腑形身，清浊气血，表里上下，成象成形者，莫不合乎阴阳之道。致于诊脉察色，治疗针砭，亦皆取法于阴阳，故曰阴阳应象大论。）

黄帝曰：阴阳者，天地之道也。（道者，阴阳之理也。太极静而生阴，动而生阳，天生于动，地生于静，故阴阳为天地之道。）万物之纲纪。（总之曰纲，周之曰纪。万物得是阴阳，而统之为纲，散之为纪。）变化之父母。（《天元纪大论》曰：物生谓之化，物极谓之变。易曰：在天成象，在地成形，变化见矣。朱子曰：变者化之渐，化者变之成。阴可变为阳，阳可化为阴，变化之道，由阴阳之所生，故谓之父母。）生杀之本始。（天以阳生阴长，地以阳杀阴藏。）神明之府也。（阴阳不测之谓神。明者，阴阳合而灵显昭著也。神化天之五气，地之五行。以生万物，故为神明之府。）治病必求于本。（本者，本于阴阳也。人之脏腑气血，表里上下，皆本乎阴阳。而外淫之风寒暑湿，四时五行，亦总属阴阳之二气。致于治病之气味，用针之左右，诊别色脉，引越高下，皆不出乎阴阳之理。故曰治病必求其本，谓求其病之本于阳邪本于阴邪也，求其病之在阳分阴分气分血分也，审其汤药之宜，用气之升，味之降，温之补，苦之泄也。此篇论治道当取法乎阴阳，故首提曰：治病必求于本。后节曰：治不法天之纪，用地之理，则灾害并至。天地者，阴阳之道也。）故积阳为天，积阴为地。（积阳至高而为天，积阴至厚而为地。承上文而言。治病者，当法天地阴阳之理。）阴静阳躁。（地之阴，主静而有常。天之阳，主动而不息。）阳生阴长，阳杀阴藏。（春夏者，天之阴阳也，故主阳生阴长。秋冬者，地之阴阳也，故主阳杀阴藏。）阳化气，阴成形。（天主生物，地主成物，故阳化万物之气，而吾人之气，由阳化之。阴成万物之形，而吾人之形。由阴成之。）寒极生热，热极生寒。（阴寒阳热，乃阴阳之正气。寒极生热，阴变为阳也。热极生寒，阳变为阴也。邵子曰：动之始则阳生，动之极则阴生。静之始则柔生，静之极则刚生。此《周易》老变而少不变之义。故阴阳之理，极则变生，人之病亦然。如热甚则发寒，寒甚则反热。治病之道亦然，如久服苦寒之味，则反化火矣。）寒气生浊，热气生清。清气在下，则生飧泄。浊气在上，则生䐜胀。此阴阳反作。病之从逆也。（寒气下凝，故生浊阴。热气上散，故生清阳。如清气在下，则反上而下降，故生飧泄。浊气在上，是反下而上凝，故生䐜胀。此吾身之阴阳反作，气之逆从而为病也。此论阴阳之体位，各有上下。）**故清阳为天，浊阴为地。地气上为云，天气下为雨。雨出地气，云出天气。**（此承上文而言。阴阳之位，各有上下，而阴阳之气，上下相交，然后云行雨施，而化生万物也。清阳为天，浊阴为地。地虽在下，而地气上升为云。天虽在上，而天气下降为雨。夫由云而后有雨，是雨虽天降，而实本地气所升之云，故雨出地气。由雨之降，而后有云之升，是云虽地升，而实本天气所降之雨，故云出天气。此阴阳交互之道也，而人亦应之。此篇言天地之阴阳，与人之阴阳相合，是以一节言天地阴阳水火，一节言清浊脏腑精形，以天人相间而言也。）**故清阳出上窍。浊阴出下窍。**（人之清阳。本乎天而出上窍。人之浊阴。本乎地而出下窍。言人之阴阳。犹云之升。雨之降。通乎天地之气也。）**清阳发腠理，浊阴走五脏。**（腠者，三焦通会元真之处。理者，皮肤脏腑之纹理。言清阳之气，通会于腠理，而阴浊之精血，走于五脏。五脏主藏精者也。）**清阳实四肢，浊阴归六腑。**（四肢为诸阳之本。六腑者，传化物而不藏。此言饮食所生之清阳充实于四肢，而浑浊者归于六腑也。夫脾主四肢，又曰手太阴独受其浊，盖浊中之清者，由脾之转输，而充实于四肢，浊中之浊者，归于六腑也。首言清阳之在上，次言发于外内之腠理，此言充实于四旁。盖阳气者。若天与日，位居尊高，而运用于六合九州之外内者也。）**水为阴，火为阳。阳为气，阴为味。**（水性润下，故为阴。火性炎上，故为阳。清阳上升，故为气。浊阴下降，故为味。盖以水火而征兆气味之阴阳也。）**味归形，形归气，气归精，精归化。**（阴为味，阴成形。地食人以五味，以养此形，故味归形。阳化气，诸阳之气，通会于皮肤肌腠之间，以生此形，故形归气。阳气生于阴精，故气归于精。水谷之精气，以化生此精，故精归于化也。）**精食气，形食味。**（水谷之精气，以生此精。精，食气也。五味入胃，以养此形。形，食味也。）**化生精，气生形。**（水谷之精气，以化生此精。诸阳之神气，以生养此形。盖天食人以五气，地食人以五味，气味化生此精气，以生养此形也。）**味伤形，气伤精。**（夫形食味，精食气。如饮食之气味太过，则反伤其精形矣。）**精化为气，气伤于味。**（精为元气之本，气乃精之化也。形食味而味归形，味伤形则及于气矣。此节论饮食之阴阳气味，以生精气之阴阳而养此形。）**阴味出下窍，阳气出上窍。**（王氏曰：味有实，故下流于便溺之窍。气无形，故上出于呼吸之门。）**味厚者为阴，薄为阴之阳。气厚者为阳，薄为阳之阴。**（味为阴，而味厚者为纯阴，薄者为阴中之阳。气为阳，而气厚者为纯阳，薄者为阳中之阴。此阴阳之中而又分阴阳也。）**味厚则泄，薄则通。气薄则发泄，厚则发热。**（味厚为阴中之阴，降也，故主下泄。味薄为阴中之阳，升也，故主宣通。气薄为阳中之阴，降也，故主发泄。气厚为阳中之阳，升也，故主发热。此节论气味之阴阳升降。）**壮火之气衰，少火之气壮。壮火食气，气食少火。壮火散气，少火生气。**（夫气为阳，火为阳，合而言之，气即火也。少阳三焦之气，生于命门，游行于外内，合于包络而为相火。然即少阳初生之气也，归于上焦而主纳，归于中焦而主化，纳化水谷之精微，而生此精，以养此形。故承上文而言，五味太过，则有伤于气，而阴火太过，亦有伤于气矣。盖气生于精，而精之所生，由气之所化，形食其味，而味之入胃，亦由气化以养此形，是气之不可有伤者也。故曰：壮火之气衰，少火之气壮。盖阳亢则火壮而生气反衰，阳和则火平而气壮盛矣。如火壮于内则食气，气盛于内则食火。食，犹入也。言火壮则气并于火，气盛则火归于气，气火之合一也。如火壮于外则散气，火平于外则生气，故曰相火为元气之贼。欲养此精气形者，又当平息其火焉。王子方曰：壮火之气，少火之气，是气即火之气也。）**气味辛甘发散为阳，酸苦涌泄为阴。**（言气味固分阴阳，而味中复有阴阳之别。辛走气而性散，甘乃中央之味，而能灌溉四旁，故辛甘主发散为阳也。苦主泄下，而又炎上作苦，酸主收降。而又属春生之木味，皆能上涌而下泄，故酸苦涌泄为阴也。）**阴胜则阳病，阳胜则阴病。阳胜则热，阴胜则寒。**（马氏曰：用酸苦之味，至于太过，则阴胜矣。阴胜则吾人之阳分，不能敌阴寒，而阳斯病也。用辛甘之味，至于太过，则阳胜矣。阳胜则吾人之阴分，不能敌阳热，而阴斯病也。所谓阳胜则阴病者，何也？以阳胜则太热，彼阴分安得不病乎。所谓阴胜则阳病者，何也？以阴胜则太寒，彼阳分安得不病乎。）**重寒则热，重热则寒。**（苦化火，酸化木，久服酸苦之味，则反有木火之热化矣。辛化金，甘化土，久服辛甘之味，则反有阴湿之寒化矣。所谓久而增气，物化之常也。气增而久，夭之由也。）**寒伤形，热伤气，气伤痛，形伤肿。**（阳化气，阴成形。寒则阴盛，故伤形。热则阳盛，故伤气。气无形故痛，阴有形故肿也。）**故先痛而后肿者，气伤形也。先肿而后痛者，形伤气也。**（夫形归气而气生形，阴阳形气之相合也。故气伤则转及于形，形伤则病及于气矣。以上论气味阴阳寒热偏胜之为病。）**风胜则动，热胜则肿，燥胜则干，寒胜则浮，湿胜则濡泻。**（此以下论天之四时五行。人之五脏五气，外感六淫，内伤五志，亦有阴阳寒热之为病也。风性动摇，故风胜则动。热气伤阴，故热胜则肿。燥伤津液，故燥胜则干。寒气伤阳，故神气乃浮也。湿淫所胜，则脾土受伤，而为濡泻之病矣。风、热，天之阳气也。寒、燥、湿，天之阴气也。乃四时五行之阴阳偏胜而为病也。）**天有四时五行，以生长收藏，以生寒暑燥湿风。**（天之十干，化生地之五行。地之五行，上呈天之六气。故在地为水，在天为寒。在地为火，在天为暑。在地为金，在天为燥。在地为土，在天为湿。在地为木，在天为风。天有四时五行之生长收藏，而化生阴阳之六气也。此言天之四时五行，成象成形者而应乎阴阳也。）**人有五脏，化五气，以生喜怒悲忧恐。**（化五气者，化五行之气也。肝志为怒，心志为喜，脾志为悲，肺志为忧，肾志为恐，以五气而生五脏之志也。此言人之五脏，化生五气五志，有形无形者而应乎阴阳也。）**故喜怒伤气。寒暑伤形。**（喜怒由内发，故伤阴阳之气。外淫之邪，由皮毛而入于肌络脏腑，故寒暑伤形。马氏曰：举喜怒而凡忧思恐可知矣，举寒暑而凡燥湿风可知矣。王子方曰：四时之气，总属寒暑之往来，五志内伤，亦归重阴阳之二气。故下文曰：暴怒伤阴，暴喜伤阳。《本神篇》曰：顺四时而适寒暑，和喜怒而安居处。是以五行五气论阴阳可也，以寒暑喜怒论阴阳亦可也。若胶执于文字以论阴阳，则固矣。）**暴怒伤阴，暴喜伤阳。厥气上行，满脉去形。**（多阳者多喜，多阴者多怒。喜属阳而怒属阴也。是以卒暴而怒，则有伤于阴矣。卒暴之喜，则有伤于阳矣。阴阳之气，厥逆上行，则五脏之气满于脉，而离脱于真藏之形矣。此言寒暑伤在外形身之阴阳，喜怒伤于内藏气之阴阳也。）**喜怒不节，寒暑过度，生乃不固。**（经曰：智者之养生也，必顺四时而适寒暑，和喜怒而安居处。若喜怒不恒，寒暑过度，则表里阴阳俱损，生何可以固久乎。此总结上章之意。）**故重阴必阳，重阳必阴。**（承上文而言。天有四时之寒暑，人有五气之阴阳，合而论之，在天阴阳之邪，又由吾人之阴阳气化也。是以受天之阴邪而必阳，受阳邪而必阴。王子方曰：此篇论天之四时五行，合人之五脏五气。是以有言天节，有言人节，有分而论者，有合而论者。）**故曰：冬伤于寒，春必病温。春伤于风，夏生飧泄。夏伤于暑，秋必痎疟。秋伤于湿，冬生咳嗽。**（秋冬，时之阴也。寒湿，气之阴也。冬伤寒，秋伤湿，谓之重阴。冬伤寒而春必温，秋伤湿而冬咳嗽，乃重阴而变阳病也。春夏，时之阳也。风暑，气之阳也。春伤风而夏伤暑，谓之重阳。春伤风而飧泄，夏伤暑而秋病痎疟，乃重阳而变阴病也。夫寒邪伏藏，春时阳气外出，化寒而为温热也。暑气伏藏，秋时阴气外出，化热而为阴疟也。此天之阴阳，又由吾身之阴阳而变化也。伤于风者，上先受之。伤于湿者，下先受之。阳病者，上行极而下，故变为飧泄之阴病矣。阴病者，下行极而上，故变为咳嗽之阳证矣。此四时之阴阳，又由吾身之阴阳而升降也。痎疟，三阴疟也。王子方曰："故曰"者，引《生气篇》之文以证明之也。）

帝曰：余闻上古圣人，论理人形，列别脏腑，端络经脉，会通六合，各从其经，气穴所发，各有处名，溪谷属骨，皆有所起，分部逆从，各有条理，四时阴阳，尽有经纪，外内之应，皆有表里，有信然乎？（帝言人之脏腑形身，与天之四时阴阳，外内相应。惟上古圣人，能论理人形，与天地参合，是以岐伯论天之五方、五气、五色、五音，地之五行五味，以应人之五体、五脏、五窍、五志也。六合，谓十二经脉之合也。足太阳与足少阴为一合，足少阳与足厥阴为二合，足阳明与足太阴为三合，手太阳与手少阴为四合，手少阳与手厥阴为五合，手阳明与手太阴为六合，各从其经正而相通也。气穴者，经气所注之穴，有三百六十五穴，以应一岁。而各有定处，各有定名也。溪谷者，大小之分肉，连于骨而生起也。分部者，皮之分部也。皮部中之浮络，分三阴三阳，有顺有逆，各有条理也。言天地之四时阴阳，尽有经纬纪纲，应人形之外内，皆有表有里也。）**岐伯对曰：东方生风。**（风乃东方春生之气，故主生风。）**风生木。**（寅卯属木，春气之所生也。）**木生酸。**（地之五行，生阴之五味。）**酸生肝。**（阴之所生，本在五味，故酸生肝。此言内之五脏，外之筋骨皮肉，皆收受四时五行之气味而相生。故曰：外内之应，皆有表里也。）**肝生筋，筋生心。**（肝之精气生筋，筋之精气生心。内之五脏，合五行之气，而自相资生也。）**肝主目。**（肝气通于目，肝和则目能辨五色，故目为肝所主。）**其在天为玄，在人为道，在地为化。化生五味，道生智，玄生神。**（承上文而言。在天之五方五气，在人之五脏五体，在地之五味五行，皆阴阳变化之为用也。阴阳变化之道，其在天为玄。玄，幽远也。玄生神。神者，阴阳不测之谓。是以在天为六气，而在地为五行也，其在人为道。道者，阴阳五行不易之理也。道生智。智者，五脏之神志魂魄，因思虑而处物。是以人之五脏，生五神，化五志也。其在地为化。物生谓之化，化生万物，而五味之美，不可胜极也。）**神在天为风，在地为木，在体为筋，在脏为肝。**（按《天元纪大论》曰：阴阳不测谓之神。神在天为风，在地为木。在天为热，在地为火。在天为湿，在地为土。在天为燥，在地为金。在天为寒，在地为水。故在天为气，在地成形，形气相感而化生万物矣。此阴阳不测之变化。是以在天则为风、为热、为湿、为燥、为寒，在地则为木、为火、为土、为金、为水，在体则为筋、为脉、为肉、为皮毛、为骨，在脏则为肝、为心、为脾、为肺、为肾，在声则为呼、为笑、为歌、为哭、为呻，在变动则为握、为忧、为哕、为咳、为栗，在窍则为目、为舌、为口、为鼻、为耳，在色则为苍、黄、赤、白、黑，在味则为酸、苦、甘、辛、咸，在音则为宫、商、角、徵、羽，在志则为喜、怒、忧、思、恐，此皆阴阳应象之神化也。）**在色为苍**。（薄青色，东方木色也。）**在音为角**。（角为木音，和而长也。）**在声为呼**。（呼，叫呼也。在志为怒，故发声为呼。）**在变动为握**。（变动，脏气变动于经俞也。握者，拘急之象，筋之证也。）**在窍为目**。（目者，肝之官也。）**在味为酸**。（木之味也。）**在志为怒**。（肝者，将军之官，故其志在怒。）**怒伤肝**。（用志太过，则反伤其体矣。）**悲胜怒**。（悲为肺志，以情胜情也。）**风伤筋**。（能生我者，亦所能害我也。）**燥胜风**。（燥属西方之金气。四时五行之气，有相生而有相制也。）**酸伤筋**。（能养我者，亦能伤我也。）**辛胜酸**。（辛为金味，故能胜酸，金胜木也。）

南方生热。（南方主夏令，故生热。）**热生火**。（夫火生热，今以在天之热而生火，正阴阳不测之变化。）**火生苦**。（炎上作苦，火生苦味也。）**苦生心**。（苦，心之味也。味为阴，脏亦为阴，故味生脏。）**心生血**。（血乃中焦之汁，奉心神而化赤，故血者神气也。）**血生脾**。（由本脏之所生，而生及相生之脏。）**心主舌**。（心气通于舌，心和则能知五味，故舌乃心之主。）**其在天为热，在地为火，在体为脉，在脏为心**。（风寒暑湿燥火，天之阴阳也。木火土金水火，地之阴阳也。人有五脏，化五气以生喜怒悲忧恐，人之阴阳也。在天成象，在地成形，人则参天两地者也。先言体而后言脏者，人秉天地之生气，自外而内也。）**在色为赤**。（南方之火色也。）**在音为徵**。（徵为火音，和而美也。）**在声为笑**。（心志喜，故发声为笑。）**在变动为忧**。（心独无俞，故变动在志，心气并于肺则忧。）**在窍为舌**。（舌者，心之官也。）**在味为苦**。（火之味也。）**在志为喜**。（心中和乐则喜。）**喜伤心**。（过于喜，则心志自伤。）**恐胜喜**。（恐为肾志，水胜火也。）**热伤气**。（热则气泄，故热伤气。）**寒胜热**。（有亢害则有承制，阴阳五行之自然也。）**苦伤气**。（苦乃火味，故亦伤气也。）**咸胜苦**。（咸为水味，故胜苦。）

中央生湿。（中央主土，而灌溉四旁，故生湿。）**湿生土**。（在天为气，在地成形，以气而生形也。）**土生甘**。（土主稼穑，稼穑作甘。）**甘生脾**。（地食人以五味，甘先入脾，故主生脾。）**脾生肉**。（脾之精气，主生肌肉。）**肉生肺**。（五行之相生者，以所生之气而相生也。）**脾主口**。（脾气通于口，脾和则能知谷味，故脾主口。）**其在天为湿，在地为土，在体为肉，在脏为脾**。（人之形身脏腑，由五行五气而生，五气五行，又归于神化。）**在色为黄**。（中央土色也。）**在音为宫**。（宫为土音，大而和也。）**在声为歌**。（脾志思，思而得之，则发声为歌。）**在变动为哕**。（气逆于肺胃之间，则为哕。胃之上，肺之下，脾之分也，故脾气变动则为哕。）**在窍为口**。（脾者，主为卫使之迎粮，故脾窍在口。）**在味为甘**。（土之味也。）**在志为思**。（因志而任变谓之思，脾主运用，故所志在思。）**思伤脾**。（五脏化五气，以生五志，用志则伤气，气伤则脏伤。）**怒胜思**。（怒为肝志，故能胜思。）**湿伤肉**。（脾主肉而恶湿，故湿胜则伤肉。）**风胜湿**。（风乃木气，故胜土湿。）**甘伤肉**。（味伤形也。）**酸胜甘**。（酸乃木味，故胜土之甘。）

西方生燥。（西方主秋金之令，故其气生燥。）**燥生金**。（因气而生形。）**金生辛**。（因形而成味。）**辛生肺**。（因味而生脏。）**肺**

生皮毛。（因脏而生形。）皮毛生肾。（肺气主于皮毛，因金气而生肾。）肺主鼻。（肺气通于鼻，肺和则鼻能知香臭，故肺主开窍在鼻。）其在天为燥，在地为金，在体为皮毛，在脏为肺。（在天为气，在地成形，形气相感而化生万物，人为万物之灵。在体为皮毛，在脏为肺者，感天地之形气而化生也。）在色为白。（肺金之色也。）在音为商。（西方之音，轻而劲也。）在声为哭。（肺志在悲，故发声为哭。）在变动为咳。（脏气变动，则及于喉而为咳。）在窍为鼻。（鼻者，肺之窍也。）在味为辛。（金之味也。）在志为忧。（精气并于肺则忧。）忧伤肺。（过则损也。）喜胜忧。（喜则气散，故能胜忧郁。）热伤皮毛。（秋令燥热，反伤皮毛。）寒胜热。（严肃之令复，则炎烁之气消。）辛伤皮毛。（气主皮毛，辛散气，故伤皮毛。）苦胜辛。（火味胜金也。）

北方生寒。（北方主水故生寒。）寒生水。（形生气而气生形也。）水生咸。（水味咸，故咸生于水。）咸生肾。（味之咸者，主生养肾。）肾生骨髓。（肾之精气，生长骨髓。）髓生肝。（肾之精髓，复生肝木。言五脏之相生，由天之五气，地之五味之所生也。）肾主耳。（肾气通于耳，肾和则耳能闻五音，故肾气所主在耳。）其在天为寒，在地为水，在体为骨，在脏为肾。（五方生五气，五气生五行，五行生五味，五味生五体。五脏者，言人本天地之形气而生成也。其在天为寒，在地为水，在体为骨，在脏为肾者，言天地人之成象成形者，皆本于阴阳不测之变化。）在色为黑。（色有阴阳也。）在音为羽。（声有阴阳也。）在声为呻。（呻者，伸也。肾气在下，故声欲太息而伸出之。）在变动为栗。（栗，战栗貌，寒水之气变也。）在窍为耳。（肾开窍于耳。）在味为咸。（水之味也。）在志为恐。（肾藏志，而为作强之官，故虑事而时怀惕厉也。）恐伤肾。（《灵枢经》曰：恐惧而不解，则伤精明感肾也。）思胜恐。（思虑深，则处事精详，故胜恐。）寒伤血。（寒甚则血凝泣，故伤血。王子方问曰：风伤筋，湿伤肉，以本气而伤本体也，在心则曰热伤气，在肾则曰寒伤血者，何也？曰：气为阳，血为阴；火为阳，水为阴；心主火而为热，肾主水而为寒，是以热伤气而寒伤血者，同气相感也。下文曰：阴阳者，血气之男女也；水火者，阴阳之兆征也。心肾为水火阴阳之主宰，故所论虽与别脏不同，而亦是本气自伤之意。）燥胜寒。（燥主秋热之令，故能胜寒。）咸伤血。（咸走血，故食咸则伤血矣。）甘胜咸。（甘为土味，故能胜咸。莫子晋问曰：五方注释，曷多不同。曰：阴阳之道，变化无穷，是以五方之经文，亦少有差别。愚故引经注经，各尽其义，学者引而伸之，总不外乎阴阳之大道也。）

故曰：天地者，万物之上下也。（天覆于上，地载于下，天地位而万物化生于其间。）阴阳者，血气之男女也。（阴阳之道，其在人则为男为女，在体则为气为血。）左右者，阴阳之道路也。（在天地六合，东南为左，西北为右，阴阳二气，于上下四旁，昼夜环转，而人之阴阳，亦同天地之气，昼夜循环，故左右为阴阳之道路。）水火者，阴阳之兆征也。（天一生水，地二生火。火为阳，水为阴，水火有形，故为阴阳之征兆。）阴阳者，万物之能始也。（乾知大始，坤以简能，而生万物。）故曰：阴在内，阳之守也；阳在外，阴之使也。（阴静于内，阳动于外，阴阳动静而万物化生。上文论天地阴阳之气，运用于上下四旁，此复言阴阳之气，又有外内之所主也，在天地则天包乎地之外，其在人则阳为阴之卫也。）帝曰：法阴阳奈何？（帝言何以取法天地阴阳之气，而为调治之法也。高士宗曰：按以下岐伯所答，如阳胜则身热，阴胜则身寒，乃阴阳偏胜之为害也。如能知七损八益，是能调养吾身中之阴阳损益，而不为邪所伤也。如人之右耳目不如左明，左手足不如右强，乃法象天地四方之盛虚也。如贤人上配天以养头，下象地以养足，中旁人事以养五脏，乃取法天地以养人也。如天气通于肺，地气通于嗌，风气通于肝，雷气通于心，是天地之气而应象于人。如暴气象雷，逆气象阳，是人之气而应象于天地也。如善用针者，从阴引阳，从阳引阴，是取法阴阳之道，而为用针之法。如善诊者，察色以脉，先别阴阳，是取法阴阳之理，而为诊视之法也。其高者因而越之，其下者引而竭之，阳病治阴，阴病治阳，是审别阴阳而为救治之法也。此篇论天地阴阳，五方五行之气，以应人之形身脏腑。至于诊治调养，亦皆取法乎阴阳，故曰"阴阳应象"大论。）**岐伯曰：阳胜则身热，腠理闭，喘粗，为之俯仰，汗不出而热，齿干以烦冤，腹满死，能冬不能夏。**（阳胜乃火热用事，故身热。热在表，则腠理闭。热在里，则喘粗。阴胜在腹，则为之俯。阳胜在背，则为之仰。阳胜于周身，则汗不出而热也。肾主精液，齿干，精液竭矣。心主血液，烦冤，血液枯矣。腹满，中焦之生气绝矣。此阳热偏胜之死证，然能苟延于冬，则不能幸免于夏。盖言人之阴阳，又配合天地四时之阴阳，而为生死也。）**阴胜则身寒，汗出，身常清，数栗而寒，寒则厥，厥则腹满死，能夏不能冬。此阴阳更胜之变，病之形能也。**（阴胜则阳虚，故汗出。阴寒在表则身常清，在里则数栗而寒也。四肢为诸阳之本，表里俱寒则四肢厥冷，四肢厥逆则腹虚满矣，乃阴寒偏胜之死证。得夏月之阳热，尚可救其阴寒。此阴阳之变，能为形身作病也。）**帝曰：调此二者奈何？岐伯曰：能知七损八益，则二者可调，不知用此，则早衰之节也。**（女子以七为纪，男子以八为纪，七损八益者，言阳常有余，而阴常不足也。然阳气生于阴精，知阴精之不足，而无使其亏损，则二者可调。不知阴阳相生之道，而用此调养之法，则年未半百而早衰矣。）**年四十而阴气自半也，起居衰矣。**（男子以八为期，故四十而居半。阴气，肾气、精气也。阴气渐虚，则起居自倦矣。）**年五十，体重，耳目不聪明矣。**（经曰：肾虚、肝虚、脾虚，皆令人体重烦冤。又曰：液脱者，骨肉屈伸不利。年五十而精液血液皆虚，是以体重而不轻便也。精气虚而不能并于上，则耳目不聪明矣。）**年六十，阴痿，气大衰，九窍不利，下虚上实，涕泣俱出矣。**（人年六十，已逾七八之期，天癸竭，肾气大衰，而阴事痿矣。九窍为水注之气，精水竭而精气衰，则九窍为之不利也。精竭于下，水泛于上，而涕泣俱出矣。《解精微论》曰：精神去，目涕泣出。王子方曰：调此二者，重在七损，故曰阴气自半，曰体重，曰阴痿。夫起居动作为阳，耳目九窍为阳，曰起居衰矣，曰耳目不聪明，九窍不利，自阴虚而衰及于阳也。）**故曰：知之则强，不知则老。**（知七损八益，而能固守其精，则阴阳俱盛，而筋骨壮强。不知阴阳所生之原，以欲竭其精，以耗散其真，至半百而衰老矣。）**故同出而名异耳。**（神气生于阴精，故同出于天乙之真，而有精气神三者之异名耳。）**智者察同，愚者察异。愚者不足，智者有余。**（察，知也，省也。智者省察其阴阳，同出于天真，不妄作劳，则阳完而阴亦固矣。精神内守，则阴盛而气亦外强。知阴阳之交相生固，则精气常为有余。愚者止知名之有异，如烦劳则阳气外张，而不知精亦内绝，如逆之伤肾，则春阳之气，亦无所资生。不知阳为阴之固，阴为阳之根，而精气恒不足矣。）**有余则耳目聪明，身体**

轻强，老者复壮，壮者益治。（有余则阳气充而耳目聪明，精血足而身体强健，精神完固，能却老而全形，壮者益充满而平治也。王子方曰：上文曰体重，耳目不聪明，此节曰耳目聪明，身体强健，又见其阴阳互相资益之妙。）是以圣人为无为之事，乐恬憺之能，从欲快志于虚无之守，故寿命无穷，与天地终，此圣人之治身也。（此言治世之圣人，与逸世之真人至人不同，寿仅可以百数。然亦有修身之道，而寿命无穷，与天地终始。行所无事，则外不劳形，内无思想。恬淡虚无，则精神内守，真气从之。其知道者，亦归于真人。高士宗曰：此节照应首篇之圣人，外不劳形于事，内无思想之患，以恬愉为务，以自得为功，精神不散，亦能寿敝天地，无有终时。）

天不足西北，故西北方阴也，而人右耳目不如左明也。地不满东南，故东南方阳也，而人左手足不如右强也。（此言天地阴阳之所不能全，惟其阴阳精气运行，故能生长收藏，化生万物。其在人亦当配天地以养头足，勿使邪气居之。天不足西北者，阳中之阴不足也，故西北方阴也，而人之右耳目不如左明也，左为阳而右为阴，阴不足于上也。地不满东南者，阴中之阳不足也，故东南方阳也，而人左手足不如右强也，右为阴而左为阳，阳不足于下也。）帝曰：何以然？岐伯曰：东方阳也，阳者其精并于上，并于上则上明而下虚，故使耳目聪明而手足不便也。西方阴也，阴者，其精并于下，并于下则下盛而上虚，故其耳目不聪明而手足便也。（天有精，地有形。东方阳也，其精气上升而并于上，并于上则上盛而下虚，故使人之耳目聪明，而手足不便也。西方阴也，其精气下降而并于下，并于下则下盛而上虚，故其人之耳目不聪明，而手足便也。此以天地之左右而言也。王子方曰：上篇论阳气生于阴精，此复言天有精，而精气上下交并，是阴精又生于天也。）故俱感于邪，其在上则右甚，在下则左甚，此天地阴阳所不能全也，故邪居之。（此以形身论之。其在上则右虚，在下则左虚，是天地阴阳之所不能全，而人身亦有左右之不足也。上文言天地左右之上下，此言人身上下之左右。）故天有精，地有形，天有八纪，地有五里，故能为万物之父母。（天有所生之精，地有所成之形，天有八方之纪纲，地有五行之道理，其精气交通于九州八方之外，故能为万物生长之父母，又非止于上下之交并而已。）清阳上天，浊阴归地，是故天地之动静，神明为之纲纪，故能以生长收藏，终而复始。（言天地之体位，虽有东西南北之不足，而神明为之纲纪，故能以生长收藏，终而复始，化生万物。神明者，生五气，化五行者也。）惟贤人上配天以养头，下象地以养足，中旁人事以养五脏。（上配天以养耳目之聪明，下象地以养腰以下之不足。节五味，适五志，以养五脏之太和，虽有贼邪，而勿能居之矣。此篇曰圣人，曰贤人，谓惟贤圣能法则天地，逆从阴阳，恬淡虚无，精神内守，可使益寿，无有终极之时，而皆归于真人也。）天气通于肺。（肺脏属乎乾金，位居至高，而主周身之气，故与天气相通。此复言非惟头之上窍通乎天，从腰以下以象地，而五脏六腑九窍六经，皆与天地之气相通。惟贤人能法天之纪，用地之理以治身，故灾害不能及也。）地气通于嗌。（嗌乃胃腑之门，主受湿浊之气以入胃，故与地气相通。《太阴阳明篇》曰：喉主天气，嗌主地气。）风气通于肝。（风生木，木生肝，外内之气相通也。）雷气通于心。（雷，火之发声也。心为火脏，气相感召，故与心相通。）谷气通于脾。（脾为土脏，而主司转运。谷气，山谷之通气也，故与脾气相通。）雨气通于肾。（肾为水脏，雨气，寒水之气也。）六经为川。（六经，手足三阴三阳之经脉也，外内环转，如川流之不息。）肠胃为海。（肠胃受盛水谷，如海之无所不容，又胃为水谷之海，而外合海水，肠为受盛之官。）九窍为水注之气。（精气通上窍，水浊出下窍。）以天地为之阴阳。（阴阳者，天地之道也。以天地之道，通乎身之阴阳。）阳之汗，以天地之雨名之。（汗出于阴液，由阳气之宣发，故曰阳加于阴谓之汗。雨乃地之阴湿，亦由天气之所化施，故可方人之汗。）阳之气，以天地之疾风名之。（风出于地之隧谷，阳气发于里阴。以疾风名之者，言阳气之行，身有道，无少逆滞者也。）暴气象雷，逆气象阳。（气暴如雷火之发，气逆如阳热之胜。此复言阳气之如风，行于上下四旁，无暴无逆也。）故治不法天之纪，不用地之理，则灾害至矣。（人之阴阳，通乎天地。天有八纪，地有五里，为治不取法天地之阴阳，则灾害至矣。）

故邪风之至，疾如风雨。（天之邪气，始伤皮毛，由皮毛而至肌肉筋脉，由经脉而入于脏腑，故如风雨之骤至，而易入于内也。独言风者，风为百病之长，而能开发皮腠。）故善治者治皮毛。（阳气者，卫外而为固也。天之阳邪，始伤皮毛气分，故善治者，助阳气以宣散其邪，不使内入于阴也。）其次治肌肤。（邪在皮毛，留而不去，则入于肌肤矣。肌肤尚属外之气分，亦可使邪从外解，故其治之次也。）其次治筋脉。（邪在肌肤，留而不去，则入于经络矣。经脉内连脏腑，外络形身，善治者，知邪入于经，即从经而外解，不使内干脏腑，此为治之法，又其次也。）其次治六腑。（《金匮要略》曰：经络受邪，入脏腑，为内所因。邪入于经，留而勿治，则入于里矣，故止可从腑而解。）其次治五脏。治五脏者，半死半生也。（六脏之脉，属脏络腑，六腑之脉，属腑络脏，脏腑经气，连络相通。邪入于内，而又不从腑解，则干及于脏矣。邪在五脏经气之间，尚可救治而生，如干脏则死矣，故曰半死半生也。夫皮肤气分为阳，经络血分为阴；外为阳，内为阴；腑为阳，脏为阴，邪在阳分为易治，邪在阴分为难治。以上论为治之道，当取法乎阴阳。）故天之邪气，感则害人五脏。水谷之寒热，感则害于六腑。地之湿气，感则害皮肉筋脉。（天之邪气，由形层而入于里阴，故感则害人五脏。水谷入胃，寒温不适，饮食不节，而病生于肠胃，故害于六腑。清湿地气之中人也，必从足始，故感则害皮肉筋脉。夫脏为阴，腑为阳，经脉血分为阴，皮肉气分为阳，天地之邪，有阴有阳，水谷之气，有热有寒，而病人之形身脏腑，亦有阴阳之别也。）故善用针者，从阴引阳，从阳引阴，以右治左，以左治右，以我知彼，以表知里，以观过与不及之理，见微得过，用之不殆。（此言用针者，当取法乎阴阳也。夫阴阳气血，外内左右，交相贯通，故善用针者。从阴而引阳分之邪，从阳而引阴分之气，病在左者取之右，病在右者取之左，以我之神，得彼之情，以表之证，知里之病，观邪正虚实之理而补泻之，见病之微萌，而得其过之所在，以此法用之，而不致于危殆矣。）善诊者，察色按脉，先别阴阳。（此言善诊者，宜审别其阴阳也。夫色为阳，血为阴，然色有阴阳，而脉有阴阳，故善诊者，察色按脉，当先审别其阴阳。）审清浊而知部分。（夫色有清明，有浊暗，五色之见于面也，各有部分。审清浊，则知病之从来；知部分，则知病之所在。）视喘息，听音声，而知所苦。（《金匮要略》曰：息摇肩者心中坚，息引心中上气者咳，息张口短气者，肺痿唾沫。又曰：吸而微数，其病在中焦实也，当下之则愈，虚者不治。在上焦者其吸促，在下焦者其吸远，此皆难治。呼吸动摇振振者不治。又曰：病人语声寂然，喜惊呼者，骨节间病。语声喑喑然不彻者，心膈间病。语声啾啾然，细而长者，头中病。《平脉篇》曰：病人欠者，无病也。脉之而呻者，病也。言迟者，风也。摇头者，里痛也。里实护腹，如怀卵物者，心痛也。此以望闻而知其病之所苦也。）**观权衡规矩，而知病所主。**（观四时所应之脉，而知病之所主者何脏。）**按尺寸，观浮沉滑涩，而知病所生以治。**（寸主在上为阳，尺主在下为阴。浮为在表为阳，沉为在里为阴。滑主气为阳，涩主血为阴。审察脉之上下表里气血，而知病之生于阴，生于阳，而以法治之也。）**无过以诊，则不失矣。**（夫诊有五过，诊无差误，则治之不失矣。）**故曰：病之始起也，可刺而已。其盛，可待衰而已。**（此以下，言治病者，亦当取法于阴阳也。夫针石所以治外者也，病之始起，尚在于外，故可刺而已。其病盛者，勿去其针，待其衰而后已。言始起在外在阳，盛则在里在阴也。）**故因其轻而扬之，因其重而减之，因其衰而彰之。**（病之始起，则轻而浅，久则重而深，故因其轻而发扬之，因其重而少减之，因其病势少衰而彰逐之。盖病之盛者，不可急逆。经曰：微者逆之，盛者从之。避其来锐，击其惰归，此之谓也。）**形不足者，温之以气。精不足者，补之以味。**（形，谓形体肌肉。精，谓五脏之阴精。夫形归气，气生形，温热气胜者，主补阳气。故形不足者，当温之以气。五脏主藏精者也，五味入口，各归所喜，津液各走其道，故五味以补五脏之精。《灵枢经》曰：诸部脉小者，血气皆少，其阴阳形气俱不足，勿以针，而当调以甘和之药可也。是不足者，不可妄用其针，又当温补其气味。）**其高者，因而越之。其下者，引而竭之。中满者，泻之于内。**（人有三部，在上为阳，在下为阴。病在胸膈之上者，因其上而发越之。其在胸腹之下者，因其下而引去之。其在中者，宜从内而泻泄之。此言病之有上下阴阳，而治之有法也。）**其有邪者，渍形以为汗。**（渍，浸也。古者用汤液浸渍，取汗以去其邪。此言有邪之在表也。）**其在皮者，汗而发之。**（邪在皮毛，取汗而发散之。）**其慓悍者，按而收之。**（气之悍利者，宜按摩而收引。）**其实者，散而泻之。**（阳实者宜散之，阴实者宜泻之。此言病之有表里阴阳，而治之亦有法也。）**审其阴阳，以别柔刚。**（阴阳者，天之道也。刚柔者，地之道也。参合天地之气者，人之道也。）**阳病治阴，阴病治阳。**（治，平治也。如感天之阳邪，则当治人之阴气，阴气盛而阳热之邪自解矣。如感天之阴邪，则当治人之阳气，阳气盛而阴寒之邪自散矣。此邪正阴阳之各有对待，而善治者之有法也。）**定其血气，各守其乡。**（承上文而言。如邪在气分，则当守其阴血，而勿使邪入于阴。如邪在血分，则当守其阳气，而勿使阴邪伤阳。定其血分气分之邪，而各守其部署。盖阳邪伤气，阴邪伤血，气血内守，则邪不敢妄侵。此即上文对待之意。）**血实宜决之，气虚宜掣引之。**（经曰：邪之所凑，其正必虚。实者邪气实，而虚者正气虚也。血实者决之使行，气虚者掣之使升，盖阳气发原于下也。上节言各守其阴阳气血，使邪之不敢妄传，此复言其在血分而血实者，宜行血以驱邪。邪在气分而气虚者，宜提掣阳气以助正，此又邪正对待之一法也。按：此篇论天地人之阴阳相应，而针石诊治，亦皆法乎阴阳。故曰：天地者，万物之上下也。阴阳者，血气之男女也。盖阴阳之在人，为男为女；在身，为气为血，故末结其气血焉。）

阴阳离合论篇第六

黄帝问曰：余闻天为阳，地为阴，日为阳，月为阴，大小月三百六十日成一岁，人亦应之。今三阴三阳，不应阴阳，其故何也？（按：此篇论三阴三阳之气，皆出于地之阴，出则为阳，合则归阴，与天地定位，日月呈象之阴阳不同，故帝设此问，而名曰“阴阳离合论”也。《阴阳系日月论》曰：天为阳，地为阴，日为阳，月为阴。其合之于人，腰以上为天，腰以下为地，故足之十二经脉，以应十二月，月生于水，故在下者为阴。手之十指，以应十日，日主火，故在上者为阳。曰大小月，三百六十日成一岁，人亦应之，与日月论文义相同。）岐伯对曰：阴阳者，数之可十，推之可百，数之可千，推之可万，万之大，不可胜数，然其要一也。（数，上声。阴阳者，有名而无形，不可胜数，然其要道，归于一也。易曰：一阴一阳之谓道。莫子晋曰：天地定位，日月运行，寒暑往来，阴阳出入，总归于太极一气之所生。）天覆地载，万物方生。未出地者，命曰阴处，名曰阴中之阴。则出地者，命曰阴中之阳。（天覆地载，万物方生，言有天地，然后万物生焉。然天地之化育万物，由四时之阴阳出入，而能生长收藏，为万物之终始。未出地者，命曰阴处，言处于阴中，而为阴中之阴。则出地者为阳，其名曰阴中之阳，言从阴中所出而为阳也。）阳予之正，阴为之主。（向明处曰正。予，我也。言在地之气，乃阴中之阴，故阴为之主。以我所主之气，而向明处欲出者为阳，故曰阳予之正也。如圣人南面而立，前曰广明，乃室之向明处也。后曰太冲，乃阴为之主也。是以三阳皆根起于阴。）故生因春，长因夏，收因秋，藏因冬，失常则天地四塞。（生长收藏者，地之阴阳也。春夏秋冬者，天之阴阳也。此复言地气之出入，又因天气之四时，而为之生长收藏，此天地阴阳离合之常理，失常则天地四时之气皆闭塞矣。夫天有阴阳，地有阴阳，三阴三阳之气虽出于地，而又当于天之阴阳相交。）阴阳之变，其在人者，亦数之可数。（天地之阴阳，数之可十可百，推之可千可万，阴阳之变，其在人者，亦不可胜数也。如人之身半以上为阳，身半以下为阴。手之十指为阳，足之十二经脉为阴。背为阳，腹为阴。左为阳，右为阴。外为阳，内为阴。腑为阳，脏为阴。与三阴三阳不相应也。）帝曰：愿闻三阴三阳之离合也。（离则为三阴三阳，合则为一阴一阳。）岐伯曰：圣人南面而立，前曰广明，后曰太冲。（南面者，人君听治之位，故曰圣人。然人皆面南而背北，左东而右西，以圣人而推及于万民也。南面为阳，故曰广明。背北为阴，而曰太冲。太冲乃阴血之原，位处下焦，上循背里，是以三阴以太冲为主。）太冲之地，名曰少阴。（太冲所起之地，为足少阴之处。）少阴之上，名曰太阳。（少阴与太阳合，阳出于阴，故在阴之上。）太阳根起于至阴，结于命门，名曰阴中之阳。（至阴，穴名，在足小指外侧，太阳经脉之根于此也。结，交结也。按：《灵枢·根结》曰：太阳结于命门，命门者，目也。阳明结于颡大，颡大者，钳耳也。少阳结于葱笼，葱笼者，耳中也。太阴结于太仓，少阴结于廉泉，厥阴结于玉英。）中身而上。名曰广明。（身半以上，天气主之。身半以下，地气主之。阳出于阴，从下而上，故中身而上，名曰广明。先以前面为阳，此复以中身而上为阳。）广明之下，名曰太阴。（太阴主中土，而为阴中之至阴，故位居广明之下。）太阴之前，名曰阳明。（太阴与阳明合，并主中土，故位居太阴之前。）阳明根起于厉兑，名曰阴中之阳。（厉兑，穴名，在足大指次指之端，乃足阳明经脉之所起。）厥阴之表，名曰少阳。（太阳之气在上，故曰少阴之上。两阳合明曰阳明，在二阳之间而居中土，故曰太阴之前。厥阴处阴之极，阴极于里，则生表出之阳，故曰厥阴之表。盖以前为阳，上为阳，表为阳也。曰上、曰前、曰表者，言三阳之气也。曰至阴、厉兑、窍阴者，言三阳之经脉也。手足十二经脉，主三阴三阳之气，在经脉则分为三阴三阳，在气相搏，命曰一阴一阳耳。）少阳根起于窍阴，名曰阴中之少阳。（窍阴，穴名，在足小指次指之端。少阳主初生之气，故名阴中之少阳。三阳之气，皆出于阴，故曰阴中之阳，而只论足之三经也。）是故三阳之离合也，太阳为开，阳明为阖，少阳为枢。（阴阳之气，分而为三阴三阳，故有开阖枢也。太阳者，巨阳也，为盛阳之气，故主开。阳明合于二阳之间，故主阖。少阳乃初出之气，故主枢。）三经者，不得相失也。抟而勿浮，命曰一阳。（开阖者，如户之扉。枢者，扉之转牡也。舍枢不能开阖，舍开阖不能转枢，是以三经者，不得相失也。开主外出，阖主内入，枢主外内之间，若抟于中而勿浮，则合而为一阳矣。）帝曰：愿闻三阴。岐伯曰：外者为阳，内者为阴。（阳气出而主外，阴气升而主内。）然则中为阴，其冲在下，名曰太阴。（阴阳二气，皆出于下，阴气出而在内，是以中为阴，其所出之太冲在下，而冲之上名曰太阴。冲脉为十二经脉之原，故三阴三阳，皆以太冲为主。）太阴根起于隐白，名曰阴中之阴。（隐白，穴名，在足大指端。太阴为阴中之至阴。）太阴之后，名曰少阴。（中为阴，故曰后曰前，言阴气出于下，而并处于里之中也。）少阴根起于涌泉，名曰阴中之少阴。（涌泉，穴名，在足心下，蜷指宛宛中。少阴乃一阴初生之气，故为阴中之少阴。）少阴之前，名曰厥阴。（少阴主水，厥阴主水生之木，故在少阴之前。）厥阴根起于大敦，阴之绝阳，名曰阴之绝阴。（大敦，穴名，在足大指三毛中，足厥阴肝经所出之井穴。阴在下，故论足之三阴也。十一月一阳初生，厥阴主十月，为阳之尽，故曰阴之绝阳。两阴交尽，名曰厥阴，故为阴之绝阴。）是故三阴之离合也，太阴为开，厥阴为阖，少阴为枢。（太阴者，三阴也，为阴之盛，故主开。厥阴为两阴之交尽，故主阖。少阴为一阴之初生，故主枢。）三经者，不得相失也，抟而勿沉，命曰一阴。（阴气从下而出，在内之中，抟聚而勿沉，命为一阴也。阳气主浮，故曰勿浮。阴气主沉，故曰勿沉。盖三阳之气，开阖于形身之外内；三阴之气，开阖于内之前后。故曰阳在外，阴之使也，阴在内，阳之守也。）阴阳䨥䨥，积传为一周，气里形表，而为相成也。（䨥䨥，气之往来也。阴气积于内，阳气传于外，日出而阳气始生，日中而阳气隆，日晡而阳气衰，日入而阳气内归于阴，一昼夜而为之一周。阴气开阖于里，阳气出入于形表，而为阴阳离合之相成也。）

阴阳别论篇第七

黄帝问曰：人有四经十二从，何谓？岐伯对曰：四经应四时，十二从应十二月，十二月应十二脉。（四经者，春脉弦，夏脉钩，秋脉毛，冬脉石。四时之经脉，以应四时之气也。十二从者，手足三阴三阳之气，从手太阴顺行至足厥阴也。应十二月者，手太阴应正月寅，手阳明应二月卯，足阳明应三月辰，足太阴应四月巳，手少阴应五月午，手太阳应六月未，足膀胱应七月申，足少阴应八月酉，手厥阴应九月戌，手少阳应十月亥，足少阳应十一月子，足太阴应十二月丑。十二脉者，六腑六脏之经脉也。三阴三阳之气，以应岁之十二月。十二月，复应有形之十二脉也。此篇论分别阴阳，以知死生，故曰阴阳别论。）脉有阴阳，知阳者知阴，知阴者知阳。（十二经脉，乃脏腑阴阳配合，故知阳者可以知阴，知阴者可以知阳。能知阴阳，可别死生。）凡阳有五，五五二十五阳。（此节以胃脏藏真，而分别其阴阳也。胃脘之阳，资养五脏，五脏相生而各有五，是以五五二十五阳也。）所谓阴者，真脏也。见则为败，败必死也。（五脏为阴，脏者藏也，神藏而不外见者也。如无阳和之胃气，而真脏之脉见，见则脏气为败，败必死也。）所谓阳者，胃脘之阳也。（所谓二十五阳者，乃胃脘所生之阳气也。胃脘者，中焦之分，主化水谷之精气，以资养五脏者也。夫四时之脉，春弦，夏洪，秋浮，冬沉，长夏和缓。五脏之脉，肝弦，心洪，脾缓，肺涩，肾沉。如春时之肝脉微弦而长，心脉微弦而洪，脾脉微弦而缓，肺脉微弦而涩，肾脉微弦而沉。夏时之肝脉微洪而弦，心脉微洪而大，脾脉微洪而缓，肺脉微洪而涩，肾脉微洪而沉。四时五脏，皆得微和之胃气，故为二十五阳也。）别于阳者，知病处也。别于阴者，知死生之期。（能别阳和之胃气，则一有不和，便可知病处。能别真脏之阴脉，则知肝脉至者，期十八日死。心脉至者，九日死也。此论真脏为阴，胃气为阳，与上下二节，论经脉之阴阳不同也。）三阳在头，三阴在手，所谓一也。（此复论十二经脉之阴阳也。手足三阳之脉，手走头而头走足，故曰三阳在头。手足三阴之脉，足走腹而腹走手，故曰三阴在手也。十二经脉虽有手足阴阳之分，然皆一以贯通。手太阴肺脉，交于手阳明大肠，大肠交足阳明胃，胃交足太阴脾，脾交手少阴心，心交手太阳小肠，小肠交足太阳膀胱，膀胱交足少阴肾，肾交手厥阴心包络，包络交手少阳三焦，三焦交足少阳胆，胆交足厥阴肝，肝复交于手太阴肺，故所谓一也。）别于阳者，知病忌时。别于阴者，知死生之期。（能别于阳之脉证者，知一阳二阳三阳之发病，及阳结之为病也。至于三阳搏鼓三日死，二阳俱搏十日死。忌，死忌也。言别于阳者，知所病之证，及死忌时也。别于阴之脉者，知一阴二阴三阴之发病，及肝之心，心之肺，以至于阴搏之死证。此论别手足三阴三阳之脉证也。）谨熟阴阳，无与众谋。（此总结上文之意。所谓阴阳者，胃脘之阳，真脏之阴，手足之三阳，手足之三阴也。言审别阴阳之脉，谨熟之于心，应之于手，无与众相谋论也。）所谓阴阳者，去者为阴，至者为阳；静者为阴，动者为阳；迟者为阴，数者为阳。（此审别十二经脉之阴阳也。夫脏为阴，腑为阳。手足之阴阳，乃六脏六腑之经脉，故当以脉之来去动静迟数，而分别其阴阳。）凡持真脉之脏脉者，肝至悬绝急，十八日死。心至悬绝，九日死。肺至悬绝，十二日死。肾至悬绝，七日死。脾至悬绝，四日死。（此审别真脏胃脘之阴阳也。悬绝者，真脏脉悬而绝，无胃气之阳和也。急者，肝死脉来，急益劲，如张弓弦也。《六节藏象论》：天以六六为节，地以九九制会，计人亦有三百六十五节，以为天地久矣。此气之数也。木生于地，故死于九九之数。肺主天气，绝于六六之期。水火本于先天，故死于生成之数。脾土寄于四季，故绝于四日之周。五脏死期，总合大衍之数。按王氏皆以天地生成之数论之，马氏论天干之五行相克，其间多有不合。夫脏腑具五行之气，各有阴阳刚柔不同，不必执一而论。是以以下阴阳相搏，亦止少阴太阳，死于天地生成之数，余皆不合也。此节论真脏脉见之死期，与后节阴阳相搏之死期，又少有异同也。）**曰：二阳之病发心脾，有不得隐曲，女子不月。其传为风消，其传为息贲者，死不治。**（此审别三阴三阳之发病也。二阳者，足阳明胃经也。夫人之精血，由胃腑水谷之所资生，脾主为胃行其精液者也。二阳病，则中焦之汁竭，无以奉心神而化赤，则血虚矣。水谷之精，脾无转输于五脏，则肾无所藏而精虚矣。男子无精，有不得为隐曲之事，在女子无血，则月事不得以时下矣。此病本于二阳，而发于心脾也。精血两虚，则热盛而生风；风热交炽，则津液愈消竭矣。火热烁金，而传为喘急息肩者，死不治。盖胃乃津液之生原，肺乃津液之化原也。按《阴阳离合论》只论足之三阴三阳，此章亦先论足经，至末章曰三阴俱搏，三阳俱搏，是兼手经而言，故曰俱也。）**曰：三阳为病发寒热，下为痈肿，及为痿厥腨痟。**（腨，音善。痟，音捐。三阳者，太阳之为病也。太阳之气主表，邪之中人，始于皮毛，邪正相搏，发为寒热之病矣。太阳主开，病则开阖不得，邪气从之，逆于肉理，乃生痈肿。太阳为诸阳主气而主筋，筋伤则为痿，气伤则为厥也。腨，腘股也。痟，酸疼也。此皆太阳筋脉之为病也。太阳之气主表，而经脉发原于下，是以始病寒热之在上在表，而渐为痈肿痿厥颓疝之在内在下也。）**其传为索泽，其传为颓疝。**（太阳之经气，生于膀胱。膀胱者，主藏津液，气化则出。太阳之气，病热于表，传入于里，则水津枯索而泽竭矣。颓疝，小腹控卵肿痛，所谓膀胱疝也。盖始病标而及本，始病气而及经与筋也。）**曰：一阳发病，少气，善咳善泄。**（一阳者，少阳之气病也。少阳主初生之气，病则生气少矣。足少阳相火主气，气少则火壮矣，火烁金故善咳。木火之邪，贼伤中土，故善泄也。）**其传为心掣，其传为隔。**（饮食于胃，浊气归心，脾胃受伤而为泄，故心虚而掣痛矣。《灵枢经》云：脾脉微急为膈中。又曰：饮食不下，隔塞不通，邪在胃脘。此皆少阳之木邪干土，亦始病气而后及经与腑也。）**二阳一阴发病，主惊骇，背痛，善噫善欠，名曰风厥。**（二阳一阴者，阳明厥阴之为病也。东方肝木，其病发惊骇，足阳明之脉病，闻木音则惕然而惊。背为阳，厥阴主春阳肝木，故引背痛也。邪气客于胃，厥逆从上下散，复出于胃，故为噫也。欠者，气引而上也。胃是动病，善伸数欠，此厥阴风木厥逆之为病也。风木为病，干及胃土，故名风厥。）**二阴一阳发病，善胀，心满善气。**（二阴一阳者，少阴少阳也。少阳之气，生于肾脏水中。经云：肾气实则胀。三焦病者，腹气满，小腹尤坚。此肾气与生阳并逆，故善胀。心肾之气，不能相交，故心满善气也。善气者，太息也。心系急则气道约，故太息以伸出之。三焦，气也。此一阳之气病，故引论于三焦。）**三阳三阴发病，为偏枯痿易，四肢不举。**（三阳三阴者，太阳三阴之为病也。偏枯者，半身不遂。痿易者，委弃而不能如常之动作也。太阳为诸阳主气而主筋，阳气虚，则为偏枯。阳虚而不能养筋，则为痿。脾属四肢，故不举也。此水脏为病，而逆乘脾土也。）**鼓一阳曰钩，鼓一阴曰毛，鼓阳胜急曰弦，鼓阳至而绝曰石，阴阳相过曰溜。**（钩当作弦，弦当作钩。此论四经之脉，以应四时也。鼓，动也。一阳之气初升，故其脉如弦之端直，以应春生之气也。一阴之气初升，故其脉如毛之轻柔，以应秋阴之气也。阳气正盛，故其脉来盛去悠，如钩之急，以应夏热之气也。至者为阳，阳气伏藏，故脉虽鼓至而断绝，以应冬藏之气也。溜，滑也。阴阳相过，其脉则滑。长夏之时，阳气微下，阴气微上，阴阳相过，故脉滑也。此言人有四经，以应四时之气也。）**阴争于内，阳扰于外。**（内为阴，外为阳；脏为阴，腑为阳。承上文而言，人之经气，阴阳相贯，外内循环，如阴不得阳气以和之，则阴争于内矣，阳不得阴气以和之，则阳扰于外矣。高士宗曰：此言阴阳之气不和，则为阳结阴结之病。若夫刚与刚，是阳传于阳，阴传于阴，乃阴阳相绝之死候也。）**魄汗未藏，四逆而起，起则熏肺，使人喘鸣。**（此言阴和于阳，而阴液不宜外泄者也。汗者，血之液也。魄汗，肺之汗也。夫经气归于肺，肺朝百脉，输精于皮毛，皮毛汗出，而精血仍藏于阴。如魄汗未藏，是夺汗而伤其精血矣。脏真高于肺，主行荣卫阴阳，肺脏之阴液外泄，则四脏之阴，并逆而起，起则上熏于肺，而使人喘急喉鸣。盖五脏主藏精者也，精化而为血，血化而为汗，百脉虽朝于肺，而五脏相通，移皆有次，四逆而起，则失其次序旋转之机矣。）**阴之所生，和本曰和。**（此言阳和于阴，而后谓之和也。夫外脉为阳，腑脉为阳，然皆本于五脏五行而生，故曰阴之所生也。阴之所生之阳脉，与所本之阴脉相和，而始名曰和。盖阳予之正，阴为之主，既有所出，当有所入。是故刚与刚，则阳散而阴亡矣。）**是故刚与刚，阳气破散，阴气乃消亡。**（刚与刚，是阳不与阴和矣。阳不归阴，则阳气破散，阳气外散，而孤阴亦内亡矣。）**淖则刚柔不和，经气乃绝。**（此言柔与柔而生气绝也。淖，和也。阴与阴和，而刚柔不和，则阴无所生之阳矣。孤阴不生，则经气乃绝，经气已绝，不过三日四日而死也。）**死阴之属，不过三日而死。生阳之属，不过四日而死。**（五脏相克而传，谓之死阴。相生而传，谓之生阳。属，类也。如肝之心，心之脾，脾之肺，肺之肾，皆谓之生阳。如心之肺，肺之肝之类，皆谓之死阴也。以阳脏相生而传，故不过四日之偶数而死；以阴脏相克而传，故不过三日之奇数而死也。莫子晋曰：三日者，不过天地之生数；四日者，不能尽五行之数终。）**所谓生阳死阴者，肝之心谓之生阳，心之肺谓之死阴。**（之，往也，传也。夫肝脉传肺，肺传大肠，大肠传胃，胃传脾，脾传心，心传小肠，小肠传膀胱，膀胱传肾，肾传心包络，包络传三焦，三焦传胆，胆传肝，一脏一腑，一雌一雄，阴阳相间，循环无端。如肝之心，心之肺，肺之肾，肾之脾，此皆经气绝而死不治者也。）**肺之肾谓之重阴，肾之脾谓之辟阴，死不治。**（肺之肾，亦生阳之属。因肺肾为牝脏，以阴传阴，故名重阴。辟，偏辟也。以水脏而反传所不胜之脾土，故谓之辟阴。此皆不治之死候也。）**结阳者，肿四肢。**（此言阴阳之气不和，自结而为病也。四肢为诸阳之本，气归形，气结故形肿也，此概三阳而言也。）**结阴者，便血一升，再结二升，三结三升。**（阴气结于内而不得流行，则水亦留聚而下泄矣。一阴结，便血一升；二阴并结，便血二升；三阴俱结，便血三升，此概三阴而言也。《辨脉篇》曰：脉有阳结阴结者，何以别之？答曰：其脉浮而数，能食，不大便者，名曰阳结也；其脉沉而迟，不能食，身体重，大便反硬，名曰阴结也。盖欲审别阴阳之气结者，当以脉之去至动静，浮沉迟数，以分阴阳。以证之肿四肢，知三阳并结，便血三升，知三阴并结也。以证之消，知结在二阳，当以二阳之法治之。证之隔，知结在三阳，当以三阳之法治之可也。）**阴阳结斜，多阴少阳，曰石水，少腹肿。**（结斜者，偏结于阴阳之间也。夫外为阳，内为阴；胃为阳，肾为阴。此结于形身之内，脏腑之外，胃肾空廓之间而为肿也。石水，肾水也。肾者胃之关，关门不利，故聚水而从其类也。此多偏于肾脏，故为多阴少阳而少腹肿也。）**二阳结，谓之消。**（二阳，阳明胃气也。消，消渴也。盖阳明气结，则水谷之津液不生，以致消渴而为病也。按《灵枢》以五脏之脉微为消瘅，盖水谷之津液不资，则五脏之精气俱微弱矣。）**三阳结，谓之隔。**（三阳，太阳也。太阳为诸阳主气，太阳之气，生于膀胱，从内膈而出于胸胁，从胸胁而达于肤表，阳气结则膈气不通，内膈之前，当胃脘贲门之处，膈气逆，则饮食亦隔塞而不下矣。）**三阴结，谓之水。**（三阴，太阴脾土也。脾为转运之官，脾气结，则入胃之水液不行，而为水逆矣。）**一阴一阳结，谓之喉痹。**（一阴一阳者，厥阴少阳也。厥阴风木主气，而得少阳之火化，风火气结，则金气受伤，是以喉痛而为痹也。痹者，痛也，闭也。）**阴搏阳别，谓之有子。**（阴搏者，尺脉滑利，而搏击应手也；阳别者，与寸口之阳，似乎别出而不相贯，此当主有妊。盖有诸内，而是以尺脉滑利如珠也。吴氏曰：此以下论脉也。）**阴阳虚，肠澼死。**（阴阳，指尺寸而言。肠澼，澼积下利也。夫荣卫气血，皆由水谷之所资生，胃为受纳之府，肠为传导之官，阴阳两虚，而又失其所生之本，故无望其生机矣。此言阴阳由肠胃水谷之所生也。）**阳加于阴，谓之汗。**（汗乃阴液，由阳气之宣发，而后能充身泽毛。若动数之阳脉，加于尺部，是谓之汗。当知汗乃阳气之加于阴液，而脉亦阳脉之加于阴部也。）**阴虚阳博，谓之崩。**（阴虚阳盛，则迫血妄行。）**三阴俱搏，二十日夜半死。**（搏，俱音博。三阴者，太阴也。俱搏者，脾肺二部俱搏击应手，而无阳和之气也。二者，偶之始。十者，阴之终。夜半者，阴尽而将一阳初生之时。太阴者，至阴也。以至阴之气，而绝无生阳，故死于阴极之数也。董帷园曰：阴结阳结者，论阴阳之气结也。刚与刚者，言腑脉传腑，脏脉传脏也。阴搏阳搏者，言十二经脉之阴阳不和也。）**二阴俱搏，十三日夕时死。**（二阴者，少阴也。俱搏者，心肾二部俱搏击应手也。少阴主水火阴阳之气，天一生水，地六成之，地二生火，天七成之，十三日者，成数之终也。夕时者，日之终也，以水火之阴脏，故死于成数，而终于日终也。）**一阴俱搏，十日死。**（一阴者，厥阴也。俱搏者，肝与心主二部俱搏击应手也。十日者，阴之终也。厥阴者，阴之尽也。以阴尽之气，而死于阴数之终也。）**三阳俱搏且鼓，三日死。**（三阳者，太阳也。鼓，动也。俱搏且鼓者，手足太阳之脉俱搏击而且鼓动，阳极而绝无阴之和也。太阳与少阴为表里，并主水火之气，天一生水，地二生火，以水火之阳腑，故死于天地之生数也。盖天为阳，地为阴，天主生，地主成，故太阳死于生数，而少阴死于成数也。）**三阴三阳俱搏，心满，腹发尽，不得隐曲，五日死。**（三阴三阳者，五行之气也。阴阳二气俱搏击而不和，故尽五行之数终而死也。心满，阳搏于上也。不得隐曲，阴搏于下也。腹居身半之中，阴阳相交者也，腹发尽者，阳尽发于上，阴尽发于下，而无阴阳中见之和也。此言上下阴阳之病，下文言寒热阴阳之病。）**二阳俱搏，其病温，死不治，不过十❶日死。**（二阳者，阳明也。俱搏者，手足阳明俱搏击也。病温者，病寒热也。夫人之阴阳，由阳明水谷之所资生。二阳俱搏，则绝其阴阳所生之原矣。阴不得阳则病寒，阳不得阴则病热，阴阳俱绝，不治之死证也。九乃阳之终，十乃阴之尽，不过十日者，死于阴阳之交尽也。上节言三阳在头，三阴在手，所谓一也，阴阳二气，不能一以贯通而自相搏击，其为病死也若此。此言胃脘之阳，以生养阴阳五脏，二阳俱搏则阴阳并绝，其病死也如此。故末二节，独表出其病证焉。）

灵兰秘典论篇第八

黄帝问曰：愿闻十二脏之相使，贵

---

❶ 原作“三”。据下文文义及《阴阳别论篇》改。

贱何如？（六脏藏神，六腑脏物，六脏六腑，皆谓之脏，故云十二脏也。相使者，六脏六腑，相为传使也。受清者贵，受浊者贱。五脏之中，惟足太阴独受其浊，故曰脾胃者，仓廪之官。）**岐伯对曰：悉乎哉问也，请遂言之。**（上章论手足三阴三阳之经脉，阴阳相间而传，然所本于六脏六腑，故帝复问脏腑之相使贵贱，而伯称其详悉焉。王子方曰：血者，神气也。心藏神，心主脉，故十二脏腑经脉，皆以心为主。）**心者，君主之官也，神明出焉。**（位居南面，灵应万机，故为君主之官。清静虚灵而主藏神，故神明出焉。）**肺者，相傅之官，治节出焉。**（位高近君，犹之宰辅，主行荣卫阴阳，故治节由之。）**肝者，将军之官，谋虑出焉。**（肝气急而志怒，故为将军之官。主春生之气，潜发未萌，故谋虑出焉。）**胆者，中正之官，决断出焉。**（胆秉刚果之气，故为中正之官，有胆量则有果断，故决断出焉。）**膻中者，臣使之官，喜乐出焉。**（膻中者，心主之宫城，心主包络，位居膻中，而代君行令，故为臣使之官。心志喜，心主代君宣布，故喜乐出焉。）**脾胃者，仓廪之官，五味出焉。**（脾胃运纳五谷，故为仓廪之官，五味入胃，脾为转输，以养五脏气，故五味出焉。）**大肠者，传道之官，变化出焉。**（大肠居小肠之下，小肠之受盛者，赖以传道，济泌别汁，变化糟粕，从是出焉。）**小肠者，受盛之官，化物出焉。**（小肠居胃之下，胃之运化者，赖以受盛，而凡物之所化者，从是出焉。）**肾者，作强之官，伎巧出焉。**（伎，多能也。巧，精巧也。肾藏志，志立则强于作用，能作用于内，则伎巧施于外矣。）**三焦者，决渎之官，水道出焉。**（决，通也。渎，水道也。三焦下俞，出于委阳，并太阳之正，入络膀胱，约下焦，实则闭癃，虚则遗溺。三焦主气，气化则水行，故为决渎之官也。）**膀胱者，州都之官，津液藏焉，气化则能出矣。**（膀胱为水腑，乃水液都会之处，故为州都之官。水谷入胃，济泌别汁，循下焦而渗入膀胱，故为津液之所藏，气化则水液运行而下出矣。）**凡此十二官者，不得相失也。**（十二官者，经脉相通，刚柔相应，失则灾害至矣。）**故主明则下安，以此养生则寿，殁世不殆，以为天下则大昌。**（五脏六腑，心为之主。君主神明，则十二官各安其职，以此养生则寿，终身而不至危殆。盖心正则身修也，以此而及于治国平天下，未有不大昌者矣。）**主不明则十二官危，使道闭塞而不通，形乃大伤，以此养生则殃，以为天下者，其宗大危。戒之戒之！**（心者，离也。离也者，明也。心为一身之主，即我之神明。心主不明，则十二官皆不安矣。心主包络，为臣使之官，代君行令而主脉。脉者，血脉也。血者，神气也。神明昏乱，则血脉凝泣，而使道闭塞矣。血气者，充肤热肉，渗皮肤，生毫毛，濡筋骨，利关节者也。血脉不通，而形乃大伤矣，故以此养生，则殃折不寿，在治天下则其宗大危。正心明德之道，岂不重可戒哉！此言心为一身之主，主明即可以养生，推而大之，可以治国平天下，如心不明，即此身亦不可保矣。）**至道在微，变化无穷，孰知其原。**（承上文而言，修身养生，以及于为天下之至道，始在于微。盖心之变化无穷，苟正其心，在养生则寿，为天下则昌。其心不正，在此身则殃，为天下则殆。当知寿夭治乱之机，在此心一念之发萌，而人莫知其原也。）**窘乎哉，消者瞿瞿，孰知其要，闵闵之当，孰者为良。**（窘乎哉者，叹其至道之难明而窘极也。消者，消息其道之微。瞿瞿，惊顾貌。视其道之要妙，而孰能知之也。闵，忧也。忧其理之切当，而孰者为良也。）**恍惚之数，生于毫厘，毫厘之数，起于度量，千之万之，可以益大，推之大之，其形乃制。**

（恍惚，谓心神之萌动，生于毫厘之间。度量，长短轻重也。言毫厘之间，而有邪正明昧之分，以至于千之万之，不可胜极也。制，正也。以毫厘之诚意，推而大之。其形乃正，言其心正而后形正也。）**黄帝曰：善哉！余闻精光之道，大圣之业，而宣明大道，非斋戒择吉日，不敢受也。**（精，纯粹也。光，光明也。言正心明德之道也。大圣之业者，能正心修身，以及于治国平天下也。斋戒者，诚意涤虑也。择吉者，从善避恶也。）**帝乃择吉日良兆，而藏灵兰之室，以传保焉。**（良善，兆吉也。灵兰之室，心之宫也。乃择其良善而藏之于心。以传保者，保于无穷，流于无极，守而勿失也。按《灵枢经》曰：五脏六腑，心为之主，肺为之相，肝为之将，脾为之卫，肾为之主外。大肠者，传道之府。小肠者，受盛之府。胆者，中精之府。胃者，五谷之府。膀胱者，津液之府。三焦者，中渎之府也。吴氏曰：灵台兰室，黄帝藏书之所。秘典，秘密典籍也。）

六节脏象论篇第九

黄帝问曰：余闻天以六六之节，以成一岁，人以九九制会，计人亦有三百六十五节，以为天地久矣。不知其所谓也？（天以六六之节者，十干主天，六十日甲子一周而为一节，六六三百六十日以成一岁也。人以九九制会者，人之九窍九藏，以会合生五气三之数也。《灵枢经》曰：岁有三百六十五日，人有三百六十节。言人亦有六六之节，以应天六六之数也。按下文曰：地以九九制会。盖人有九窍九藏，地有九州九野，以合三而成天，三而成地，三而成人，故先言人以九九制会，而后言地以九九制会也。按：此篇乃论岁运之总纲。天之十干，成六六之节以应一岁。而天之十干，化生地之五行，地之五行，上呈天之六气。《五运行大论》云：帝曰：寒暑燥湿风火，在人合之奈何？岐伯曰：东方生风，风生木，木生酸，酸生肝。是在天之六气，在地之五行五味，而又化生人之五脏也。然人之五脏，地之五行，皆由天之十干所化，故曰“六节脏象论”也。夫人之五脏，又化生六气。六气者，即末章之所谓人迎一盛，病在少阳，二盛，病在太阳是也。盖人之五脏，应地之五行，食地之五味。人之六气，复应天之六气，气亢害而无承制，则为病矣。夫先以九九制会，以应六六之节者，言地有九州，人有九窍，天有六节，而皆合乎生五气三之数。）**岐伯对曰：昭乎哉问也，请遂言之。夫六六之节，九九制会者，所以正天之度、气之数也。**（昭，明也。遂，因也。言六六之节，所以正天之度。盖岁有三百六十五日，而天有三百六十五度也。九九制会，所以纪气之数也。）**天度者，所以制日月之行也。气数者，所以纪化生之用也。**（制，度也。天度者，周天三百六十五度，日日行一度，一岁而一周天，月日行十三度，一月而一周天。盖以天之度数，以纪日月之行也。气数者，生五气三之数也。化者，阴阳之化。在天而成六六，在地在人而成九九，皆阴阳气化之为盛也。）**天为阳，地为阴。日为阳，月为阴。行有分纪，周有道理。日行一度，月行十三度而有奇焉。故大小月三百六十五日而成岁，积余气而盈闰矣。**（此复申明天度，以纪日月之行也。行有分纪者，谓日月之行有分野纪度。周有道理者，谓日月之周天，有南道北道之理路也。按历法，周天三百六十五度四分度之一，左旋于地，一昼一夜，则其行一周而又过一度。日月皆右行于天，一昼一夜，则日行一度，月行十三度十九分度之七，故曰有奇也。故日一岁而一周天，月二十九日有奇而一周天，以二十九日有奇，故有大月小月也。每岁朔虚五日有奇，故止三百五十四日。

又气盈五日有奇，合气盈朔虚而闰生焉，故每岁连闰共计三百六十五日有奇也。《汉律志》云：日月五星，从西而循天东行，天道从东西行，一昼一夜，日月随天西转一周，如蚁行磨上，磨转一回，而日往东行止一度，月从西而东行十三度。故月行疾，而一月与日一会而一周天。是以每岁冬至夏至，日行有南道北道之分。每月上弦下弦，而月有南道北道之分也。）**立端于始，表正于中，推余于终，而天度毕矣。**（立端，竖端正之木，以正天表也。上古树八尺之臬，度其日出入之影，以正东西，参日中之影与极星，以正南北。以周天三百六十五度之余四分度之一，推日月行度之有奇，气盈五日之有余，朔虚五日之有余。推而算之，以终一岁之数，以终天道之周，而天度毕矣。）**帝曰：余以闻天度矣。愿闻气数，何以合之？**（帝复以九九之数，以合六六之数而为问也。）**岐伯曰：天以六六为节，地以九九制会。**（首言人之九九，以应天之六六，此言地之九九，以应天之六六也。）**天有十日，日六竟而周甲，甲六复而终岁，三百六十日法也。**（此言天以六六为节，而成一岁也。十干主天，故曰天有十日）**夫自古通天者，生之本，本于阴阳。其气九州九窍，皆通乎天气。**（此言地之九九，人之九九，而通乎天之六六者，皆本于阴阳。阴阳者，五行所生之三气也。是以地之九州，人之九窍，皆通乎天气。盖天有此三气，地有此三气，人有此三气也。）**故其生五，其气三。**（生五者，天之十干，化生地之五行也。气三者，五行所生三阴三阳之气也。承上文而言，以五行所生之三气，而后能合六六九九之数也。）**三而成天，三而成地，三而成人。**（以此三气，三而三之，以成天之六气，地之六气，人之六气也。天之六气者，以冬至后得甲子，少阳王。复得甲子，阳明王。复得甲子，太阳王。复得甲子，厥阴王。复得甲子，少阴王。复得甲子，太阴王。所谓天以六六之节以成一岁也。地之六气者，显明之右，君火之位也。君火之右，退行一步，相火治之。复行一步，土气治之。复行一步，金气治之。复行一步，水气治之。复行一步，木气治之。复行一步，君火治之。此地理之应六节气位也。人之六气者，脏腑三阴三阳之气也。是以人迎一盛，病在少阳；二盛，病在太阳；三盛，病在阳明。寸口一盛，病在厥阴；二盛，病在少阴；三盛，病在太阴。所谓亢则害，承乃制，害则败乱，生化大病也。）**三而三之，合则为九。九分为九野，九野为九藏。**（再以天地人之六气，三而三之，合则为九九。九九分为地之九野，人之九藏。盖以九州配九窍，九野配九藏，故曰九野为九藏也。以地之九州，通乎天气，天之三气，分为九野，是地以九九制会，而合天之六六也。以人之九窍，通乎天气，天之三气，分为九藏，是人以九九制会，而合天之六六也。高士宗曰：邑外谓之郊，郊外谓之牧，牧外谓之野，野附城郭者也。《胀论》曰：胸腹，肠胃之郭也。膻中者，心主之宫城也。盖以九野在内，九州在八方之外。九藏在内，九窍在形身之外。故曰：九野为九藏也。以九野之草生五色，普遍于九州八荒，是五色之变，不可胜视矣。五气五味，藏于心肺肠胃，外使九窍之五色修明，音声能彰。此五味之美，不可胜极矣。是人之九窍，与天气相通，而九藏之又与地气相通也。）**故形脏四，神脏五，合为九藏以应之也。**（形藏者，藏有形之物也。神藏者，藏五脏之神也。藏有形之物者，胃与大肠小肠膀胱也。藏五脏之神者，心藏神，肝藏魂，脾藏意，肺藏魄，肾藏志也。盖五味入口，藏于肠胃，津液藏于膀胱，以养五脏之神气。故以形藏神藏，合而为九藏，以配地之九野九州也。按脏腑各六，止五脏藏神。肠胃膀胱，受盛水谷。胆乃奇恒之府，不藏有形。三焦虽主决渎，乃无形之气，而亦不藏有形者也。故以九藏在内，以应九野；九窍在外，以应九州。而王氏诸贤，妄以头角耳目为形藏，即三部九候论之所谓天以候头角之气者，候足太阳膀胱之气也；地以候口齿之气者，候足阳明胃腑之气也；小肠之脉，至目锐眦，却入耳中，人以候耳目之气者，候手太阳小肠之气也，岂可以头角耳目为形藏乎。）帝曰：余已闻六六九九之会也，夫子言积气盈闰，愿闻何谓气，请夫子发蒙解惑焉。（三五十五日为一气，每一气盈二十一刻有奇，合气盈朔虚而生闰，故曰，积气盈闰也。此以下论五运之主岁主时，各有太过不及，故复设此问。）岐伯曰：此上帝所秘，先师传之也。（上帝贵道而秘密，师所以传教者也。莫子晋曰：上帝，天帝也。天不言而四时代序，惟师能阐明而传道之。）帝曰：请遂言之。（王氏曰：遂，尽也。）岐伯曰：五日谓之候，三候谓之气，六气谓之时，四时谓之岁，而各从其主治焉。（《月令》曰：立春节初五日，东风解冻；次五日，蛰虫始振；后五日，鱼上冰。故五日谓之候，候物气之生长变化也。三五十五日而成一气，六气九十日而为一时，四时合二十四气而成一岁。以四时之气，而各从其主治焉。）五运相袭，而皆治之，终期之日，周而复始，时立气布，如环无端，候亦同法。（此论五运之主岁也。甲己之岁，土运主之。乙庚之岁，金运主之。丙辛之岁，水运主之。丁壬之岁，木运主之。戊癸之岁，火运主之。以五行之相生，沿袭而各主一岁。一岁之中，所主之气而皆治之，终期年之三百六十日，五岁一周而复始也。时立气布者，一岁之中，又分立五运所主之时，而分布五行之气，五气相传而如环无端，其候环转之气，亦如五岁沿袭之法同也。）故曰：不知年之所加，气之盛衰，虚实之所起，不可以为工矣。（每岁有六气之加临，五运之太过不及，气有盛衰，则虚实之乘侮胜复所由起也。岁气之盛虚，主民病之生死，故不知气运者，不可为良工也。）帝曰：五运之始，如环无端，其太过不及何如。（五运之始，始于甲己化土，土生金，金生水，水生木，木生火，火复生土。五岁而右迁，如环无端。五行所主之岁，而各有太过不及。）岐伯曰：五气更立，各有所胜，盛虚之变，此其常也。（五运之气，五岁更立。太过之年，则胜己所胜，而侮所不胜；不及之年，则为己所不胜而胜之，己所胜而侮之，故各有所胜也。所胜之气，不务其德，则反虚其本位，而复受其乘侮，此盛虚之变，理之常也。）帝曰：平气何如。岐伯曰：无过者也。（无太过不及之岁，是为平气。故曰无过者，谓不愆常候也。）帝曰：太过不及奈何？岐伯曰：在经有也。（此篇乃岁运之提纲。后《天元纪》、《五运行》、《六微旨》、《气交变》、《五常政》、《至真要》诸篇，详论天地，有淫胜郁复之变，生物有草木昆虫之眚，民病有胸胁腹背之灾，故曰在经有也。）帝曰：何谓所胜？岐伯曰：春胜长夏，长夏胜冬，冬胜夏，夏胜秋，秋胜春，所谓得五行时之胜，各以气命其脏。（此言五运之所胜也。春应木，木胜土，长夏应土，土胜水，冬应水，水胜火，夏应火，火胜金，秋应金，金胜木，所谓得五行之主时而为胜也。春木合肝，夏火合心，长夏土合脾，秋金合肺，冬水合肾，各以四时五行之气，以名其脏焉。）帝曰：何以知其胜。岐伯曰：求其至也。皆归始春，未至而至，此谓太过，则薄所不胜，而乘所胜也。命曰气淫不分，邪僻内生，工不能禁。（此论岁运之气至，有太过不及，而皆归始于春，盖春为气之始也。《六元正纪大论》曰：运太过则其至先，运不及则其至后，此天之道，气之常也。运非有余，非不足，是谓正岁，其至当其时也。是以春未至而天气温和，此为至先，运之太过也。主岁之气太过，则薄己所不胜之气，而乘侮己所胜之气也。《至真要大论》曰：气至谓之至，气分谓之分，至则气同，分则气异，所谓天地之正纪也。如所主岁运之气，惟太过淫胜而不分，则民之邪僻内生，虽有良工，不能禁也。《下经》曰：太过者暴，不及者徐。暴者为病甚，徐者为病持。是以太过之岁，如木淫不政，冲阳绝者，死不治。岁火太过，太渊绝者，死不治。故不及之气，止云所生受病，而不致于工不能禁也。）至而不至，此谓不及，则所胜妄行，而所生受病，所不胜薄之也，命曰气迫。（春已至而天未温和，是至而不至，此谓气之不及也。主岁之运气不及，则所胜之气妄行，而所生受病，所不胜薄之也。如岁木不及，则己所胜之土气妄行，而所生我之水气受病矣。木火之气虚，则己所不胜之金气，薄而侮之也。名曰气迫，谓主气不及，而所胜所不胜之气，交相逼迫也。）所谓求其至者，气至之时也。谨候其时，气可与期，失时反候，五治不分，邪僻内生，工不能禁也。（此复申明气淫不分之义。所谓求其至者，求其四时之气，应至而至之时也。谨候其春夏秋冬之时，则春时之气，可期而温；夏时之气，可期而热；秋时之气，可期而凉；冬时之气，可期而寒。失时反候，而五行所主之时气不分，以致邪僻内生，而工不能禁也。朱济公曰：此节添一也字有意。）帝曰：有不袭乎。（袭，承袭也。木承水而王于春，火承木而王于夏，土承火而王于长夏，金承土而王于秋，水承金而王于冬，五运之气，交相沿袭而主治也。）岐伯曰：苍天之气，不得无常也。气之不袭，是谓非常，非常则变矣。（言苍天之气，四时代序，自有经常。然五运之气，有德化政令，变异灾眚之不同。设有不袭，是谓反常而变易矣，变易则为民病之灾眚矣。）帝曰：非常而变奈何？岐伯曰：变至则病，所胜则微，所不胜则甚，因而重感于邪则死矣。故非其时则微，当其时则甚也。（五运相袭，气之常也，反常则为变易矣。变常之气至，则为民病矣。如春木主时，其变为骤注，是主气为风木，变气为湿土。变气为主气之所胜，而民病则微。如变为肃杀，是主气为风木，变气为燥金。变气为主气之所不胜，而民病则甚，因而重感于邪则死矣。故变易之气至，非其克我之时，为病则微，当其克我之时，为病则甚。）帝曰：善。余闻气合而有形，因变以正名。天地之运，阴阳之化，其于万物，孰少孰多，可得闻乎？（此复言地气与天气相合，而后化生万物之有形也。《五常政大论》曰：气始而生化，气散而有形，气布而蕃育，气终而象变。然而五味所资，生化有薄厚，成熟有多少，终始不同。盖在天为气，在地成形，形气相合而化生万物。物生谓之化，物极谓之变，物变已成而后定名，此皆天地之运，阴阳之化。然生化有厚薄，成熟有多少，故帝设此问焉。）

岐伯曰：悉哉问也！天至广，不可度，地至大，不可量，大神灵问，请陈其方。（所谓太虚辽廓，肇基化元，万物资始，五运终天，布气真灵，总统坤元，幽显既位，寒暑弛张，生生化化，万物咸章，故曰大神灵问。神灵，指天地阴阳而言，言大哉天地阴阳之问也。陈其方，言其略也。）草生五色，五色之变，不可胜视。草生五味，五味之美，不可胜极。（草者，五谷五菜，概及果木而言也。盖天三生木，故先言草木，而及于昆虫万物也。草生五色者，其色为苍，其化为荣；其色为赤，其化为茂；其色为黄，其化为盈；其色为白，其化为敛；其色为黑，其化为肃，物极而象变，不可胜视也。草生五味者，其味为酸，其味为苦，其味为甘，其味为辛，其味为咸，以草生之五味，而及于五菜五谷，五果五畜之美，不可胜极也。）嗜欲不同，各有所通。（言人之嗜欲不同，而五味各归所喜。如苦先入心，酸先入肝。五气入鼻，藏于心肺，五味入口，以养五气，故各有所通也。）**天食人以五气，地食人以五味。**（五气，臊焦香腥腐也。在天为气，故食人以五气。在地为化，化生五味，故食人以五味也。）**五气入鼻，藏于心肺，上使五色修明，音声能彰。**（天位居高，而包乎地之外，故五气从外窍而内入于心肺。心肺居上为阳也，心荣色而华于面，故使五色修明。肺主声，故音声能彰也。）**五味入口，藏于肠胃，味有所藏，以养五气，气和而生，津液相成，神乃自生。**（地位居下，而处乎天之内，故五味藏于肠胃，以养五脏之气，气得味养，则阴阳和而相生矣。水谷皆入于口，其味有五，津液各走其道，气和津成，而五脏之神乃自生矣。济公曰：神气为阳故曰生，津液为阴故曰成。）**帝曰：藏象何如？**（象者，像也。论脏腑之形像，以应天地之阴阳也。）**岐伯曰：心者，生之本，神之变也。其华在面，其充在血脉，为阳中之太阳，通于夏气。**（心主血，中焦受气取汁，化赤而为血，以奉生身，莫贵于此，故为生身之本。心藏神而应变万事，故曰神之变也。十二经脉，三百六十五络，其气血皆上于面，心主血脉，故其华在面也。在体为脉，故其充在血脉。其类火而位居尊高，故为阳中之太阳，而通于夏气，夏主火也。济公曰：荣为根，卫为叶，荣血为阴阳血气所生之本。）**肺者，气之本，魄之处也。其华在毛，其充在皮，为阳中之太阴，通于秋气。**（肺主气而藏魄，故为气之本，魄之处也。肺主皮毛，故华在毛，充在皮也。藏真居高而属阴，故为阳中之太阴，而通于秋气，秋主肺也。）**肾者，主蛰封藏之本，精之处也。其华在发，其充在骨，为阴中之少阴，通于冬气。**（冬令之时，阳气封闭，蛰虫深藏。肾主冬藏，故为蛰封藏之本。盖蛰乃生动之物，以比生阳之气，至春一阳初生，而蛰虫复振矣。肾为水脏，受五脏之精液而藏之，故为精之处也。发乃血之余，血乃精之化，故其华在发。肾主骨，故其充在骨也。肾为阴脏，而有坎中之阳，故为阴中之少阴，而通于冬气，冬主水也。）**肝者，罢极之本，魂之居也。其华在爪，其充在筋，以生血气，其味酸，其色苍，此为阳中之少阳，通于春气。**（动作劳甚谓之罢，肝主筋，人之运动，皆由乎筋力，故为罢极之本。肝藏魂，故为魂之居。爪者筋之余，故其华在爪，其充在筋。肝属木，位居东方，为发生之始，故以生血气，酸者木之味，苍者木之色，木旺于春，阳气始生，故为阳中之少阳，以通于春气。）**脾胃大肠小肠三焦膀胱者，仓廪之本，荣之居也。名曰器，能化糟粕，转味而入出者也。其华在唇四白，其充在肌，其味甘，其色黄，此至阴之类，通于土气。**（足太阴独受水谷之浊，为转输之官。肠胃主受传水谷，三焦主决渎水道，膀胱为水精之府，故皆为仓廪之本。脾藏荣，故为荣之居。器者，生化之宇，具升降出入之气，脾能运化糟粕，转味而入养五脏，输出腐秽于二阴，故名之曰器也。四白，唇之四际白肉也。口为脾窍而主肌，故华在唇四白。其充在肌，甘者土之味，黄者土之色也，脾为阴中之至阴，通于土气。此节指脾而言，以肠胃三焦膀胱，并受传水谷之精粗，故总为仓廪之本。受浊者为阴，故曰至阴之类。）**凡十一脏，取决于胆也。**（五脏六腑，共为十一脏。胆主甲子，为五运六气之首，胆气升，则十一脏腑之气皆升，故取决于胆也。所谓求其至也，皆归始春。）**故人迎一盛病在少阳，二盛病在太阳，三盛病在阳明，四盛以上为格阳。**（此论脏腑之六气，以应天地之六六也。左为人迎，右为气口。盖阳气从左而行于右，阴气从右而行于左，故以人迎以候三阳之气。“故”者，承上文而言。人之脏腑，以应三阴三阳之六气也。一盛病在少阳，少阳主春升之气也。太阳主夏，阳明主秋。四盛以上者，言人之阴阳，惟阳太盛，名曰格阳，盖阳主在外，阳格于外，不得三阴中见之化以和之，此三阳之太过也。）**寸口一盛病在厥阴，二盛病在少阴，三盛病在太阴，四盛以上为关阴。**（寸口，手太阴之两脉口，以候三阴之气也。厥阴主乙木春生之气，故寸口一盛，病在厥阴。二之气少阴，四之气太阴。四盛以上者，人之阴阳，惟阴太盛，名曰关阴，盖阴气主内，关阴于内，不得三阳中见之化以和之，此三阴之太过也。此论寸口人迎之病脉，以应四时之三阴三阳，即四时之六气不平，而亦为三阴三阳之民病也。故《六微旨大论》曰：至而不至，来气不及。未至而至，来气有余。物生其应也，气脉其应也。《灵枢经》曰：持其脉口人迎，以知阴阳有余不足，平与不平，天道毕矣。所谓平人者不病，不病者，脉口人迎，应四时也，上下相应，而俱往来也。上下相应者，脉口与人迎平等，所谓阴中有阳，阳中有阴也。此言天地之阴阳，以应人之脏腑，脏腑之六气，以应天地之阴阳也。）**人迎与寸口，俱盛四倍以上为关格，关格之脉赢，不能极于天地之精气，则死矣。**（俱四倍以上者，阴阳俱亢极也。赢，盈同。极，至也。盖天有阴阳，地有阴阳，阳盛之下，阴精承之，阴盛之下，阳气承之，阴阳承制，而交相生化者也。人生于天地气交之中，阴阳和平，是为无病。如阴阳俱盛而不和，是不能及于天地阴阳精气之承制，则死矣。此即《六微旨》之所谓："亢则害，承乃制，制则生化，外列盛衰，害则败乱，生化大病。"）

五脏生成篇第十

（夫色以应天，脉以应地。天主生，地主成。此篇无问答，而直曰心之合脉，似承上篇天地之阴阳，而复应乎色脉也。无问答，故不曰论。）

心之合脉也，其荣色也。（心主血脉，故合于脉。经云：脉出于气口，色见于明堂。心之华在面，故其荣在色。）**其主肾也。**（五脏合五行，各有相生相制，制则生化。心主火而受制于肾水，是肾乃心脏生化之主，故其主肾也。）**肺之合皮也，其荣毛也，其主心也。**（肺主气，气主表，故合于皮。《伤寒论》曰：寸口脉缓而迟，缓则阳气长。其声商，毛发长，毛附于皮，气长则毛荣。）**肝之合筋也，其荣爪也，其主肺也。**（髓生肝，肝生筋，故所合在筋。爪乃筋之余，故其荣在爪。）**脾之合肉也，其荣唇也，其主肝也。**（脾主中央土，乃仓廪之官，主运化水谷之精，以生养肌肉，故合肉。脾开窍于口，故荣在唇。）**肾之合骨也，其荣发也，其主脾也。**（肾藏精而主髓，故所合在骨。发乃精血之余，故其荣在发。《五运行大论》曰：北方生寒，寒生水，水生咸，咸生肾，肾生骨髓，髓生肝，肝生筋，筋生心，心生血，血生脾，脾生肉，肉生肺，肺生皮毛，皮毛生肾。此天乙生水，而五脏之相生也。《六微旨大论云》：帝曰：地理之应，六节气位何如？岐伯曰：相火之下，水气承之，水位之下，土气承之，土位之下，风气承之，风位之下，金气承之，金位之下，火气承之，君火之下，阴精承之。亢则害，承乃制，制则生化。故曰心之合脉也，肺之合皮也，言五脏之相生也。其主肾也，其主心也，言五脏之相成也。朱济公曰：先心而肺，肺而肝，肝而脾，脾而肾，乃归重于成欤。曰：然。）**是故多食咸，则脉凝泣而色变。多食苦，则皮槁而毛拔。多食辛，则筋急而爪枯。多食酸，则肉胝皱而唇揭。多食甘，则骨痛而发落。此五味之所伤也。**（此承上文而言太过之为害也。夫五行有相生相制，不可偏废者也，如制之太过，则又有克贼之害矣。是故多食咸，则水味太过而伤心，其脉凝泣而色变矣。多食苦，是火味太过而伤肺，则皮槁而毛落矣。多食辛，是金味太过而伤肝，则筋缩急而爪干枯矣。多食酸，是木味太过而伤脾，则肉胝皱而唇揿揭矣。多食甘，是土味太过而伤肾，则骨痛而发落矣。五味所以养五脏者也，脏有偏胜，则所不胜之脏受伤，此又承制之不可太过也。）**故心欲苦，肺欲辛，肝欲酸，脾欲甘，肾欲咸，此五味之所合也。**（五味入口，藏于肠胃，以养五脏气，故五味为五脏之所欲，无有偏胜，则津液相成，而神自生矣。）**五脏之气。**（五味藏于肠胃，以养五脏之气，五脏内藏五神，五气外见五色。此以下论五脏之经气，而见死生之色，与生于心生于肺之色，各有不同，故首提曰五脏之气。）**故色见青如草兹者死。**（“故”者，承上文而言。五脏之气受伤，则见五行之败色矣。兹，蓐席也。兹草者，死草之色，青而带白也。）**黄如枳实者死。**（黄而带青色也。）**黑如炲者死。**（炲，音台，烟尘也，黑而带黄。）**赤如衃血者死。**（衃，铺杯切。衃者，败恶凝聚之血，色赤黑也。）**白如枯骨者死。**（死白而枯干也。）**此五色之见，死也。**（五色干枯，而兼有所胜之色，故死。）**青如翠羽者生，赤如鸡冠者生，黄如蟹腹者生，白如豕膏者生，黑如乌羽者生，此五色之见，生也。**（五色正而华彩光润，故生。）**生于心，如以缟裹朱。生于肺，如以缟裹红。生于肝，如以缟裹绀。生于脾，如以缟裹瓜蒌实。生于肾，如以缟裹紫。此五脏所生之外荣也。**（此言五脏所生之荣色，见于外也。上节言五脏之气，见五色于外，此复言藏真之荣，隐见于皮肤之间，有若缟裹者也。缟，素白也。朱，红之深也。红，淡白红也。绀，青扬赤也。瓜蒌实，红黄色也。紫，赤黑之间色也。此五行之色，而俱兼红者也。盖气主白而荣主红，如以缟裹者，五脏之气包于外也。五色之俱兼红者，五脏之荣隐见于内也。上节言五脏之气色，此论五脏之血色。王子方问曰：气色有死生，血气无死生耶？曰：外因之病，由气而经，经而脏。内因之病，由脏而经，经而气。内外二因，俱伤五脏之气而后死，是以五色之见死者，五脏之气绝也。）**色味当五脏，白当肺辛，赤当心苦，青当肝酸，黄当脾甘，黑当肾咸。**（当，承也，值也。谓色味之应五脏者，色外而味内也，故曰白当肺辛，言辛生肺而肺生白也。此复结五脏死生之色，生于五脏之气。五脏之神气，生于五味也。）**故白当皮，赤当脉，青当筋，黄当肉，黑当骨。**（肺合皮，心合脉，肝合筋，脾合肉，肾合骨，此言生于心生于肺之色，承五脏之合，而见于外也。）

诸脉者，皆属于目。（五脏六腑之精，十二经脉皆上注于目，属于脑，后出于顶，故曰诸脉皆属于目。此节论五脏经气之所循行，盖脏而经，经而气，气而色也。头痛巅疾，过在足少阴巨阳，是气而经，经而脏也。是以此节与头痛巅疾节，照应五脏之气节。故人卧血归于肝节，与赤脉之至节，照应生于心如以缟裹朱节。）**诸髓者，皆属于脑。**（脑为精髓之海也。）**诸筋者，皆属于节。**（节，骨节也。筋生于骨，连络于骨节之间。）**诸血者，皆属于心。**（血者，神气也，中焦之汁，五脏之精，奉心神化赤而为血，故诸血皆属于心。）**诸气者，皆属于肺。**（上焦开发，宣五谷味，熏肤充身泽毛，若雾露之溉，是谓气。五谷入胃，淫精于脉，肺居上焦，朝百脉而输精于皮毛，故主周身之气也。）**此四肢八溪之朝夕也。**（四肢，五脏经俞之所出也。八溪，即四肢股肱之肉，五脏元真之所通会也。此言五脏之经血总属于心，五脏之气总属于肺。经气循行于四肢八溪，注于目，会于脑，濡筋骨，利关节，朝夕循行，外内出入，如环无端者也。故善察色者，当知五脏之气，善诊脉者，当以五脉为始也。）**故人卧血归于肝。**（此复论血随卫气之行于脉外也。夫血乃水谷之精，流溢于中，布散于外，专精者，行于经隧。是行于经隧者，经脉之荣血也。流溢于中者，流溢于冲任也。冲任起于胞中，上循背里，为经络之海。其浮而外者，循腹右上行，布散于外，渗皮肤，生毫毛。寤则随卫行于肤表，卧则随卫内入而归于肝。是冲任主发原，而肝主受纳，是以伤寒热入血室，而刺肝之期门。“故”者，承上文而言。经脉之血，随荣气行于四肢之三阴三阳，昼夜环转。冲任之血，随卫气而日行于阳，夜归于阴也。）**肝受血而能视。**（肝开窍于目，故肝受血而能视。夫见色于明堂者，五脏之气色也。五脏所生之外荣者，血色而见于目也。故曰五色之奇脉者，奇经之血色也。夫水谷入胃，津液各走其道。五脏主藏精者也，五脏之精，化赤而为血，溢于冲任，归受于肝，开窍于目，是于五脏所生之色，外荣于目，而肝主色也。）**足受血而能步，掌受血而能握，指受血而能摄。**（血者，所以濡筋骨，利关节者也。此言冲任之血，亦循行于四肢，渗于指掌，而无处不到也。）**卧出而风吹之，血凝于肤者为痹。**（《金匮要略》曰：血痹病从何得之？师曰：重困疲劳汗出，卧不时动摇，加被微风，遂得之。汗出者，言卫气之虚于外也。卧则卫归于阴，出则血行于外，加被风吹，则血凝于皮肤而为痹矣。痹者，痹闭而不遂也。此言卫气之留于阴也久，不能为血之外卫故也。）**凝于脉者为泣。**（脉者，见于皮肤之络脉也。冲任之血，溢于皮肤，渗于络脉，故凝于皮肤则为痹，凝于络脉，则泣涩而不能流行矣。）**凝于足者为厥。**（厥者，逆冷也。夫阴阳气不相顺接则为厥。下为阴，血为阴，如血凝于下，则上下阴阳，不相顺接而为厥矣。此言血随卫行，而阴阳之不相和者也。诸生起跃曰：荣卫之循行，经旨似乎矛盾，久为人所疑，今夫子发明之，始知血随卫气之日行于阳。夜行于阴者，皮肤之血也。阴经行尽，阳经继之，阳经行尽，阴经继之者，十二脏腑之经荣也。）**此三者，血行而不得反其空，故为痹厥也。**（空，骨空也。骨空者，节之交三百六十五穴会，络脉之渗灌诸节者也。血行于皮肤，不得反循于穴会，故为痹厥也。）**人有大谷十二分，小溪三百五十四名，少十二俞，此皆卫气之所留止，邪气之所客也，针石缘而去之。**（此言卫气之行于溪谷也。溪谷者，分肉之交会处也。《气穴论》曰：肉之大会为谷，肉之小会为溪，分肉之间，溪谷之会，以行荣卫，以会大气。溪谷三百六十五穴会，亦应一岁。人有大谷十二分者，肉之大分处也。小溪三百五十四名者，肉之小分处也。分者，肉分而有纹理也。名，穴名也。盖肉分之间而有交会，交会之处而有穴名也。溪谷之数，以应一岁者，岁止三百六十日，内朔虚六日，止三百五十四日，以应小溪之数也。少十二俞者，言大谷十二分，而有十二俞穴也，气盈五日九百四十分，朔虚五日九百四十分，共计十二日，以应十二俞也。以岁之三百五十四日，合气盈朔虚之十二日，共三百六十五日有奇，以成一岁，故日期三百有六旬有六日，以闰月定四时而成岁也。卫气者，行于脉外，温分肉，充皮肤，肥腠理，司开合者也。此腠理分肉之间，皆卫气之所留止，卧出而风吹之，则血凝而为痹厥矣。针石缘而去之者，言分肉之间，亦有三百六十五穴也。杨君立问曰：《气穴论》云：气穴三百六十五，以应一岁，今则三百六十六矣。曰：岁缘三百六十六日，而少有不足，故合而论之，则曰三百六十五日，今分而论之，则每岁有三百五十四日，而又有气盈朔虚之十二日也。）**诊病之始，五决为纪，欲知其始，先建其母，所谓五决者，五脉也。**（诊，视也。始者，言邪始在三阴三阳之气分也。五决者，审别五脏阴阳之经气，以决其病也。欲知其病之始在某经，先分立五脏为根本，审其邪病某经之气，某脏之经也。夫五脏之体藏于内，而五脏之经气行于外，故色见草兹者死，青如翠羽者生，是五脏死生之经气，发于外而成于色也。诊病之始，五决为纪者，复言邪之始病在气，气而经，经而脏也。）**是以头痛巅疾，下虚上实，过在足少阴巨阳，甚则入肾。**（少阴巨阳，相为表里，阳气生于水脏水腑之中，而上出于巅顶。实者邪实，虚者正虚，是以头痛巅疾，乃邪气实于上，而使正气虚于下也。盖邪之中人，始于皮毛气分，留而不去，则转入于经。是以过在巨阳少阴之经，而甚则入肾，盖经络受邪，则内干脏腑矣。）**狗蒙招尤，目冥耳聋，下实上虚，过在足少阳厥阴，甚则入肝。**（狗、眴同。蒙，昏冒也。招，摇也。尤，甚也。足少阳厥阴经脉，布胁肋而下循足跗。厥阴肝脏，开窍于目。少阳经脉，上出于耳。邪实于下，而经气不能上通，是以目冥耳聋。正气虚于上，致动视而昏冒摇掉之甚也。此始伤气而致正虚于上，过在经而复邪实于下也。上节论邪实为病，此复论正虚为病。盖邪之所凑，其正必虚。王子方问曰：五脏之邪，只言甚则入肾入肝，何也？曰：邪入于经，则内干脏腑，然干脏者半死半生，故曰不必动脏。邪入于阴经，其脏气实，则溜于腑。此章论五脏三阴三阳之经气，故曰甚则入肾入肝，如不甚，则或留于经，或溜于腑。是以首提二脏，而不尽言之者，欲使后学之不可执一而论也。）**腹满䐜胀，支膈胠胁，下厥上冒，过在足太阴阳明。**（腹者，脾胃之郛郭也。腹满䐜胀，邪薄于太阴阳明之气分。支，支络。膈，内膈也。太阴阳明之支络贯膈，气分之邪传入于经，是以连及支膈胠胁皆胀满也。）**咳嗽上气，厥在胸中，过在手阳明太阴。**（手太阴主气而主皮毛，邪伤皮毛气分，则咳嗽而气上逆矣。手太阴之脉，起于中焦，循胃上膈。手阳明之脉，入缺盆，络肺下膈，属肠。邪过在经，是以胸中厥逆也。）**心烦头痛，病在膈中，过在手巨阳少阴。**（经曰：心部于表，君火之气，外受于邪，则心烦于内矣。太阳之气受邪，则头痛于上矣。手太阳之脉，循咽下膈。手少阴之脉，出属心系，下膈络小肠。病在膈中，是过在手太阳少阴之经矣。此节以审证而知五脏之病，盖脏腑之经气上下内外，各有部分，故曰诊病之始，五决为纪。诊，视也。）**夫脉之大小滑涩浮沉，可以指别。五脏之象，可以类推。五脏相音，可以意识。五色微诊，可以目察。能合色脉，可以万全。**（此以诊脉察色，而知五脏之病也。小者正气虚，大者邪气盛。滑主血伤，涩为少气。浮为在外在腑，沉为在里在脏。此六者，脉之提纲，而可以指别也。五脏在内，而气象见于外，以五行之理，可类而推之。五脏之相合于五音，发而为声，可以意识，视五色之微见，可以目内察之，能审色脉之相应，以辨病之死生，则万全而无失矣。此与上节审证以决五脉之病，又一法也。）**赤脉之至也，喘而坚，诊曰有积气在中，时害于食，名曰心痹，得之外疾，思虑而心虚，故邪从之。**（赤当脉，脉合心，故曰赤脉之至也。喘，急疾也。坚，牢坚也。心脉之至，急而牢坚，主积气于中。当时害于食，盖食气入胃，浊气归心，淫精于脉，有积于中，故害于食也。名曰心痹，积气痹闭于心下也。此得之外淫之邪，因思虑而心虚，故邪气乘虚而留于内也。经曰：心怵惕思虑则伤神，神伤则心虚矣。此节照应生于心，如以缟裹朱节，故曰赤脉之至，白脉之至也。前论五脏之色，生于脏而见于外，此言五脏之病，成于内而见于脉也。头痛巅疾，过在足少阴巨阳，言六淫之邪生于外也，此言五脏之病成于内也。）**白脉之至也，喘而浮，上虚下实，惊，有积气在胸中，喘而虚，名曰肺痹寒热，得之醉而使内也。**（《平脉篇》曰：呼吸者，脉之头也。盖呼吸急则脉亦急，故以呼吸之喘急，以形容脉之急疾也。肺主气而虚，故脉浮。病气而不病血，病上而不病下，故脉上虚而下实也。阳气虚，则善为惊骇矣。胸中为气之海，上注于肺，以司呼吸，邪积于上，则膻中之正气反虚，故为虚喘也。藏真高于肺，主行荣卫阴阳，阴阳虚乘，则为往来之寒热矣。酒者，熟谷之液，其气慓悍，入于胃中则胃胀，气上逆则满于胸中，醉而使内则气上逆，故有积气在胸中也，入房太过则伤肾。肾为本，肺为末，本伤故肺虚也。）**青脉之至也，长而左右弹，有积气在心下支肤，名曰肝痹，得之寒湿，与疝同法，腰痛足清，头痛。**（脉长而弹，弦而急也。弦则为减，诸急为寒，此得之寒湿，而阳气受伤，故弦急也。心下为膈，胁下为胠，内膈下连于两胠，邪在心下支胠间，故脉左右弹也。清湿地气之中人也，必从足始。足厥阴之脉，从足上腘，入毛中，过阴器，抵小腹，布胁肋，故病证与疝痛相同，而腰痛足冷也。厥阴与督脉会于巅，故头痛也。王子方曰：清邪中上，浊邪中下，阳受风气，阴受湿气，阴病者，下行极而上，故头痛也。）**黄脉之至也，大而虚，有积气在腹中，有厥气，名曰厥疝，女子同法，得之疾使四肢，汗出当风。**（腹中，脾土之郛郭也。脾属四肢，土灌四末，四肢汗出当风，则风湿内乘于脾而为积气。盖风木之邪，内干脾土，湿与阴土同气相感，故留聚而为积也。脾气不能灌溉于四旁，则逆于中而为厥气矣。名曰厥疝者，气逆而痛也。夫男女气血相同，受病亦属同法，故于中央土脏，而曰女子同法者，欲类推于四脏也。）**黑脉之至也，上坚而大，有积气在小腹与阴，名曰肾痹，得之沐浴清水而卧。**（尺以候肾，黑脉之至，上坚而大者，肾脏有积，而肾脉坚大也。上坚者，坚大在上而不沉也。与阴者，小腹而兼于前阴也。清水，冷水也。肾脏寒水主气，亦同气相感也。经云：积生于风雨寒暑，清湿喜怒，喜怒不节，则伤脏，脏伤则病起于阴，阴既虚矣，则风雨袭阴之虚，病起于上而生积，清湿袭阴之虚，病起于下而成积。夫风雨，天之邪也。清湿，地之邪也。言五脏之积，由天生而地成也。）**凡相五色之奇脉，面黄目青，面黄目赤，面黄目白，面黄目黑者，皆不死也。**（奇脉，奇经冲任之脉色也。冲任为经血之海，五脏之血，皆归于肝，故外荣于目也。面主气色，目主血色，目之五色而俱见面黄者，五脏之阴，而俱得胃脘之阳也。）**面青目赤，面赤目白，面青目黑，面黑目白，面赤目青，皆死也。**（经云：人无胃气者死。面无黄色，无胃土之阳矣。面之青黑赤色，皆藏邪乘阳，纯阴无阳，故皆死也。夫生于心，如心缟裹朱者，论五脏之生色也。察于目者，论五脏病成之色也。）

五脏别论篇第十一

黄帝问曰：余闻方士或以脑髓为脏，或以肠胃为脏，或以为腑，敢问更相反，皆自谓是，不知其道，愿闻其说。（方士，修炼方术之士。道，理也。凡藏物者，皆可名脏名腑，故皆自以为是也。按：以上十篇，首四篇论精神气血，后六篇论脏腑阴阳，是以此篇申明藏精气者名脏，传化物者为腑，然又有脑、髓、骨、脉、胆、女子胞，亦所以藏精神气血者也。修养之士，欲积精全神，通玄牝，养胎息，结灵孕者，不可不知也。脑名泥丸宫，为上丹田。骨藏髓，脉藏血，诸髓血脉，皆会于脑，故脑为精髓之海。舌下为华池，有廉泉、玉英二窍，通于胆液。《黄庭经》曰：玉池清水灌灵根，审能修之可常存。女子，玄母也。胞者，养胎息，结灵胎者也。《胎息经》曰：胎从伏气中结，气从有胎中息；结精育胞化生身，留胎止精可长生。故曰脑、髓、骨、脉、胆、女子胞，此六者，更当藏密而不可虚泻者也。）岐伯对曰：脑、髓、骨、脉、胆、女子胞，此六者，地气之所生也，皆藏于阴而象于地，故藏而不泻，名曰奇恒之府。（地主闭藏而上升，天主化施而下降，言人之脏腑形骸，应象天地阴阳之气。此六者，与传化之府不同，故名曰奇恒之府。）夫胃、大肠、小肠、三焦、膀胱，此五者，天气之所生也，其气象天，故泻而不藏，此受五脏浊气，名曰传化之府，此不能久留，输泻者也。（夫脏为阴，地为阴，地之浊气升于天，天受之而复降于下，故名曰传化之府。天主化施也。）魄门亦为五脏使，水谷不得久藏。（魄门，肛门也，上合于肺，故名魄门。五脏之浊，从此而出，故亦为五脏之下使。肠胃之腐秽，从此而泻出，故曰水谷不得久藏。）所谓五脏者，藏精气而不泻也，故满而不能实。（王氏曰：精气为满，水谷为实，但藏精气，故满而不能实。）六腑者，传化物而不藏，故实而不能满也。（水谷充实于内，而不得久留，故实而不能满。）所以然者，水谷入口，则胃实而肠虚。食下，则肠实而胃虚。（此复申明实而不满之义。）故曰实而不满，满而不实也。（此总结上文两节之义。）帝曰：气口何以独为五脏主。（气口，手太阴之两脉口。五脏之气，皆变见于气口，故为五脏主。此论水谷入胃，以养五脏，五脏之精气，复荣于脉，而见于气口也。盖水谷之清者，荣于五脏；水谷之浊者，出于六腑；清中之清者，荣于经脉；清中之浊者，复传化于肠胃膀胱。此节论饮食于胃，有气味清浊上下出入之分，当知奇恒之府，亦受清中之清者也。）岐伯曰：胃者，水谷之海，六腑之大源也。五味入口，藏于胃，以养五脏气。气口亦太阴也，是以五脏六腑之气味，皆出于胃，变见于气口。（水谷入胃，由足太阴脾脏转输，以灌溉四脏。然水入于胃，又由手太阴肺藏之通调四布。谷入于胃，淫精于脉，肺朝百脉，输精于皮毛，毛脉合精。行气于脏腑，是五脏六腑之气味，皆出于胃，变见于气口，故曰气口亦太阴也。言足太阴转输水谷之精，而手太阴亦为胃以养五脏气，是以五脏之气，皆见于气口也。）故五气入鼻，藏于心肺，心肺有病，而鼻为之不利也。（心肺居上为阳，肺乃心之盖而主气，开窍于鼻，故引《脏象论》，而言味归阴而气归阳也。《道书》云：鼻为天门，口为地户。）凡治病，必察其下。（下，谓肠胃水谷之所出也。按《玉机论》曰：五实死，五虚死。腹胀，前后不通，闷瞀，此谓实。泄利前后，饮食不入，此为虚。浆粥入胃，泄注止，则虚者活。身汗得后利，则实者活。又曰：仓廪不藏者，是门户不要也。得守者生，失守者死。是以凡病必察其下二便也。）适其脉。（调适其太阴气口之脉，以决脏腑之气。）观其志意，与其病也。（志意者，所以御精神，收魂魄，适寒温，和喜怒者也。故当观其志意，与其所受之病焉。）拘于鬼神者，不可与言至德。（拘于鬼神者，欲其祝由而愈病也，然祝由之道，移精变气，以我之神而通神明，若惟拘于鬼神之事，不可与言至德矣。）恶于针石者，不可与言至巧。（用针石者，有至巧之妙道。）病不许治者，病必不治，治之无功矣。（不能藏此精神以通鬼神，当以针石治其外，汤药治其内矣。若恶于针石，不许治以汤药，治之亦无功矣。按以上七篇，论阴阳脏腑，而脏腑阴阳之病，必须审证辨脉，治以针石醪醴，是以下篇论五方有五治之法。病在外者，治以针石。病在内者，治以醪醴汤液。即欲祝由愈病，亦须移精变气，而后能通于神明。故此篇末结曰：拘于鬼神者，不可与言至德。恶于针石者不可与言至巧，乃承上起下之文也。）

异法方宜论篇第十二

（治病之法，各有异同，五方之民，居处衣食，受病治疗，各有所宜。）

黄帝问曰：医之治病也，一病而治各不同，皆愈，何也？（不同，谓针石灸焫，毒药导引也。）**岐伯对曰：地势使然也。**（夫九州八方，皆通于天气，天有春夏秋冬之四时，地有生长化收藏之五气，而人亦应之。是以东方主春生之令，而人气亦发生于外，故宜针石以治其外。南方主夏长之令，而人气更发越于外，故宜微针以治其皮毛。西方主秋收之令，人气亦收藏于内，故宜毒药以治其内。北方主冬藏之令，而人之阳气亦沉潜于下，故宜艾焫以起阳气于至阴。中央湿土主生化之令，而人气亦守于中，故宜导引按跷，使灌通于四末。此地势有生长收藏之不同，而治法是亦有别也。）**故东方之域，天地之所始生也。**（域，区界也，宇内也。言天地始生之气，由东方之九野，以及于宇内之九州也。金西铭曰：首言地势使然，继言天地之所始生，地气通于天也。）**鱼盐之地，海滨旁水，其民食鱼而嗜咸，皆安其处，美其食，鱼者使人热中，盐者胜血，故其民皆黑色疏理，其病皆为痈疡。**（此言五方之生物，所以养生，如偏于嗜食，皆能致病也。地不满东南，故多旁水、海滨之地，利于鱼盐。旁水，故民多食鱼。近海，故嗜咸。得鱼盐之利，故居安食美也。鱼性属火，故使人热中。心主血脉，故咸胜血也。嗜咸，故色黑。血弱，致肉理空疏也。《五脏生成篇》曰：多食咸，则脉凝泣而色变。《灵枢经》曰：饮食不节，阴气不足，阳气有余，荣气不行，乃发为痈。又曰：血泣不通，则卫气归之，不得复反，故痈肿也。）**其治宜砭石，故砭石者，亦从东方来。**（砭，悲廉切，叶边。砭石，石针也。《山海经》曰：高氏之山，有石如玉，可以为针，即此类也。东方之地，人气发生于外，故其治诸病，宜于砭石也。夫春生之气，从东方而普及于宇内，故砭石之法。亦从东方而来，以施及于九州也。）**西方者，金玉之域，砂石之处，天地之所收引也。**（地之刚在西方，故多金玉砂石。天地降收之气，从西北而及于东南。）**其民陵居而多风，水土刚强，其民不衣而褐荐。其民华实而脂肥，故邪不能伤其形体，其病生于内。**（高平曰：陆，大陆曰阜，大阜曰陵。依山陵而居，故多风。金气坚肃，故水土刚强。不衣，不事服饰也。褐，毛布也。荐，茵褥也。华，浓厚也，谓酥酪膏肉之类。饮食华厚，故人多脂而肥。水土刚强，肤腠肥厚，是以外邪不能伤其形，惟饮食七情之病生于内也。）**其治宜毒药，故毒药者，亦从西方来。**（毒药，有毒之药也。《五常政大论》曰：大毒治病，十去其六，常毒治病，十去其七，小毒治病，十去其九。盖上古以神农之上品无毒者，谓可久服长生，而中品下品有毒之药，以治病攻疾也。邪不外入，病从内生，故宜毒药治其内。天地秋收之气，从西以及于九州，故毒药治病之法，亦从西方来也。）**北方者，天地所闭藏之域也。**（西北方，阴也。是以闭藏之气，惟北更甚。）**其地高陵居，风寒冰冽，其民乐野处而乳食。**（地高陵居，西北之势也。风寒冰冽，阴气胜也。野处乳食，北人之性也。）**脏寒生满病，其治宜艾焫，故艾焫者，亦从北方来。**（夫秋收之气收于内，冬藏之气，直闭藏于至阴之下，是以中土虚寒，而胸腹之间，生胀满之病矣。艾名冰台，削冰令圆，举而向日，以艾承其影，则得火。夫阳生于阴，火生于水。艾能得水中之真阳者也。北方阴寒独盛，阳气闭藏，用艾焫灸之，能通接元阳于至阴之下，是以灸焫之法，亦从北方而来也。夫人与天地参也，天有寒暑之往来，人有阴阳之出入。经曰：陷下则灸之。即四方之民，阳气陷藏，亦宜艾焫。故曰：艾焫之法，亦从北方来。董帷园曰：故凡虚寒胀满之病，治宜温补，启发元阳，不可误用寒凉克伐之剂。）**南方者，天地所长养，阳之所盛处也。**（南方主夏长之气，是以为阳热所盛之处。）**其地下，水土弱，雾露之所聚也。**（地陷东南，故其地下而水土弱。低下则湿，故雾露之所聚。）**其民嗜酸而食胕，故其民皆致理而赤色，其病挛痹。**（胕，腐也，如豉鲊醯醢之类，物之腐者也。致，密也。酸味收敛，故肉理致密。酸乃木味，故外见赤色。多雾露湿气，故其病挛痹也。金西铭曰：五方之民，举东方之嗜咸者，则见本色之黑，南方之嗜酸者，则见所生之赤，盖色生于味也。夫气为阳，味为阴，东方主春生之气，而民嗜藏下之咸，南方主浮长之气，而民嗜收敛之酸，有若阳鹿之嗜阴龟，潜龙之嗜飞燕，皆出于天性之自然也。）**其治宜微针，故九针者，亦从南方来。**（南方之气，浮长于外，故宜微针以刺其皮。夫针有九式，微针者，其锋微细，浅刺之针也。）**中央者，其地平以湿，天地所以生万物也众。**（中央，土之位也。地平，土之体也。湿者，土之气也。化生万物，土之德也。位居中央，而气溉四方，是以所生万物之广众也。）**其民食杂而不劳，故其病多痿厥、寒热。**（四方辐辏，万物会聚，故民食纷杂，化养于中，故不劳其四体。四肢为诸阳之本，痿痹者，手足之气逆，而痿弱不用也。《平脉篇》曰：阳脉不足，阴脉乘之，则洒淅恶寒。阴脉不足，阳往乘之，则发热。寒热者，手足三阴三阳之脉病也。盖言中土之民，不劳其四体，而气血不能灌溉于四旁，是以多痿厥寒热之病矣。）**其治宜导引按跷，故导引按跷者，亦从中央出也。**（导引者，擎手而引欠也。按跷者，乔足以按摩也。盖中央之化气，不能充达于四旁，故宜导按其四肢，以引血气之流通也。夫中央之化气，由中而及于四方，故导引按跷之法，亦从中而四出也。莫子晋曰：由东南而及于西北，由西北而及于东南，故曰来，由中央而及于四方，故曰出。）**故圣人杂合以治，各得其所宜。**（夫天有四时之气，地有五方之宜，民有居处衣食之殊，治有针灸药饵之异，故圣人或随天之气，或合地之宜，或随人之病，或用针灸毒药，或以导引按摩，杂合以治，各得其宜。）**故治所以异，而病皆愈者，得病之情，知治之大体也。**（所谓病同而异治者，如痈疡之热毒盛于外者，治宜针砭；毒未尽出者，治以毒药；阴毒之内陷者，又宜于艾焫也。又如湿邪之在四肢而病痿厥者，宜于针砭；气血之不能疏通者，宜按跷导引，所以治异而病皆愈者。得病之情者，知病之因于天时，或因于地气，或因于人之嗜欲，得病之因情也。或因五方之民，而治以五方之法，或因人气之生长收藏，而宜于针砭艾焫，或宜于毒药按跷，是知治之大体，而又不必胶执于东方之治宜砭石，西方之治宜毒药也。是以圣人杂合以治，而皆得其所宜。再按上古之民，动作以避寒，则阳气不致陷藏，而无胀满之病矣；阴居以避暑，则元气不致外弛，而无挛痹之证矣。形劳而不倦，则气血得以流通，而无痿厥寒热之疾矣。是以毒药不能治其内，针石不能治其外，此修养吾身中之精气，而能胜天地之阴阳者也。）

移精变气论篇第十三

黄帝问曰：余闻古之治病，惟其移精变气，可祝由而已，今世治病，毒药治其内，针石治其外，或愈或不愈，何也？（移精变气者，移益其精，传变其气也。对神之辞曰祝。由，从也。言通祝于神明，病从而可愈已。按此篇帝曰移精变气，伯曰得神者昌，失神者亡，言能养其精气神者，可祝由而愈病，汤药针石，亦能治之，如精神散失。虽有灵丹，无能为已，故有愈有不愈也。）**岐伯对曰：往古人居禽兽之间，动作以避寒，阴居以避暑，内无眷慕之累，外无伸官之形，此恬淡之世，邪不能深入也，故毒药不能治其内，针石不能治其外，故可移精祝由而已。**（伯言往古之人，精神完固，故可祝由而已，盖以神而后可通神明也。居禽兽之间，不惧于物也。寒暑得宜，四时之气调矣。无眷慕之累，精得其养矣。无伸官之形，不劳其神矣。居恬憺之世，志意自适矣。邪不入五脏骨髓，是以毒药不能治其内。不外伤空窍肌肤，是以针石不能治其外也。故可移精变气，以通神明。阴阳不测谓之神，神用无方谓之圣，精气充足，可通神明，则阴阳和而神气通畅，又何患邪贼之为害乎！）**当今之世不然，忧患缘其内，苦形伤其外，又失四时之从，逆寒暑之宜，贼风数至，虚邪朝夕，内至五脏骨髓，外伤空窍肌肤，所以小病必甚，大病必死，故祝由不能已也。帝曰：善。**（数，音朔。心志忧虑则伤神，苦形烦劳则伤精，逆其四时则伤气。贼风，贼害之风。虚邪，虚乡不正之邪也。精神内虚，故小病必甚。无正气以胜邪，故大病必死也。）**余欲临病人，观死生，决嫌疑，欲知其要，如日月光，可得闻乎？**（嫌疑者，不能决其死生也。要，要道也。色以应日，脉以应月，言色脉之要道，如日月之光明，显而易识也。）**岐伯曰：色脉者，上帝之所贵也，先师之所传也。**（色脉之道，上帝之所秘藏，非其人弗教，非其真弗授。先师，僦贷季也。）**上古使僦贷季理色脉而通神明，合之金木水火土，四时八风六合，不离其常。**（八风者，天有八风，在人则有五经之风，谓调理五脉之邪也。六合，天地四方也。言上古之师，经理色脉而通神明，总不外乎天地阴阳，四时五行之常理也。）**变化相移，以观其妙，以知其要，欲知其要，则色脉是矣。**（色者气之华，脉乃精之液，变化相移者，移精变气也。观其移精变气，以通神明之妙，欲知其要道，则色脉是矣。盖言理色脉而通神明，则知精气之盛衰矣。）**色以应日，脉以应月，常求其要，则其要也。**（日月者，天地阴阳之精也。夫色为阳，脉为阴，常求其色脉之要，总不外乎阴阳。故知色以应日，脉以应月，则其要在是矣。上节言色脉之道，合于五行四时，八风六合，而其要又总归于阴阳。）**夫色之变化，以应四时之脉，此上帝之所贵，以合于神明也，所以远死而近生，生道以长，命曰圣王。**（此复言阴阳色脉之相合也。色之变化五色，以应四时之脉。色生于脉也，能贵重色脉，以合于神明，所以远死而近生。生道以长，是谓圣王。圣王者，上古之圣，能修其养生之道，而亦归于真人。）**中古之治病，至而治之，汤液十日，以去八风五痹之病。**（此言中古之人，不能移精变气，以通神明，而治以汤药，亦有法也。病至而治之，言不能如恬淡虚无之世，虽有贼邪，不能为害，设有病至，而即以汤药治之。八风者，八方之风，触五脏邪气发病。五痹者，五脏之痹也。以春甲乙伤于风者为肝痹，以夏丙丁伤于风者为心痹，以秋庚辛伤于风者为肺痹，以冬壬癸伤于风者为肾痹，以至阴戊己遇此者为脾痹。人之五脏，应地之五行，天之十干，化生五行，是以汤液十日，十干已周，而五痹可去矣。）**十日不已，治以草苏草荄之枝，本末为助，标本已得，邪气乃服。**（荄，音该。此言病有标本，而草有本末也。苏，茎也。荄，根也。草苏之枝，茎之旁枝也。草荄之枝，根之旁根也。盖以苏荄为本，而旁枝为末也。五痹者，五脏之痹也。五脏有经俞之外荣，有筋脉皮毛骨肉之外合，是五脏为本，而经俞筋骨为标也。草生五味，以养五脏气，是以五脏有病，则以苏荄治之。如邪在经脉之外合者，则以草苏草荄之枝治之，是以本治本，而以末治标也。心肺居上为阳，而治以草苏，是本乎上者亲上也。肝肾居下为阴，而治以草荄，是本乎下者亲下也。以草之本末为助，而病之标本以得，又何有邪气之不服者，此中古用药之有法也。）暮世之治病也则不然，治不本四时，不知日月，不审逆从。（不本四时，治不法五方五气也。不知日月，不识阴阳色脉也。不审逆从，不别标本顺逆也。）病形已成，乃欲微针治其外，汤液治其内，粗工凶凶，以为可攻，故病未已，新病复起。（上古圣人，不治已病治未病，今世之治病，已成而后治之，是犹渴而穿井，不亦晚矣。而粗工凶凶，又妄攻之，是故之邪病未去，而妄攻之新病复起。此今世之工，不审色脉精气之盛虚，而为治亦不知标本之法也。）帝曰：愿闻要道。岐伯曰：治之要极，无失色脉，用之不惑，治之大则。（色脉者，阴阳之道也。临病人，观色脉，知死生而无嫌疑，治之大法，尽于是矣。此复结前节之义。）逆从到行，标本不得，亡神失国。（逆从到行者，失四时之从，逆寒暑之宜也。标本不得者，不知病之标本，而以本末为助也。言暮世之人，既不能顺时调养，又不能治却其邪，是必神亡而形失矣。夫心藏神，而为一身之主，主明则十二官皆安，以为天下则大昌，神亡则失国矣。《上古天真论》曰：能形与神俱，而尽终其天年。《道书》曰：神行则气行，神住即气住。知神气可以长生，故此篇独归重于神焉。）去故就新，乃得真人。（去其故染之病，就其新变化之精神，乃得真人之道，而亦可归于真人。此言今世之人，能修养其精气，将从上古，合同于道，亦可使益寿而有极时。）帝曰：余闻其要于夫子矣，夫子言不离色脉，此余之所知也。（帝只知要道，不离于色脉。）岐伯曰：治之极于一。（伯因帝知其要在色脉，故复曰治之要道，原于至极，总归一而已矣。一者，神也。得其神，则色脉精气皆得矣。）帝曰：何谓一？岐伯曰：一者因得之。（因其情意而得之也。）帝曰：奈何？岐伯曰：闭户塞牖，系之病者，数问其情，以从其意，得神者昌，失神者亡。帝曰：善。（数，音朔。闭户塞牖，无外其志也。神舍于心，心性之动处是谓情。志意者，所以御精神，收魂魄，适寒温，和喜怒，是以无外其志。数问其情，以从其意，则得其神之存亡矣，失神者死，得神者生。首篇论上古真人，呼吸精气，独立守神。此篇言往古之人，能移精变气，以通神明，命曰圣王。当世之人，去故就新，乃得真人，是精神完固，皆可归于真人。如神气散失，虽有良工，无能为已，临病之士，可不察其色脉神气，而徒以针石汤液为事乎。）

汤液醪醴论篇第十四

黄帝问曰：为五谷汤液及醪醴奈何？（此承上章而复问也。五谷，黍、稷、稻、麦、菽。五行之谷，以养五脏者也。醪醴，甘旨之酒，熟谷之液也。帝以五谷为问，是五谷皆可为汤液醪醴，以养五脏。而伯答以中央之稻米稻薪，盖谓中谷之液，可以灌养四脏故也。）岐伯对曰：必以稻米，炊之稻薪，稻米者完，稻薪者坚。帝曰：何以然？岐伯曰：此得天地之和，高下之宜，故能至完，伐取得时，故能至坚也。（夫天地有四时之阴阳，五方之异域，稻得春生夏长秋收冬藏之气，具天地阴阳之和者也，为中央之土谷，得五方高下之宜，故能至完，以养五脏，天地之政令。春生秋杀，稻薪至秋而刈，故伐取得时，金曰坚成，故能至坚也。炊以稻薪者，取丙辛化水之义，以化生五脏之津。上章云，移精变气以通神明，论神气生于先天之精也，此章复论精气，又藉后天水谷之所资生。盖五谷之液，以养五气，气和津成，神乃自生。是以上古之人，能完其天真者，虽有汤液醪醴，为而勿服，以其神全故也。中古之时，道德稍衰，邪气时至，服之万全，以稻米之液，能生养精气神也。今世之人，止知毒药攻内，针石治外，不知精气坏弛，其功不立者，以神去故也。是以上章曰移精变气，得神者昌，此章曰故精自生，巨气乃平。凡治病必先求其本也。）**帝曰：上古圣人，作汤液醪醴，为而不用，何也？岐伯曰：自古圣人之作汤液醪醴者，以为备耳。夫上古作汤液，故为而弗服也。**（伯言上古圣人之作汤液醪醴者，恐为邪气所伤，故以为备耳。然上古之人，多能完其天真，虽有贼邪，勿之能害，故虽为而勿服也。）**中古之世，道德稍衰，邪气时至，服之万全。**（《天真论》曰：夫道者，能却老而全形，所以年度百岁，而动作不衰者，以其德全不危也。言中古之人，道德虽衰，而不致于精神坏弛，故服之万全。）**帝曰：今之世，不必已，何也？**（不能必其邪已而获万全也。）**岐伯曰：当今之世，必齐毒药攻其中，鑱石针艾治其外也。**（齐，疾也。鑱，锐也。针有九式，一曰鑱针。言当今之世，止知攻疾，而不知调养其正气也。）**帝曰：形弊血尽，而功不立者何？岐伯曰：神不使也。**（经曰：针石之道，在皮肉筋脉骨，各有所处，病各有所宜，各不同形，各以任其所宜。弊，止也。形弊者在皮肉筋骨，刺已止矣。血尽者在血脉，亦已尽其疏通矣。而不能奏功者，用针之工，神不使也。《灵枢经》曰：粗守形，上守神，神乎神，客在门。）**帝曰：何谓神不使？岐伯曰：针石，道也。精神不进，志意不治，故病不可愈。**（此申明工不守神也。经曰：神在秋毫，属意病者，神属勿去，知病存亡。又曰：凡刺之真，必先治神，静意治义，观适之义，浅深在志，远近若一，如临深渊，手如握虎，神无营于众物。今粗坏知针石之道，精神不进，志意不治，故病不可愈也。）**今精坏神去，荣卫不可复收，何者？嗜欲无穷，而忧患不止，精气弛坏，荣泣卫除，故神去之，而病不愈也。**（此论病者之精神坏弛，而病不能愈也。夫气生于精，精阳之气，化水谷之精微，而后生此荣卫，精坏神去，故荣卫不可复收。此论荣卫之生于精气也，或者嗜欲无穷，则坏其精矣，忧患不止，则伤其气矣。精气坏弛则荣血凝泣，而卫气除去矣，故神去之而病不愈。此言神由荣卫精气之所生也，生于精气者，先天所生之神也，神生于荣卫者，后天谷液之所生也。）**帝曰：夫病之始生也，极微极精，必先入结于皮肤，今良工皆称曰：病成，名曰逆，则针石不能治，良药不能及也。今良工皆得其法，守其数，亲戚兄弟远近音声日闻于耳，五色日见于目，而病不愈者，亦何暇不早乎？岐伯曰：病为本，工为标，标本不得，邪气不服，此之谓也。**（此节论汤液治病之当有法也。夫察色听声，问其情，从其意，此良工得其法矣。如汤液不得其法，而病亦不愈，故详设此问焉。帝曰：病之始生，极微极细，必先留结于皮肤，如十日不已，良工皆称曰病已成，名曰逆，虽针石不能治，而良药不能及也。今良工皆得其审证之法，守其数，问其情，亲戚兄弟，或远或近，系之病者，可谓从其意，得其情矣。音声日闻于耳，五色日见于目，可谓察其色，知其声矣。而病不愈者，亦何暇不早治而使病成乎。伯言病为本，工为标，盖以工之治法为标也。言不得草苏草荄，本末为助之法治之，是以邪气之不服也。上节论针石治病，重在得神；此节论汤液治病，贵在得法；下节论汤液治病，重在调复精气，此三者，良工之不可缺一者也。夫审证辨脉，得病之情，固良工之首务，而治病之汤液，又不可不得其法也。金西铭曰：此之谓也句，乃引标本已得，邪气乃服而言也。）**帝曰：其有不从毫毛而生，五脏阳已竭也，津液充郭，其魄独居，孤精于内，气耗于外，形不可与衣相保，此四极急而动中，是气拒于内，而形施于外，治之奈何？**（此节论气生于精，精由气化，欲治病者，当究其原，原本既清，则生机自盛，精生气平，邪气自服，不可徒以攻疾为首务也。夫阳气主于皮毛，不从毫毛而生，五脏阳已竭者，不因外邪伤于表阳，而五脏之元真已竭于内也。肺主气而外主皮毛，气化则水津四布，而下输膀胱，气耗于外，不能布化水液，是以津液充溢于郛郭，而肺藏之阴魄孤精，独居于内也。水液充于皮肤则身体肿胀，而不可与衣相保，四肢为诸阳之本，阳虚于外，是以四极肿急，喘而动中，是气逆于内，而形肿施于外，为治之法奈何。）**岐伯曰：平治以权衡，去菀陈莝，微动四极，温衣，缪刺其处，以复其形。开鬼门，洁净府，精以时服，五阳已布，疏涤五脏，故精自生，形自盛，骨肉相保，巨气乃平。帝曰：善。**（此谓腐秽去而形复，形复而气布，气化而水行，水行而精生，精生而气平，所谓形归气，气归精也。平权衡者，平治其脉，即缪刺也。肺朝百脉，输精于皮毛，毛脉合精，而后行气于脏腑，故先平治其权衡，权衡已平，则气血和而水津散矣。积者谓之菀，久者谓之陈，腐者为之莝。夫脾主为胃行其津液，灌于四脏，行于四肢，充于肌肉，脾家实，则不能行其津液而下输膀胱，是以腐秽当去，而后形复也。微动四肢，运脾气也。温衣，暖肺气也。缪刺，调气血也。肌肉血脉和调，则肿满消而复其旧日之形矣。鬼门，毛孔也。开鬼门，发表汗也。洁净府，泻膀胱也。鬼门开，则肺窍通而水津布，所谓外窍开则里窍通，上窍通则下窍泄矣。膀胱者，津液之所藏，都府洁净，则精以时复矣。巨阳为诸阳主气，而生于膀胱，精已复则气自生，而五脏之阳和已布矣。夫肠胃膀胱，受五脏浊气，名传化之府，陈莝去，都府洁，则五脏之浊，得以疏涤矣。夫水谷入胃，津液各走其道，五脏疏涤，故精自生而形自盛矣。精主骨，气主肉，精气足则骨肉相保，而巨气乃平。巨气者，太阳主气也。夫膀胱精复，而五脏布阳者，太阳为诸阳主气也。五脏精生，而巨气乃平者。州都之精，五脏之所生也。此章言上古之圣，能完其先天之真，中古以来，当养其后天之气，故曰：必以稻米，炊以稻薪。盖后天之精气，由中胃水谷之所生也。高士宗曰：腹者，肠胃之郛郭，足太阴脾土之所主也。津液充郭者，胀满于腹也。形不可与衣相保，四急极而动中者，肿胀于皮肤四肢也。是以去菀陈莝，消其腹满也。开鬼门，洁净府者，行泄皮肤之水也。先治其权衡者，脾土之运输，必由肺气之通调也。金西铭曰：四肢者，井、荥、经、输，之所出入。十二经脉，交相贯通，胸中为气之海，宗气积于胸中，出喉咙以司呼吸，同荣气行于十二经脉之中，气行则脉行，气拒于内，则脉泣于外矣。外内气血，交相拒逆，是以四肢胀急，而喘动于中矣。此节为治胀满水肿之要法。王子方曰：当知上古之法，又非止于针石治外，汤药治内而已。）

黄帝内经素问集注卷之三

钱塘张志聪隐庵集注
同学杨象乾元如参订
门人莫善昌子晋校正

玉版论要篇第十五

黄帝问曰：余闻揆度奇恒，所指不同，用之奈何？（《病能篇》曰：揆者，方切求之也，言切求其脉理也。度者，得其病处，以四时度之也。奇恒者，异于恒常也。指，示也。言奇恒之道，有色脉阴阳，浅深顺逆，指示多有不同，将用何法以得其要。）岐伯对曰：揆度者，度病之浅深也。奇恒者，言奇病也。请言道之至数，五色脉变，揆度奇恒，道在于一。神转不回，回则不转，乃失其机。（此篇论脉因度数出入，五脏之气，相生而传，一以贯通，外内环转，如逆回则为病矣。与《脉要精微》、《平人气象》诸论之脉病不同，故曰奇病也。夫脉始于足少阴肾，生于足阳明胃，输于足太阴脾，故太阴为之行气于三阴，灌溉于四脏。至数者，脉因出入之度数也。五色脉变者，五脏之脉，变见于色也。一者，神也。神者，五脏血脉之神气也。盖脾为孤脏，中央土，以灌四旁，五脏受气，转而不回者也。如逆传其所胜，是回则不转，乃失其相生旋转之机矣，故曰五脏相通，移皆有次，五脏有病，则各传其所胜。莫子晋问曰：此篇章旨，与辨脉篇趺阳脉浮而涩，少阴脉如经也，《平脉篇》之寸口脉弱而迟诸节同义欤？曰：仲祖之《伤寒论》，原本于《灵》、《素》诸经，而更阐发其未尽之旨，子也知此，可予言会悟矣。）至数之要，迫近以微。（言五脏经气相通，阴阳并合，至切近而微。故曰：诊合微之事，追阴阳之变。）著之玉版，命曰合玉机。（玉版、玉机，二篇名，言脉行至数之要，若板籍之有格有序。故《方盛衰论》曰：脉事因格。《玉机论》曰：五脏相通，移皆有次。合玉机者，又如璇玑玉衡之旋转也。）容色见上下左右，各在其要。（容，面也。《疏五过论》曰：上经下经，揆度阴阳，奇恒五中，决以明堂，审于终始，可以横行。言奇恒之病，发于五脏之中，而五脉之气色，外见于明堂之上下左右，各在其浅深顺逆之要耳。）其色见浅者，汤液主治，十日已。（色见浅，其病亦微，故以汤液治之，而十日可愈。夫奇恒之道，五脏皆禀气于胃，足太阴为之转输，病则逆回而色见于面，故用汤液治之。盖以稻米之液，助土气之资生，十干已周，俾五脏之气复。）其见深者，必齐主治，二十一日已。（色见深，其病亦深矣，故必齐毒药攻其中。二十者，偶数之终。一者，生阳之始。以十干而再周，复得甲而化土，五脏为阴，气色为阳，二十一日，五脏之生气已复转矣。）其见大深者，醪酒主治，百日已。（色大深，则病更深矣。醪醴，熟谷之液，其气慓悍。饮酒者，卫气先行皮肤，先充络脉，荣卫运行，则所逆之色亦散矣，因色大深，至甲十复而后已也。所谓色者，因五脏之变而见于五色也。）色夭面脱，不治，百日尽已。

脉短气绝死。（五脏之气荣于脉，五经之脉见于色，气血衰，则面色脱而夭然不泽，故至百日，五脏之气尽而已矣。若脉短气绝，乃虚脱已极，丧无日矣。上节言回则不转，而见色之浅深，此言气血虚脱，而为不治之死证。下节言受外淫之邪，而致荣卫内陷。）**病温，虚甚死。**（上节言脉气之从内而外，此论荣卫受邪，反从外而内，即下文所谓八风之胜，终而复始，玉机篇之所谓风寒客于人，从毫毛皮肤传于五脏是已。温病者，外感风寒，发为温热之病。《辨脉篇》曰：风则伤卫，寒则伤荣。又曰：荣卫内陷，其数先微。盖荣卫气机，从内达外，风寒之邪，从外内侵，荣卫受伤，则脉气反陷。然犹藉其根气盛强，则邪随正而复出于外，若正气虚甚，邪惟内侵，邪盛正虚，必死之候也。）**色见上下左右，各在其要。上为逆，下为从。女子右为逆，左为从。男子左为逆，右为从。易，重阳死，重阴死。**（此言色见上下左右，各有男女顺逆之要焉。《五色篇》曰：其色上行者，病益甚，其色下行，如云彻散者，病方已。女为阴，右亦为阴，故女子色见于右为逆，见于左为从。男为阳，左亦为阳，故男子色见于左为逆，见于右为从。易，谓如男女之左右反易，是为重阳者死，重阴者死。）**阴阳反他，治在权衡相夺。**（反他，言男女阴阳之色反逆也。权衡，脉也。相夺者，夺其逆于右者从左，逆于左者从右。盖色生于脉，治其脉顺，则色亦顺矣。按：《方盛衰论》曰：阳从左，阴从右。盖男子之血气从左旋，女子之血气从右转，是以男子之色见于右，而从左散者顺也，女子之色见于左，而从右散者顺也。）**奇恒事也，揆度事也。**（承上文而言。奇恒，脉事也。揆度，度事也。言揆度奇恒者，度脉之事也。《方盛衰论》曰：度事上下，脉事因格。度事者，度阴阳上下顺逆之事也。脉事者，言脉因前后度数出入，而有一定之格也。）**搏脉痹躄，寒热之交**（此言脉不循度旋转，而反阴阳相搏，则又为痹躄寒热之病矣。但臂不遂者名曰痹。躄乃足之疾也。盖经脉五俞，出于手足，阴阳相贯，上下循行，如反相搏击，故为手足痹躄寒热之病。盖阴乘于阳则为寒，阳乘于阴则为热，阴阳相搏。则为寒热之交也。）**脉孤为消气，虚泄为夺血。孤为逆，虚为从。**（此言神转不回者，五脏之神气也。盖血随气行，神气虚消，则脉不能至于手太阴，而脉孤弱矣。此太阴阳明之生气渐消，乃危殆之逆证也。如经虚下泄，此为夺血，非生气消灭，故为从。《平脉篇》曰：趺阳脉不出，脾不上下，身冷肤硬，此脾胃之气虚消，而脉不能循经外转，致有身冷肤硬之危，所谓逆者此也。《辨脉篇》曰：趺阳脉浮而涩，故知脾气不足，胃气虚也。又曰：少阴脉反滑而数者，故知当屎脓也。阳明脉微沉，少阴脉微滑，此为阴实，其人必股内汗出，阴下湿也。《金匮要略》曰：少阴脉滑而数者，阴中即生疮，狼牙汤洗之。又曰：胃气下泄，阴吹而正喧，膏发煎导之，此皆虚陷之证，治之即愈。所谓顺者此也。）**行奇恒之法，以太阴始。**（五脏皆禀气于胃，而不得至经，必因于脾，乃得禀也。脾为孤脏，中央土，以灌四旁。五脏相通，次序环转，是行奇恒之法，从太阴始。）**行所不胜曰逆，逆则死。行所胜曰从，从则活。**（行所不胜者，五脏相克而传，即回则不转也。行所胜者，五脏相生而传，即神转不回也。故曰：五脏相通，移皆有次，五脏有病，则各传其所胜。）**八风四时之胜，终而复始，逆行一过，不复可数，论要毕矣。**（八风，八方之风也。四时之胜者，春胜长夏，长夏胜冬，冬胜夏，夏胜秋，秋胜春也。终而复始者，言脉之逆行，而亦循度环转也。前节论本气虚消之逆传，此复论八风之邪，四时之胜，以致脉气逆行，荣卫内陷，而亦循度回转也。逆行一过，不复可数者，言风寒客于人，始伤皮毛，而内舍于肺，肺传之肝，肝传之脾，脾传之肾，肾传之心，逆行一过则死矣，不复如顺行之循环无端之可数也。风之邪，四时之胜，逆行环转一周，不复可数。奇恒之道，尽于此矣。）

诊要经终论篇第十六

（诊要者，诊度奇恒之要。经终者，六经之气已终。盖奇恒之道，论五脏之三阴，阴阳合并而成六，是其生五，其终六也。）

黄帝问曰：诊要何如？（此承上章而复问也。）**岐伯对曰：正月二月，天气始方，地气始发，人气在肝。**（伯言春者，天气始开，地气始泄，而人气在肝，肝主东方寅卯木也，夫奇恒之势，乃六十首，盖以六十日而气在一脏为首，五脏相通，而次序旋转者也。）**三月四月，天气正方，地气定发，人气在脾。**（三月四月，天地之气正盛，而人气在脾，辰巳二月，足太阴、阳明之所主也。）**五月六月，天气盛，地气高，人气在头。**（生长之气，从地而升，故肝而脾，脾而直上于巅顶也。岁六甲而以五月六月在头者，只论五脏也。故曰奇恒五中，又曰章五中之情。按奇恒之道，论五脏之神气。五脏者，三阴之所主也，人气在头者，厥阴与督脉会于巅，与五脏合而为三阴也。三之气，乃少阳相火所主，相火者，即厥阴包络之火也。）**七月八月，阴气始杀，人气在肺。**（始杀者，气始肃杀也。申酉二月属金，而人气在肺。）**九月十月，阴气始冰，地气始闭，人气在心。**（收藏之气，从天而降，肺属乾金而主天，为心脏之盖，故秋冬之气，从肺而心，心而肾也。少阴主冬令，故先从手少阴而至于足少阴。王氏曰：火墓于戌。）**十一月十二月，冰复，地气合，人气在肾。**（冰复者，一阳初复也。地气合者，地出之阳，复归于地，而与阴合也。肾主冬藏之气，故人气在肾。）**故春刺散俞，及与分理，血出而止，甚者传气，间者环也。**（此言五脏之气，外循于皮肤络脉分肉而环转也。夫诊有十度，度人脉，度脏，度肉，度筋，度俞，度阴阳气尽。度人脉者，言人之脉气，从奇恒之势，而有阴阳顺逆也。度脏者，度五脏之气，从内膈而外出，不可逆刺以伤其脏也。度肉、度筋、度俞者，度五脏之气，外循于分肉俞络之间，各有浅深，而四时之刺法不同也。度阴阳气尽者，言五脏之气，合于三阴三阳，而各有经终也。散俞，络脉之俞穴也。分理，分肉之腠理也。盖春气生升于外，故当于散俞溪谷之间而浅刺之，血出则脉气通而病止矣。如逆之甚者，深取之而传导其气，轻者不待传气而即环转矣。夫经俞络脉溪谷，各有三百六十五穴，皆脏腑之气所游行，是以四时之刺，或在皮肤，或在俞穴也。《针经》曰：刺之气不至，无问其数，刺之而气至，乃去之，勿复针。刺之要，气至而有效，效之信，若风之吹云，明乎若见苍天，刺之道毕矣。是以四时之刺，必候其气至之所在而刺之也。）**夏刺络俞，见血而止，尽气闭环，痛病必下。**（络俞者，孙络之俞，见于皮肤之间。盖夏气浮长于外，而更宜浅刺者也。若尽传其气，则反闭其环转之机，而痛病于下矣。盖言经随气转，夏时之气，浮越于外，气至即止，而不宜太过，此反结上文之义也。《伤寒论》曰：脏腑相连，其痛必下，言经气逆于上，病必痛于下，谓其经络上下之相通也。）**秋刺皮肤循理，上下同法，神变而止。**（《刺逆从论》曰：秋气在皮肤。盖七月八月，人气在肺，而肺主皮毛，是以或上或下，皆宜刺皮肤，循于肉理，神气变转而脉即循行矣。神者，五脏之神，即转而不回之神气也。）**冬刺俞窍于分理，甚者直下，间者散下。**（俞窍，诸俞之穴窍，更深于散俞，而近于筋骨者也。分理者，分肉之腠理，乃溪谷之会。溪谷属骨，而外连于皮肤，是以春刺分理者，外连皮肤之腠理也。

冬刺俞窍于分理者，近筋骨之腠理也。盖冬气闭藏，而宜于深刺也。直下者，循经而下针，欲深而留之也。散下者，循络而下针，言病之轻者，不必太深也。此四时之序，气之所处，病之所舍，藏之所宜也。）**春夏秋冬，各有所刺，法其所在。**（此总结上文，而言四时之刺法，各有浅深之所在也。）**春刺夏分，脉乱气微，入淫骨髓，病不能愈，令人不嗜食，又且少气。**（厥阴心主主脉，无故而损之，故脉乱，血气外溢，故令人气微也。少阳主骨，厥阴不从标本，从少阳中见之化，故入淫骨髓也。病不在夏分，故病不能愈。肝气仍逆，故令人不嗜食。肝主春生之气，故又且少气也。）**春刺秋分，筋挛逆气，环为咳嗽，病不愈，令人时惊，又且哭。**（脏真高于肺，主行荣卫阴阳者也。荣卫气血，所以濡筋骨，利关节，病在肝而反伤其肺，是以筋挛，血气环逆，故令人气逆而转为咳嗽也。东方肝木，其病发惊骇，肝藏魂，魂魄不安，故使人邪哭也。）**春刺冬分，邪气着脏，令人胀病不愈，又且欲言语。**（春主生升，冬主闭藏，春刺冬分，反导其血气内着，故令人腹胀。肝主语，故又且欲言语也。病不愈者，言四时所主之脏病不愈。又且者，言不惟病不愈而又有此证也。）**夏刺春分，病不愈，令人懈惰。**（三月四月，人气在脾，脾病不愈，故令人懈惰。）**夏刺秋分，病不愈，令人心中欲无言，惕惕如人将捕之。**（五月六月，人气在心主包络，心主言，心主不能代君行令，故心中欲无言。经曰：所谓恐如人将捕之者，秋气万物未有毕去，阴气少，阳气入，阴阳相搏，故恐也。夏刺秋分，则阳气入而与阴相搏，故如人将捕之。）**夏刺冬分，病不愈，令人少气，时欲怒。**（经曰：所谓少气善怒者，阳气不治。阳气不治，则阳气不得出。盖夏月阳气外张，而反逆归于冬分，故不惟病不愈，而更令人少气善怒也。）**秋刺春分，病不已，令人惕然，欲有所为，起而忘之。**（秋主下降，刺春分，是反导其血气上行，故令人惕然欲有所为。《四时刺逆从论》曰：秋刺经脉，血气上逆，令人善忘。）**秋刺夏分，病不已，令人益嗜卧，又且善梦。**（秋气在皮肤气分，刺夏分之络脉，则气不外行，故令人益嗜卧，肺藏魄。经云：魂魄飞扬，使人卧不安而喜梦。）**秋刺冬分，病不已，令人洒洒时寒。**（冬主闭藏，而反伤之，则血气内散，故令人寒栗也。）**冬刺春分，病不已，令人欲卧不能眠，眠而有见。**（春令所以泄冬藏之气也，人卧则气归于阴，而反泄之，故令人欲卧不能眠。气行于阳则目张，行于阴则目暝，眠有所见者，目不得暝也。）**冬刺夏分，病不愈，气上发为诸痹。**（冬主闭藏，夏令浮长，气应藏而使之外泄，故发为诸痹。痹者，闭也，气留闭于外而为痛也。）**冬刺秋分，病不已，令人善渴。**（肾藏津液，肺乃水之化原，故善渴也。此言五脏之气，随时而升浮降沉，非五脏经脉之谓也。）**凡刺胸腹者，必避五脏。**（此言五脏之神气，从内膈而外达于胸胁，从胸胁而环转于形身，故不可逆刺其膈，以伤其脏焉。内膈上连于胸，中连于腹，下连于胁，脏气从此而外出，故曰：刺避五脏者，知逆从也。所谓从者，膈与脾肾之处。不知者反之，反之者，逆刺其所出之神气也。）**中心者环死。**（环者，一周时也。盖日为阳，心为阳中之太阳，一昼一夜，日环转一周，故至周转而气终也。）**中脾者五日死。**（五日者，土数终也。）**中肾者七日死。**（天一生水，地六成之，七日者，生成之数终也。）**中肺者五日死。**（天数五，地数五，肺属乾金而主天，脾属坤土而主地，故皆死于五日也。只言四脏而不及肝者，或简脱也。杨元如曰：五脏经脉，俱不上循于头，惟厥阴与督脉会于巅，故曰五月六月，人气在头，抑厥阴之气，不从胸胁外出，而直上于头欤。）**中膈者，皆**

为伤中，其病虽愈，不过一岁必死。（五脏六腑之气，俱从内膈而外出于胸胁，故刺中膈者，皆为伤中。一岁死者，尽五行六气之终而死也。按内膈上连胸之鸠尾，中两分于腹上，下连两旁季胁，后连脊之十一椎，刺中膈者，即不中脏速死，其中脏腑之气，皆为所伤矣，行针者慎诸。莫子晋曰：此复兼六腑之气而言，即阴阳合并之义，盖中脏气者死之速，中腑气者死之迟。）刺避五脏者，知逆从也。所谓从者，膈与脾肾之处，不知者反之。（避五脏者，避五脏神气之所出也。五脏之气，所从而出者，膈与脾肾处也。膈者，胸膈之上，鸠尾处也。脾处者，胸骨两分之下，交腹之处也。肾处者，两胁之下也。言五脏之气，从膈外出，旋转不回，若反刺之，是逆其气而伤其脏矣。）刺胸腹者，必以布憿着之，乃从单布上刺，刺之不愈复刺，刺针必肃，刺肿摇针，经刺勿摇，此刺之道也。（憿，音激。此言刺胸腹者，宜微针而浅刺之，勿使有伤膈气也。憿，定也。以布定着于胸腹，乃从单布上刺之，盖欲其极浅也。不愈而复刺者，言其至浅而或不得其气也。肃，静也。言气之难得，宜肃静其针以候焉。摇针者，刺之泻法也。肿乃邪实，故宜摇针以泻其邪。经刺勿摇，守其正也。此补泻之法，刺之要道也，）

帝曰：愿闻十二经脉之终奈何？（此论脏腑阴阳之合并也。所论五脏之气者，三阴之所主也。三阴之气，与三阳交并，阳气先至，阴气后至，合于十二经脉，内络脏腑，外络形身，外内出入，循环无端。故曰：诊合微之事，追阴阳之变，不知并合，诊故不明。阴阳并交，至人之所行。当知五行而生三气，三而三之，合为六气，六六之气，以应十二经脉，一经之气已终，是不复阴阳相贯，而环转无端矣。）岐伯曰：太阳之脉，其终也戴眼皮折瘈疭，其色白，绝汗乃出，出则死矣。（瘈，音契。疭，音纵。戴眼，目上视也。反折，背反张也。瘈疭，手足屈伸也。足太阳之脉，起于目内眦，挟脊抵腰中。手太阳之脉，循臂上肩，至目外眦。太阳主筋而为诸阳主气，阳气者，柔则养筋，太阳之经气已绝，是以筋脉急而戴眼反折，手足牵引也。手太阳主液，膀胱者，津液之所藏，绝汗者，津液外亡也。色白者，亡血也，津液外脱，则血内亡矣。）少阳终者耳聋，百节皆纵，目睘绝系，绝系一日半死，其死也，色先青白，乃死矣。（睘，音琼。手足少阳经脉，皆循于耳，经气绝，故耳聋也。少阳主骨，诸节皆属于骨，少阳气终，故百节皆纵。《经络篇》曰：少阳是主骨所生病者，诸节皆痛。睘，目惊貌。手足少阳之脉，皆至目锐眦，终则牵引于目，故目如惊而邪视也。绝系，目系绝也。少阳属肾，肾藏志，系绝则志先绝，故一日半死也。青者，甲木之气外脱也。白者，三焦之荣内亡也。夫阳生于阴，色生于气，是以六经之气终而先见于色。）阳明终者，口目动作，善惊，妄言，色黄，其上下经盛，不仁则终矣。（手足阳明之脉，皆挟口承目，故口目动作而牵引歪邪也。闻木音则惕然而惊，是阳明之善惊也。骂詈不避亲疏，是阳明之妄言也。色黄，阳明之土气外脱也。上下经盛，胃气绝而无柔和之象也。荣卫者，中焦水谷之所生，肌肤不仁者，荣卫之气绝也。）少阴终者，面黑，齿长而垢，腹胀闭，上下不通而终矣。（心之华在面，面黑者，水气上乘，火气灭而水气脱矣。齿长而垢，骨气泄也。腹胀闭而上下不通者，心肾水火之气并绝，而不能上下交通矣。）太阴终者，腹胀闭，不得息，善噫善呕，呕则逆，逆则面赤，不逆则上下不通，不通则面黑，皮毛焦而终矣。（足太阴脉，入腹属脾，故为腹胀。手太阴脉，上膈属肺而主呼吸，故为不得息。胀满则升降难，不得息则气道滞，故为噫为呕。呕则气逆于上，故为面赤。不逆则痞塞于中，故为上下不通。脾气败则无以制水，故黑色见于面。肺气败则治节不行，故皮毛焦。）厥阴终者，中热嗌干，善溺，心烦，甚则舌卷卵上缩而终矣。此十二经之所败也。（手厥阴心主之脉，起于胸中，出属心包络。足厥阴肝脉循喉咙，入颃颡，其下者，循阴股，入毛中，过阴器。厥阴木火之气欲绝，故中热嗌干也。肝所生病者遗溺，善溺者，肝气下泄也。心烦者，包络之气上炎也。肝者筋之合，筋者聚于阴器，而脉络于舌本，甚则舌卷囊缩而终矣。此十二经之所败，三阴三阳之气终也。按天之十干，化生地之五行，地之五行，化生天之六气，五行生五脏，六气合六经，是六经之气，五脏之所生也。故曰：诊要者，诊五行相生之要。经终者，阴阳之气有终。盖言人之生于五行而终于六气也。莫子晋曰：地之五行，合天之十干，天之六气，合地之十二支，此皆天地阴阳，互相生化之道。）

脉要精微论篇第十七

黄帝问曰：诊法何如？岐伯对曰：诊法常以平旦，阴气未动，阳气未散，饮食未进，经脉未盛，络脉调匀，气血未乱，故乃可诊有过之脉。（此篇首论诊脉之法。夫色脉之道，至精至微，然本于阴阳气血。阴静而阳动，有所动作，则静者动而动者散乱矣，故诊法当以平旦。夫饮食于胃，淫精于脉，脉气流经，经脉盛则络脉虚，是以饮食未进，则经络调匀，血气未乱，故可诊有过之脉。盖言平旦之时，知有过在病，而不在阴阳之正气耳。以下四篇，皆论诊脉之法，而各有不同焉。杨元如曰：经脉属脏，则络脉络腑，经脉属腑，则络脉络脏，经络不调，则脏腑之气不和矣。）切脉动静，而视精明，察五色，观五脏有余不足，六腑强弱，形之盛衰，以此参伍，决死生之分。（动静者，阴阳动静也。精明，五脏之精神见于声色也。切脉观色，以审脏腑之强弱虚实，兼视形体之盛衰，以此参伍错综而斟酌之，以决其死生之分焉。此篇论切脉察色，听音声，观脏腑，审形体，四诊咸备，斯成脉要之精微。）夫脉者，血之府也，长则气治，短则气病，数则烦心，大则病进。（此言脉所以候阴阳气血也。血行脉中，故为血之府。荣气宗气，行于脉中，卫气行于脉外，脉随气行，是以脉长则气平，脉短则气病矣。心主血脉，数乃热迫所生，则烦心大则病进于脉内。上二句辨脉气，下二句审血脉。）上盛则气高，下盛则气胀，代则气衰，细则气少，涩则心痛。（上盛，谓寸口脉盛，主气上升而气高。下盛，谓尺中脉盛，主气下逆而为胀。代脉者，动而中止，不能自还，主气之衰败也。《辨脉篇》曰：脉萦萦如蜘蛛丝者，阳气衰也。言脉中之荣气宗气不足，是以脉细如丝。涩主少血，则心虚而为痛矣。莫子晋曰：代则气衰，阳气衰也。细则气少，阴气少也。）浑浑革至如涌泉，病进而色弊，绵绵其去如弦绝，死。（此复形容病进之脉象。邪甚血亡，而为死证也。浑浑，浊乱疾流之貌。革至者，迥异于平常也。此血脉受邪，而内乱如涌泉也。夫色生于血，病进于脉，而色亦败恶矣。《辨脉篇》曰：脉绵绵如泻漆之绝者，亡其血也。绵绵其去如弦，细而欲绝者，形容其脉去之象也。病进而脉至如此之盛，血亡而脉去如此之衰。血者神气也，邪盛正亡，不治之死证矣。以上论切脉之大概，以别阴阳气血之盛衰。王芳侯曰：上盛则气高，至细则气少，即长则气治，短则气病之义。涩则心痛，至绵绵其去如弦绝，乃复形容数则烦心，大则病进也。）夫精明五色者，气之华也。赤欲如白裹朱，不欲如赭。白欲如鹅羽，不欲如蓝。青欲如苍璧之泽，不欲如盐。黄欲如罗裹雄黄，不欲如黄土。黑欲如重漆色，不欲如地苍。五色精微象见矣，其寿不久也。（此言色生于气，气生于脏，欲其气华于色，而不欲脏象见于外也。赤如白裹朱，白如鹅羽，青如苍碧，黄如罗裹雄黄，黑如重漆，乃五脏之气，章华于色也。赤如赭，白如盐，青如蓝，黄如土，黑如地苍，此五脏之精象见于外也。夫脏者藏也，如五脏之真色，见而不藏，则其寿不久矣。）夫精明者，所以视万物，别白黑，审短长。以长为短，以白为黑，如是则精衰矣。（五脏主藏精者也，精有所藏，而后能视万物。审短长，如精微象见于外，则精气内衰，视物昏瞶，而寿不久矣。此反结上文之义，而言视精明者，由藏精之所资也。以上论察色。）五脏者，中之守也。（此论五脏之精气，而发于音声也。五脏守于中，而外发于音声者，藏精之所发也。盖言声色见于外，而五脏之精，守而不溢者也。）中盛脏满，气胜伤恐者，声如从室中言，是中气之湿也。（经云：五脏主藏精者也。故曰：五脏者，中之守也。肾为水脏，受五脏之精而藏之，如肾不受藏，则中盛脏满矣。恐为肾志，如肾气不藏，而反胜于中，则伤动其肾志矣。气胜伤恐，则精亦外溢，故曰此中气之湿也。声如从室中言者，音不响亮，而声不外出也。此言肾为生气之原，音声由肾气之所发，如肾脏之精气不藏，则发声之如是也。）言而微，终日乃复言者，此夺气也。（此言五脏之精气虚，而发声之如是也。微者，声气衰微也。终日复言者，气不接续也。《伤寒论》曰：实则谵语，虚则郑声。郑声者，重语也。重，平声。）衣被不敛，言语善恶不避亲疏者，此神明之乱也。（神明者，五脏之神气也。语言善恶不避亲疏者，神乱而谵语也。上节论正气之盛衰，此论邪气盛而正气昏乱。）仓廪不藏者，是门户不要也。水泉不止者，是膀胱不藏也。得守者生，失守者死。（此承上文而言五脏之精气，由中焦水谷之所资生，藏于肾脏膀胱之府。脾胃为仓廪之官，主运化水谷，如仓廪不藏，则谷精下泄，而魄门幽户之不能禁也。膀胱者，州都之官，津液藏焉，气化则出，水泉不止，是水惟下泄，而津液不藏也，如泄注止而得守者生，失守则死矣。此盖言视精明，发音声，皆由肾脏所藏之精。如精盛脏满，则精液上溢，而声如从室中言。如仓廪不固，则精气夺而生气渐绝矣。膀胱主下焦之决渎，津液虽藏，而气化则出，然有行有止，有阖有开，而又不可过泄者也。杨元如曰：按《伤寒论》云：阳明病本自汗出，医更重发汗，病已瘥，尚微烦不了了者，此必大便硬故也。以亡津液，胃中干燥，故令大便硬，当问其小便日几行，若本小便日三四行，今日再行，故知大便不久出，今为小便数少，以津液当还入胃中，故知不久当大便也。以此论之，是膀胱之精，藏而不泻，亦还养五脏，故得守者生，失守者死。）夫五脏者，身之强也。（此言四体百骸，髓精筋骨，亦皆由藏精之所资也。《灵枢·经脉》曰：人始生，先成精，精成而脑髓生，骨为干，脉为营，筋为刚，肉为墙，皮肤坚而毛发长，谷入于胃，脉道以通，血气乃行。盖言人之气血声色，筋骨肌肉，靡不由先天始生之精，后天水谷之液，所资生而资养者也。）头者精明之府，头倾视深，精神将夺矣。（诸阳之神气，上会于头，诸髓之精，上聚于脑，故头为精髓神明之府。髓海不足，则头为之倾。神气衰微，则视深目陷也。）背者胸中之府，背曲肩随，腑将坏矣。（肩背为阳，胸腹为阴，阳为腑，阴为脏，心肺居于胸中，而俞在肩背，故背为胸之府。）腰者肾之府，转摇不能，肾将惫矣。（两肾在于腰内，故腰为肾之外府。）膝者筋之府，屈伸不能，行则偻附，筋将惫矣。（筋会阳陵泉，膝乃筋之会府也。偻，曲其身。附，依附而行也。筋乃肝之合，筋将惫者，肝脏之精气衰也。）骨者髓之府，不能久立，行则振掉，骨将惫矣，得强则生，失强则死。（髓藏于骨，故骨为髓之府，不能久立，髓竭于内也，髓竭则骨将惫矣。此五者，得腑气之强则生，失强则腑坏而脏将绝矣。以上论观五脏有余不足，六腑强弱，形之盛衰。杨元如曰：强者，六腑之气强也。腑者脏之合，腑阳而脏阴，阳外而阴内，是以头背腰膝将惫，犹藉腑气之强，故曰观六腑之强弱。莫子晋曰：六腑之气强，由五脏之有余，五脏之不足，又藉腑气之盛强。故曰腰者肾之府，转摇不能，肾将惫矣，阴阳脏腑之互相资生者也。）岐伯曰：反四时者，有余为精，不足为消。应太过，不足为精。应不足，有余为消。阴阳不相应，病名曰关格。（此总结上文而言。视精明，亮音声，强筋骨，健形体，皆由精之所资，而脏腑之精气，与四时之气相反者也。盖脏为阴，腑为阳，秋冬为阴，春夏为阳，肾主冬令闭藏之气，而反中盛脏满，是有余者为肾藏之精。膀胱主太阳夏盛之气，而反水泉下泄，是不足者为膀胱之消，是与四时相反者矣。若应太过而反不足为精，是肾藏之精，反泄于外矣。应不足而反有余为消，是膀胱之水，反蓄于内矣，此脏腑阴阳之不相应，病名曰关格，关则不得小便也。此盖言州都之津，气化则出，而视精明，发音声，资神明，坚筋骨，皆由肾脏所藏之精，而气血亦由此精之所生化也。子晋问曰：反四时而只言冬夏，病关格而只曰不得尿，恐与经旨不合欤？曰：日月运行，一寒一暑，故下文曰，彼春之暖，为夏之暑，彼秋之忿，成冬之怒，虽四时成岁，而总属寒暑之往来。《平脉篇》曰：下微本大者，则为关格不通，不得尿。又曰：趺阳脉伏而涩，伏则吐逆，水谷不化，涩则食不得入，名曰关格。是不得小便者，病名关格。吐逆者，亦名关格也。）

帝曰：脉其四时动奈何？知病之所在奈何？知病之所变奈何？知病乍在内奈何？知病乍在外奈何？请问此五者，可得闻乎？（以上论切脉气，察精明，听音声，审脏腑之有余不足，观形体之盛衰，参伍错综，以决死生之分，此以下，复论脉合阴阳四时。诊脉而知病之所在，病成而变为他病，候尺寸，以分别脏腑之外内，上下左右，曲尽其脉要精微之理，故复设此问焉。）岐伯曰：请言其与天运转大也。（言人之阴阳出入，与天道运转之大相合。）万物之外，六合之内，天地之变，阴阳之应，彼春之暖，为夏之暑，彼秋之忿，为冬之怒，四变之动，脉与之上下。（寒暑相推而岁成，一阴一阳之谓道，言四时之气，总属寒暑之往来，脉应四时之变，亦与阴阳之上下耳。天气包乎万物之外，运转于六合之内，其变动之应，彼春之暖，为夏之暑，言阳气从生升而至于盛长也。彼秋之忿，为冬之怒，言阴气自清肃而至于凛冽也。此四时阴阳之变动，而脉亦与之上下浮沉。）以春应中规，夏应中矩，秋应中衡，冬应中权。（此论脉应四时之变也。规者，所以为圆之器。春时天气始生，其脉软弱轻虚而滑，如规之圆转而动也。矩者，所以为方之器。夏时天气正方，其脉洪大，如矩之方正而盛也。秋时天气始降，其脉浮平，有如衡之平准也。冬时天气闭藏，其脉沉石，有如权之下垂也。）是故冬至四十五日，阳气微上，阴气微下。夏至四十五日，阴气微上，阳气微下。阴阳有时，与脉为期，期而相失，知脉所分，分之有期，故知死时。（此言四变之动，总属阴阳之出入，而脉与之上下也。四十五日者，从冬至而至立春，从夏至而至立秋。冬至一阳初生，阳气微上，阴气微下，至春而阳气始方，至夏盛长，而阴气下藏矣。夏至一阴初生，阴气微上，阳气微下，至秋而阴气清凉，至冬凛冽，而阳气伏藏矣。阴阳升降出入，离合有期，而脉亦与之相应。如期而脉气相失，则知脉之所分，分之有期，故知死时也。《平脉篇》曰：寸脉下不至关为阳绝，尺脉上不至关为阴绝，此皆不治。决，死也。若计其余命生死之期，期以月节克之也，即所谓分之有期，而知死时也。如冬至四十五日，阳气微上，夏至四十五日，阴气微上，而尺脉上不至关，为阴绝于下矣。夏至四十五日，阳气微下，冬至四十五日，阴气微下，而寸脉下不至关，为阳绝于上矣。此上下阴阳，不相交合，而反分离，与四时之期相失，故知脉之所分，而知死时也。知死时者，期以四离四绝之月节，克之而死也。）**微妙在脉，不可不察，察之有纪，从阴阳始，始之有经，从五行生，生之有度，四时为宜。**（承上文而言脉应阴阳四时之微妙，不可不细察焉。纪，纲也。察脉之纲领，当从阴阳始，即冬至阳气微上，夏至阴气微上，阴阳上下，自有经常之理，然又从五行而生，如春木生夏火，火生长夏土，土生秋金，金生冬水，水生春木，生之有度，而四时为五行相生之宜。）**补泻勿失，与天地如一，得一之情，以知死生。**（夫四时有未至而至，至而不至，至而太过，至而不及，而人亦应之。是以脉之不及则补之，太过则泻之，与天地四时之太过不及，治之如一，与天地阴阳之道，合之如一焉。得一之情，可以知死生矣。如《脏象论》之所谓谨候其时，气可与期，失时反候，五治不分，邪僻内生，工不能禁。此因天地四时之气，而为人之死生也。如《平脉篇》之所谓寸脉下不至关为阳绝，尺脉上不至关为阴绝。此脉与天地四时之气，期而相失，而为死生也。）**是故声合五音，色合五行，脉合阴阳。**（声合天地之五音，色合天地之五行，脉合天地之阴阳，而始能得一之情，以知死生。）**是知阴盛则梦涉大水恐惧，阳盛则梦大火燔灼，阴阳俱盛则梦相杀毁伤。**（此言天地之阴阳五行，而合于人之阴阳脏腑也。梦者，魂魄神气之所游行。肝主血而藏魂，肺主气而藏魄。心主火而为阳，肾主水而为阴，是以阴盛则梦大水，阳盛则梦大火，阴阳俱盛，两不相降，故梦相杀毁伤也。）**上盛则梦飞，下盛则梦堕。**（王氏曰：气上则梦上，故飞；气下则梦下，故堕。）**甚饱则梦予，甚饥则梦取。**（予与同。有余故梦予，不足故梦取，此言中焦脾胃之气，有虚有实，而形诸梦也。）**肝气盛则梦怒，肺气盛则梦哭。**（气并于肝则怒，并于肺则悲，故与梦相合。）**短虫多则梦聚众，长虫多则梦相击毁伤。**（此言腑气实而征之于梦也。长虫短虫，肠胃之所生也。）**是故持脉有道，虚静为保。**（欲知四时五行，阴阳外内，在诊脉之精微，故当虚静其心志，守而勿失焉。）**春日浮，如鱼之游在波。**（鱼在波，虽出而未浮，如春升初出之象。）**夏日在肤，泛泛乎万物有余。**（在于皮肤，浮在外也。泛泛，充满之象。万物有余，盛长之极也。）**秋日下肤，蛰虫将去。**（秋气降收，如蛰虫之将去，外而内藏之象。）**冬日在骨，蛰虫周密，君子居室。**（冬令闭藏，故脉沉在骨，如蛰虫之封闭，如君子之居室，藏而勿出也。此言人与昆虫万物，生于天地之间，同顺生长收藏之气，是以脉象如之。莫子晋曰：君子居室者，言修养精气之贤人，顺四时之气，行藏出入，与万物同归于生长之门。）**故曰：知内者，按而纪之，知外者，终而始之，此六者，持脉之大法。**（欲知在内脏腑阴阳之虚实者，按其脉而记之；欲知外之四时阴阳者，终而始之。盖阳气之始者，阴气之将终；阴气之始者，阳气之将终也。以阴阳之出入，而应四时之脉也，此以上答帝问脉其四时动奈何。）**心脉搏坚而长，当病舌卷不能言；其软而散者，当消环自已。**（此言按其脉而知脏腑虚实之病。搏坚而长者，搏击应手，有力而长，此为太过之脉。心火太过，故当病舌卷。心主言，故不能言也。其软而散者，此为不足之脉。《灵枢经》曰：心脉微小为消瘅，盖心液不足，则火郁而为消渴之病。心藏神，得神机环转，而病自已也。此以下答帝问知病之所在奈何。张兆璜曰：先心而肺，肺而肝，盖亦逆传之为病也，故曰消环自已，与上篇之间者环也。尽气、闭环同义。按：《甲乙经》“环”作“渴”。）肺脉搏坚而长，当病唾血；其软而散者，当病灌汗，至令不复散发也。（《灵枢经》云：肺脉微急为唾血，盖肺主气而主行营卫阴阳，气盛太过，则血随而上逆矣。其不及，当病灌汗。灌者，脾土灌溉之汗。盖脾气散津，上归于肺，肺气通调，而后水津四布，今肺气虚，而不能输布水液，脾气自灌于肌腠皮肤，至令肺气不复通调而散发也。）肝脉搏坚而长，色不青，当病坠；若搏，因血在胁下，令人喘逆；其软而散，色泽者，当病溢饮。溢饮者，渴暴多饮，而易入肌皮肠胃之外也。（肝主血而主色，脉盛而色不见者，血蓄于下也。当病坠伤，或为手搏所伤，因血凝胁下，故令人喘逆。盖肝脉贯膈，上注肺，血积于下，则经气上逆而为喘也。其不及而色泽者，当病溢饮。《金匮要略》云：夫病水人，面目鲜泽。盖水溢于皮肤，故其色润泽也。肝主疏泄，肝气虚而渴暴多饮，以致溢于皮肤肠胃之外而为饮也。）胃脉搏坚而长，其色赤，当病折髀；其软而散者，当病食痹。（足阳明之脉，从气冲下髀，抵伏兔，下足跌。髀伤，故脉盛而色赤也。饮食于胃，由中焦之腐化，胃气不足，故当病食痹。）脾脉搏坚而长，其色黄，当病少气；其软而散，色不泽者，当病足胻肿，若水状也。（五脏元真之气，脾所主也。湿热太过，则色黄脉盛而少气矣；其不及，当病足胫肿。脾气虚，故足肿也。若水状而非水病，故其色不泽。）肾脉搏坚而长，其色黄而赤者，当病折腰；其软而散者，当病少血，至令不复也。（腰者肾之府，腰伤，故肾脉盛也。伤于骨者其色赤，黄则外应于肌肉间也。其不及，当病少血，盖肾为牝脏受五脏之精而藏之，肾之精液复上入心而为血，精虚，至令不复化赤而为血也。）帝曰：诊得心脉而急，此为何病？病形何如？岐伯曰：病名心疝，少腹当有形也。帝曰：何以言之？岐伯曰：心为牡脏，小肠为之使，故曰少腹当有形也。（此论诊得脏脉而病在于腑也。病形，病气见于形证也。盖脏腑经络相连，阴阳相应，是以脉见于脏，而形见于腑也。经曰：诸急为寒。心为阳脏而畏寒，故脉急；心为君主之官而不受邪，故形见于少腹也。）帝曰：诊得胃脉，病形何如？岐伯曰：胃脉实则胀，虚则泄。（此论诊得腑脉而病在于脏也。经曰：脾气实则腹胀，不足则为溏泄。盖脾与胃以膜相运耳，胃为阳，脾为阴，阳病者，上行极而下，是以脉见于胃，而病见于脾也。此皆阴阳表里，上下雌雄，相输应也。以上答帝问知病之所在奈何。子晋问曰：脏腑相通，只心脾耶？曰：此盖举二脏以俟人之类推耳。）帝曰：病成而变，何谓？（此复问知病之变奈何也。变者，言病已成而又变为别病。）岐伯曰：风成为寒热。（风者，善行而数变，腠理开则洒然寒，闭则热而闷，此风病已成，而变为寒热也。）瘅成为消中。（瘅，湿热病也。湿热已成，则中土受伤，久则津液不生，变成中消之证。）厥成为巅疾。（厥者，气上逆而手足厥冷也。气惟上逆，则变为巅顶之病。《方盛衰论》曰：气上不下，头痛巅疾。）久风为飧泄。（风乃木邪，久则内干脾土而成飧泄矣。故曰：春伤于风，邪气留连，乃为洞泄。）脉风成为厉。（厉者，麻癞恶疠之疾。风乃阳热之邪，血乃阴湿之液，湿热生虫，是以风入于脉，久则变为虫癞之疠疡。）病之变化，不可胜数。（言病之变化，不可胜数，举此数者，以类推之。）**帝曰：诸痈肿筋挛骨痛，此皆安生？岐伯曰：此寒气之肿，八风之变也。**（此复言四时风寒之邪，变为痈肿挛痛之热病。）**帝曰：治之奈何？岐伯曰：此四时之病，以其胜治之愈也。**（以胜治之者，以五行气味之胜，治之而愈也。如寒淫于内，治以甘热。如东方生风，风生木，木生酸，辛胜酸之类。）

帝曰：有故病，五脏发动，因伤脉色，各何以知其久暴至之病乎？（有故病而因伤五脏之色脉，复感暴至之病，有似乎病成而变，故帝有此问，而伯嘉其详悉焉。）**岐伯曰：悉乎哉问也，征其脉小色不夺者，新病也。**（征，验也。病久则色脉伤，脉小而色不夺，故知其为新病。）**征其脉不夺，其色夺者，此久病也。**（此言病者，由五脏而见于脉，由五脉而见于色，至于色脉之败伤，又由色而脉，脉而脏也。）**征其脉与五色俱夺者，此久病也。**（血气俱伤，故为久病。）**征其脉与五色俱不夺者，新病也。**（暴至之病，自外而内，色脉之伤，从内而外，故有病而色脉俱不夺者，知其为新感之病也。此言有故久之病，至五脏之气发作而后见于色脉也。）**肝与肾脉并至，其色苍赤，当病毁伤不见血，已见血，湿若中水也。**（此言毁伤形身之暴病，而即见于色脉也。《金匮要略》云：寸口脉沉而弱。沉即主骨，弱即主筋；沉即为肾，弱即为肝。汗出入水中，如水伤心，历节黄汗出。此言毁伤筋骨，故肝与肾脉并至，而其色苍赤。不见血者，谓筋骨伤而血不伤也。如已见血而血伤，则又若中水伤心，而心脉亦并至矣。盖言筋即为肝，骨即为肾，血即为心，毁伤筋骨而即见肝肾之脉，又非见肝肾之脉，而期病之必生于肝肾也。此篇首论诊脉之要，极精极微，有病在五脏而外见五色五脉者，有诊得脏腑，外内出入，交相贯通。故善诊者，揆阴度阳，持雌守雄，审察外内，明于始终，诊道始备，斯为上工。）**尺内两旁则季胁也。**（此审别形身脏腑外内之法也。尺内，尺中也。两旁，两尺部之外旁也。季胁，两胁之下杪也。此节首言两旁，次言前后，次言上下，盖以左右三部之脉，兼候形身之上下四旁。是关部之两旁，即形身之两胁；寸部之两旁，即形身之两腋。书不尽言，欲后学之引伸也。此答帝问，乍在内，乍在外，奈何？杨元如曰：此节照应推而内之，外而不内，后内以候膈，内以候胸中，照应推而外之，内而不外。）**尺外以候肾，尺里以候腹。**（尺以候肾，以左右两尺而候两肾也。两肾附于季胁，是季胁之内，乃是两肾，两肾之内，乃是腹中，故以尺内候腹中，尺外以候肾，尺之两旁，以候季胁，是两旁更出于外也。所谓外内者，脉体本圆，用指向外以候内，向内以候外，候脉之两侧也。平按以候中，乃五脏之本位也。夫五脏之气，行于脉中，出于脉外，如脉气之向内数急，则在内之皮肤亦急；脉气之向外数急，则在外之皮肤亦急。故所谓季胁者，即肾气之出于季胁也，而以尺部向外之两旁以候之。所谓腹中者，即两肾之中也，故以尺部之向里以候之。即如胸中膻中者，肺脏与中气相通，膻中乃心主之相位。杨元如曰：所谓外者，乃六脉之本位，盖脉居歧骨之外，故以本位为外，而偏于里者为内也。上节“内”字，训作“部”字，此之“里”字，即是“内”字。）**中附上，左外以候肝，内以候膈。**（中附上者，附左尺而上，左手之关脉也。心肝居左，故左以候肝。膈者，胸胁内之膈也。肝居胁内，故以关候肝。膈气在中，故以内候膈。杨元如曰：膈者，谓膈肉之下，肝脾所居之郛郭也。）**右外以候胃，内以候脾。**（右外者，附右尺而上，右手之关脉也。脾主中土，故以肝内候脾。阴内而阳外，故以关外候胃。张兆璜曰：此章以形身配天地之上下四旁，以土居中央，故以关内候脾。莫子晋问曰：六腑只候胃，而别腑何以候之？曰：五脏之血气，皆胃腑之所生，故脏气不能自至于手太阴，必因于胃气乃至于手太阴也，是以本经凡论五脏，必及于胃，而余腑多不与焉。然而脏腑雌雄，各有并合，故曰：诊合微之事，追阴阳之变，知阴者知阳，知阳者知阴，会心者自明也。莫仲超曰：诊候之法，各有不同，如此篇之法，以左右之前后两旁上下，以候形身之外内上下者也。如三部九候之法，以脉之上中下，而候形身脏腑之上中下也。有以心肝居左，脾肺居右；浮为在腑，沉为在脏，盖以脏腑之经气相举按轻重，而候五脏之气者也。诊法不同，各具其理，善诊者俱宜明了于心中，随机应变于指下。）**上附上，右外以候肺，内以候胸中。**（上附上右者，从右关而上，右寸口也。心肺居上为阳，故以两寸候气。胸中者，宗气之所居也。经曰：宗气积于胸中，命曰气海。上出于肺，循喉咙，而行呼吸。）**左外以候心，内以候膻中。**（左外，左寸口也。膻中者，臣使之官，心主之相位也。张兆璜问曰：经言“心肝居左，脾肺居右”，是脏气之出于左右，抑脏体之偏欤？曰：天为阳，地为阴；东南为阳，西北为阴；圣人南面而立，左为阳，右为阴。天一生水，水生木，木生火，是以心肝居左也；地二生火，火生土，土生金，是以脾肺居右也。此先天之五行，本于阴阳水火，分而上生，非脏体之谓也。又心主脉，肝主血，血脉生于水精，是以左手三部俱主血。肺主周身之气，脾主元真之气，气生于火，是以右手三部皆主气。此皆阴阳互换之妙，善诊者不可不知。）**前以候前，后以候后。**（前曰广明，后曰太冲，寸为阳，尺为阴，故以两手关前以候形身之前，关后以候形身之后。）**上竟上者，胸喉中事也。下竟上者，少腹腰股膝胫足中事也。**（上竟上者，从尺关而直上于鱼也。下竟下者，从寸关而直下于尺也。夫身半以上为天，身半以下为地，此又以阴阳之气，竟上竟下，而候形身之上下也。张兆璜曰：前后上下，在“竟”字中分别。前后者，以寸尺定位也。上下者，从下而上，从上而下也。首言两旁，次言前后，盖以两手之脉平以分之，有如文王之卦，离南坎北，震东兑西，以候形身之四旁。上竟上，下竟下者，有如伏羲之卦，竖以观之，而天地定位也。此章以人身配天地之六合，三部九候之法，配天地人三才，人与天地参也。）**粗大者，阴不足。阳有余，为热中也。**（上章以脉体而候形身脏腑之定位，此下以脉象而候阴阳邪正之盛虚。脉者，阴阳血气之荣行。粗大者，阳乘于阴也，阳在外，阴在内，阳乘于阴，故热中也。）**来疾去徐，上实下虚，为厥巅疾。来徐去疾，上虚下实，为恶风也。**（此以脉之来去上下，以候阴阳上下外内之虚实。来疾去徐者，来盛去悠也。上实下虚者，寸实尺虚也。此气惟上逆，阳盛阴虚，所谓一上不下，寒厥到膝，气上不下，头痛癫疾是也。来徐去疾者，来微去盛也。上虚下实者，寸虚尺实也。此阳虚阴盛，为恶风也。盖风为阳邪，伤人阳气，在于皮肤之间，风之恶疠者，从阳而直入于里阴，是以去疾下实也。此言内因之病，从内而外，自下而上；外因之邪，从外而内，自上而下也。）**故中恶风者，阳气受也。**（此复申明外淫之邪，从阳而阴，自表而里也。阳气受邪，则正气虚伤，故来徐上虚，邪气内陷，故去疾下实。）**有脉俱沉细数者，少阴厥也。沉细数散者，寒热也。浮而散者为眴仆。**（此论脉因度数出入之有顺逆也。有脉者，言又有厥脉之因，厥脉之象，与上文之上盛下虚之厥脉，厥因不同也。夫脉始于足少阴肾，生于足阳明胃，输于足太阴脾，转而不回者也，如脉俱沉细而数者，此少阴厥也。少阴之气，不上合于阳明，转输于脏腑，故惟见少阴本脉之沉细也。阳明之热，反下入于阴中，故数也；若沉细数散者，此阴中所陷之阳，散而阴阳相乘，故为寒热也。如浮而散者，此复上逆于阳分，故为眴仆。经曰：清浊之气相干，乱于头，则为厥逆眩仆。此言阴阳之气，不能上下和平，循度环转，如阳陷于阴中，则为沉细而数；如阴阳相乘，则为数散寒热；如阴反上逆于阳，则为浮散而眴仆矣。）**诸浮不躁者皆在阳，则为热；其有躁者在手。诸细而沉者皆在阴，则为骨痛；其有静者在足。**（此以浮沉躁静，而分手足之阴阳也。诸浮者，无论左右三部之浮，而皆在于阳分，其浮而躁者，在手之三阳也。《终始篇》曰："人迎一盛，在足少阳；一盛而躁，在手少阳"即此意也。无论左右三部之细而沉者，皆在于阴分，其沉细而有静者，在足之三阴也。手之十指，以应天之十干，足之十二经脉，以应地之十二支，故其有静者，知在足也。太阳少阴，为水火阴阳之主，故为热为骨痛也。）**数动一代者，病在阳之脉也，泄及便脓血。**（此申明浮沉之在气而不在经也。所谓诸浮在阳，诸沉在阴者，在阴阳之气也。故为热、为骨痛。如在阳之脉，则脉见数动，而为便脓血之经证矣。阳热在经，故脉数动，热伤血分，故便脓血，经血下泄，故一代也。）**诸过者切之，涩者阳气有余也，滑者阴气有余也。阳气有余，为身热无汗。阴气有余，为多汗身寒。阴阳有余，则无汗而寒。**（此论外淫之邪，而致阴阳气之为病者，脉证各有别也。诸过者，谓诸邪所伤，而为有过之脉也。有余者，邪气之有余也。阳气有余，则阳气受伤，故脉涩，如邪入于阴，则经血沸腾，故脉滑也。邪在阳分，故身热无汗。邪在阴分，故多汗身寒。阴阳并受其邪，则无汗而寒也。）**推而外之，内而不外，有心腹积也。推而内之，外而不内，身有热也。推而上之，上而不下，腰足清也。推而下之，下而不上，头项痛也。**（推，叶吹，此复结首章之义，首章以脉体而定形身脏腑之外内上下，此以邪病于形身脏腑之外内上下，而以脉象证之。推，详也。推详其脉气之偏于外内上下也。推而外之者，以左右之三指，向外以按之，脉偏盛向内而不外者，此邪在心腹之间而成积也。推而内之者，以左右三指，向内以候之，脉偏盛于外而不内者，邪在外而身有热也。推而上之者，以三指平按而审之，上而不下者，其气上盛下虚，当主腰足清冷也。推而下之，下而不上者，其气下盛上虚，当主头项痛也。外内论邪病之有余，上下论正气之不足。张兆璜曰：吹、推二义皆可。推而外之，内而不外，推而内之，外而不内者，此邪病偏盛于外内，故即推之而不移。推而上之，上而不下，推而下之，下而不上，此推详其正气之虚于上下，故推而上之，不曰下而不上，而曰上而不下，推而下之，不曰上而不下，而曰下而不上。）**按之至骨，脉气少者，腰脊痛而身有痹也。**（此反结上文而言，所谓外内上下者，非浮沉举按之法也。若谓浮为在外，沉为在内，病腰脊痛而身有痹者，直按之至骨。如心腹之积，又当何如而按之，圣贤反复辨论，曲尽婆心。杨元如曰：病在阴者名曰痹，故当按之至骨，此复以浮沉举复，以候皮肉筋骨之浅深，类而推之，亦可内合于五脏，然又一法也。）

平人气象论篇第十八

黄帝问曰：平人何如？（平人，平常无病之人。无病之人，自有平常之脉，反常则为病矣。故曰"平人气象论"。气者，经脉之气。象者，脉之形象也。）**岐伯对曰：人一呼脉再动，一吸脉亦再动，呼吸定息，脉五动，闰以太息，命曰平人。平人者，不病也。**（出气曰呼，入气曰吸，一呼一吸为一息，平人之脉。一呼再动，一息再动，呼吸定息，脉计五动，盖闰以太息，故五动也。闰，余也。太息者，呼吸定息之时。有余不尽，而脉又一动，如岁余之有闰也，盖人之呼吸，乃阴阳之气，出入循环，有若寒暑往来而成岁，故宜闰以太息之有余。）**常以不病调病人，医不病，故为病人平息以调之为法。**（不病者其息平，病者其息乱，医者不病，故为病人平息以调之，是为候诊之法。）**人一呼脉一动，一吸脉一动，曰少气。**（荣气宗气行于脉外，卫气行于脉中，荣卫相将，脉随气转，人一呼一动，一吸一动，减于平人过半，故主气之衰微。）**人一呼脉三动，一吸脉三动而躁，尺热曰病温，尺不热脉滑曰病风，脉涩曰痹。**（一息之中，脉六动者，气之太过也。躁，急也。吸而躁者，有余之邪，从外而内也。温病者，冬伤于寒，至春发为温病，冬伤于风，至春发为风温，此皆伏匿之邪，由内而外，从阴而阳，故尺中热也。风为阳邪，伤人阳气，故尺不热。气分之邪，留而不去，则迫于经，故脉滑也。痹者，闭也。邪积而不行，故脉涩泣也。盖言从内而外者为温病，从外而内者为风邪，留着于外内之间者为痹也。上节言不及者，缘正气衰少，此言太过者，乃邪气有余，而有余之邪，又有阴阳外内出入之别。）**人一呼吸四动以上曰死，脉绝不至曰死，乍疏乍数曰死。**（四动以上，太过之极也。脉绝不至，不及之极也。乍疏乍数，或太过，或不及，气之乱也。此皆不平之甚，故为死脉。以上论脉平者，命曰平人，太过不及则病，剧者死矣。）**平人之常气禀于胃。胃者，平人之常气也。人无胃气曰逆，逆者死。**（此论四时之脉，当以胃气为本也。平人之常，受气于谷，谷入于胃，五脏六腑，皆以受气，故胃者平人之常气也。人无胃气，是生机已绝，绝则死矣。）**春胃微弦曰平，弦多胃少曰肝病，但弦无胃曰死。**（胃气者，中土柔和之气也。弦乃东方春木之象，微乃胃气之和，故春得胃气而脉微弦曰平，弦多而少柔和之气曰肝病，但弦无胃曰死。杨元如曰：春胃微弦者，言四时之中，有此胃气，由胃气而养此五脏之真。此节以四时而合于五脏，末节以五脏之气，而合于四时。）**胃而有毛曰秋病，毛甚曰今病。**（毛为秋脉，属金，如春虽得微弦之平脉，而兼有轻浮之毛，此金来克木，至秋金令之时，则当病矣。如毛脉过甚，此木受金刑，当主即病。此复言四时之脉，各有所主之气，如见克贼之脉，虽有胃气，而亦能为病也。）**脏真散于肝，肝藏筋膜之气也。**（上脏叶脏、下脏叶脏。脏真者，真脏所藏之神也。神在脏为肝，在体为筋，言真脏之神散于肝，而主藏筋膜之气，如春木微弦之脉，乃因胃气而至于手太阴，故曰脉不得胃气，肝不弦，肾不石，是弦钩毛石之脉，亦皆胃气之所生。）**夏胃微钩曰平，钩多胃少曰心病，但钩无胃曰死。**（钩乃南方夏火之象，微则柔和之胃气也，夏得胃气而脉微钩曰平，钩甚而少微和之气曰心病，但钩无胃曰死。）**胃而有石曰冬病，石甚曰今病。**（石乃冬令之脉，微钩而带石，乃火中有水，至冬水气所主之时而为病矣，如水气太甚，此火受水克，当即病矣。）**脏真通于心，心藏血脉之气也。**（夏脏之元真通于心，而主藏血脉之气。）**长夏胃微软弱曰平，弱多胃少曰脾病，但代无胃曰死。**（软，叶软。长夏湿土主气，微软弱者，中土柔和之气也。代者，相离之脉，盖脾主四季，四时有交相更代之气，是以柔和相离，脾之平脉也。如但代而无微软之和，此胃气已绝，故为死脉。盖脾之得以灌溉于四脏者，由胃气之所生，故但代无胃曰死。）**软弱有石曰冬病，弱甚曰今病。**（软弱有石，是所不胜之水气，反来侮土，至冬时水气反虚而为病矣。弱甚者，脾气太弱，当主即病，盖言乘侮太甚者即病，而本气虚者，亦即病也。）**脏真濡于脾，脾藏肌肉之气也。**（土藏之元真濡于脾，而主藏肌肉之气。杨元如曰：肝主疏泄，故曰散；心主血脉，故曰通；脾主灌溉，故曰濡；肺脏居尊，故曰高；肾为水脏，故曰下。）

秋胃微毛曰平，毛多胃少曰肺病，但毛无胃曰死。（毛乃秋金之脉，微则柔和之胃气也。秋得胃气，而脉微毛曰平，毛多而少柔和之气曰肺病，但毛无胃曰死。）毛而有弦曰春病，弦甚曰今病。（毛而有弦，是所不胜之木气，反来侮金，则木虚其本位矣。至春当木旺之时，而木气反虚，是以为病，所谓侮反受邪，寡于畏也。弦甚者乘侮太过，而金气当即病矣。按《平脉篇》曰：脉有相乘，有纵有横。水行乘火，金行乘木，名曰纵。火行乘水，木行乘金，名曰横。是四时之中，皆有纵有横。纵者，虽得胃气而所不胜乘之，故曰胃而有毛，胃而有石。横者，脏气不足而所胜妄行，故曰毛而有弦，石而有钩，此脏气横行，是以本位虚而反招仇复。按四季长夏之中，文义三换，当知四时之气，皆有纵有横，有客气甚而有本气虚也。）脏真高于肺，以行荣卫阴阳也。（金藏之元真，高居于肺，而主行荣卫阴阳，肺主周身之气，而朝百脉也。元如曰：相傅之官，燮理阴阳，宣布政令。）冬胃微石曰平，石多胃少曰肾病，但石无胃曰死。（石乃冬藏之脉，微则柔和之胃气也。肾得胃气而脉微石曰平，石多而少柔和之气曰肾病，但石而无胃气曰死。）石而有钩曰夏病，钩甚曰今病。（石而有钩，火侮水也。立夏火气反虚，而为病矣。若乘侮太甚，当主今病。）脏真下于肾，肾藏骨髓之气也。（水藏之元真，下藏于肾，而主藏骨髓之气。《五运行大论》曰：肾生骨髓，髓生肝。）胃之大络，名曰虚里。贯膈络肺，出于左乳下，其动应衣，脉宗气也。（此言五脏之脉，资生于胃，而胃气之通于五脏者，乃宗气也。宗气者，胃腑水谷之所生，积于胸中，上出喉咙，以司呼吸，行于十二经隧之中，为脏腑经脉之宗，故曰宗气。胃之大络，贯膈络肺，出于左乳下，而动应衣者，乃胃腑宗气之所出，此脉以候宗气者也。杨元如曰：首句之其动应衣，跟着脉宗气而言，言乳下之应衣而动者，此宗气所出之脉也；后句之其动应衣，跟着宗气泄也而言，言动而应衣，此宗气外泄，盖动之甚矣。）盛喘数绝者，则病在中；结而横有积矣，绝不至曰死。乳之下，其动应衣，宗气泄也。（此言四时胃少曰病者，宗气之为病也。五脏无胃气曰死者，宗气或绝于内，而或泄于外也。宗脉贯膈络肺，如喘盛而乳下之脉数绝者，宗气病于膻中也。如脉结而有止者，虚里之横络有积滞也，是胃气少而为五脏之病者。宗气之有虚有实也。如虚里之脉绝不至者，胃腑之生气绝于内也。乳之下其动甚而应衣者，宗气欲泄于外也，此无胃气而为五脏之死脉也。）

欲知寸口太过与不及，寸口之脉中手短者，曰头痛。寸口脉中手长者，曰足胫痛。寸口脉中手促上击者，曰肩背痛。寸口脉沉而坚者，曰病在中。寸口脉浮而盛者，曰病在外。寸口脉沉而弱，曰寒热及疝瘕少腹痛。寸口脉沉而横，曰胁下有积，腹中有横积痛。寸口脉沉而喘，曰寒热。（此以寸口而候外因之病也。夫寸为阳，尺为阴，外为阳，内为阴，皮肉筋骨为阳，腹中胁内为阴，盖天地四时之气，从外而内，由阳而阴，故以寸口之浮沉，以候外因之外内也。寸口之脉，中手短者，此惟在寸之阳部，故主头痛，诸阳气之在上也。寸口脉中手长者，寸脉直下于尺中，此阳邪直行于下部，故主足胫痛也。中手促上击者，浮而搏击应手，此阳邪不上不下，故主在肩背之中也，此以外邪在于形身之外，而有上中下之分也。沉为在里，浮主在外，寸口脉沉而坚，主病邪坚积在里，若浮而盛，主邪病在外，此以寸口之浮沉，而别外邪之在形身之外内也。寸为阳，沉为阴，寸口脉沉而弱，此正气虚而阳邪直入于里阴，阴阳相乘，故主寒热，阳邪入里，故又主疝瘕而少腹痛也，此缘正气弱而阳邪直入于里阴之下也。胁下主身半之中，腹中为形身之里，寸口脉沉而横，是外邪入于里阴之中，故主胁下腹中有横积也。邪气上逆则喘，寸口脉沉而喘，此外因之阳邪，入于里阴而上逆，阴阳相搏，故为寒热。此又以寸口之沉，候外因之邪，入于里阴，而亦有上中下之别也。莫子晋曰：春胃微弦，夏胃微钩，乃天地四时之气，而合于人之五脏也，是以天地四时之邪，亦从外而内，故当以寸口之浮沉别之。）**脉盛滑坚者，曰病在外。脉小实而坚者，曰病在内。脉小弱以涩，谓之久病。脉滑浮而疾者，谓之新病。脉急者，曰疝瘕，少腹痛。脉滑曰风。脉涩曰痹。缓而滑曰热中。盛而紧曰胀。**（此复以寸关尺之三部，而候病之外内新故也。曰脉盛脉小者，概左右三部而言也。夫以寸口之浮沉，以候病之外内上下者，候表里阴阳之气也，盖天地四时之邪，始伤气分，留而不去，则入于经，然亦有始终留于气分者，有即转入于经者，邪之中人，变幻不一，故当以脉征之。是以气分之邪，只见寸口之浮沉长短，如入于经，则有滑涩紧急之形象矣。夫脉乃阴血，气分之阳邪入经，阴阳相搏，其脉则滑，是以脉盛滑者病在外，有余之病，故坚而有力也。夫经脉外络形身，内连脏腑，病在内者，故小实而坚也。此以三部之盛滑小实，而分别邪正之在外在内也。始受之病，邪正相持，故滑浮而疾，久则血脉已伤，故小弱以涩也。诸急为寒，故主疝瘕在内，滑主阳热，故主风邪在阳。此又以三部之急滑，以别邪病之在阳络阴络也。痹者闭也，风寒湿邪，皆能为痹，或在于皮肉筋骨之间，或内舍于五脏六腑，故痹病于外内之间者，其脉皆主涩也。缓为脾脉，滑则热盛于中，紧则为寒，故主腹胀也，此外因之邪，入于腹中，而有寒热之分也。）**脉从阴阳，病易已；脉逆阴阳，病难已。脉得四时之顺，曰病无他；脉反四时及不间脏，曰难已。**（所谓阴阳者，气血外内上下也，言脏腑之脉，阴阳并交，雌雄相应，内外循环，此为顺也。如阴阳反逆，其病为难愈。脉得四时之顺者，春脉微弦，夏脉微钩，此得四时生气之顺，而无他变也。反四时者，春胃而有毛，夏胃而有石也。间脏者，相生而传也。不间脏者，相克而传也。如外淫之邪，始伤皮毛，则内合于肺，肺欲传肝，而肾间之，肾欲传心，而肝间之，肝欲传脾，而心间之，心欲传肺，而脾间之，脾欲传肾，而肺间之。此节乃总结上文之义。）**臂多青脉曰脱血。**（此论内因之病，自内而外，从尺而寸，由血而经，经而气也。臂多青脉者，臂内浮见之络脉多青，盖因血脱而不华于色也。《灵枢经》曰：脉急者，尺之皮肤亦急；脉缓者，尺之皮肤亦缓，故善调尺者，不待于寸，善调脉者，不待于色，能参合而行之，可为上工。）**尺脉缓涩，谓之解㑊安卧。脉盛，谓之脱血。尺涩脉滑，谓之多汗。尺寒脉细，谓之后泄。脉尺粗常热者，谓之热中。**（此以尺部而候五脏之病也。缓为脾脉，涩主脏气不足，解㑊，懈惰也，此脾脏之为病也。尺属阴而主血，脉宜沉静，盛者，肝脏之火盛而血不藏也。《灵枢·诊尺》曰：尺肤涩者，风痹也。夫邪迫于经，其脉则滑，以风之阳邪，闭于皮肤之间，而迫于经脉，故主多汗。所谓阳加于阴谓之汗，汗乃阴之液也，此以诊尺而知肺合之表汗也。《诊尺篇》曰：尺肤寒，其脉小者泄，少气。夫阳气生于阴中，尺肤寒，生阳之气少矣，阳气衰于下，故主虚泄，泄则亡阴，故脉细也。此以诊尺而知肾藏之生阳，下焦之虚泄也。尺肤粗常热者，火热下行，故主热中，此诊尺而知心火之下行也。夫阴阳气血，由阴而阳，从下而上，是以诊尺而知病之外内上下也。）**肝见庚辛死，心见壬癸死，脾见甲乙死，肺见丙丁死，肾见戊己死，是谓真脏见者死。**（此论真脏脉见而死于胜克之时日也。夫五脏之气，地之五行所生，地之五行，天之十干所化，是以生于五行，而死于十干也。按：此节当在篇末“辟辟如弹石曰肾死”之下，误脱在此者也。杨元如曰：此章引《灵枢·诊尺》之文，以证诊尺之义。而《灵枢经》内，亦无此节文，宜改正为是。）**颈脉动喘疾咳，曰水。目内微肿如卧蚕起之状，曰水。溺黄赤安卧者，黄疸。已食如饥者，胃疸。面肿曰风。足胫肿曰水。目黄者曰黄疸。**（此以视疾而知其病也。按：此节引《灵枢》“论疾诊尺”之文，少加删改，以证诊尺之义。上节论诊尺，此节言论疾。所谓无视色持脉，独调其尺，以言其病，从外知内也，是以见颈脉动疾，目内微肿，足胫肿者，知水病之在里也。溺赤安卧，已食如饥者，知为黄疸胃疸也。面肿者，知为风水也。此又不待持脉，而知其病也。杨元如曰：诊尺而知解㑊多汗之病在外，视疾而知水饮黄疸之病在内，故曰论疾诊尺，谓论证视尺，皆可以知病。）**妇人手少阴脉动甚者，妊子也。**（此复言诊尺之微妙，非惟知病，而妇人之妊子，亦可以分别也。子，男子也。以妇人之两手尺部候之，若左手之少阴肾脉动盛者，当妊子，以左男而右女也。）**脉有逆从，四时未有脏形，春夏而脉瘦，秋冬而脉浮大，命曰逆四时也。**（从，顺也。后章论五脏之气，外合于四时，故虽未有春弦、夏钩、秋毛、冬石之脏形，而阴阳出入之大概，不可逆也。）**风热而脉静，泄而脱血脉实，病在中脉虚，病在外脉涩坚者，皆难治，命曰反四时也。**（夫天地有四时之寒暑，而人之气血，有浮大沉瘦之阴阳，即受病之脉气，亦有外内虚实之相应，是以脉不应病者，命曰反四时也。如风热之病，气应浮动，而脉反静；泄脱之病，气应虚散，而脉反实；病在中者，气应沉实，而脉反虚；病在外者，气应升浮，而脉反坚涩，此脉证之不相应者，正气乱也，故为难治。）**人以水谷为本，故人绝水谷则死，脉无胃气亦死。所谓无胃气者，但得真脏脉，不得胃气也。所谓脉不得胃气者，肝不弦，肾不石也。**（此言五脏元真之气，亦皆胃腑水谷之所生也。五脏者，皆禀气于胃。胃气者，水谷之所资生，故人以水谷为本。胃绝水谷则死，脉无胃气亦死也。所谓无胃气者，真脏脉见，而不得微和之气也。又非惟微和之为胃气也，即真脏之脉，亦胃气之所生也，故曰脏气者，不能自致于手太阴，必因于胃气，乃至于手太阴也。故五脏各以其时，自为而至于手太阴者，春为弦，夏为钩，秋为毛，冬为石，皆得胃气而为之也。故曰，脉不得胃气者，肝不弦，肾不石也。是以前章论四时之脉，得胃气之和者，命曰平人，后章论五脏之真，亦四时以胃气为本也。）**太阳脉至，洪大以长；少阳脉至，乍数乍疏，乍短乍长；阳明脉至，浮大而短。**（此言阳明胃气，不独行于五脏，而亦行气于三阳也。夫脾与胃，以膜相运耳，是以胃气之行于五脏者，由脾气之转输，故太阴为之行气于三阴，阳明者表也，五脏六腑之海也，亦为之行气于三阳，是以脏腑各因其经，而受气于阳明焉。故太阳之洪大，阳气之盛也；少阳之乍忽，初生之象也；阳明之浮大而短者，两阳合明，阳盛而间于二阳之间也，此三阳之气，亦胃腑之所生也。）

夫平心脉来，累累如连珠，如循琅玕，曰心平，夏以胃气为本。（此言脏真之脉，四时以胃气为本也。累累如连珠者，滑利如珠，连绵相贯，心脏和平之象也。琅玕，美石之似珠者，取其温润而柔滑也。此脏真之脉，柔软和平者，得四时之胃气也。前节以四时胃气，资于脏真，故曰“春胃微弦，夏胃微钩”，此节以五脏之真，得四时胃气，故曰“平心脉来，夏以胃气为本”、“平肺脉来，秋以胃气为本”，是以脉象之少有不同也。盖弦钩毛石者，脏真之气象也。如连珠、如榆荚者，脏真之体象也。杨元如曰：前论四时之气生五脏，故肝而心，心而脾，序四时之相生，此论五脏之真合四时，故心而肺，肺而肝，序五行之相制，制则生化也。）**病心脉来，喘喘连属，其中微曲，曰心病，死心脉来，前曲后居，如操带钩，曰心死。**（喘喘，急疾貌。喘喘连属，心气不安也。曲者，钩之象。其中微曲，心气虚也，故当主心病。居，不动也。曲而不动，如操带钩，无如珠生动之象矣。）**平肺脉来，厌厌聂聂，如落榆荚，曰肺平，秋以胃气为本。**（厌厌，安静貌。聂聂，轻小也。落，降收也。如榆荚者，轻薄而中不虚，盖肺脉虽主收降轻虚之象，而资生于脾土，是以有如榆荚之轻而中不虚也。）**病肺脉来，不上不下，如循鸡羽，曰肺病。死肺脉来，如物之浮，如风吹毛，曰肺死。**（不上不下，往来涩滞也。如循鸡羽，较之榆荚，更属轻虚，其中又不得生我之土象，而反有贼我之木体，故主肺病。如物之浮，虚无根也。如风吹毛，散乱剧也。）**平肝脉来，软弱招招，如揭长竿末梢，曰肝平，春以胃气为本。**（软弱，初生柔和之气也。以手相呼曰招。招招，乍起乍伏之象，形容其初生之脉象也。长竿梢末，长而软也。此皆本于胃气，故脏真之脉，得以柔软和平。）**病肝脉来，盈实而滑，如循长竿，曰肝病。死肝脉来，急益劲，如新张弓弦，曰肝死。**（盈实则非软弱招招之象矣。如循长竿，非若梢末之软弱矣。滑脉如珠，弦长带滑，如竿之有节矣。《辨脉篇》曰：累累如循长竿者，名阴结也。此肝气病而阻结也。急益劲，如新张弓弦，强劲之剧，胃气绝也。）**平脾脉来，和柔相离，如鸡践地，曰脾平，长夏以胃气为本。**（和柔，中土柔和之气也。相离，时一代也。盖脾为孤脏，中央土以贯四旁，故柔和之中，而有相离之代散也。鸡足有四爪，践地极和缓，形容脾土之灌溉四脏，有如鸡之践地，和缓而四散也。）**病脾脉来，实而盈数，如鸡举足，曰脾病。**（实而盈数，皐实而无柔和之气也，如鸡举足，拳而收敛，不能灌溉于四脏也。）**死脾脉来，锐坚如乌之喙，如鸟之距，如屋之漏，如水之流，曰脾死。**（喙，音诲，如乌之喙者，坚止而无柔和相离之象也。如鸟之距者，较鸡举足更拳急也。如屋之漏者，点滴稀疏，而不能灌溉也。如水之流者，湿土之气四散也。盖言脾主中和之气，如太过不及之甚者，皆为死脉也。）**平肾脉来，喘喘累累如钩，按之而坚，曰肾平，冬以胃气为本。**（喘喘累累，沉石生动之象也。如钩者，浮而中空，水之体也。按之坚石，石之象也。莫子晋曰：琅玕，石之美者。钩乃心之脉也，心脉如循琅玕，肾脉如钩者，心肾水火之气，互相交济者也。）**病肾脉来，如引葛，按之益坚，曰肾病。死肾脉来，发如夺索，辟辟如弹石，曰肾死。**（如葛如索者，木象也。盖沉石者肾之本体，如引葛而按之益坚，是肾气不藏而外泄矣。如夺索者，如引葛而更坚劲矣，如弹石者，无喘累生动之气，肾之死象也。）

玉机真藏论篇第十九

黄帝问曰：春脉如弦，何如而弦？岐伯对曰：春脉者肝也，东方木也，万物之所以始生也，故其气来软弱轻虚而滑，端直以长，故曰弦，反此者病。（春弦，夏钩，秋毛，冬石，脏真之神也。此篇言真脏之脉，资生于胃，输禀于脾，合于四时，行于五脏，五脏相通，移皆有次，如璇玑玉衡，转而不回者也。如五脏有病，则各传其所胜，至其所不胜则死。有为风寒外乘，亦逆传所胜而死者；有为五志内伤，交相乘传而死者；有春得肺脉，夏得肾脉，真脏之神，为所不胜之气乘之者，皆奇恒之为病也。故曰奇恒者，言奇病也。所谓奇者，使奇病不得以四时死也。恒者，得以四时死也。是以岐伯对曰：春脉者肝也。言春时之脉，肝脏主气，而合于东方之木，如万物之始生，故其气来软弱轻虚而滑，端直以长，盖以脏真之气，而合于四时，非四时之气，而为五脏之顺逆也。本卷五篇，皆论脉理之精微，诊辨之要妙，而各有不同，学者宜潜心体会，而详悉其旨焉。）帝曰：何如而反？岐伯曰：其气来实而强，此谓太过，病在外；其气来不实而微，此谓不及，病在中。（实而强者，盈实而如循长竿也。不实而微，无端长之体也。言五脏之神气，由中而外，环转不息，如气盛强，乃外出之太过，如气不足，则衰微而在中，太过不及，皆脏真之气，不得其和平而为病也。）帝曰：春脉太过与不及，其病皆何如？岐伯曰：太过则令人善忘，忽忽眩冒而巅疾；其不及则令人胸痛引背，下则两胁胠满。（夫五脏之脉，行气于其所生，受气于所生之母，肝行气于心，受气于肾，春脉太过则气并于上。经曰：气并于上，乱而喜忘。气上盛而与督脉会于巅，故眩冒而巅疾也。《金匮要略》曰：胸痛引背，阳虚而阴弦故也。盖春木之阳，生于肾水之阴，阴气虚寒，以致生阳不足，故胸痛引背也，胁胠乃肝肾之部分，生气虚而不能外达，故逆满于中也。）帝曰：善。夏脉如钩，何如而钩？岐伯曰：夏脉者心也，南方火也，万物之所以盛长也，故其气来盛去衰，故曰钩，反此者病。（心脉通于夏气，如火之发焰，如物之盛长，其气惟外出，故脉来盛而去悠，有如钩象，其本有力而肥，其环转则秒而微也。）帝曰：何如而反？岐伯曰：其气来盛去亦盛，此谓太过，病在外；其气来不盛，去反盛，此谓不及，病在中。（来盛者，盛长之本气也。去亦盛者，太过于外也。来不盛者，盛长之气衰于内也。去反盛者，根本虚而末反盛也。）帝曰：夏脉太过与不及，其病皆何如？岐伯曰：太过则令人身热而肤痛，为浸淫，其不及则令人烦心，上见咳唾，下为气泄。（身热肤痛者，心火太过而淫气于外也。浸淫，肤受之疮，火热盛也。其不及则反逆于内，上熏肺而为咳唾，下走腹而为气泄矣。夫心气逆则为噫，虚逆之气，不上出而为噫，则下行而为气泄，气泄者，得后与气，快然如衰也。）帝曰：善。秋脉如浮，何如而浮？岐伯曰：秋脉者肺也，西方金也，万物之所以收成也，故其气来轻虚以浮，来急去散，故曰浮，反此者病。（秋气降收，外虚内实，内实故脉来急，外虚故浮而散也。杨元如曰：诸急为寒，阴气渐来，故脉来急，阳气渐去，故去散也。）帝曰：何如而反？岐伯曰：其气来毛而中央坚，两旁虚，此谓太过，病在外；其气来毛而微，此谓不及，病在中。（如榆荚而两旁虚，中央实，此肺之平脉，坚则为太过矣。毛而微，是中央两旁皆虚，此所生之母气不足，而致肺气更衰微也。）帝曰：秋脉太过与不及，其病皆何如？岐伯曰：太过则令人逆气而背痛，愠愠然；其不及则令人喘，呼吸少气而咳，上气见血，下闻病音。（肺主周身之气，太过则反逆于外，而为背痛，肺之俞在肩背也。愠愠，忧郁不舒之貌。经曰：气并于肺则忧，其不及则令人气虚而喘，呼吸少气而咳，虚气上逆，则血随而上行，虚气下逆，则闻呻吟之病音，盖肺主气而司呼吸开阖，其太过则盛逆于外，其不及则虚逆于内也。）帝曰：善。冬脉如营，何如而营？岐伯曰：冬脉者肾也，北方水也，万物之所以合脏，故其气来沉以搏，故曰营，反此者病。（营，居也，言冬气之安居于内，如万物之所以合脏也也。沉而搏者，沉而有石也。）帝曰：何如而反？岐伯曰：其气来如弹石者，此谓太过，病在外；其去如数者，此谓不及，病在中。（如弹石者，石而强也。肾为生气之原，数则为虚，生气不足也。）帝曰：冬脉太过与不及，其病皆何如？岐伯曰：太过则令人解㑊，脊脉痛而少气，不欲言；其不及则令人心悬如病饥，胁中清，脊中痛，少腹满，小便变。帝曰：善。（肾为生气之原而主闭藏，太过则气外泄，而根本反伤，故为懈惰少气。生阳之气不足，故脊中痛。心主言而发原于肾，根气伤，故不欲言也。其不及则心肾水火之气，不能交济，故令人心悬如病饥。胁中，胁骨之杪，当两肾之处。肾之生阳不足，故胁中冷也。肾合膀胱，肾虚而不能施化，故小便变而少腹满也。）

帝曰：四时之序，逆从之变异也，然脾脉独何主？（总结上文，而言脏真之气，合于四时，有升降浮沉之序，如逆其顺序和平之气，则有变异之病矣。然四时之脉，止合四脏，而脾脏之脉，独何所主乎？）岐伯曰：脾脉者土也，孤脏以灌四旁者也。（脾属土而位居中央，各王四季，月十八日，不得独主于时，故为孤脏。）帝曰：然则脾善恶可得见之乎？岐伯曰：善者不可得见，恶者可见。（此言脾灌四脏，四脏受脾之气，而各见其善，是脾之善在四脏，而不自见其善耳。）帝曰：恶者如何可见？岐伯曰：其来如水之流者，此为太过，病在外；如乌之喙者，此谓不及，病在中。（如水之流者，灌溉太过也。如乌之喙者，黔喙之属，艮止而不行也。）帝曰：夫子言脾为孤脏，中央土以灌四旁，其太过与不及，其病皆何如？岐伯曰：太过则令人四肢不举，其不及则令人九窍不通，名曰重强。（经曰：四肢皆禀气于胃，而不得至经，必因于脾，乃得禀也。脾为湿土主气，湿行太过，故令人四肢不举。经曰：五脏不和，则九窍不通。脾气不足，则五脏之气，皆不和矣。夫胃为阳土而气强，脾为阴土而气弱，脾弱而不得禀水谷之气，则胃气益强，故名曰重强。盖言脾气虚而不能为胃行其津液者，胃强脾弱，脏腑之刚柔不和也。）帝瞿然而起，再拜而稽首曰：善。吾得脉之大要，天下至数，五色脉变，揆度奇恒，道在于一，神转不回，回则不转，乃失其机，至数之要迫近以微著之玉版，藏之脏腑，每旦读之，名曰《玉机》。（此言五脏受气于胃，一以贯通，次序环转，如璇玑玉衡。合之玉板，乃揆度奇恒之大要也。瞿然，惊悟貌。至数者，五脉之至数也。盖天地之间，六合之内，不离于五，人亦应之，故曰，天下至数，五色脉变。揆度奇恒，道在于一，一者，五脏之神，转而不回，如逆回，则失其旋转之机矣。五脏相通，阴阳并合，脉之至数，迫近以微。著之玉版者，有格有序也。藏之脏腑者，阴阳雌雄之相应也。每旦读之者，血气未乱也。名曰玉机者，如璇玑玉衡也。以上论真藏之神，五脏相通，外内环转，如太过不及则病，若回而不转，乃失其机而死矣。）

五脏受气于其所生，传之于其所胜，气舍于其所生，死于其所不胜。病之且死，必先传行，至其所不胜，病乃死。此言气之逆行也，故死。（此言五脏之气逆回，失其旋转之机而死也。《平脉篇》曰：水行乘金，火行乘木，名曰逆，金行乘水，木行乘火，名曰顺也。盖神转而不回者，母行乘子也；回则不转者，子行乘母也，五脏受气于所生之子，而反舍气于所生之母，是生气之逆行也，传之于其所胜，是克贼相传也，是以至其所不胜而死，此皆气之逆行故也。如肝受气于心，而肝气反舍于肾，则肾气盛，肾气盛，则火气衰，火气衰，则金无所畏而伤肝，所谓舍气于其所生，死于其所不胜也。病之且死，必先传行，言必先克贼相传而后病，至其所不胜而后死，故当先治其未病焉。《金匮要略》曰：上工治未病者，何也？师曰：夫治未病者，见肝之病，知肝传脾，当先实脾，四季脾王不受邪，即勿补之，中工不晓相传，见肝之病，不解实脾，惟治肝也。夫肝之病，补用酸，助用焦苦，益用甘味之药调之。酸入肝，焦苦入心，甘入脾，脾能伤肾，肾气微弱，则水不行，水不行，则心火气盛则伤肺，肺被伤，则金气不行，金气不行，则肝气盛，则肝自愈，此治肝补脾之要妙也。肝虚则用此法，实则不在用之。经曰：虚虚实实，补不足，损有余，是其义也，余脏准此。所谓病之且死，必先传行，上工能治其未病，则不至于死矣。董帷园曰：《玉机章》旨，与《金匮》此篇，理同义合，学者宜互相参究，大有裨于治道焉。）**肝受气于心，传之于脾，气舍于肾，至肺而死。心受气于脾，传之于肺，气舍于肝，至肾而死。脾受气于肺，传之于肾，气舍于心，至肝而死。肺受气于肾，传之于肝，气舍于脾，至心而死。肾受气于肝，传之于心，气舍于肺，至脾而死。此皆逆死也。一日一夜五分之，此所以占死生之早暮也。**（此复申明五脏之气逆传，至其所不胜而死。昧旦主甲乙，昼主丙丁，日昃主戊己，暮主庚辛，夜主壬癸，一日一夜而五分之。如真脏脉见，至肺而死，死于薄暮；至肾而死，死于中夜；至肝而死，死于昧旦；至心而死，死于日中；至脾而死，死于日昃，此所以占死生之早暮也。夫逆传至死，有三岁有六岁，有三月有六月，有三日有六日，当知日之早暮，亦有三时有六时也。）**黄帝曰：五脏相通，移皆有次，五脏有病，则各传其所胜。**（此总结上文，而言五脏相通，有顺传之次序，如逆传其所胜者，盖因其病而逆之也。）**不治，法三月若六月，若三日若六日，传五脏而当死，是顺传所胜之次。**（此言逆传所胜之死，有时而有月有日也。如见肝之病，中工不晓传脾而不治，则脾传之肾，肾传之心，心传之肺，法三月，而传之所胜之次则死矣。假如心病而欲传之肺，时值秋三月，而金旺不受邪，法当六月，而传之所胜之次则死矣。所谓法三月，若六月也，如传于值死之月，假如肝病传脾，而戊日受之，真脏之脉见，则当庚日而死，己日受之，则当辛日而死，此法当三日而死也。如甲乙日受之，真脏脉见，亦当死于庚辛，此法当六日而死。所谓若三日若六日也，五脏相传而当死者，是顺传所胜之次，如甲乙肝木受病，顺传至庚辛而死，丙丁心火受病，顺传至壬癸而死，戊己脾土受病，复传至甲乙而死，故曰顺传所胜之次而死也。此五脏逆传，而知死之月，死之日，死之时，所谓别于阴者，知死生之期也。）**故曰，别于阳者，知病从来；别于阴者，知死生之期，言知至其所困而死。**（此承上接下之文也。别于阳者，下文所谓风寒之邪，从皮毛阳分而入，故别于阳者，知病所从来。五脏为阴，知五脏逆传而死者，上文之所谓肝病传脾，至肺而死，脾病传肾，至肝而死，故别于阴者，知至所困而死也。）**是故风者，百病之长也。**（此复言外因之邪，亦逆传于所胜而死。“是故”者，承上文之别于阳者而言也。风为阳邪，伤人阳气，为百病之长者，言四时八方之邪风，虽从阳分而入，而善行数变，乃为他病。）**今风寒客于人，使人毫毛毕直，皮肤闭而为热，当是之时，可汗而发也。**（气主皮毛，风寒之邪，始伤阳气，故使人毫毛毕直，太阳之气主表而主开，病则反闭而为热矣，言风寒之邪，始伤表阳之时，可发汗而愈也。）**或痹不仁，肿痛，当是之时，可汤熨及火灸刺而去之。**（气伤痛，形伤肿，痹不仁而肿痛者，气伤而病及于形也，如在皮腠气分者，可用汤熨，在经络血分者，可灸刺而去之。）**弗治，病入**

舍于肺，名曰肺痹，发咳上气。（皮毛者，肺之合，邪在皮毛，弗以汗解，则邪气乃从其合矣。夫皮肤气分为阳，五脏为阴，病在阳者名曰风，病在阴者名曰痹，病舍于肺，名肺痹也。痹者，闭也。邪闭于肺，故咳而上气。）弗治，肺即传而行之肝，病名曰肝痹，一名曰厥胁痛，出食，当是之时，可按若刺耳。（失而弗治，肺即传其所胜而行之肝，病名曰肝痹。厥者，逆也。胁乃肝之分，逆于胁下而为痛，故一名厥胁痛。盖言痹乃厥逆之痛证也。食气入胃，散精于肝，肝气逆，故食反出也。按者，按摩导引也。木郁欲达，故可按而导之。肝主血，故若可刺耳。杨元如曰：肺痹肝痹者，非病在肝肺，在肝肺之分耳。）弗治，肝传之脾，病名曰脾风，发瘅，腹中热，烦心出黄，当此之时，可按可药可浴。（失而弗治，肝因传之脾，病名曰脾风。盖肝乃风木之邪，贼伤脾土，故名脾风。瘅，火瘅也。风淫湿土而成热，故湿热而发瘅也。湿热之气，上蒸于心则烦，心火热下淫则溺黄，盖热在中土，而变及于上下也。夫病在形身者，可按可浴；病在内者，可药。发瘅，湿热发于外也。腹中热，烦心，出黄，热在内也。是以当此之时，可按可药可浴而治之。）弗治，脾传之肾，病名曰疝瘕。少腹冤热而痛，出白，一名曰蛊，当此之时，可按可药。（在脾弗治，则土邪乘肾，病名疝瘕。邪聚下焦，故少腹冤热而痛，溲出淫浊也。蛊者，言其阴邪居下，而坏事之极也。）弗治，肾传之心，病筋脉相引而急，病名曰瘛，当此之时，可灸可药，弗治，满十日，法当死。（瘛，音翅。《灵枢经》曰：心脉急，甚为瘛疭。盖心主血脉而属火，火热盛，则筋脉燥缩，而手足拘急也。当此危急之证，尚可灸可药，言不可以其危笃而弃之也。失而弗治，满十日，法当死，五传已周，当尽十干而死矣。）肾因传之心，心即复反传而行之肺，发寒热，法当三岁死，此病之次也。（心主神明，而多不受邪，如肾传之心，心不受邪，则反传之肺，是从肺而再传矣。邪复出于皮肤络脉之间，阴阳气血相乘，是以发往来之寒热，法当至三岁而死。盖心不受邪而复传，故又有三年之久，此邪病复传之次第也。夫瘕痹之病，不即传行，而亦不即速死，是初传而死者，法当三岁，如心不受邪而复再传者，是又当三岁矣。所谓若三岁若六岁也，夫病发于五脏之阴者，若三月若六月，若三日若六日，病发于五脏之阳者，若三岁若六岁。所谓其生五，其数三，是五脏之气，生于五行，而终于三数，三而两之，则又为六数矣。莫子晋曰：此注与诊要经终之义，大略相同。）然其卒发者，不必治其传。（卒发者，即仲景《伤寒论》之中风伤寒。卒病三阴三阳之气，一时寒热交作，气脉不通，与病形藏之传邪，而为瘕痹之证者不同，故不必以病传之法治之。）或其传化，有不以次，不以次入者，忧恐悲喜怒，令不得以其次，故令人有大病矣。（风则伤卫，寒则伤荣，荣卫内陷，脏气逆传，而五脏相移，亦皆有次，设不以次入者，此又因五志内伤，故令不得以次相传，致令人有大病矣。张兆璜曰：奇恒之病，本于厥逆。五脏逆传其所胜，一逆也了；风寒外客而致五脏内传，二逆也；五志相乘，三逆也。故曰传，乘之名也。谓一脏受乘而传化于五脏，亦传其所胜，与乘之名类相同。）因而喜大，虚则肾气乘矣，怒则肝气乘矣，悲则肺气乘矣，恐则脾气乘矣，忧则心气乘矣，此其道也。故病有五，五五二十五变，及其传化。传，乘之名也。（肝当作肺，肺当作肝，悲当作思。喜为心志，喜大则伤心，如外因于邪，始伤皮毛，内舍于肺，肺因传之肝，肝传之脾，脾传之肾，其间因而喜大，则心气虚，而肾气乘于心矣。怒则肝气伤而肺气乘于肝矣，思则脾气伤而肝气乘于脾矣，恐则肾气伤而脾气乘于肾矣。忧则肺气伤，而心气乘于肺矣。如一脏虚而受乘，即相传之五脏，故病有五，五脏有五变，及其传化，则五五有二十五变矣。如喜大而肾气乘心，心即传之肺，肺传之肝，肝传之脾，脾传之肾，是五脏传化，亦各乘其所胜，故曰：传者，乘之名也。）

大骨枯槁，大肉陷下，胸中气满，喘息不便，其气动形，期六月死，真脏脉见，乃予之期日。（此复申明五志内伤，亦各传其所胜。察其形证，审其脏脉，而知死生之期也。夫气血发原于肾，生于胃而输于脾，回则不转，而无相生之机，是以大骨枯槁，大肉陷下，而令人有大病也。大骨，两臂两腿之骨。大肉，即两臂腿之肉。盖肾主骨，而脾胃主肌肉四肢也。夫胃气之资养于五脏者，宗气也，宗气积于胸中，从虚里之大络，贯于十二经脉，经脉逆行，是以胸中气满，阳明气厥，故喘息不便也。其气动形者，心病而欲传之于肺，肺主气，故气盛而呼吸动形也。期以六月死者，今心始传于肺，肺传之肝，肝传之脾，脾传之肾而后死，故有六月之久也。真脏脉见坚而搏，如循薏苡子累累然。予与同。予之期日者，当死于壬癸日之中夜也。）大骨枯槁，大肉陷下，胸中气满，喘息不便，内痛引肩项，期一月死，真脏见，乃予之期日。（此言肝病至肺而死也。内痛者，肺受其伤，肺之俞在肩背，故痛引肩项也。肝病而已传及于所胜之脏，故当期以本月之内而死也。真脏脉见，如循刀刃，责责然，如按琴瑟弦，予之期日，当死于庚辛日之薄暮也。）大骨枯槁，大肉陷下，胸中气满，喘息不便，内痛引肩项，身热，脱肉破䐃，真脏见，十日之内死。（此言肺病至心而死。肺病，故痛引肩背。传及于心，故身热也。夫心主血，而生于肾藏之精，血气盛则充肤热肉，心肾伤而精血衰，故曰脱肉破䐃。破䐃，脱肉也。䐃，音窘，肉之标也。真脏脉见，大而虚如羽毛，中人肤，病传于心，故期以十日之内死，盖心不受邪，故死之速也。莫子晋曰：天之十干，化生五行，地之五行，化生五脏，心乃君主之官，为五脏六腑之主，故尽五脏之气终而死，与上节肾传之心，满十日法当死同义。十月者，乃传之误也。）大骨枯槁，大肉陷下，肩髓内消，动作益衰，真脏来见，期一岁死，见其真脏，乃予之期日。（此言脾病而终于一岁也。脾主为胃行其津液，津液者，淖泽注于骨，补益脑髓，脾病而津液不行，故肩髓先内消也。肩髓者，大椎之骨髓，上会于脑，是以项骨倾者，死不治也。脾主四肢，脾病则四肢懈惰，故动作益衰。真脏来见者，如水之流，如乌之喙，脾土王于四时，脾气灌于四脏，故虽有真脏来见，尚期有一岁之久，盖以四时五脏之气，终而后死也。期死之月，见其真脏之乍数乍疏，乃与之期日，谓当死于甲乙之昧旦也。）大骨枯槁，大肉陷下，胸中气满，腹内痛，心中不便，肩项身热，破䐃脱肉，目眶陷，真脏见，目不见人，立死，其见人者，至其所不胜之时则死。（此肾病而死于脾也。《本经》曰：肾病者，大小腹痛，肾传之心，故心中不便，心传之肺，肺传之肝，故肩项身热，肝传之脾，故目眶陷也。真脏脉见搏而绝，如指弹石，辟辟然。如目不见人，肾之精气已绝，故立死。其见人者，余气未尽，至所不胜之时而死，谓当死于日昃也。夫肾为生气之原，生气绝于下，故死之更速也。）急虚，身中卒至，五脏绝闭，脉道不通，气不往来，譬于堕溺，不可为期。（此言卒发者，不必治其传也。夫邪气胜者，精气虚，风寒之邪卒中于身，精气一时虚夺，故急虚也。此病三阴三阳之气，而不病于有形，故五脏之气一时绝闭，脉道一时不通而气不往来，譬若堕溺，乃仓卒一时之病，而生死亦在于时日之间，与风寒之病形脏，勿治而为肺痹，勿治而传之肝，肝传之脾，脾传之肾，肾传之心，期以三岁六岁死者，不相同也，故不可以为期。）其脉绝不来，若人一息五六至，其形肉不脱，真脏虽不见，犹死也。（此复言仓卒之病，非但不可为期，并不待形肉脱而真脏见也。脉绝不来，生气绝于内也。一息五六至，邪气盛于外也。此邪气盛而正气绝，不必真脏见而犹死也。）真肝脉至，中外急，如循刀刃，责责然，如按琴瑟弦，色青白不泽，毛折乃死。真心脉至，坚而搏，如循薏苡子，累累然，色赤黑不泽，毛折乃死。真肺脉至，大而虚，如以羽毛中人肤，色白赤不泽，毛折乃死。真肾脉至，搏而绝，如指弹石，辟辟然，色黑黄不泽，毛折乃死。真脾脉至，弱而乍数乍疏，色黄青不泽，毛折乃死。诸真脏脉见者，皆死不治也。（此审别真脏之脉象，乃可予之期日也。如循刀刃，如按琴瑟弦，肝木之象也。如薏苡子，如弹石，心肾之象也。皆坚劲之极，而无柔和之气也。乍数乍疏，欲灌不能，脾气欲绝之象也。如羽毛中人肤，肺气虚散之象也。盖坚劲虚散，皆不得胃气之中和，人无胃气则死矣。色青白不泽，赤黑不泽，皆兼克贼所胜之色，色生于血脉，气将绝故不泽也。夫脉气流经，经气归于肺，肺朝百脉，输精于皮毛，毛脉合精，而后行气于脏腑，是脏腑之气欲绝，而毛必折焦也。《灵枢经》曰：血独盛则淡渗皮肤，生毫毛。又曰：经脉空虚，血气弱枯，肠胃聂辟，皮肤薄著，毛腠夭焦，予之死期，是皮毛夭折者，血气先绝也。）黄帝曰：见真脏曰死，何也？岐伯曰：五脏者，皆禀气于胃，胃者，五脏之本也，脏气者，不能自致于手太阴，必因于胃气，乃至于手太阴也，故五脏各以其时，自为而至于手太阴也。故邪气胜者，精气衰也。故病甚者，胃气不能与之俱至于手太阴，故真脏之气独见，独见者，病胜脏也，故曰死。帝曰：善。（五脏之气，皆胃腑水谷之所资生，故胃为五脏之本。手太阴者，两脉口也；脏气者，五脏之精气也；五脏之气，必因于胃气，乃至于手太阴也。又非惟微和之为胃气也，即五脏之弦钩毛石，各以其时，自为其象，而至于手太阴者，皆胃气之所资生，故邪气胜者，五脏之精气已衰，而不能为弦钩毛石之象矣。如令人有大病而病甚者，胃气绝而真脏见，真脏见者，病气胜而脏气绝也。）

黄帝曰：凡治病，察其形气色泽，脉之盛衰，病之新故，乃治之，无后其时。（帝以伯所言之五脏乘传，有浅有深，而胃气不资，有虚有绝，故当察其形气色脉，治病者宜急治之，无后其时，而致于死不治也。）形气相得，谓之可治；色泽以浮，谓之易已；脉从四时，谓之可治；脉弱以滑，是有胃气，命曰易治，取之以时。（形气相得，病之新也。色泽以浮，乘逆浅也。脉从四时者，五脏各以其时，自为而至于手太阴也。脉弱以滑者，胃气能与之俱至于手太阴也。察此四易，当急治之，而无后其时。取之以时者，春刺散俞，夏刺络俞，秋刺皮肤，冬刺俞窍也。）形气相失，谓之难治；色夭不泽，谓之难已；脉实以坚，谓之益甚；脉逆四时，为不可治。必察四难，而明告之。（形气相失，病之久也。色夭不泽，乘传深也。脉实以坚，无胃气也。脉逆四时，克贼胜也。察此四难，而明告其病者焉。）所谓逆四时者，春得肺脉，夏得肾脉，秋得心脉，冬得脾脉，其至皆悬绝沉涩者，命曰逆四时。（春得肺脉，夏得肾脉者，藏精衰而所不胜乘之也，其至皆悬绝沉涩者，无胃气之资生也。）未有脏形，于春夏而脉沉涩，秋冬而脉浮大，名曰逆四时也。（夫五脏各以其时，自为而至于手太阴者，藏真之神气也。如未有弦钩毛石之象形，而升降浮沉之气不可逆，盖气顺则脉顺，气逆则脉逆，脉随气行者也。）**病热脉静，泄而脉大，脱血而脉实，病在中，脉实坚，病在外，脉不实坚者，皆难治。**（脉病不相应者，病胜脏也，故皆为难治。）**黄帝曰：余闻虚实以决死生，愿闻其情。岐伯曰：五实死，五虚死。**（实者谓邪气实，虚者谓正气虚。启玄子曰：五实谓五脏之实，五虚谓五脏之虚。杨元如曰：实者谓卒发之病，虚者急虚也。）**帝曰：愿闻五实五虚。岐伯曰：脉盛，皮热，腹胀，前后不通，闷瞀，此谓五实。**（瞀，音茂。心主脉，脉盛，心气实也。肺主皮毛，皮热，肺气实也。脾主腹，腹胀，脾气实也。肾开窍于二阴，前后不通，肾气实也。瞀，目不明也。肝开窍于目，闷瞀，肝气实也。）**脉细，皮寒，气少，泄利前后，饮食不入，此谓五虚。**（脉细，心气虚也。皮寒，肺气虚也。肝主春生之气，气少、肝气虚也。泄利前后，肾气虚也。饮食不入，脾气虚也。盖邪之所腠，其正必虚，是以邪气盛者死，正气虚者亦死也。）**帝曰：其时有生者，何也？岐伯曰：浆粥入胃，泄注止，则虚者活；身汗，得后利，则实者活，此其候也。**（五脏之气，皆由胃气之所资生，浆粥入胃，泄注止，胃气复也。身汗，外实之邪，从表散也。得后利，里实之邪，从下出也。此言卒发之病，而有死有生也。按此篇论藏真之神，合于四时五行，次序环转，如回则不转，乃失其机，逆传于所胜而死。至于外感风寒，内伤五志，亦各乘其所胜，学者当分作四段看，然又当与《玉板论》、《方盛衰论》、《病能论》、《疏五过论》诸篇合参。）

黄帝内经素问集注卷之四

钱塘张志聪隐庵集注
同学朱长春永年参订
门人徐永时公遐校正

三部九候论篇第二十

黄帝问曰：余闻九针于夫子，众多博大，不可胜数，余愿闻要道，以属子孙，传之后世，着之骨髓，藏之肝肺，歃血而受，不敢妄泄。（《离合真邪论》曰：余闻九针九篇，夫子乃因而九之，九九八十一篇，余尽通其意矣。此盖言先立针经八十一篇，论九针之道，然众多博大，不可胜数，故愿闻要道。要道者，以神藏五，合形藏四，以应九候也，故曰着之骨髓者，藏之深隧也。藏之肝肺者，知血气之诊也。歃血而受者，藏之于心也。不敢妄泄者，藏之于中也。盖必先定五脏之神，而后知死生之分，察病之所在，以调其虚实，故曰，凡刺之真，必先治神，五脏已定，九候已备，后乃存针。）令合天道，必有终始，上应天光，星辰历纪，下副四时五行，贵贱更互，冬阴夏阳，以人应之奈何，愿闻其方。岐伯对曰：妙乎哉问也，此天地之至数。（此篇首论九针九候之道。九针者，天地之大数也，始于一而终于九，故曰，一以法天，二以法地，三以法人，四以法时，五以法音，六以法律，七以法星，八以法风，九以法野。夫圣人之起天地之数也，一而九之，故以立九野，九而九之，九九八十一，以起黄钟数焉，以针应数也，一者，天也，天者，阳也，五脏之应天者肺，肺者，五脏六腑之盖也，皮者，肺之合也，人之阳也；二者，地也，人之所以应土者，肉也；三者，人也，人之所以成生者，血脉也；四者，时也，时者，四时八风之气也；五者，音也，音者，冬夏之分，分于子午，阴与阳别，寒与热争，两气相搏也；六者，律也，律者，调阴阳四时，而合于十二经脉也；七者，星也，星者，人之七窍也；八者，风也，风者，人之股肱八节，八正之虚风，八风之邪，舍于骨节腠理之间也；九者，野也，野者，人之节解皮肤之间也，此天地之至数，上应天光星辰历纪，下副四时五行，中合人之九脏九窍，三部九候也。贵贱更互者，四时五行之气，以王者为贵，而相者为贱也。冬阴夏阳者，下文之所谓沉细悬绝，为阴主冬，躁盛喘数，为阳主夏也。帝言九针之道，以通其意于针经，今愿闻简要之道，是以伯答三部九候之法，三部九候为之原，九针之道，不必存矣，是以针解篇之人皮应天，人肉应地，人脉应人，人筋应时，人声应音，人阴阳合气应律，人齿面目应星，人出入气应风，人九窍三百六十五络应野，与灵枢九针论之多有不同，盖灵枢论十二原，本经以三部九候为原也。）帝曰：愿闻天地之至数，合于人形血气，通决死生，为之奈何。（《六节藏象论》曰：夫自古通天者生之本，本于阴阳，其气九州九窍，皆通乎天气。）岐伯曰：天地之至数，始于一，终于九焉。（始于一，终于九者，天之数也。曰天地之至数者，言天包乎地，地气通于天也，故曰令合天道。）一者天，二者地，三者人，因而三之，三三者九，以应九野。（一者，奇也，阳也，故应天；二者，偶也，阴也，故应地；三者，参也，故应人，因三才而三之则为九，以应九野。九野者，九州分野，上应天之二十八宿也。朱永年曰：天以应皮，地以应肉，人以应血脉，一部之中，有皮，有肉，有血脉，有合于四时，五音，六律，七星，八风，九野，是为九九八十一也。）故人有三部，部有三候，以决死生，以处百病，以调虚实，而除邪疾。（人有三部，部有三候者，三而成天，三而成地，三而成人也。决死生者，观其形气，别其阴阳，调其血脉，察其腑脏，以知死生之期也。处百病者，表里阴阳，寒热虚实之为病也。调虚实者，实则泻之，虚则补之也。除邪疾者，去血脉，除邪风也。）帝曰：何谓三部？岐伯曰：有下部，有中部，有上部，部各有三候，三候者，有天，有地，有人也，必指而导之，乃以为真。（夫人生于地，悬命于天，天地合气，命之曰人，是以一身之中有三部，一部之中，而各有天地人，不知三部者，阴阳不别，天地不分，以实为虚，以邪为真，绝人长命，予人夭殃，故必扪循三部九候之盛虚而调之，乃以为刺法之真。）上部天，两额之动脉。（在额两分，上循于顶，足太阳膀胱脉也，太阳为诸阳主气，故主上部天。）上部地，两颊之动脉。（在鼻两旁，近于巨髎之分，足阳明胃脉也，二阳之气而主土，故为上部地。）上部人，耳前之动脉。（在耳前曲车下陷中，手太阳小肠脉也。夫心主血而小肠为之使，人之所以生成者，血脉也，故主上部人，此阳气之在上也。朱永年曰：天主气，足太阳为诸阳主气也，地应肉，足阳明胃土之主肌肉也，人主血脉，手太阳与少阴相为表里也。）中部天，手太阴也。（两手气口之动脉，手太阴脉也。五脏之应天者肺，然脏为阴，故主中部天。徐公遐曰：中部天，故能主周身之气。）中部地，手阳明也。（在大指次指歧骨间，合谷之分，动应于手，手阳明大肠脉也。阳明居中土，故主中部地。）中部人手少阴也。（在锐骨端之动脉，手少阴心脉也。三以应人，人主血脉，心藏血脉之气，故主中部人。）下部天，足厥阴也。（在毛际外，气冲下，五里之分，动应于手，足厥阴肝脉也。厥阴为阴中之少阳，主春生之气，故主下部天。）下部地，足少阴也。（在足内踝后，太溪之分，动脉应手，足少阴肾脉也。肾为牝脏而居下，故主下部地。）下部人，足太阴也。（在鱼腹上越筋间，箕门之分，动脉应手，足太阴脾脉也。脾为阴脏而居中，故主下部人。）故下部之天以候肝，地以候肾，人以候脾胃之气。（此以下部之三候，以候膈下之三神脏焉。徐公遐问曰：上部地，以候阳明之气，奚复以下部地而候胃气耶？曰：所谓阳明者，胃之悍气，上冲于头，循咽上走空窍，下客主人，合阳明，并下人迎，此胃气别走于阳明者也。所谓胃气者，乃水谷柔和之气，与阳热慓悍之气有别，故以下部之脾脉候之。细参本经，及《灵枢》、《伤寒》诸经，其义自明矣。然荣卫气血，皆由胃气之所资生，故复以脾脉兼候胃气。曰：脾之本脉，亦可候胃气耶？曰：脾与胃以膜相运，雌雄相应耳，是以仲景以胃脉之趺阳，而候脾气，岐伯以脾脉之箕门，兼候胃气，先圣后圣，其揆一也。）帝曰：中部之候奈何？岐伯曰：亦有天，亦有地，亦有人。天以候肺，地以候胸中之气，人以候心。（肺属乾金而主气，故天以候肺。心主血脉而居肺之下，故人以候心。胸中，膻中也，宗气之所聚也。宗气者，阳明水谷之所资生，故地以候胸中之气。此以中部之三候，以候膈上之二神脏，中土之二形脏焉。张二中曰：地以候胸中之气者，言中部之候，亦兼候阳明之胃气也，今始知三部之中，而皆有阳明之胃气焉。）帝曰：上部以何候之？岐伯曰：亦有天，亦有地，亦有人。天以候头角之气，地以候口齿之气，人以候耳目之气。（太阳为诸阳主气，其经脉上额交巅，会于脑，出于项，故天以候头角之气。足阳明之气，胃腑之所生也，其经脉起于鼻交頞中，上入齿中，还出挟口环唇下，故地以候口齿之气。手太阳者，少阴心脏之府也，其经脉上目锐眦，入耳中，为听宫，故人以候耳目之气，此以膺喉头首，以候三形脏焉，盖阳藏之气在上也。朱永年曰：阳明之脉，起于鼻交頞中，手太阳之脉，抵鼻，是上部之三候，以候耳目口鼻之七窍者也。所谓七者星也，星者，人之七窍也，合腰尻下窍，共为九窍，故曰：其气九州九窍，皆通乎天气。按《针解篇》曰：人齿面目应星，盖谓人面有七孔，以应七星也。）三部者，各有天，各有地，各有人。（三部之中，而有九候。）三而成天，三而成地，三而成人。（九候之中，而各有三焉。）三而三之，合则为九，九分为九野，九野为九藏。（兼三才而三之，合则为九，九分为九野，九野者，言身形之应九野也。左足应立春，左胁应春分，左手应立夏，膺喉头首应夏至；右手应立秋，右胁应秋分，右足应立冬，腰尻下窍应冬至。六腑膈下三脏应中州，凡此九者，以候脏腑阴阳之气，故九野为九藏。按星书，立春应天文箕尾分野，禹贡冀州之域；春分应天文心房分野，禹贡徐州之域；立夏应天文翼轸分野，禹贡荆州之域；夏至应天文井鬼分野，禹贡雍州之域；立秋应天文参井分野，禹贡梁州之域；秋分应天文奎娄分野，禹贡兖州之域；立冬应天文危室分野，禹贡青州之域；冬至应天文斗牛分野，禹贡扬州之域；中州应天文张柳分理，禹贡豫州之域，故以身形应九野，九野而合九藏，九藏外通九窍，九野外合九州，而皆通乎天气，是以兼三才而三之，为九九之数。《下经》云：人生有形，不离阴阳，天地合气，别为九野，分为四时，即此义也。）故神藏五，形藏四，合为九藏。（神藏者，心藏神，肝藏魂，肺藏魄，脾藏意，肾藏志也。形藏者，胃与大肠小肠膀胱，藏有形之物也。夫五味入口，藏于肠胃，味有所藏，以养五气，气和而生，津液相成，神乃自生，是五脏之神，由肠胃津液之所生也。胃主化水谷之津液，大肠主津，小肠主液，膀胱者，津液之所藏，故以四腑为形脏，而人之阴阳气血，肌肉经脉，皆由此九藏之所生也。）五脏已败，其色必夭，夭必死矣。（夭，死色也。言五脏之神气，由形藏之资生，五色之外荣，由五脏之所发，此以九藏九候之气，而复归重于五脏之神气焉。）

帝曰：以候奈何？岐伯曰：必先度其形之肥瘦，以调其气之虚实，实则泻之，虚则补之。必先去其血脉而后调之，无问其病，以平为期。（候者，候三部九候之脉而刺之也。肥人者，血气充盈，肤革坚固，其气涩以迟，刺此者，宜深而留之。瘦人者，皮薄色少，血清气滑，易脱于气，易损于血，刺此者，宜浅而疾之。实者，邪气盛也。虚者，精气夺也。宜泻者，迎而夺之。宜补者，追而济之。去血脉者，除菀陈也。盖凡治病，必先去其血，乃去其所苦，然后泻有余，补不足，无问其病之可否，必候其气至和平，而后乃出其针也。）帝曰：决死生奈何？岐伯曰：形盛脉细，少气不足以息者危。（夫形充而脉坚大者，顺也。形充而脉小以弱者，气衰，衰则危矣。）形瘦脉大，胸中多气者死。（《针经》曰：病而形肉脱，气胜形者死，形胜气者危。盖形瘦者，正气衰也；脉大者，病气进也；胸中多气者，气胜形也；气胜形者，邪气盛而正气脱也。）形气相得者生。（天之生命，所以立形定气，形气和平，是为相得。）参伍不调者病。（此即独大独小独疾独徐之意，此总言其不调者病，下节分言之，以知病之所在。）三部九候，皆相失者死。（皆相失者，非止于参伍不调矣，此脏腑阴阳之气皆病，故死。）**上下左右之脉，相应如参舂者病甚。**（夫脉之来去，随气降升，是以九候之相应，上下若一，如参舂者，言脉之上至下去，左至右去，有如舂者之参差，彼上而此下也，此因邪病甚，而正为邪伤故也。）**上下左右，相失不可数者死。**（如参舂者，只言其来去之参差，相失不可数者，并其至数之错乱，此邪病更甚，而正气将脱，故死。）**中部之候虽独调，与众脏相失者死。**（中部天主气，中部人主血，中部地主胸中之宗气，夫上下左右之脉，交相应者，血气之循环也。脏腑之脉，得胃气而至于手太阴者，宗气之所通也，如中部之候虽独调，与众藏相失者，不得中焦之血气以资养，故死。）**中部之候，相减者死。**（上节论失其旋转相生之机，此言中焦之生原化薄。）**目内陷者死。**（目者，五脏六腑之精也，上节言中焦之根本衰微，此复言脏腑之精气消灭。）**帝曰：何以知病之所在？岐伯曰：察九候独小者病，独大者病，独疾者病，独迟者病，独热者病，独寒者病，独陷下者病。**（夫九候之相应也，上下若一，不得相失，如一部独异，即知病之所在，而随证治之。大小者，脉之体象也；疾迟者，脉之气数也；寒热者，三部皮肤之寒热也；陷下者，沉陷而不起也。《针经》曰：上下左右，知其寒温，何经所在，审皮肤之寒温滑涩，知其所苦。）**以左手足上，上去踝五寸按之，庶右手足当踝而弹之。**（此候生阳之气，以知病之死生也。诸阳气者，太阳之所主也。《根结篇》曰：太阳为开，开折则肉节渎而暴病起矣，故暴病者，取之足太阳，视有余不足。渎者，皮肤宛焦而弱也，是以知病之所在，而又当候太阳之气焉。《卫气篇》曰：足太阳之本，在跟上五寸中，而气在胫者，止之于气街，与承山踝上以下，必先按而在久，应于手，乃刺而予之。按承山乃足太阳穴，在外踝上七寸，故以左手于病者足上，上去踝五寸按之，是在承山之以下矣。庶右手于病者足上当踝而弹之，盖以左手取脉，庶右手得以在下而弹，其应过五寸以上，蠕蠕然者不病，是更过踝上五寸，而及于承山矣。故曰踝上以下，必先按而在久，踝上者，谓去踝五寸以上，而及于承山，以下者，谓承山以下，而至去踝五寸之间。盖以左手之三指，于踝上五寸，承山以下，以候太阳之气，以察病之死生。故下文曰：足太阳气绝者，其足不可屈伸，死必戴眼，盖九针之要，候气为先，足太阳为诸阳主气也。）**其应过五寸以上，蠕蠕然者不病，其应疾中手浑浑然者病，中手徐徐然者病。**（应，去声。蠕，而宣切，蠕蠕微动貌，气之和也。其应疾而中手浑浑然者，急疾而太过也。徐徐然者，气之不及也，故皆主病。）**其应上不能至五寸，弹之不应者死。**（生气绝于下，故不能上应也。）**是以脱肉身不去者死。**（是以者，承上文而言。脱肉者，皮肉宛焦而弱也。身不去者，开折而暴病留于身也。言正气虚而肉脱，邪留于身而不去者死也。）**中部乍疏乍数者死。**（太阳之气者，论先天之少阳，荣卫气血者，乃后天水谷之精气，中部乍数乍疏者，中焦之生气欲绝也。）**其脉代而钩者，病在络脉。**（夫血脉生于心而输于脾，代乃脾脉，钩乃心脉。此复申明候足上中部者，候中下二焦之生气，如病在络脉者，其脉代而钩也。）**九候之相应也，上下若一，不得相失，一候后则病，二候后则病甚，三候后则病危。所谓后者，应不俱也。**（夫人生有形，不离阴阳，天地合气，别为九野。是以九候之相应也，上下若一，不得相失。一候不应，是天地人之气，失其一矣，故主病。二候后不应，是三部之中，失其二矣，故主病甚。三候后不应，是三者皆失，故主病危。）**察其腑脏，以知死生之期。**（腑为阳，脏为阴，知阳者，知病之所从来，知阴者，知死生之期。）**必先**

知经脉，然后知病脉。（知经脉之死生出入，而后知病脉之所从来。详《经脉别论》。）真脏脉见者，胜死。（真脏脉见者，至其所胜克之日时而死。）足太阳气绝者，其足不可屈伸，死必戴眼。（此复结上文，其应上不能至五寸，弹之不应者，足太阳之气绝也。足太阳主筋，阳气者，柔则养筋，是以太阳气绝，筋挛急而足不可屈伸。太阳之脉，起于目内眦，为目上刚，脉系绝，故死必戴眼。张二中云：足不可屈伸，太阳之气绝也，死必戴眼，太阳之脉绝也。）帝曰：冬阴夏阳奈何？岐伯曰：九候之脉，皆沉细悬绝者为阴，主冬，故以夜半死。盛躁喘数者为阳，主夏，故以日中死。（此复问冬阴夏阳，以人应之奈何。按《九针论》曰：五者音也，音者冬夏之分，分于子午。阴与阳别，寒与热争，两气相搏，盖言冬至之子，阴之极也，阴极而一阳初生，阴气始下。夏至之午，阳之极也，阳极而一阴初生，阳气始下，是阴阳之气，分于子午也。至春分之时，阳气直上，阴气直下。秋分之时，阴气直上，阳气直下，是阴阳离别也。寒热者，阴阳之气也。阴阳分别，而复有交合，故寒与热争，而两气相搏也。此言三部九候之中，有天地阴阳四时五行之气，若九候之脉皆沉细，而绝无阳气之和，此为阴而主冬，故死于夜半之子。如盛躁喘数，而无阴气之和，此为阳而主夏，故死于日中之午。皆阴阳偏绝之为害也。）是故寒热病者，以平旦死。热中及热病者，以日中死。病风者，以日夕死。病水者，以夜半死。其脉乍疏乍数，乍迟乍疾者，日乘四季死。（是故者，承上文而言也。寒热病者，阴阳相乘，而为寒为热也。《本经》云：因于露风，乃生寒热，病风者，亦为寒热病也。平旦日夕，系阴阳两分之时，寒热者，乃阴阳两伤之病，是以应时而死。热中热病者，阳盛之极，故死于日中之午。病水者，阴寒之邪，故死于夜半之中。土位中央，王于四季，其脉乍疏乍数，乍疾乍迟，乃土气败而不能灌溉四脏，故死于辰戌丑未之时也。）形肉已脱，九候虽调，犹死。（形归气，气生形，形气已败，血脉虽调犹死。意言七诊之死，因气而见于脉，非血脉之为病也。故下文云，其脉候亦败者死。）七诊虽见，九候皆从者，不死。（七诊者，谓沉细悬绝，盛躁喘数，寒热，热中，病风，病水，土绝于四季也。九候皆从者，谓上下若一，无独大独小也。）所言不死者，风气之病，及经月之病，似七诊之病而非也，故言不死。（此言七诊者，乃阴阳之气，自相分离，是以应时而死，若因邪病而有似乎七诊者，不死也。风气之病，病风也。病风而阴阳相离，期以日夕死。如病风而阴阳和平，九候若一，不死也。经月之病，病水也。病水而沉细悬绝，期以夜半死。病水而阴阳和平，九候皆从，不死也。盖言七诊之死，死于阴阳分离，不因邪病，而有应时之死也。）若有七诊之病，其脉候亦败者，死矣。必发哕噫。（此复申明七诊之病，以脉候为凭，盖脉者病气之见，胃不输精，故胃败而其脉亦败者，病气而脉亦从之俱病也。脉病则其胃败者，其声哕，胃气逆而上也，逆则九候必绝，将死之脉也。）必审问其所始病，与今之所方病，而后各切循其脉，视其经络浮沉，以上下逆从循之。（始病者，病久而深也。方病者，新受之邪，病之浅也。各切循其脉者，切其病之在阴在阳，在脏在脉也。夫病久者，其脉沉而逆，方病者，其脉从而浮，故当视其经络浮沉，以上下之逆从循之。）其脉疾者不病，其脉迟者病，脉不往来者死，皮肤着者死。（夫邪伤经脉，则脉数疾，故其脉疾者，知不病在七诊也。阴阳脏气受伤，则其脉迟，故脉迟者，知其病在七诊也。脉不往来者，有七诊之病，而脉候亦败也。皮肤着者，病久而肉脱也。《根结篇》曰：皮肤薄着，毛腠夭焦，予之期死。此言方病而伤于形身经络者不死，病久而伤五脏阴阳之气者死。故曰：经病者，治其经，孙络病者，治其孙络血。若五脏阴阳之气，已绝于内，而欲以针石治其外者，未之有也。）**帝曰：其可治者奈何？岐伯曰：经病者，治其经，孙络病者，治其孙络血。**（《灵枢经》曰：经脉为里，支而横者为络，络之别者为孙络。言病在经者，刺其经。病在孙络者，去其孙络血。盖病在孙络，其邪更浅，故当出其血而泻之。）**血病身有痛者，治其经络。**（血病者，邪传舍于络脉，在络之时，痛于肌肉，故身有痛也。盖言病在经之深者，治其经病，在孙络之浅者，治其孙络，病在经络浅深之间，而痛及于肌肉者，治其经与络也。）**其病者在奇邪，奇邪之脉，则缪刺之。**（奇邪者，邪不入于经，流溢于大络，而生奇病也。夫邪客大络者，左注右，右注左，上下左右，与经相干，而布于四末，其气无常处，不入于经俞，故宜缪刺之。缪刺者，以左取右，以右取左也。）**留瘦不移，节而刺之。**（留瘦不移者，留淫日深，着于骨髓，故即于节而刺之。盖病在脉络者取之脉，病在骨节者治其节也。）**上实下虚，切而从之，索其结络脉，刺出其血，以见通之。**（《刺节·真邪篇》曰：大经调者，谓之不病，虽病谓之自已也。一经上实下虚而不通者，此必有横络盛加于大经，令之不通，视而泻之，此所谓解结也。是以上实下虚者，有横络盛加于经，以致上下不通，而有盛实也，切而从之者，切其某经之所阻，而从治之也。索其结络者，索其横络之结，而刺出其血，以见通之者，视而泻之也，以上言病在经脉者，为可治也。）**瞳子高者，太阳不足，戴眼者，太阳已绝，此决死生之要，不可不察也。**（夫九针九候之道，贵在神与气。心藏神而为阳中之太阳，肾为生气之原，而膀胱为之表里，是以独候手足之太阳者，太阳主诸阳之气也。瞳子高者，乃太阳之神气不足。盖手太阳之脉，上颊至败者，其音嘶。）**手指及手外踝上，五指留针。**（此复申明瞳子高者，太阳不足于上也。手太阳之脉，起于小指之端，循手外侧，上腕出踝中，外踝上者，在手外侧踝上也。五指者，第五之小指也。言太阳不足，当于手指及外踝上之后溪，五指之少泽上，留针以补之。盖候足太阳之气者，于足上去踝五寸而弹之，补手太阳者，当于手外踝上五指而取之，此手足之经气，交相贯通，先不足于上，而后绝于下也。张二中曰：泻者出血，补者留针。）

经脉别论篇第二十一

（言经脉病脉之各有分别。）

黄帝问曰：人之居处动静勇怯，脉亦为之变乎？（按：《三部九候论》，至《血气形志篇》，与《灵枢》之《九针论》，前后相符，只此篇与《脏气法时论》，少有异别。然此篇章旨，乃九候论之所谓必先知经脉，然后知病脉，《脏气法时论》章旨，乃九候论之所谓察其腑脏，以知死生之期。盖九针九篇，九九八十一篇，论在《灵枢经》内，此复论三部九候之法，故必先知经脉生始之原，而后知九候之病脉，知五脏生克之理，而后知死生之期，故设此二问。）**岐伯对曰：凡人之惊恐恚劳动静，皆为变也。**（言人之居处安静，其气和平，自有经常之脉，如动作过用，则变而为病脉矣。）**是以夜行，则喘出于肾，淫气病肺。**（肾属亥子，而气主闭藏，夜行则肾气外泄，故喘出于肾。肾为本，肺为末，肾气上逆，故淫伤于肺也，夫喘属肺证。又曰：阳明厥则喘，汗出于肺主之皮毛，而生于胃腑之津液，此章首论喘，次论汗者，言经脉荣卫，生于胃腑水谷之津，而通会于肺气，是有经常之理，如劳动过伤，则五脏气逆，而脉亦为之变，故先论其变，而后论其常焉。）**有所堕**

恐，喘出于肝，淫气害脾。（堕则伤筋，筋即为肝，故喘出于肝，木胜土，故淫气害脾。）有所惊恐，喘出于肺，淫气伤心。（惊则气乱，故喘出于肺，肺者心之盖，故淫气伤心。）度水跌仆，喘出于肾与骨。（跌则伤骨，骨即为肾，故喘出焉。徐公遐曰：肾生骨髓，髓生肝，骨者肾之精气所注，末言骨者，则五脏之生气，可类推之。）当是之时，勇者气行则已，怯者则着而为病也。（言此数者，皆伤五脏之气，勇者逆气已过，正气复顺，怯者则留着为病，而见病脉矣。）故曰：诊病之道，观人勇怯，骨肉皮肤，能知其情，以为诊法也。（夫气有勇怯，理有疏密，皮肤有厚薄，骨肉有坚脆，能知其情，以为诊法之要。）故饮食饱甚，汗出于胃。（汗者水谷之津液，饱甚则胃满，故汗出焉。）惊而夺精，汗出于心。（血乃心之精，汗乃血之液，惊伤心气，汗出于心，故曰夺精。经云：夺汗者无血。）持重远行，汗出于肾。（持重远行则伤骨，故汗出于肾。）疾走恐惧，汗出于肝。（疲罢伤筋，故汗出于肝。）摇体劳苦，汗出于脾。（劳伤四体，故汗出于脾。）故春秋冬夏，四时阴阳生病，起于过用，此为常也。（四时阴阳，自有经常，血气循行，各有调理，如动作过伤，则血气妄逆而生病，此自然之理也。《口问篇》曰：百病之始生也，皆生于风雨寒暑，阴阳喜怒，饮食居处。大惊卒恐，则血气分离，阴阳破散，经络厥绝，脉道不通，阴阳相逆，卫气稽留，经脉空虚，血气不次，乃失其常。是以惊恐恚劳，动作饮食，以致喘汗出者，皆使气血不次，脉道失常。故欲知经度之循行，先识变常之逆气。徐公遐曰：喘汗之证，乃经气逆行，故首提曰脉亦为之变。又曰：能知其情，以为诊法。）食气入胃，散精于肝，淫气于筋。（肝者土之胜，制则生化，故散精于肝，肝者筋其应，故淫气于筋。经曰：谷入于胃，脉道乃通，血气乃行。是荣卫气血，皆水谷之所资生，而水谷入胃，各有淫散输转之道，故又必先知经脉生始之原，而后知病脉也。）食气入胃，浊气归心，淫精于脉。（经曰：受谷者浊，胃之食气，故曰浊气。胃络上通于心，故入胃之食，气归于心，子令母实也。心气通于脉，故淫精于脉。伯高曰：谷始入于胃，其精微者，先出于胃之两焦，以溉五脏，别出而行荣卫之道，其大气之搏而不行者，积于胸中，命曰气海，出于肺，循喉咙而司呼吸。又曰：谷入于胃，乃传之肺，五脏六腑，皆以受气。所谓先出于胃之两焦者，入胃之谷气，先下淫于腑，上归于心肺，以养五脏气。此章论经脉之道，由水谷之精，以养腑脏，腑脏之精，淫于经脉，气口成寸，以决死生。所谓五脏皆禀气于胃，而至于手太阴也，其别出两行之荣卫与宗气，又当别论。同志者，当细玩诸经，体认明白。）脉气流经，经气归于肺，肺朝百脉，输精于皮毛。（脉气者，水谷之精气，而行于经脉中也。经，大经也。言入胃之谷气，先淫气于脉，百脉之经气，总归于大经，经气归于肺，是以百脉之气，皆朝会于肺也，肺会皮毛，故复输精于皮毛。）毛脉合精，行气于腑。（经云：血独盛，则淡渗皮肤，生毫毛。夫皮肤主气，经脉主血，毛脉合精者，血气相合也。六腑为阳，故先受气。张兆璜曰：淡渗皮毛之血，与经脉之血相合，故曰毛脉合精。）腑精神明，留于四脏。（腑精神明者，六腑之津液相成，而神乃自生也。谷气入胃，淫精于脉，乃传之肺，肺气散精，行气于腑，腑精留于四脏，以养五脏之气。故曰：谷入于胃，乃传之肺，五脏六腑，皆以受气。）气归于权衡，权衡以平，气口成寸，以决死生。（权衡，平也。言脉之浮沉出入，阴阳和平，故曰权衡以平。气口，手太阴之两脉口。成寸者，分尺为寸也。言五脏六腑，受气于谷，淫精于脉，变见于气口，以决其死生。）饮入于胃，游溢精气，上输于脾，脾气散精，上归于肺，通调水道，下输膀胱，水精四布，五经并行。（入胃之饮，精气上输于脾，脾气散精，上归于肺，盖脾主为胃行其津液者也。肺应天而主气，故能通调水道，而下输膀胱，所谓地气升而为云，天气降而为雨也。水精四布者，气化则水行，故四布于皮毛。五经并行者，通灌于五脏之经脉也。《平脉篇》曰：谷入于胃，脉道乃行，水入于经，其血乃成。故先论食而后论其饮焉。）合于四时五脏，阴阳揆度，以为常也。（五脏、五行之气也。揆度，度数也。总结上文，而言经脉之道，合于四时五行之次序，阴阳出入之度数，以为经脉之经常。）太阳脏独至，厥喘，虚气逆，是阴不足，阳有余也，表里当俱泻，取之下俞。（此言脏腑经脉，有阴阳相合之常度，如偏阴偏阳之独至，则为厥喘诸病。所谓先知经脉，今识病脉也。太阳脏独至者，太阳之经气独至，而无阴气之和也。阳气惟上，故下厥上喘，而虚气上逆也，是阴不足而阳有余，表里俱当泻。盖太阳经气，发原于下，而上出于肤表，故当表里俱泻，而取之下俞。）阳明脏独至，是阳气重并也，当泻阳补阴，取之下俞。（《阴阳系日月篇》曰：寅者正月之生阳也，主左足之少阳。未者六月，主右足之少阳。卯者二月，主左足之太阳。午者五月，主右足之太阳。辰者三月，主左足之阳明。巳者四月，主右足之阳明。此两阳合于前，故曰阳明。阳明之独至，是太少重并于阳明，阳盛故阴虚矣。此言阴阳并合，乃经脉之常，如阳并于阳，阴并于阴，则为病脉矣。故曰：持雌守雄，弃阴附阳，不知并合，诊故不明。）少阳脏独至，是厥气也，跷前卒大，取之下俞。（少阳主初生之气，生气厥逆于下，以致脏脉之独大于跷前也。跷者，奇经之跷脉。足少阳经脉，在阳跷之前，故跷前卒大。朱卫公曰：言跷前卒大者，释明三阳之脉，候足之三阳也。盖生阳之气，皆从下而上，由阴而阳，故俱取之下俞。又申明三阴三阳之候，候十二经之本脉也。如跷前少阳之脉卒大，而厥阴之动脉微小者，是为少阳独至也。所谓太阳少阳太阴少阴者，论阴阳之经脉也，经脉连于脏腑，故曰脏。所谓一阳二阳一阴二阴者，论三阴三阳之气也。此节论有病经而及于无病之气者，有病气而及于有形之经者，盖病在经者由脏而经，由经而气，病在气者由气而经，由经而脏也。）少阳独至者，一阳之过也。（此申明经气之各有别也。夫一阴一阳，分而为三阴三阳，三阴三阳，合于手足十二经脉，十二经脉，合于十二脏，腑所以藏物，故亦名脏也。所谓太阳阳明少阳脏独至者，言三阳经脉之独盛也。三阳经脉之独盛者，是三阳气之太过也。）太阴脏搏者，用心省真，五脉气少，胃气不平，三阴也，宜治其下俞，补阳泻阴。（此言三阴三阳之经气，皆有手有足也。夫手之太阴，足之太阴，是为三阴。是以太阴之脏脉相搏者，须用心省察，其为手之太阴，足之太阴乎。如五脉气少者，手太阴之过也。盖肺朝百脉，而输精于脏腑，肺气搏而不行，则五脉之气皆少，是以五脉气少者，知在手之太阴也。脾主为胃行其津液，脾气搏而不行，是以胃气不平，胃气不平者，知在足之太阴也。手之太阴，足之太阴，而后谓之三阴也。足之三阴，从足走腹，手之三阴，从腹走手，手足经气，交相贯通，故独取之下俞。徐公遐曰：此复申明所谓三阴三阳者，概手足而言也。盖阴阳之气，皆从下而上，故独取之下俞。）一阳独啸，少阳厥也。（此言经厥而及于气也。夫气激于喉中而浊，谓之言。气激于舌端而清，为之啸。盖气郁而欲伸出之，一阳之气独啸者，盖因少阳之经气厥逆也。所谓少阳独至，一阳之过者，言气盛而及于经也。一阳独啸，少阳厥者，言经逆而及于气也。分而论之，有气有经，合而论之，经气之相关也。朱卫公曰：以太阴开于其间者，当知三阴三阳之经气，皆若是也。张兆璜曰：少阳厥者，木火之气郁也。木郁之发，松吟高山，虎啸岩岫，古之善啸者，听溪中虎声而泻之，一阳独啸之义，盖取诸此欤。）阳并于上，四脉争张，气归于肾，宜治其经络，泻阳补阴。（阳并者，太阳阳明之气相并也。四脉者，太阳之小肠膀胱，阳明之胃与大肠，即四形藏之脉也。四脉争张，以致阳并于上，亦经厥而及于气也。肾为生气之原，此三阳之气，虚陷于肾，不能与阳相接，故宜泻其阳之络，补其阴之经，阴阳平而经气和矣。）一阴至，厥阴之治也，真虚痟心，厥气留薄，发为白汗，调食和药，治在下俞。（痟，音狷。此言经气逆，而病及于脏也。一阴者，厥阴也。是以一阴气至，当厥阴主治，而反见脏真之虚。心为酸痛，盖厥阴之气，发于命门，为心主之包络，厥阴气逆，以至真虚而心痛也。厥逆之气，留薄于心下，则上迫于肺，故发为白汗。夫真虚痛心，病在内也。经气厥逆，病在外也。病在内者，治以药食。病在外者，治以针砭。故宜调食和药，治其下俞。夫所谓一阳二阳三阳，一阴二阴三阴者，阴阳之二气也。所谓太阳阳明少阳，太阴厥阴少阴者，概脏腑经气而言也。人禀天地阴阳之气，而成此形，是有有形之脏腑经脉，有无形之阴阳六气也。虽然，脏不离乎经，经不离乎气，气不离乎脏，经气贯通，脏气并合，阴阳出入，上下循环，是以有论三阳之独至者，有论在手经足经者，有论经病而及于气，气病而及于经者，有论阴阳之不相合者，有论经气逆而病及于脏者，此皆阴阳之道，可合可分。书不尽言，举一以隐十，学者当知一经之气若是，则十二经可知，能引而伸之，进乎技矣。）帝曰：太阳脏何象？（太阳脏者，谓小肠膀胱之经脉也。象者，效象形容。此复论经气之见于脉者，各有别也。）岐伯曰：象三阳而浮也。（象者，像也。三阳，阳盛之气也，言太阳之脏脉，象阳盛之气而浮也。）帝曰：少阳脏何象？岐伯曰：象一阳也。（少阳脏者，三焦甲胆之经气，故象一阳初动之生阳。）一阳脏者，滑而不实也。（所谓一阳二阳者，乃三阳之气也。气应脉外，故以脉之浮沉，以效象阴阳之气。如在一阳之脏脉，则见脉体之滑象矣。盖阳气搏于脉中，其脉则滑，阳欲外浮，故不实也。此反结上文，而言一阳之脏脉，与一阳之气见于脉者之不同也。）帝曰：阳明脏何象？岐伯曰：象大浮也。（阳明脏者，胃与大肠之经脉也。阳明者，两阳合明，阳气合并，则阳热盛，故其象大浮。象大浮者，二阳之气也。）太阴脏搏，言伏鼓也，二阴搏至肾，沉不浮也。（此复结阴脏之经脉，与阴气之见于脉者之不同也。太阴脏搏者，乃太阴之经脉相搏，故见脉象之伏鼓。如二阴之气相搏，以至于少阴之肾，只见乎沉而不浮。盖以脉象之浮沉，以别阴阳之气；以脉体之滑动不实，鼓动而伏，以别阴阳之脉也。此篇论欲识病脉，先知经脉，然欲知经脉，又当体析其经与气焉。）

藏气法时论篇第二十二

黄帝问曰：合人形以法四时五行而治，何如而从？何如而逆？得失之意，愿闻其事。（此承上章而复问也。《经脉篇》曰：合于四时五脏，阴阳揆度，以为经脉之常。故帝以脏腑阴阳，合于人形，法于四时五行，而为救治之法。何如而从？何如而逆？反逆为从，谓之得。反顺为逆，谓之失。）岐伯对曰：五行者，金木水火土也，更贵更贱，以知死生，以决成败，而定五脏之气，间甚之时，死生之期也。（此篇论察其腑脏而知死生之期。然须法于四时五行生克之顺逆，而后死生可必。故曰：五行者，金木水火土也。言天之十干四时，地之五谷五味，人之五脏五气，皆合于此五者。以此五者而合参之，则成败死生可决矣，更贵更贱者，贵贱更互也。间者，持愈之时。甚者，加甚之时也。）帝曰：愿卒闻之。（卒，尽也。）岐伯曰：肝主春。（肝主春木之气。）足厥阴少阳主治。（足厥阴主乙木，足少阳主甲木，二者相为表里，而主治其经气。）其日甲乙。（甲为阳木，乙为阴木，在时为春，在日主甲乙。）肝苦急，急食甘以缓之。（肝主春生怒发之气，故苦于太过之急，宜食甘以缓之。）心主夏。（心主夏火之气。）手少阴太阳主治。（手少阴主丁火，手太阳主丙火，二者相为表里，而主治其经气。）其日丙丁。（丙为阳火，丁为阴火，在时主夏，在日为丙丁。）心苦缓，急食酸以收之。（吴氏曰：心以长养为令，志喜而缓，缓则心气散逸，自伤其神矣，急宜食酸以收之。）脾主长夏。（长夏、六月也，谓火土相生之时。）足太阴阳明主治。（足太阴主己土，足阳明主戊土，二经相为表里，而主治其经气。）其日戊己。（戊为阳土，己为阴土，位居中央。）脾苦湿，急食苦以燥之。（脾属阴土，喜燥恶湿，苦乃火味，故宜食苦以燥之。张二中曰：喜燥者，喜母气以资生，苦湿者，恶所胜之乘侮。）肺主秋。（主秋金之令。）手太阴阳明主治。（手太阴主辛金，手阳明主庚金，二经相为表里，而主治经气。）其日庚辛。（庚为阳金，辛为阴金，在时主秋，在日主庚辛。）肺苦气上逆，急食苦以泄之。（肺主收降之令，故苦气上逆，宜食苦以泄下之。）肾主冬。（主冬水之令。）足少阴太阳主治。（足少阴主癸水，足太阳主壬水，二经相为表里，而主治经气。）其日壬癸。（壬属阳水，癸属阴水，在时主冬，在日为壬癸。）肾苦燥，急食辛以润之，开腠理，致津液，通气也。（肾者水脏，喜润而恶燥，宜食辛以润之。谓辛能开腠理，使津液行而能通气，故润。以上论五脏之本气，而合于四时五行五味也。）病在肝，愈于夏。（此论邪气之客于身，而病在五脏者，亦合于四时五行，而有间甚之时日也。病在肝，愈于夏者，子制其鬼贼，而能令母实也。）夏不愈，甚于秋。（子休而贼旺，至其所不胜而甚也。）秋不死，持于冬。（贼气休而得母气之养，至其所生而持也。）起于春。（自得其位，故复起也。此论死生之月节也，余脏仿此。）禁当风。（风气通于肝，故禁而弗犯。）肝病者，愈在丙丁。（至其所生而愈也。）丙丁不愈，加于庚辛。（金克木也。）庚辛不死，持于壬癸。（得母气之所生而持。）起于甲乙。（本气复旺而起，此论死生之期日也。）肝病者，平旦慧，下晡甚，夜半静。（平旦乃木气生旺之时，故爽慧，下晡乃金旺之时，故病甚；夜半得母之生气，故安静，此论间甚之时也。）肝欲散，急食辛以散之。（肝气受邪，则木郁而欲散，故急食辛以散之。）用辛补之，酸泻之。（按岁运，厥阴之胜，以酸泻之；少阴之胜，以甘泻之；太阴之胜，以苦泻之。又曰：木位之主，其泻以酸，其补以辛；火位之主，其泻以咸，其补以咸；土位之主，其泻以苦，其补以甘；金位之主，其泻以辛，其补以酸；水位之主，其泻以甘，其补以苦。五味阴阳之用，辛甘发散为阳，酸苦涌泄为阴，咸味涌泄为阴，淡味渗泄为阳，六者或收或散，或缓或急，或燥或润，或软或坚，以所利而行之，调其气，使其平也。夫肝病者，厥阴之胜也，邪盛则正虚，故以辛之发散，以散其木郁，以辛之润，以补其肝气，以酸之泄，以泻其有余。所谓以所利而行之，调其气，使其平也，余脏准此。）病在心，愈在长夏，长夏不愈，甚于冬，冬不死，持于春，起于夏。（不死则能持，能持则能愈矣。）禁温食热衣。（心恶热也。）心病者，愈在戊己，戊己不愈，加于壬癸，壬癸不死，持于甲乙，起于丙丁。（当愈不愈，故有所加，值死不死，故有所起。）心病者，日中慧，夜半甚，平旦静。（《灵枢经》曰：春生夏长，秋收冬藏，是气之常也。人亦应之，以一日分为四时，朝则为春，日中为夏，日入为秋，夜半为冬，故自得其位而慧，至其所不胜而甚，至其所生而静也。）心欲软，急食咸以软之。（软，叶软。心为火脏，心病则刚燥矣，故宜食咸以软之。）用咸补之，甘泻之。（咸味下泄上涌而从水化，能泄心气以下交，涌水气以上济，水火既济，则心气自益，火欲炎散，以甘之发散而泻之。）病在脾，愈在秋，秋不愈，甚于春，春不死，持于夏，起于长夏，禁温食饱食，湿地濡衣。（胃欲清饮，故禁温食，饱食伤脾，故禁饱食。脾属阴土而恶湿，故湿地濡衣，咸宜禁之。）脾病者，愈在庚辛，庚辛不愈，加于甲乙，甲乙不死，持于丙丁，起于戊己。（天之十干，化生地之五行，地之五行，化生人之五脏，生于地，悬命于天，是以生于五行，而归命于十干也。）脾病者，日昳慧，日出甚，下晡静。（昳，音迭。昳，日昃也。应长夏之时，故慧。日出乃木旺之时，故甚。下晡乃申酉之分，应秋金之令，故静。）脾欲缓，急食甘以缓之。（土德和厚，故欲缓，病则失其中和之气矣，故宜食甘以缓之。）用苦泻之，甘补之。（脾病则土郁矣，故用苦味之涌泄，以泻夺之，以甘之缓补之。《金匮要略》曰：五脏病各有所得者愈，五脏病各有所恶，各随其所不喜者为病，是以顺其所欲之味为补也。）病在肺，愈在冬，冬不愈，甚于夏，夏不死，持于长夏，起于秋，禁寒饮食、寒衣。（形寒饮冷则伤肺，故皆禁之。）肺病者，愈在壬癸，壬癸不愈，加于丙丁，丙丁不死，持于戊己，起于庚辛。（始病则以岁月期之，病重则以旬日期之，垂死则以旦暮计之。）肺病者，下晡慧，日中甚，夜半静。（一日一夜五分之，而各有生克间甚之时。）肺欲收，急食酸以收之。（肺主秋收之令，病则反其常矣，故急食酸以收之。）用酸补之，辛泻之。（用酸收以补正，辛散以泻邪。）病在肾，愈于春，春不愈，甚于长夏，长夏不死，持于秋，起于冬，禁犯焠㶼热食，温炙衣。（焠，音翠。㶼，音埃。焠㶼，瀑渍之热食也。温炙衣，烘焙之热衣也。肾恶燥，故禁犯之。）肾病者，愈在甲乙，甲乙不愈，甚于戊己，戊己不死，持于庚辛，起于壬癸。（在四脏曰加者，言所胜之气，加于我而使病加之，是客胜也。在肾脏曰甚于戊己，乃至其所不胜而甚，是主弱也。本经凡论五脏，多不一其辞，盖阴阳之道，推之无穷。）肾病者，夜半慧，四季甚，下晡静。（四季，辰戌丑未时也。肾病者水王则慧，土王则甚，金王则静。）肾欲坚，急食苦以坚之。（肾体沉石，德性坚凝，病则失其常矣，故宜食苦以坚之。）用苦补之，咸泻之。（用苦坚以补之，咸泄以泻之。以上论五脏之病，而宜于药食者，五味各有所宜，）夫邪气之客于身也，以胜相加。（邪气者，风寒暑湿，外淫之邪也。以胜相加者，如肝病加于庚辛，心病加于子癸，所胜之气加临，而病益重也。）至其所生而愈。（如肝病者愈于夏，心病者愈于壬癸，得所生之子气而愈也。）至其所不胜而甚。（谓值其克贼之时，而病益甚也。）至于所生而持。（得所生之母气，而能支持也。）自得其位而起。（位者，本经所谓木位火位之类。值本气自旺之时，故能复起而愈也。）必先定五脏之脉，乃可言间甚之时，死生之期也。（言必先定五脏之经脉，知五脏之病脉，乃可言病之间甚，死生之期。）肝病者，两胁下痛引少腹，令人善怒。（病者，邪气实也。肝脉布胁肋，抵少腹，故两胁下痛引少腹。《灵枢经》曰：肝气实则怒。盖肝为将军之官而志怒，肝气郁而不舒，故怒也。）**虚则目䀮䀮无所见，耳无所闻，善恐，如人将捕之，**（䀮，音荒。虚者，精气夺也。䀮䀮，不明也。肝藏血而开窍于目，肝虚，故䀮䀮无所见。少阳经脉入耳中，故无所闻。胆病者，心下淡淡，如人将捕之。）**取其经，厥阴与少阳。**（经，谓经脉也。足少阳与厥阴为表里，故取二经，以通其气。）**气逆则头痛，耳聋不聪，颊肿，取血者。**（厥阴与督脉会于巅，肝气逆，故头痛。少阳气逆，故耳不聪而颊肿也。取血者，谓取其经之多血者而去之。盖足少阳与厥阴为表里，少阳常少血多气，厥阴常多血少气，脏腑经气相通，宜从厥阴之多血者而泻之。）**心病者，胸中痛，胁支满，胁下痛，膺背肩甲间痛，两臂内痛。**（手少阴心脉起心中，上挟咽，出胁下，循臑内，下肘中，循臂内后廉，手少阳小肠脉，上手臂，循臑内，出肩解，绕肩胛，二经气实，故有是痛。胁支满者，少阴之支络，满痛于胁下也。）**虚则胸腹大，胁下与腰相引而痛。**（心火气虚，则水浊上乘，故胸腹大。经云：浊气在上，则生䐜胀。心气不能交于阴，故胁下与阴相引而痛也。）**取其经少阴太阳，舌下血者。**（心脉上循咽喉，开窍于舌，故取舌下血者，盖手足阴阳所苦，必先去其血，乃去其所苦，然后泻有余，补不足。）**其变病，刺郄中血者。**（设有变病，而邪不在经络者，亦取其郄中出血，盖脏腑经气之相通也。徐公遐问曰：师言取经之多血者而去之，少阴常少血，奚独取其舌下郄中？曰：处有常变，用有经权，少阴少血者，言其常也；病有所苦，必先去其血，而后泻有余补不足者，言其变也。盖虚者亦不宜去血，变病者，又取于郄中，此皆处变用权之法。故独举少阴一经，而曰舌下血，曰变病，盖欲其类推于诸经也。）**脾病者，身重，善肌肉痿，足不收，行善瘈，脚下痛。**（脾主肌肉，主通会五脏元真之气，脾气伤，故身重而肌肉善痿。痿者，肌肉委弃不仁也。足太阴经脉，循胫膝，邪在经络，故足不收。气伤，故善瘈而痛。用二善字者，言经病而及于气也。）**虚则腹满肠鸣，飧泄，食不化。**（此因脾气虚而不能转输水谷故也。）**取其经，太阴阳明少阴血者。**（荣卫气血，始于足少阴肾，生于足阳明胃，输于足太阴脾，故取此三经，以通经气。）**肺病者，喘咳逆气，肩背痛，汗出，尻阴股膝髀腨胻足皆痛。**（此言肺肾之经气相通也。夫肺主气而发原于肾，肾为本，肺为末，母子之经气相通。是以足少阴之脉，其直者，从肾上贯膈，入肺中，循喉咙，挟舌本，病则气逆，故喘咳也。肺俞气在肩背，气逆于上，则肩背痛而汗出，逆于下，则尻阴胻膝皆痛也。按五经之论，各有不同，俱当着眼。）**虚则少气，不能报息，耳聋嗌干。**（肾为生气之原，肺主周身之气，以司呼吸，生气衰于下，不能报息于上耳，肾气衰，则耳聋，金水之气不足，则嗌干也。）**取其经太阴，足太阳之外，厥阴内血者。**（太阴，手太阴肺经之本脉也。启玄子曰：足太阳之外，厥阴内者，正谓腨内侧，内踝后之直上，则少阴脉也，视左右足脉少阴部分，有血满异于常者，即而取之。）**肾病者，腹大胫肿，喘咳，身重，寝汗出，憎风。**（肾少阴脉，起于足而上循腨，挟脐，循腹里上行而入肺，病在经络，故腹大胫肿，水邪逆于上，则喘咳，生气衰于下，则身重也，太阳之气司表，而下出于膀胱，经气逆，则表气虚，故寝汗出而恶风。）**虚则胸中痛，大腹小腹痛，清厥，意不乐。**（肾气虚而不能上交于心，故胸中痛。少阴之气，上与阳明相合，生气虚于下，故大腹小腹痛也。清厥，冷之轻者。阳气虚，故手足逆冷也。心有所忆谓之意，膻中者，臣使之官，代君行令，喜乐出焉，胸中之心气不足，故意不乐也。）**取其经，少阴太阳血者。**（少阴与太阳为表里，脏腑之经气相通，故脏病而兼及于腑经也。以上论病生于经脉肌肉，宜治之以针石者，审察其脏腑经络之虚实而取之。）**肝色青，宜食甘，粳米牛肉枣葵皆甘。**（夫精明五色者，气之华也。肝色青，则其气苦急，故宜食甘以缓之，盖五味所以养五脏之气者也。）**心色赤，宜食酸，小豆犬肉李韭皆酸。**（心志喜，喜则气缓，缓则心神懈弛，故宜食小豆犬李之酸，以收养心气。）**肺色白，宜食苦，麦羊肉杏薤皆苦。**（肺色白，其气主秋金之降令，而苦上逆，故宜食羊麦杏薤之苦，以收降其肺气。）**脾色黄，宜食咸，大豆豕肉栗藿皆咸。**（夫脾土之所以灌溉四脏者，主上渗于心肺，下泄于肝肾，如脾苦湿，则不能上渗矣，土气敦阜，则不能下泄矣。经曰：酸苦涌泄为阴，咸味渗泄为阴。故宜食苦者，取其燥土气以涌渗于上也，宜食咸者，取其行土气以渗泄于下也。）**肾色黑，宜食辛，黄黍鸡肉桃葱皆辛。**（肾色黑，则其气喜润，辛能开腠理，致津液，盖从革作辛，能通母之化原也。）**辛散，酸收，甘缓，苦坚，咸软。**（此言发散涌泄之外，而又有或收或缓或坚或软之性，善用者随其所利而行之。）**毒药攻邪。**（启玄子曰：药，谓金玉土石草木菜果虫鱼鸟兽之类，皆可以怯邪养正者也。然攻邪却病，惟毒乃能，故曰毒药攻邪。再按《本草》云：上药为君，主养命以应天，无毒，多服久服不伤人，欲轻身益气，不老延年者，本上经；中药为臣，主养性以应人，无毒有毒，斟酌其宜，欲遏病补虚羸者，本中经；下药为佐使，主治病以应地，多毒，不可久服，欲除寒热邪气，破积聚愈疾者，本下经。）**五谷为养。**（谓黍稷稻麦菽，以供养五脏之气。）**五果为助。**（谓桃李杏枣栗，以助其养。）**五畜为益。**（谓牛羊犬豕鸡，为补益五脏者也。）**五菜为充。**（谓葵藿葱韭薤，充实于脏腑者也。按《五常政大论》曰：大毒治病，十去其六，常毒治病，十去其七，小毒治病，十去其八，无毒治病，十去其九。盖毒药所以攻邪，谷肉果菜，无使过伤，能补精益气，精气充足，则邪病自除。）**气味合而服之，以补精益气。**（此总结上文，而言谷肉果菜皆有五气五味，宜和合而食之，无使偏胜，以补益精气。如偏食焦苦之气味，则增火化，如偏食咸腐之物，则增寒化。经曰：久而增气，物化之常也，气增而久，夭之由也。故宜气味和合而食之。）**此五者，有辛酸甘苦咸，各有所利，或散或收，或缓或急，或坚或软，四时五脏，病随五味所宜也。**（五者，谓毒药谷畜菜果也。言此五者，皆有辛甘之发散，有酸苦咸之涌泄，又有辛散酸收，苦坚咸软，或随四时之宜散宜收，或随五脏之所苦所欲，各随其所利而行之。此篇论察五脏，以知间甚死生之期；审贵贱，以施针砭药食之别，盖九候之病，由五脏之所生。）

宣明五气篇第二十三

（天地之间，六合之内，不离于五，人亦应之。此篇承上章，而宣明五气五味五脏五邪，故无问答之辞，而不曰论。）

五味所入，（伯高曰：胃者，五脏六腑之海也，水谷皆入于胃，五脏六腑，皆禀气于胃，五味各走其所喜，酸先走肝，苦先走心，甘先走脾，辛先走肺，咸先走肾，谷气津液已行，荣卫大通，乃化糟粕，以次传下。）**酸入肝，**（东方生风，风生木，木生酸，酸生肝，故味之酸者，入肝以养肝气。）**辛入肺，**（西方生燥，燥生金，金生辛，辛生肺，故味之辛者，入肺以养肺气。）**苦入心，**（南方生热，热生火，火生苦，苦生心，故味之苦者，入心以养心气。）**咸入肾，**（北方生寒，寒生水，水生咸，咸生肾，故味之咸者，入肾以养肾气。）**甘入脾，**（中央生湿，湿生土，土生甘，甘生脾，故味之甘者，入脾以养脾气。）**是为五入。**

五气所病，（五脏气逆而为病。）**心为噫，**（噫，不平之气也。《本经》曰：所谓上走心为噫者，阴气而上走于阳明，阳明络属心，故上走心为噫。盖此因胃气上逆于心，故为噫。）**肺为咳，**（《阴阳应象大论》曰：肺在变动为咳。）**肝为语，**（肝为将军之官，在志为怒，肝气欲达则为语。《诊要经终篇》曰：春刺冬分，邪气着脏，病不愈，又且欲言语，此言春令之肝气不舒故也。）**脾为吞，**（脾主为胃行其津液，脾气病而不能灌溉于四脏，则津液反溢于脾窍之口，故为吞咽之证。）**肾为欠为嚏，**（《灵枢经》曰：阳者主上，阴者主下，阳引而上，阴引而下，阴阳相引，故数欠，当泻足少阴，补足太阳。盖少阴之气在下，病则反逆于上，而欲引于下，欲引于下则欠，反逆于上则嚏，盖肾络上通于胃也。）**胃为气逆，为哕为恐，**（按《口问篇》曰：人之哕者，谷入于胃，胃气上注于肺，今有故寒气，与新谷气，俱还入于胃，新故相乱，真邪相攻，气并相逆，复出于胃，故为哕。盖谷入于胃，乃传之肺，而肺反还入于胃，胃受肺之寒气所逆，而欲复出于胃，故为哕。胃之逆气，下并于肾，则为恐，盖肾于胃，戊癸相合也。哕，呃逆也。哕哕，车銮声，言呃声之有输序，故曰哕。）**大肠小肠为泄，**（大肠小肠，受盛水谷，变化糟粕，病则不能化物而为泄矣。）**下焦溢为水，**（下焦如渎，水道出焉，病则反溢而为水病。）**膀胱不利为癃，不约为遗溺，**（《灵枢经》曰：三焦下俞，出于委阳，并太阳之正，入络膀胱，约下焦，实则闭癃，虚则遗溺，遗溺则补之，闭癃则泻之。）**胆为怒，**（胆为中正之官，性秉刚决，病则气郁而为怒。）**是为五病。**（谓病五脏五行之气，而六腑亦配合于五行。）**五精所并，**（谓五脏之精气相并。）**精气并于心则喜，**（多阳者多喜，心为阳脏，阴精并之，故喜。《本经》曰：神余则笑不休。）**并于肺则悲，**（肝悲哀动中则伤魂，肺虚而肝气并于肺则悲。）**并于肝则忧，**（脾忧愁不解则伤意，肝虚而脾气并于肝则忧。）**并于脾则畏，**（恐惧不解则伤精，脾虚而肾气并于脾则畏。）**并于肾则恐，**（《本经》曰：所谓恐如人将捕之者，阴气少，阳气入阴，阴阳相搏，故恐也。盖心肾为水火阴阳之主宰，是以心虚而阴精并之则喜，肾虚而阳气并之则恐。此水火二气，上下交并，其余三脏，皆所胜之气相并，所谓气不及则所胜妄行。徐公遐曰：有精相并者，有气相并者，故首提曰精气。）**是谓五并，虚而相并者也。**（此申明并者，因虚而相并也。）**五脏所恶，**（金木水火土，五脏之本气也，风寒热燥湿，五行之所生也。五脏之气，喜于生化，故本气自胜者恶之。）**心恶热，**（心为火脏，故恶热。）**肺恶寒，**（肺属清金，故恶寒。）**肝恶风，**（肝主风木，故恶风。）**脾恶湿，**（脾为阴土，故恶湿。）**肾恶燥，**（肾为水脏，故恶燥。）**是谓五恶。**（三脏恶本气之胜，肺恶肾之寒，肾恶肺之燥，此亦阴阳变换之道，而肺肾子母之气，互为本末也。）**五脏化液，**（水谷入口，其味有五，津液各走其道，五脏受水谷之津，淖注于外窍，而化为五液。）**心为汗，**（心主血，汗乃血之液也。）**肺为涕，**（出于肺窍之鼻而为涕。）**肝为泪，**（出于肝窍之目而为泪。）**脾为涎，**（出于脾窍之口而为涎。）**肾为唾，**（肾络上贯膈入肺，上循喉咙挟舌本，舌下廉泉玉英，上液之道也，故肾为唾。经曰：液者，所以灌精濡空窍者也。）**是谓五液。**（又曰五液者，肾为水脏，受五脏之精而藏之。肾之液，复入心而为血，入肝为泪，入肺为涕，入脾为涎，自入为唾，是以五液皆咸。）**五味所禁，**（阴之所生，本在五味，阴之五宫，伤在五味，故禁多食。）**辛走气，气病无多食辛；**（肺主气，辛入肺，故走气。气病而多食之，反辛散而伤气。）**咸走血，血病无多食咸；**（心主血，润下作咸，咸走血者，水气上交于心也。血病而多食之，则水反胜火矣。）**苦走骨，骨病无多食苦；**（肾主骨，炎上作苦，苦走骨者，火气下交于肾也。骨病而多食之，则火气反胜矣。此与并于心则喜，并于肾则恐之义相同，盖心肾水火之气，时相既济，故所走互更，其余三脏，是本脏之味，而走本脏所主之筋肉也。）**甘走肉，肉病无多食甘；**（脾主肌肉，甘为土味，脾病而多食之，则反伤脾气。）**酸走筋，筋病无多食酸；**（肝合筋，酸走肝，筋病而多食之，则反伤其肝气。）**是谓五禁，无令多食。**（五味所以养五脏之气者也，病则气虚，故无令多食，盖少则补，多则反伤其气。）**五病所发，**（承上文而言，五脏之病，各有所发。）**阴病发于骨，**（肾为阴脏，在体为骨，故肾阴之病，而发于骨。）**阳病发于血，**（心为阳中之太阳，在体为脉，故心阳之病，而发于血。朱永年曰：上节言咸走血，走骨，此节曰阴病发于骨，阳病发于血，正见其阴阳体用之妙。）**阴病发于肉，**（脾为阴中之至阴，体为肉，是以太阴之病，而发于所主之肌肉。）**阳病发于冬，**（肝为阴中之少阳，逆冬气则奉生者少，春为痿厥，故肝藏之阳病发于冬。）**阴病发于夏，**（肺为牝脏，逆夏气则奉收者少，秋为痎疟，故肺藏之阴病而发于夏也。夫所谓阳病发于骨，阴病发于血者，即调神论之所谓逆夏气则太阳不长，心气内洞，逆冬气则少阴不藏，肾气独沉之义，此因本气自伤而为病也。曰阳病发于冬，阴病发于夏者，因所生之母气，逆而为病也，阴阳之道，推变无穷，若胶执于心肾发于骨血，肝肺发于冬夏，又不可与论阴阳矣。）**是为五发。**（谓五脏皆有所发之处，各有所发之因。）**五邪所乱，**（言正气为邪气所乱。）**邪入于阳则狂，**（邪入于阳，则阳盛，阴不胜其阳，则脉流薄疾，并乃狂。又四肢为诸阳之本，阳盛则四肢实，实则能登高也。热盛于身，则弃衣欲走也，阳盛则使人骂詈不避亲疏也。）**邪入于阴则痹，**（痹者闭也，痛也。邪入于阴，闭而不行，则留着而为痹痛之证。故曰：病在阳者名曰风，病在阴者名曰痹。）**搏阳则为巅疾，**（《方盛衰论》曰：气上不下，头痛巅疾，盖邪气与阳气搏击于上，则为头痛巅顶之疾。）**搏阴则为喑，**（足之少阴，上系于舌，络于横骨，终于会厌，邪搏于阴，则厌不能发，发不能下，至其开合不利，故为喑。）**阳入之阴则静，**（阳分之邪，而入之阴，则病者静，盖阴盛则静也。）**阴出之阳则怒，**（阴分之邪，而出之阳，则病者多怒，盖阳盛则怒也。）**是为五乱。**（谓邪气乱于五脏之阴阳。）**五邪所见，**（夫五邪之乱于阴阳者，乱五脏阴阳之气也。正气为贼邪所伤，则五邪之胜气，外见于脉矣。）**春得秋脉，夏得冬脉，长夏得春脉，秋得夏脉，冬得长夏脉，**（春弦夏钩秋毛冬石，五脏阴阳之正气也，反得所胜之脉者，邪贼盛而见于脉也。）**名曰阴出之阳，病善怒，不治。**（夫内为阴，外为阳，在内五脏为阴，在外皮肉络脉为阳，在内所伤之脏气，而外见于脉，故名曰阴出之阳，邪出于脉，则血有余。经曰：血有余则怒。此正气为邪气所胜，故为不治。）**是为五邪皆同，命死不治。**（此言上文之所谓不治者，谓五脉皆为邪胜也。如五脏之气，为邪所胜，见四时相克之脉，皆为死不治矣。）**五脏所藏，**（脏者藏也，主藏而不泻也。）**心藏神，**（经曰：两精相搏谓之神。是神乃阴精所生，而藏于心脏。朱永年曰：所生之来谓之精。又曰：神者，水谷之精气也。是先天所生之精，与后天水谷之精，而生此神，故曰两精相搏。）肺藏魄，（并精而出谓之魄，魄乃阴精所生，肺为阴脏，故主藏魄。）肝藏魂，（随神往来谓之魂，肝为阳脏，故主藏魂。）脾藏意，（所以任物谓之心，心之所忆谓之意，心生血脉，血生脾，故心之所之意而藏于脾也。）肾藏志，（心之所之谓之志，神生于精，志生于心，亦心肾交济之义。）是为五脏所藏。（为五脏所藏之神，）五脏所主，（五脏在内，而各有所主之外合。）心主脉，（所主血，故所主在脉。）肺主皮，（肺主气，气主皮毛，故肺合皮。）肝主筋，（肝生于肾，筋生于骨，故在脏为肝，在体为筋。）脾主肉，（五脏元真之气，通会于肌肉腠理，脾气通于五脏，故所主在肉。）肾主骨，（肾藏精髓而注于骨，故所主在骨。）是为五主。（谓人身之皮腠形层，各属五脏之所主。）五劳所伤，（劳，谓太过也，上古之民，形劳而不倦。）久视伤血，（久视损神，故伤血。）久卧伤气，（久卧则气不行，故伤气。）久坐伤肉，（脾喜运动，故久坐伤肉。）久立伤骨，（久立则伤腰肾膝胫，故伤骨。）久行伤筋，（行走罢极则伤筋。）是为五劳所伤。（是五劳而伤五脏所主之血气筋骨也。）五脉应象，（五脏之脉，以应四时五行之象。）肝脉弦，（象本证之条达也。）心脉钩，（象火炎盛，而脉则环转如钩。）脾脉代，（象四时之更代也。）肺脉毛，（秋令清肃，故象羽毛之清虚。）肾脉石，（象石之沉水也。）是为五脏之脉。（夫九候之道，必先定五脏五脉，审辨其五实五虚，而后立五法，调五味以治之，故此篇宣明五脏之气焉。）

血气形志篇第二十四

夫人之常数，太阳常多血少气，少阳常少血多气，阳明常多气多血，少阴常少血多气，厥阴常多血少气，太阴常多气少血，此天之常数。（夫气为阳，血为阴，腑为阳，脏为阴，脏腑阴阳，雌雄相合，而气血之多少，自有常数。如太阳多血少气，则少阴少血多气，少阳少血多气，则厥阴多血少气，阳有余则阴不足，阴有余则阳不足，此天地盈虚之常数也，惟阳明则气血皆多，盖血气皆生于阳明也。）足太阳与少阴为表里，少阳与厥阴为表里，阳明与太阴为表里，是为足阴阳也。手太阳与少阴为表里，少阳与心主为表里，阳明与太阴为表里，是为手之阴阳也。（夫手有三阴三阳，足有三阴三阳，以合十二经脉，阴阳并交，表里相应，是以圣人持诊之道，先后阴阳而持之，诊合微之事，追阴阳之变，章五中之情，取虚实之要，知此乃足以诊。如切阴不得阳，诊消亡，得阳不得阴，守学不湛，是故脏腑阴阳，相为表里，此皆诊候之要，不可不知。）今知手足阴阳所苦，凡治病必先去其血，乃去其所苦，伺之所欲，然后泻有余，补不足。（知所苦者，知邪病在手足之何经也。先去其血，除菀陈也，菀陈去则无所苦矣。伺之所欲者，伺其欲散欲软，欲缓欲收，盖必先定五脏之病，五脏已定，九候已备，而后乃存针。有余者，邪气盛也，不足者，精气夺也，有余则泻之，不足则补之。）欲知背俞，先度其两乳间，中折之，更以他草度去半已，即以两隅相拄也，乃举以度其背，令其一隅居上，齐脊大椎，两隅在下，当其下隅者，肺之俞也。（俞，音输。度，音铎。拄，音主。此论取五俞之法。五脏之俞，皆在于背，背者，胸之府也，故先量其两乳，而后定其背之俞焉。度，量也。言以草量其乳间，中折之，更以他草度此草，去半已，使与中折之草，拄为三隅，以一隅上齐脊之大椎，两隅分而拄下，当其下隅之尽处，是肺俞也。盖九针九候之道，先以五脏为主。）复下一度，心之俞也。复下一度，左角肝之俞也，右角脾之俞也。复下一度，肾之俞也。是谓五脏之俞，灸刺之度也。（度，叶渡。度。度数也。俞、输同。五脏血气，输转传布也。吴鹤皋曰：此取五脏俞法，与甲乙经不合，盖古人别为一法者也。）形乐志苦，病生于脉，治之以灸刺。（形乐志苦，形乐志乐，贵人也。形苦志乐，形苦志苦，常人也。所谓更贵更贱，以知死生，以决成败也。《金匮要略》曰：血痹病，从何得之？师曰：夫尊荣人，骨弱，肌肤盛，重困疲劳，汗出，卧不时动摇，加被微风，遂得之，宜引针引阳气，令脉和，紧去则愈。盖形乐则肌肤盛，肌肤盛则阳气留于阴也久。阳不在表，则邪直伤于阴，志苦则伤神，神伤则血脉虚，而邪气易入，故病生于脉也。宜灸以启留陷之阳，宜刺以去血脉之痹。）形乐志乐，病生于肉，治之以针石。（形乐志乐，则过于安逸矣，过于安乐，则神机不转，气血羁留，故病生于肉，宜治以针石，引而通之。）形苦志乐，病生于筋，治之以熨引。（吴鹤皋曰：劳苦其形则伤筋，志逸而乐，则血脉未尝受病，故治之以熨烙导引，使血脉荣养于筋，则就安矣。）形苦志苦，病生咽嗌，治之以甘药。（百忧感其心，万事劳其形，则阴阳气血皆伤矣。夫嗌主天气，咽主地气，天者阳气，地者阴气，此阴阳气血皆伤，故病生嗌咽，是宜甘药以调其脾胃焉。《终始篇》曰：阴阳俱不足，补阳则阴竭，泻阴则阳脱。如是者，可将以甘药，不可饮以至剂，如此者弗灸。朱永年曰：吭嗌，喉也。）形数惊恐，经络不通，病生于不仁，治之以按摩醪药。（惊则气乱，恐则气下，盖血随气行，气数乱逆则经络不通，荣卫不行，是以病生于不仁，宜按摩醪药，以行其荣卫血气焉。朱永年曰：酒者熟谷之液，其性慓悍，其气先行于荣卫，故宜于醪药也。）是谓五形志也。（谓大人布衣，有此五者之形志。）刺阳明出血气，刺太阳出血恶气，刺少阳出气恶血，刺太阴出气恶血，刺少阴出气恶血，刺厥阴出血恶气也。（恶，去声。此言六经之气血，各有多少，宜从其多者而去之。盖邪在气分者，可从血出；邪在血分者，可从气出也。阳明气血皆多，故刺可出血出气。太阳多血少气，故刺宜出血而恶出气。少阳多气少血，故刺宜出气而恶出血。太阴多气少血，故刺宜出气而恶出血。少阴多气少血，故刺宜出气而恶出血。厥阴多血少气，故刺宜出血而恶出气。此气血之常数，针刺之常法也。《针经》曰：刺荣者出血，刺卫者出气。按《灵枢·经水》曰：十二经之多血少气，与其少血多气，与其皆多血气，与其皆少血气，皆有大数，其治以针艾，各调其经气，固其常有合。又曰：足阳明，五脏六腑之海也，其脉大血多，气盛热壮，刺此者不深弗散，不留不泻也。足阳明刺深六分，留十呼。足太阳深五分，留七呼。足少阳深四分，留五呼。足太阴深三分，留四呼。足少阴深二分，留三呼。足厥阴深一分，留二呼。手之阴阳，其受气之道近，其气之来疾，其刺深者，皆无过二分，其留皆无过一呼，其少长大少肥瘦，以心撩之，命曰法天之常。灸之亦然，灸而逾此者，得恶火，则骨枯脉涩，刺而过此者，则脱气。）

宝命全形论篇第二十五

黄帝问曰：天覆地载，万物悉备，莫贵于人，人以天地之气生，四时之法成。（王冰曰：天以德流，地以气化，德气相合，而乃生焉。易曰：天地氤氲，万物化醇，此之谓也。则假以温凉寒暑，生长收藏，四时运行，而方成立。）君王众庶，尽欲全形。（王冰曰：贵贱虽殊，然其宝命一矣，故好生恶死者，贵贱之常情也。）形之疾病，莫知其情，留淫日深，着于骨髓，心私虑之，余欲针除其疾病，为之奈何。（王冰曰：虚邪之中人微，先见于色，不知于身，有形无形，故莫知其情状也，留而不去，淫衍日深，邪气袭虚，故着于骨髓。帝矜不度，故请行其针。）岐伯对曰：夫盐之味咸者，其气令器津泄。弦绝者，其音嘶败；木敷者，其叶发；病深者，其声哕。人有此三者，是谓坏腑，毒药无治，短针无取，此皆绝皮伤肉，血气争黑。（此言脏腑经络，皆由胃气之所资生，如胃气已败，虽毒药无所用其功，针石无所施其力，欲宝命全形者，当先养其胃气焉。夫盐之味咸者，性本润下，如置之器中，其气上升，令津泄泽于器之上。如弦欲绝者，其音必先嘶败，如木气敷散，其叶早发生，此三者，以喻有诸内而形诸外，以比哕之腑坏而后发于音声。夫哕有三因，如因肺气逆而欲复出于胃者，橘皮竹茹汤主之，此哕之逆证也。如哕而腹满，当视其前后，知何部不利，利之而愈者，此哕之实证也。如有此三者之比，而其声哕者，哕之败证也，此因病深而胃腑已坏，虽毒药无可治其内，短针无可取其外，此皆皮毛焦绝，肌肉损伤，而气血争为腐败矣。黑者，腐之色也。朱永言曰：《金匮要略》云：六腑气绝于外者，手足寒，上气脚缩，五脏气绝于内者，利不禁，手足不仁，此哕之坏证也。所谓坏腑者，言病深，而五脏六腑，血气皮肉，俱已败坏。）帝曰：余念其痛心，为之乱惑反甚，其病不可更代，百姓闻之，以为残贼，为之奈何。（更代，更易时月也。残贼，残忍其死，而贼害不仁也。）岐伯曰：夫人生于地，悬命于天，天地合气，命之曰人。（王冰曰：形假物成，故生于地，命惟天赋，故悬于天，德气同归，故谓之人也。《灵枢经》曰：天之在我者德，地之在我者气，德流气薄而生者也，然德者道之用，气者生之母也。）人能应四时者，天地为之父母。（王冰曰：人能应四时和气而养生者，天地恒畜养之，故为父母。《四气调神大论》曰：夫四时阴阳者，万物之根本也，所以圣人春夏养阳，秋冬养阴，以从其根，故与万物浮沉于生长之门。）知万物者，谓之天子。（吴崐曰：知万物，则能参天地，赞化育，是谓天之子也。）天有阴阳，人有十二节。（《邪客篇》曰：岁有十二月，人有十二节。《生气通天论》曰：夫自古通天者生之本，本于阴阳，天地之间，六合之内，其气九州九窍五脏十二节，皆通乎天气。十二节者，手足之十二大节也。盖天有阴阳寒暑以成岁，人有十二节以合手足之三阴三阳，十二经脉以应天之十二月也。）天有寒暑，人有虚实。（寒暑者，天之阴阳消长也。虚实者，人之阴阳消长也。）能经天地阴阳之化者，不失四时，知十二节之理者，圣智不能欺也。（言能经理天地阴阳之造化者，不失四时之运行，知十二经脉之理，而合于天之阴阳，惟圣智者能之，又何欺之有。）能存八动之变，五胜更立，能达虚实之数者，独出独入，呿吟至微，秋毫在目。（呿，音区。存，存心也。八动，八风之变也。五胜，五行之胜克也。更立者，言五行之有胜制，胜则贼害，制则生化，万物尽然，不可胜竭也。独出独入者，言能存心于八动五胜，明达于虚实之数，而出入补泻之有独见也。呿，卧声，口张而不合，气之虚也。呻吟之声，气之实也。言其呿吟之至微，而虚实之秋毫，皆在吾目矣。）帝曰：人生有形，不离阴阳，天地合气，别为九野，分为四时，月有小大，日有短长，万物并至，不可胜量，虚实呿吟，敢问其方。（人秉天地阴阳之气而生此形，是以与天地合气而成九候也，别为九野者，以身形之应九野也，分为四时者，左足应立春，左胁应春分，左手应立夏，膺喉头首应夏至，右手应立秋，右胁应秋分，右足应立冬，腰尻下窍应冬至也。月有小大，日有短长，言气候之有盈虚，人与天地万物之气皆然，而不可胜量也。虚实呿吟者，以呿吟之至微，而知其虚实也，欲法天则地而为针刺之法，敢问其方。）**岐伯曰：木得金而伐，火得水而灭，土得木而达，金得火而缺，水得土而绝，万物尽然，不可胜竭。**（伯言针石之道，必先定五脏，备九候，而后乃存针，然五脏五行之气，有相胜更立，不可不知。如木得金则伐，火得水则灭，金得火则缺，水得土则绝，此所胜之气而为贼害也，如土得木而达，此得所胜之气而为制化也，万物之理皆然，而不可胜竭。）**故针有悬布天下者五，黔首共余食，莫之知也。**（共、供同。黔首，黎民也。悬布天下者，先立针经以示人，而百姓只可力田以供租税，有余粟以供养，其于治针之道，莫之知也。）**一曰治神，**（神在秋毫，属意病者，神属勿去，知病存亡。）**二曰知养身，**（以身之虚，而逢天之虚，两虚相感，其气至骨，入则伤五脏，故当知日之寒温，月之虚盛，四时气之浮沉，而调之于身，工候救之，勿能伤也。）**三曰知毒药为真，**（毒药，所以攻邪者也。如知之不真，用之不当，则反伤其正气矣。故帝曰：余欲弗使被毒药，欲以微针通其经脉，调其血气。）**四曰制砭石小大，**（上古之世，未有冶铸，以砭石为针，制有大小，随病所宜，其后始造九针，以代镵石。经曰：小之则无内，大之则无外。盖治外者，制小其针，治内者，制其大也。）**五曰知腑脏血气之诊。**（腑为阳，脏为阴，气为阳，血为阴，人生有形，不离阴阳，故必先知脏腑气血之虚实，而后可以行针。）**五法俱立，各有所先。**（言上古之世，立此五法，而各有所宜先者。）**今末世之刺也，虚者实之，满者泄之，此皆众工所共知也。**（只知泻有余，补不足，此粗工之所共知。）**若夫法天则地，随应而动，和之者若响，随之者若影，道无鬼神，独来独往。**（法天则地者，必候日月星辰，四时八正之气，随气应而用其针，是因天地之时而调和气血也，迎之随之，以意和之，如响应声，如影随形，得心应手，取效若神，而离合出入，自有独见，不与众闻。徐公遐曰：来者为阳，往者为阴。鬼神者，阴阳之气也，言道在纯一，而若无鬼神矣。朱子曰：鬼神，天地之功用，造化之迹也。）**帝曰：愿闻其道。岐伯曰：凡刺之真，必先治神。**（真者，真一无妄。神者，阴阳不测之谓。言刺之道，虽有阴阳虚实之分，而必先归于治神。）**五脏已定，**（凡刺之道，毕于终始，明知终始，五脏为纪，阴阳定矣。）**九候已备，后乃存针。**（知诊三部九候之病脉处，而后存针以治之。）**众脉不见，众凶弗闻，外内相得，无以形先。**（按《九针十二原篇》曰：皮肉筋脉，各有所处，病各有所宜，各不同形，各以任其所宜，取五脉者死，取三脉者恇。故曰：众脉不见，众凶弗闻，言不可以滥取也。脏腑在内，皮肤筋脉在外，外内之相应者，贵在得神，而无以形先，盖言上守神，粗守形也。）**可玩往来，乃施于人。**（言知机之道，而后乃施于人。《九针十二原篇》曰：粗守关，上守机。机之动，不离其空，空中之机，清净而微，其来不可逢，其往不可追，知机之道者，不可挂以发，不知机道，叩之不发，知其往来，为与之期。）**人有虚实，五虚弗近，五实弗远。**（五虚者，五脏之精气夺也。五实者，五脉之邪气盛也。夫用针者，观察病人之态，以知精神魂魄之存亡，得失之意。五者已伤，针不可以治之，故曰五虚弗近。邪实者，急取而泻之，故曰五实弗远。）**至其当发，间不容瞚。**（瞚，音舜，与瞬同。刺之微在迟速，知其可取，有如发机，间不容于瞬息也。）**手动若务，针耀而匀。**（动，用针也。务，专一也。耀，光净也。匀，均匀也。）**静意视义，观适之变。**（适，至也，静己之意。视针之义，以观气至之变。）是谓冥冥，莫知其形。（冥冥者，视之无形也，言形气荣卫之不形于外，而工独知之。）见其乌乌，见其稷稷，从见其飞，不知其谁。（张介宾曰：此形容用针之象有如此者。乌乌，言气至如乌之集也。稷稷，言气盛如稷之繁也。从见其飞，言气之或往或来，如乌之飞也。然此皆无中之有，莫知其谁为之也。）伏如横弩，起如发机。（王冰曰：血气之未应针，则伏如横弩之安静，其应针也，则起如机发之迅速。）帝曰：何如而虚，何如而实？（复问治虚实之法。）岐伯曰：刺虚者须其实，刺实者须其虚。（言刺虚者，须俟其气至而实；刺实者，须俟其气泄而虚。）经气已至，慎守弗失，深浅在志，远近若一，如临深渊，手如握虎，神无营于众物。（按《针解论》云：刺实须其虚者，留针，阴气隆至，乃去针也。刺虚须其实者，阳气隆至，针下热，乃去针也。经气已至，慎守弗失者，勿变更也。深浅在志者，知病之内外也。远近如一者，深浅其候等也。如临深渊者，不敢堕也。手如握虎者，欲其壮也。神无营于众物者，静志观病人，无左右视也。）

八正神明论篇第二十六

黄帝问曰：用针之服，必有法则焉，今何法何则？（服，事也。法，方法。则，准则也。）岐伯对曰：法天则地，合以天光。（谓合天之寒暑，日之寒温，月之盈虚，星辰之行度。）帝曰：愿卒闻之。岐伯曰：凡刺之法，必候日月星辰，四时八正之气，气定乃刺之。（候日月者，谓日之寒温，月之空满也。星辰者，先知二十八宿之分，以纪日月之行也，四时八正之气者，谓四时之气，八方之风也。定，安静也。气定乃刺之者，谨候其气之安静而刺之也。）是故天温日明，则人血淖液而卫气浮，故血易泻，气易行；天寒日阴，则人血凝泣而卫气沉。（淖，和也。泣与涩同。言天温日明则阳气盛，人之血气亦应之，故血和润而易泻，卫气浮而易行，天寒日阴则阴气盛，故人血凝泣而卫气沉，凝则难行，沉则不应矣。）月始生，则血气始精，卫气始行；月郭满，则血气实，肌肉坚；月郭空，则肌肉减，经络虚，卫气去，形独居。是以因天时而调血气也。（精，纯至也。月乃阴水之精，故潮汐之消长，应月之盈亏，人之形体属阴，精血属水，故其虚实浮沉，亦应于月。）是以天寒无刺。（血泣而卫沉也。）天温无凝。（天气温和，则血气无凝滞而易行。）月生无泻。（恐伐其生气也。）月满无补，（恐重实也。）月郭空无治。（正气虚而邪气不去也。）是谓得时而调之。（谓得天时而调其血气也。）因天之序，盛虚之时，移光定位，正立而待之。（因天气之和，月之盛满，候日迁移，定气所在，南面正立，待气至而刺之。）故曰：月生而泻，是谓脏虚。（脏，阴也，内也。谓虚其里阴，初生之血气。）月满而补，血气扬溢，络有留血，命曰重实。（重，平声。月满则血气充溢于形身之外，若重补之，则络有留血，是谓重实也。）月郭空而治，是谓乱经。阴阳相错，真邪不别，沉以留止，外虚内乱，淫邪乃起。（用针之要，在于知调阴阳。月郭空，则阴阳荣卫皆虚，正不胜邪，则邪留不去，而正气反错乱矣。）帝曰：星辰八正何候？岐伯曰：星辰者，所以制日月之行也。（伯高曰：岁有十二月，日有十二辰，子午为经，卯酉为纬，周天二十八宿，而一面七星，四七二十八星，房昴为纬，虚张为经，是故房至毕为阳，昴至心为阴。盖日月经天，有南陆北陆之行，有朔望虚盈之度，故星辰者，所以纪日月之行，而人之荣卫，亦有阴阳虚实之应也。）**八正者，所以候八风之虚邪，以时至者也。**（八正者，八方之正位也。八方之气，以时而至，谓之八风。风从其所居之乡来为实风，主生长，养万物，如月建在子。风从北方来，冬气之正也，月建在卯。风从东方来，春气之正也，月建在午。风从南方来，夏气之正也，月建在酉。风从西方来，秋气之正也。如春夏之交，风从东南来。夏秋之交，风从西南来。秋冬之交，风从西北来。春冬之交，风从东北来。此四方四维之正气，主生长万物者也，从其冲后来为虚风，伤人者也，主杀，主害。冲后来者，从冲犯之方而来，如太一居子，风从南方来，火反冲水也。太一居卯，风从西方来，金来犯木也，故以八方之位，以候八风之正气，候八节之风邪。）**四时者，所以分春秋冬夏之气所在，以时调之也。**（四时之气所在，如春气在经脉，夏气在孙络，长夏气在肌肉，秋气在皮肤，冬气在骨髓。又如正月二月，人气在肝，三月四月，人气在脾，五月六月，人气在头，七月八月，人气在肺，九月十月，人气在心，十一月十二月，人气在肾，此皆气之所在，以时而调之也。）**八正之虚邪，而避之勿犯也。**（八方之虚邪，主杀主害者，谨候而避之。故圣人日避虚邪之道，如避矢石然，邪勿能害也。朱永年曰：日避者，候太一徙居中宫之日而避之也。）**以身之虚，而逢天之虚，两虚相感，其气至骨，入则伤五脏，工候救之，弗能伤也。**（身之虚，血气虚也。天之虚，虚乡之邪风也。两虚相感，故邪气至骨，而入伤五脏，上工调其九候而救之，始勿能伤害其性命。）**故曰：天忌不可不知也。**（天忌者，谓太一徙居中宫，乃天道所当避忌之日。太一，北极也。斗杓所指之辰，谓之月建，即气令所主之方。如冬至四十六日，月建在北，太一居叶蛰之宫。叶蛰，坎宫也。立春四十六日，居天留，天留，艮宫也。春分四十六日，居仓门，仓门，震宫也。立夏四十五日，居阴洛，阴洛，巽宫也。夏至四十六日，居天宫，天宫，离宫也。立秋四十六日，居玄委，玄委，坤宫也。秋分四十六日，居仓果，仓果，兑宫也。立冬四十五日，居新洛，新洛，乾宫也。明日复居叶蛰之宫，曰冬至矣。此太一一岁所居之宫也。又太一日游，以冬至之日，居叶蛰之宫，数所在日，从一处至九日，复反于一，常如是无已，终而复始。太一移日者，始移宫之第一日也。如太一徙立于中宫，乃九日中之第五日也，其日风从南方来，名曰大弱风，其伤人也，内舍于心，外在于脉，气主热。风从西南方来，名曰谋风，其伤人也，内舍于脾，外在于肌，其气主为弱。风从西方来，名曰刚风，其伤人也，内舍于肺，外在于皮肤，其气主为燥。风从西北方来，名曰折风，其伤人也，内舍于小肠，外在于手太阳脉，脉绝则溢，脉闭则结不通，善暴死。风从北方来，名曰大刚风，其伤人也，内舍于肾，外在于骨，与肩背之膂筋，其气主为寒也。风从东北方来，名曰凶风，其伤人也，内舍于大肠，外在于两胁腋骨下，及肢节。风从东方来，名曰婴儿风，其伤人也，内舍于肝，外在于筋纽，其气主为身湿。风从东南方来，名曰弱风，其伤人也，内舍于胃，外在肌肉，其气主体重。此八风皆从其虚之乡来，乃能病人，三虚相搏，则为暴病卒死，两实一虚，病则为淋露寒热，犯其雨湿之地则为痿。又身形之应九野，左足应立春，其日戊寅己丑。左胁应春分，其日乙卯。左手应立夏，其日戊辰己巳。膺喉头首应夏至，其日丙午。右手应立秋，其日戊申己未。右胁应秋分，其日辛酉。右足应立冬，其日戊戌己亥。腰尻下窍应冬至，其日壬子。六腑膈下三脏应中州。其大禁，大禁太一所在日，及诸戊己，是谓天忌，宜避针刺。）**帝曰：善。其法星辰者，余闻之矣，愿闻法往古者。岐伯曰：法往古者，先知《针经》也。**（按《灵枢》首篇，黄帝问曰：余子万民，养百姓而收其租税，余哀其不给，而属有疾病，余欲勿使被毒药，无用砭石，欲以微针通其经脉，调其血气，先立针经，愿闻其情。故曰法往古者，先取法乎针经也。验于来今者，取验于本经之论也。是以三部九候诸篇，皆补论针经未尽之旨。再按《官针篇》曰：用针者，不知年之所加，气之盛衰，虚实之所起，不可以为工。故本经补论岁运八篇，立数万余言，亦详悉灵枢之所未尽者。）验于来今者，先知日之寒温，月之虚盛，以候气之浮沉，而调之于身，观其立有验也。（验于来今者，言针经之所未发明也。盖人生于地，悬命于天，天地合气，命之曰人，是以本卷九篇，论三部九候，而各有天，各有地，各有人。以天之日月虚盈，地之经水动静，以候气之浮沉，血之凝淖，所谓法天则地，调之于身。故曰：三部九候为之原，九针之论，不必存矣。）观其冥冥者，言形气荣卫之不形于外，而工独知之，以日之寒温，月之虚盛，四时气之浮沉，参伍相合而调之，工常先见之，然而不形于外，故曰观于冥冥焉。（言上工取法天地，先知日之寒温，月之虚盈，四时气之浮沉，与人之形气荣卫，参伍相合而调之。是虽形气荣卫之不形于外，而工已独知之，故曰观于冥冥焉。）通于无穷者，可以传于后世也。（承上文而言，通于天地阴阳无穷之道者，可传于万世也。）是故工之所以异也，然而不形见于外，故俱不能见也。视之无形，尝之无味，故谓冥冥，若神仿佛。（此复言观于冥冥者，不形见于外，视之无形，尝之无味，仿佛乎若神，是以粗工之不能俱见也。上工独知之者，先以日月四时之气，调之于身，故常先见之，是故工之所以有异也。）虚邪者，八正之虚邪气也。（所谓虚邪者，乃八方虚乡所来之邪气，其入于身也深。）正邪者，身形若用力，汗出腠理开，逢虚风，其中人也微，故莫知其情，莫见其形。（所谓正邪者，八方之正气也。正气者，正风也。从一方来，非实风，又非虚风也，其中人也浅，是以逢人之汗出，腠理开，而后入于肌腠络脉之间，然其中人也亦微，故莫知其情，莫见其形。）上工救其萌芽，必先见三部九候之气，尽调不败而救之，故曰上工。（此言虚邪之始中人也，亦起于毫毛，发于腠理，其入深，则搏于筋骨，伤人五脏，故上工救其萌芽，始发，见其洒淅动形而即治之，不使有伤三部九候之气，是为上工也。朱永年曰：虚乡之邪，逢人之虚，则中人也深，而入伤五脏，如人之九候尽调者，亦始伤毫毛，故当救其萌芽，勿使伤败九候之气。）下工救其已成。救其已败，救其已成者，言不知三部九候之相失，因病而败之也。（已成者，入伤荣卫，而病已成。已败者，三部九候之气，已为邪所伤败。下工救其已成者，言不知三部九候之相失者，因邪病而败之也。此言上工救其萌芽，不使邪伤正气，下工救其已成，则正气已败，不亦晚乎。）知其所在者，知诊三部九候之病脉处而治之，故曰守其门户焉，莫知其情而见邪形也。（此言正邪之中人也微，莫知其情，莫见其形，上工知诊三部九候之病脉，故能知其所在，知其所在，即于病脉处而治之，故曰守其门户焉，言守其真气，而邪自去矣。朱永年曰：上工知诊三部九候之病脉，故能见其邪形，下工不知所诊，则亦莫见其形矣。）帝曰：余闻补泻，未得其意。（补正泻邪，各有其法。）岐伯曰：泻必用方。方者，以气方盛也，以月方满也，以日方温也，以身方定也，以息方吸而纳针，乃复候其方吸而转针，乃复候其方呼而徐引针，故曰泻必用方，其气而行焉。（内，叶讷。天包乎地，圆者，天之象也。气生于地，方者，地之象也。盖以天地阴阳四时之气，合人形之虚实，而为补泻之法，故曰圆与方，非针也。气方盛，月方满，日方温，则人之真气充而邪易泻也。身方定，阴阳不相错也。息方吸而内针，吸天地之气，以助其气也，故泻必用方，其气盛而行焉。）补必用圆。圆者行也，行者移也。（补必用圆者，圆活其气之周行于外内也。经气周行，则移其真气之隆至矣。）刺必中其荣，复以吸排针也。（必中荣者，刺血脉也。排，推也。候其吸而推运其针也。盖泻者，候其呼出而徐引针以泻之。补者，候其吸入而推内以补之也。）故圆与方，非针也。（方圆之道，非用针之妙，在得气与神也。）故养神者，必知形之肥瘦，荣卫血气之盛衰。血气者，人之神，不可不谨养。（知形之肥瘦，则知用针之浅深。知血气之盛衰，则知方圆之补泻。血气者，五脏之神气也。能知形之肥瘦，气之盛衰，则针不妄用，而神得其养矣。）帝曰：妙乎哉论也！合人形于阴阳四时虚实之应，冥冥之期，其非夫子，孰能通之。然夫子数言形与神，何谓形？何谓神？愿卒闻之。（形谓身形，神谓神气。）岐伯曰：请言形，形乎形，目冥冥，问其所病，索之于经，慧然在前，按之不得，不知其情，故曰形。（所谓形者，观其冥冥，而知病之所在也。《邪气脏腑病形篇》曰：虚邪之中身也，洒淅动形；正邪之中人也微，先见于色，不知于身，若有若无，若亡若存，有形无形，莫知其情。故曰：按之不得，不知其情。）帝曰：何谓神？岐伯曰：请言神，神乎神，耳不闻，目明心开，而志先慧然独悟，口弗能言，俱视独见，适若昏，昭然独明，若风吹云，故曰神。（所谓神者，谓气至之若神也。耳不闻者，毋闻人声，以收其精也。目明者，观于冥冥也。志者，心之所之也，言心开而志先慧悟也。口弗能言者，得气之妙，不可以言语形容也。俱视独见者，众人之所共视，而我独知之也。适，至也，言气至若昏，而我昭然独明也。气至而有效，效之信，若风之吹云，明乎若见苍天，刺之道毕矣。）三部九候为之原，九针之论，不必存也。（原，谓十二原也。盖言九针之论，以十二原，主治五脏六腑之病。今法则天地，而以天地人之三部九候为之原，则九针之论，不必存矣。此言法往古者，已先知其针经，验于来今者，知三部九候之道，今论三部九候之本原，则九针之论，不必存心而再问矣。）

离合真邪论篇第二十七

黄帝问曰：余闻《九针》九篇，夫子乃因而九之，九九八十一篇，余尽通其意矣。（此承上章而言九针之道，备载针经八十一篇，余已悉会其意。）经言气之盛衰，左右倾移，以上调下，以左调右，有余不足，补泻于荣腧，余知之矣。（帝言针经之大略若此，而余已知之。）此皆荣卫之倾移，虚实之所生，非邪气从外入于经也。余愿闻邪气之在经也，其病人何如，取之奈何？（言《针经》多论正气之虚实，未详言邪气之入经。朱永年曰：邪气入于血脉之中，真气与邪气，有离有合，故以名篇。）岐伯对曰：夫圣人之起度数，必应于天地，故天有宿度，地有经水，人有经脉。（起度数者，论身形之有三百六十五度也。宿谓二十八宿，度谓周天之度数。经水谓清水、渭水、海水、湖水、汝水、渑水、淮水、漯水、江水、河水、济水、漳水，以合人之十二经脉。天之二十八宿，房至毕为阳，昴至心为阴。地之十二经水，漳以南为阳，海以北为阴，宿度经水之相应也。上章论日月星辰四时八正之气，以应人之荣卫气血，此复论地之经水，以应人之经脉，斯天地合气，而为三部九候焉。徐公遐曰：身形之应天地阴阳也，身半以上为天，身半以下为地，左为阳，右为阴，背为阳，腹为阴。）**天地温和，则经水安静；天寒地冻，则经水之凝泣；天暑地热，则经水沸溢；卒风暴起，则经水波涌而陇起。**（此言人之经脉，应地之经水，经水之动静，随天气之寒温。所谓地之九州，人之九脏，皆通天气，陇隆同，涌起貌。）**夫邪之入于脉也，寒则血凝泣，暑则气淖泽，虚邪因而入客，亦如经水之得风也，经之动脉，其至也，亦时陇起，其行于脉中，循循然。**（此言邪入于经，寒则血如经水凝泣，暑则气如经水之沸溢而淖泽。虚风，虚乡之邪风也。经之动脉，谓经血之动于脉也。言虚风之邪，因而入客于经，亦如经水之得风，其至于所在之处，亦波涌而陇起。循循，次序貌。言邪在于经，虽有时陇起，而次序循行，无有常处。）**其至寸口中手也，时大时小，大则邪至，小则平。**（此以寸口之脉，而候邪之起伏也。夫邪之入于脉也，如经水之得风，亦时陇起，故有时而脉大，有时而脉小，大则邪至而陇起，小则邪平而不起也。）**其行无常处，在阴与阳，不可为度。**（此即以寸口之脉，而候其邪之在阴在阳也。盖邪在于经，次序循行，无有常处，或在于阴，或在于阳，寸口者，左右之两脉口，概寸尺而言也。如邪在阳分，则两寸大而两尺平，邪在阴分，则两尺大而两寸平，然只可分其在阴与阳，而不可为度数。盖言以寸口分其阴阳，以九候而分其度数也。）**从而察之，三部九候，卒然逢之，早遏其路。**（即从其邪之在阴在阳而察之，则三部九候之中，卒然逢之矣，早遏其路者，知气之所在，而守其门户焉。朱永年曰：神脏为阴，形脏为阳，知在阳分，即从阳之诸经而察之。三部之中，有独大独盛者，病之所在矣。知在阴分，即从诸阴经而察之，三部之中，有独大独盛者，病之所在矣。即从所在之处，迎而取之，则遏其行路矣。）**吸则纳针，无令气忤。**（纳叶讷，此以下论刺邪之法，以息方吸而纳针，无令其气逆也。）**静以久留，无令邪布。**（《针解篇》曰：刺实须其虚者，留针，阴气隆至，乃去针也。故当静以久留，以候气至，真阴之气至，则阳邪无能传布矣。）**吸则转针，以得气为故。**（盖吸则气入，易于得气，故复候其方吸而转针，以欲其得气故也。）**候呼引针，呼尽乃去，大气皆出，故命曰泻。**（呼则气出，故复俟其方呼，而徐引针，俟呼尽，乃去其针，则大邪之气，随气而出，故命曰泻。徐公遐曰：风乃六气之首，为百病之长，故曰大气。）**帝曰：不足者补之奈何？岐伯曰：必先扪而循之，**（先以手扪循其处，欲令血气循行也。盖邪之所凑，其正必虚，故又当补其真气之不足。）**切而散之，**（次以指切捺其穴，欲其气之行散也。）**推而按之，**（再以指推按其肌肤，欲针道之流利也。）**弹而怒之，**（以指弹其穴，欲其意有所注，则气必随之，故络脉填满，如怒起也。）**抓而下之，**（用法如前，然后以左手爪甲掏其正穴，而右手方下针也。）**通而取之，**（下针之后，必令气通，以取其气。）**外引其门，以闭其神。**（门者，气至之门也。外引其门者，徐往徐来也，以闭其神者，闭其门户，以致其神焉。）**呼尽纳针，静以久留，以气至为故。**（呼尽则气出，气出纳针，追而济之也。故虚者可实，所谓刺虚者，刺其去也。徐公遐曰：故补曰随之，随其气去而追之，追其陷下之阳，复随气而隆至。）**如待所贵，不知日暮。**（静以久留，以俟气至，如待贵人，不敢厌忽。）**其气以至，适而自护。**（以已同。适，调适。护，爱护也。《宝命全形论》曰：经气已至，慎守勿失，此之谓也。）**候吸引针，气不得出，各在其处，推阖其门，令神气存，大气留止，故命曰补。**（候吸引针，则气充于内，推阖其门，则气固于外，神存气留，故谓之补。《九针十二原篇》曰：外门已闭，中气乃实。）帝曰：候气奈何？（谓候邪气之至。）岐伯曰：夫邪去络入于经也，舍于血脉之中，其寒温未相得，如涌波之起也，时来时去，故不常在。（邪气由浅而深，故自络而后入于经脉，寒温欲相得者，真邪未合也。故邪气波陇而起，来去于经脉之中，而无有常处。徐公遐曰：真邪已合，如真气虚寒，则化而为寒，真气盛热，则化而为热，邪随正气所化，故曰寒温未相得。）故曰：方其来也，必按而止之，止而取之。（方其来者，三部九候，卒然逢之，即按而止之，以针取之，早遏其路。）无逢其冲而泻之。（逢，迎也。冲者，邪盛而隆起之时也。《兵法》曰：无迎逢逢之气，无击堂堂之阵。故曰：方其盛也，勿敢毁伤，刺其已衰，事必大昌。）真气者，经气也，经气大虚，故曰其来不可逢，此之谓也。（真气者，荣卫血气也。邪盛于经，则真气大虚，故曰其来不可逢，言邪方盛，虽经气虚而不可刺也。《针经》曰：其来不可逢者，气盛不可补也。言邪气方盛，虽正气大虚，而亦不可补。故曰：迎而夺之，恶得无虚。言迎夺其邪气，恶得不反虚其正气乎。）故曰：候邪不审，大气已过，泻之则真气脱，脱则不复，邪气复至，而病益蓄。故曰：其往不可追，此之谓也。（此言发针之不可太迟也。大气，风邪之气也。候邪而不详审其至，使邪气已过其处，而后泻之，则反伤其真气矣，真气已脱，而不能再复，邪气循序而复至，正气已虚，则邪病益留蓄而不能去，故曰其往不可追，谓邪气已过，不可泻也。盖言邪气方来，不可逢迎，邪气已过，不可追迫。）不可挂以发者，待邪之至时，而发针泻矣。（挂、掛同。承上文而言，待邪之至，及时而发针，不可差迟于毫发之间，斯可谓之泻矣。）若先若后者，血气已尽，其病不可下。（若先者，邪气之盛也，若后者，邪气之已过也，若差之毫厘，则反伤其血气，真气虚，则邪病益蓄而不可下。）故曰：知其可取如发机，不知其取如扣椎。（机，弩机也。知其可取者，当其可取之时，用针取之，如发机之迅速，不知其取者，朴钝如椎，扣之不发。）故曰：知机道者，不可挂以发，不知机者，扣之不发，此之谓也。（此甚言其知机之妙，既无逢其冲，又无使其过，不可迟早于毫发之间，知机之道其神乎。）帝曰：补泻奈何？（夫邪气盛则精气夺，将先固正气而补之乎，抑先攻邪气而泻之耶。）岐伯曰：此攻邪也，疾出以去盛血，而复其真气。（伯言此宜先攻其邪也。疾出其针，以去其盛满之血，则邪病自去，邪病去而真气即复矣。）此邪新客，溶溶未有定处也，推之则前，引之则止，逆而刺之，温血也。（此言若先补之，则血不得散，而邪不得出也。溶溶，流貌。言邪之新客于经脉之中，溶溶流转，未有定处，推之则前，引之则止，盖流动而易泻者也，若逆而刺之，是谓内温，血不得散，气不得出。）刺出其血，其病立已。（此甚言其泻邪之妙，刺出其血，其病立已，邪病已去，而真气即复矣。同观子曰：此节可救时下名医之病。）帝曰：善。然真邪已合，波陇不起，候之奈何。（此言真邪之有离合也。真气者，所受于天与谷气，并而充于经脉者也。虚邪者，虚乡之风邪，贼伤人者也。邪新客于经脉之中，真邪未合，则如波涌之起，时来时去，无有常处，如真邪已合，而波陇不起矣。盖邪正已合，则正气受伤，荣卫内陷，邪随正而入深，是以经脉无波陇之象，而三部九候之脉，相失而相减矣。）岐伯曰：审扪循三部九候之盛虚而调之。（审者，审其病。扪者，切其脉。盛者，邪气盛。虚者，正气虚。调之者，补其正而却其邪也。）察其左右上下相失及相减者，审其病脏以期之。（左右上下，谓左右手足，膺喉头首，腰尻以下也。邪气入深，则伤五脏，九候之脉，九脏之神气也。脏气受伤，是以脉气减失，审其病在神脏形脏，而以死生期之，盖在形脏者生，在神脏者，有生而有死期也。朱卫公曰：九候之相应也，上下若一，不得相失。减者，脉细也。）不知三部者，阴阳不别，天地不分。地以候地，天以候天，人以候人。（经云：用针之要，在于知调阴与阳。调阴与阳，精气乃光，合神与气，使神内藏，夫天为阳，地为阴，人则参天两地者也，故身半以上为天，身半以下为地，然阴中有阳，阳中有阴，是以上部有地，下部有天，不知三部者，阴阳不别，天地不分，以上为天，以下为地，以中为人。）调之中腑，以定三部。（中腑，胃腑也。盖三部阴阳之脉，皆阳明水谷之所资生，太阴为之行气于三阴，阳明为之行气于三阳。阳者天气，阴者地气，阴气从足上行至头，阳气从头下行至足，阴阳异位，外内逆从，土者生万物而法天地，故当调之中腑，以定三部之脉焉。徐公遐曰：是以三部之中，皆有阳明之胃气，详三部九候论。）故曰：刺不知三部九候，病脉之处，虽有大过且至，工不能禁也。（大过且至者，岁运之气至也。盖用针之道，当知三部九候，合之四时五行，加临相胜，而各治之，不知三才之合气，九候之交通，虽有太过之气且至，而五治不分，邪僻内生，工不能禁也。按帝问曰：平气何如？伯曰，无过者也。盖太过不及之岁，皆胜气妄行，故曰太过，平气之岁，为无过也。）诛罚无过，命曰大惑，反乱大经，真不可复，用实为虚，以邪为真，用针无义，反为气贼，夺人正气，以从为逆，荣卫散乱，真气已失，邪独内着，绝人长命，予人夭殃，不知三部九候，故不能久长。（此言不知三部九候者，不分真邪，不知虚实，不审逆从，贼害真气，与人夭殃。盖用针之道，有如用兵，务在杀贼，不害良民，无义之兵，征伐无过，反乱大经。）因不知合之四时五行，因加相胜，释邪攻正，绝人长命。（此言不知三部九候者，因而不知合于四时五行之道，六气之加临，五运之相胜，邪反释之，正反攻之，则绝人长命矣。）邪之新客来也，未有定处，推之则前，引之则止，逢而泻之，其病立已。（再言之者，言乘风邪新客未定之时，即当逢而泻之，慎勿使真邪之相合也。）

通评虚实论篇第二十八

黄帝问曰：何谓虚实？（此亦承上章而复问也。）岐伯对曰：邪气盛则实，精气夺则虚。（邪气者，风寒暑湿之邪。精气者，荣卫之气也。盖邪气有微盛，故邪盛则实，正气有强弱，故精夺则虚。夺，失也，或为邪所夺也。）帝曰：虚实何如？岐伯曰：气虚者，肺虚也。气逆者，足寒也。非其时则生，当其时则死。（伯言虚实者，皆从物类始。如肺主气，其类金，五行之气，先虚于外，而后内伤五脏，盖邪从表入里，在外之气血骨肉，先为邪病所虚，是以骨肉滑利，则邪不内侵，而里亦实，表气虚则内伤五脏，而里亦虚，此表里之虚实也。如气逆于上，则下虚而足寒，此上下之虚实也，如值其生旺之时，则生，当其胜克之时则死，此四时之虚实也。）余脏皆如此。（夫肝主筋，其类木，心主血，其类火，脾主肉，其类土，肺主气，其类金，肾主骨，其类水。盖五脏之气，外合于五行，五行之气，岁应于四时，故皆有生旺克胜之气，而各有死生之分。）帝曰：何谓重实？岐伯曰：所谓重实者，言大热病，气热脉满，是谓重实。（重，平声。大热者，邪气盛也。

气为阳，血脉为阴，邪盛而气血皆伤，故为重实。此论血气之阴阳虚实也。徐公遐曰：重实则其中有重虚，故上文曰：虚实何如？下文曰：夫虚实者。）**帝曰：经络俱实何如？何以治之？**（此论经络之阴阳虚实也。夫肤腠气分为阳，经络血分为阴，然经络又有深浅阴阳之别，所谓阳中有阴，阴中有阳也。）**岐伯曰：经络皆实，是寸脉急而尺缓也，皆当治之。**（邪盛于经，则寸口脉急，缓为内热，热在于络，则尺脉缓也。皆当以针取之，此以寸尺而候血脉之阴阳也。）**故曰：滑则从，涩则逆也。**（滑主气血皆盛，故为从。涩主血气皆少，故为逆。朱圣公曰：故曰者，为阴阳血气邪正而言也。）**夫虚实者，皆从其物类始，故五脏骨肉滑利，可以长久也。**（五行者，天地之阴阳也。五脏者，人之阴阳也。易曰：方以类聚，物以群分。皮肉筋骨，五脏之外合也。金木水火土，五脏之外类也。夫邪之中人，始于皮肤，次于肌肉，留而不去，则入于经脉，以及于筋骨，故邪之中人，先从其物类始。是以壮者之血气盛，其肌肉滑，气道通，荣卫之行，不失其常，可以长久其天命。如五脏不坚，使道不长，空外以张，数中风寒，血气虚，脉不通，真邪相攻，乱而相引，故不寿而尽也。徐公遐曰：邪气实则正气虚，故曰：夫虚实者。朱圣公曰：此复结首章之义。）**帝曰：络气不足，经气有余，何如？**（不足者，精气夺，有余者，邪气盛，此邪去络而入于经也。）**岐伯曰：络气不足，经气有余者，脉口热而尺寒也。**（此论经络之气虚实也。寒热者，尺寸之肤寒热，而应于经络也。络脉外连皮肤为阳主外，经脉内连脏腑为阴主内。经云：荣出中焦，卫出下焦，卫气先行皮肤，先充络脉，络脉先盛，卫气已平，营气乃满，而经脉大盛，经脉之虚实也。以气口知之，故以尺肤候络，而以寸候经。）**秋冬为逆，春夏为从，治主病者。**（夫邪气之从外而内，犹藉正气之从内而外以扞御，使邪仍从肤表而出，秋冬之气降沉，不能使邪外散，故为逆，春夏之气生浮，故为从也。邪病在经，当从其经而取之，此论外因之虚实也。）**帝曰：经虚络满何如？**（此论内因之虚实也。）**岐伯曰：经虚络满者，尺脉满，脉口寒涩也。**（尺脉热满，故主络满，脉口寒涩，故主经虚。）**此春夏死，秋冬生也。**（春夏之气，生长于外，气惟外弛，而根本虚脱，故死。秋冬之气，收藏于内，故生。盖外因之病，宜神机外运，内因之病，宜根本实坚。）**帝曰：治此者奈何？岐伯曰：络满经虚，灸阴刺阳，经满络虚，刺阴灸阳。**（络为阳，经为阴，刺者泻其盛满之气，灸者启其陷下之阳，盖不足者病，而太过者亦为病也。）**帝曰：何谓重虚？**（此论脉气皆虚也。上节论经络之实，即可类推于虚，此篇论气分之虚，亦可类推于实。）**岐伯曰：脉气上虚，尺虚，是谓重虚。**（血者，神气也。荣气宗气，行于脉中，卫气行于脉外，故曰脉气。盖以气口之脉，可以候血，而可以候气也。上虚者，寸口之脉气虚也。尺虚者，脉气虚于下也。上下皆虚，故曰重虚。朱永年曰：气逆于上而足寒者，上实下虚也，此上下皆虚，故谓重虚。）**帝曰：何以治之？**（谓何以补其虚也。）**岐伯曰：所谓气虚者，言无常也，尺虚者，行步恇然。**（恇，音匡。气者，谓阳明所生之荣卫宗气也。经曰：谷始入于胃，其精微者，先出于胃之两焦，以溉五脏，别出两行荣卫之道，其大气之搏而不行者，积于胸中，命曰气海，出于肺，循喉咙以司呼吸，是阳气者，阳明之所生也，言无常者，宗气虚而语言无接续也。《针经》曰：尽泻三阳之气，令病人恇然。恇，虚怯也。谓阳明之气虚于上，则言语无常，阳明之气虚于下，则令人行步恇然。盖气从太阴，出注手阳明，上行注足阳明，下行至跗上，故曰，身半以上，手太阴阳明皆主之，身半以下，足太阴阳明皆主之。按帝问何以治之，而伯答以所病之因，盖知阳气生始之原，则知所以治矣，此论后天之主气也。徐公遐曰：此注当与九候论之地以候胸中之气注合参。）**脉虚者，不象阴也。**（气为阳，血脉为阴，阳明之生气为阳，少阴之精气为阴，盖言以寸尺之脉，以候阳明之生气，而不效象其阴之虚也。朱圣公问曰：上节以尺肤而候络脉之阴，此以寸尺之脉而候气分之阳，岂以皮肤候血脉，而反以脉候气耶？曰：经言善调尺者，不待于寸。脉急者，尺之皮肤亦急，脉缓者，尺之皮肤亦缓，盖阴阳虚实之气，由脏腑而达于经脉，由经脉而出于肤表，以尺肤之缓急滑涩而候脏腑血气之虚实者，是犹以色诊也。上节以络脉在皮之部，故以尺肤审之，此候脉气之虚实，故以寸尺之脉诊也。《论疾诊尺篇》曰：尺肤寒，其脉小者，泄少气，是尺肤尺诊，皆可以候气候血也。诊候之道，通变无穷，不可执一而论，惟会心者明之。）**如此者，滑则生，涩则死也。**（夫气生于阳明，而发原在肾，少阴之气，上与阳明相合，阴阳相搏，其脉则滑，搏则化水谷之精微而气生矣，故主生，涩主少气，生原已绝，故死。）**帝曰：寒气暴上，脉满而实，何如？岐伯曰：实而滑则生，实而逆则死。**（此承上文之意而复问也。盖脉气生于胃腑，而发原在于少阴，是以上节论生气之原，此以下复论发原之始。夫肾脏主水，在气为寒，寒气暴上者，水寒之气暴上，而满于脉也。实而滑者，得阳明之气相和，故生，逆者，少阴之生气已绝，故死。盖寒气上乘，则真气反下逆矣。《平脉篇》曰：少阴脉弱而涩。弱者微烦，涩者厥逆，谓少阴之气不生，而手足逆冷也。王子方曰：水寒之气暴上，曰脉满而实，少阴之气暴上，而曰脉实满，阴寒之气，皆实满于脉，而各有意存焉。朱圣公曰：水寒之气暴上，则少阴之真气不升，故先论其寒气，而后论其真气，后又复论其水气也。）**帝曰：脉实满，手足寒，头热何如？岐伯曰：春秋则生，冬夏则死。**（肾主生气之原，膀胱为太阳之府，脉实满者，少阴之寒气充于外也。手足寒者，少阴之生气虚于内也。头热者，太阳之气，发越于上也。肾与膀胱，阴阳并交，咸主生气，若盛于外，则反虚于内矣。春时阳气微上，阴气微下，秋时阴气微上，阳气微下，阴阳二气，交相资生，故主生，冬时阴气尽出于外，夏时阳气尽虚于内，故主死，言阴阳之根气，不可虚脱者也。徐公遐曰：是以圣人春夏养阳，秋冬养阴，以从其根。王芳侯曰：少阴之气，上与阳明相合，化生荣卫，行于脉中，若真阴之气，直溢于脉，则反虚其根矣。）**脉浮而涩，涩而身有热者死。**（脉浮而涩，阴越于外而虚于内也。涩而身热，阳脱于内而弛于外也。此复言阴阳之根气脱者，皆为死证，非但冬夏死而春秋可生，上节论无形之水气溢于脉中，故脉满而实了；下节论有形之水邪溢于脉外，故形尽满；水气溢者少精血，故宜脉滑；水邪溢者生气衰，故宜手足温，此论下焦之生气外脱。）

帝曰：其形尽满何如？（肾为水脏，在气为寒，上节论寒气暴上，此复论其水体泛溢故其形尽满也。形谓皮肤肌腠，盖经脉之内，有有形之血，是以无形之气乘之，肌腠之间，主无形之气，是以有形之水乘之，而为肿胀也。）**岐伯曰：其形尽满者，脉急大坚，尺涩而不应也。**（诸急为寒，寒水充溢于形身，故脉急而坚大，水邪外溢，则少阴之正气不升，故尺涩而不应也。《灵枢经》曰：脉坚大以涩者胀也。）**如是者，故从则生，逆则死。**（夫少阴之气，从下而上，合于阳明，戊癸合而化火，火土之气，故有如是之证者，得少阴之气，仍从下而上者生，逆而下者死。）**帝曰：何谓从则生，逆则死？岐伯曰：所谓从者，手足温也。所谓逆者，手足寒也。**（手足温者，少阴之生气复也。生气复则火土之气渐旺，水寒之邪渐消，手足寒者，少阴之生气已绝，故死。以上论生阳之气，发原于下焦，如寒水之邪实，则真阴之气虚。）**帝曰：乳子而病热，脉悬小者，何如？**（夫病热者，皆伤寒之类也。凡伤于寒，藉阳气以化热，热虽盛不死，然阳气生于精水之中，男子八岁，女子七岁，肾气始实，乳子天癸未至，肾气未盛，故帝复有此问焉。夫心主脉而资生于肾，心肾水火之气，上下时交，肾气不能上资于心，则心悬如病饥，而寸口之脉悬绝小者，肾气未盛也。）**岐伯曰：手足温则生，寒则死。**（伯答乳子之生阳，藉后天之气也，四肢皆禀气于胃，故阳受气于四末，是以手足温者，胃气尚盛，故生，寒则胃气已绝，故死。夫水谷入于胃，津液各走其道，肾为水脏，受五脏之精而藏之，是先天之精，犹藉后天之所资益者也，又别出两行荣卫之道，其大气之搏而不行者，名曰宗气，积于胸中，上出于肺，以司呼吸，是四肢之原俞，又受资于胃腑所生之荣卫宗气，是以手足温者生，寒者死。朱永年曰：当知少阴阳明之气，皆主手足之寒温，医者不可不审。）**帝曰：乳子中风热，喘鸣肩息者，脉何如？岐伯曰：喘鸣肩息者，脉实大也，缓则生，急则死。**（此复论后天所生之宗气，而亦不可伤也。宗气者，五脏六腑，十二经脉之宗始，故曰宗气。肩息者，呼吸摇肩也。风热之邪，始伤皮毛，喘鸣肩息，是风热盛而内干肺气宗气，故脉实大也。夫脉之所以和缓者，得阳明之胃气也。急则胃气已绝，故死。徐公遐曰：水谷之精，虽藉先天之气以生化，然先天之气，又藉水谷之精以相资，是以天癸至，肾气盛，齿发长，筋骨坚，皆受后天之养，非但于乳子也，故复设此问焉。）**帝曰：肠澼便血何如？岐伯曰：身热则死，寒则生。**（上节言气之虚实，此复论其血焉。肠澼者，邪僻积于肠间，而为便利也。经言阳络伤则血外溢，血外溢则衄血，阴络伤则血内溢，血内溢则便血，肠胃之络伤，则血溢于肠外，肠外有寒汁沫，与血相搏，则合并凝聚，而积成矣。是以肠澼便血者，阴络之血溢也。肠澼下白沫者，肠外之寒汁沫也。肠澼下脓血者，汁沫与血相搏，并合而下者也。夫便血，阴泄于内也。发热，阳脱于外也。本经曰：阴阳虚，肠澼死。此阴阳血气之相离也。朱圣公问曰：《灵枢经》论，恐为积聚而言也？曰：百病之生也，皆起于内伤外感，不外乎气血阴阳，如留蓄于肠外，则为五积，便痢则为下积矣。）**帝曰：肠澼下白沫何如？岐伯曰：脉沉则生，脉浮则死。**（下白沫者，阴液下注，故脉沉者为顺。如脉浮是经气下泄，脉气上浮，此经脉相离，故为死证。）**帝曰：肠澼下脓血何如？岐伯曰：脉悬绝则死，滑大则生。**（夫血脉始于足少阴肾，生于足阳明胃，主于手少阴心，输于足太阴脾。悬绝者，足少阴之阴液绝也。滑大者，足少阴之生气盛也。）**帝曰：肠澼之属，身不热，脉不悬绝，何如？岐伯曰：滑大者曰生，悬涩者曰死。**（此复申明血气之生原，又重在阳明之胃气也。身不热者，阳不外脱也。脉不悬绝，阴不下绝也。悬涩者，阳明之生气已脱，故死。《辨脉篇》曰：趺阳脉浮而涩，故知脾气不足，胃气虚也，悬则胃气绝矣。）**以脏期之，**（胃气已绝，则真脏之脉见矣。故当以脏期之，肝至悬绝十八日死，心至悬绝九日死，肺至悬绝十二日死，肾至悬绝七日死，脾至悬绝四日死。悬绝者，绝无阳明之胃气，而真脏孤悬也。）**帝曰：癫疾何如？岐伯曰：脉搏大滑，久自已，脉小坚急，死不治。**（此论五脏之外合为病，而有虚实也。《灵枢经》曰：肺脉急甚为癫疾，肾脉急甚为骨癫疾。又曰：骨癫疾者，顑齿诸俞分肉皆满，而骨居汗出，烦悗，呕多沃沫，气下泄，不治。筋癫疾者，身倦挛急，呕多沃沫，气下泄，不治。脉癫疾者，暴仆，四肢之脉皆胀而纵，呕多沃沫，气下泄，不治。是肺合之形，肾合之骨，心合之脉，肝合之筋，为病于外，而有死生之分，脉搏大者，气盛于外，故生，小坚急者，气泄于下，故死。）**帝曰：癫疾之脉，虚实何如？岐伯曰：虚则可治，实则死。**（经曰：重阴则癫。盖癫乃血实之证，故治癫疾者，泻出其血，置于瓠壶之中，是以脉坚实者死，脉滑大者生。上节之大小者，论气之虚实，此言血脉之虚实，盖癫乃阴盛之病，故宜气盛而不宜血实也。）**帝曰：消瘅虚实何如？岐伯曰：脉实大，病久可治，脉悬小坚，病久不可治。**（此论五脏之内因，而有虚实也。少俞曰：五脏皆柔弱者，善病消瘅。消瘅者，五脏之精气皆虚，转而为热，热则消肌肉，故为消瘅也。脉实大者，精血尚盛，故为可治，脉悬小者，精气渐衰，故为难治。上节论五脏之外实，此论五脏之内虚。《灵枢病形篇》：五脏之脉微小为消瘅。朱永年曰：癫瘅之病，皆曰久者，盖癫因久实，瘅因久虚之所致也。）**帝曰：形度骨度脉度筋度，何以知其度也？**（此言五脏之外合，各有度数，而应于四时者也。经曰：形寒饮冷则伤肺，谓皮毛肤腠为形，而内合于肺者也。骨者肾之合，脉者心之合，筋者肝之合，然皆有浅深俞穴之度数，帝问何以知其度而刺之乎。）**帝曰：春亟治经络，夏亟治经俞，秋亟治六腑，冬则闭塞。闭塞者，用药而少针石也。**（伯言五脏之气，合于四时，而刺度之各有浅深也。亟，急也。春气生升，故亟取络脉，夏取分腠，故宜治经俞，盖经俞隐于肌腠间也。治六腑者，取之于合也。胃合于三里，大肠合，入于巨虚上廉；小肠合，入于巨虚下廉；三焦合，入于委阳；膀胱合，入于委中央；胆合，入于阳陵泉，盖五脏内合于六腑，六腑外合于原俞。秋气降收，渐入于内，故宜取其合以治六腑也。冬时之气，闭藏于内，故宜用药而少针石。盖针石治外，毒药治内者也。“帝曰”当作“岐伯曰”。）**所谓少针石者，非痈疽之谓也。**（此论痈疽之虚实也。言痈疽之患，荣卫血气并实，皮肉筋骨皆伤，非若四时之有浅深，冬时之少针石也。）**痈疽不得顷时回。**（痈者，拥也。疽，者阻也。谓热毒外壅内阻，宜即刺之，不得迟延时顷，而使邪毒之回转也。）**痈不知所，按之不应手，乍来乍已，刺手太阴旁三痏，与缨脉各二。**（痏，音贿。此言痈毒之在气分者，宜刺手太阴足阳明也。毒在气分，故痈不知所，毒气流传，故脉按之不应手，而乍来乍已也。腋内动脉，手太阴也，名曰天府，宜刺太阴动脉之旁各三痏，手太阴之主气也。痏者，皮肤肿起之象，言刺在络脉之旁，皮肤之间，气随针出，而针眼微肿如小疮，故曰痏也。盖皮肤溪谷之间，亦有三百六十五穴会，毒在气分，故宜刺在皮肤，而不刺经络也。缨脉，结缨处两旁之动脉，人迎穴间，乃卫气别走阳明之道路也。《四时气篇》曰：风水肤胀，为五十七痏，取皮肤之血者，尽取之。）**掖痈大热，刺足少阳五，刺而热不止，刺手心主三，刺手太阴经络者，大骨之会各三。**（此言痈毒之在血分者，宜刺足少阳手心主也。掖痈者，谓在两旁之腋间，足厥阴少阳之分也。经云：阳气有余，荣气不行，乃发为痈，阴阳不通，两热相搏，乃化为脓。毒在血分，故大热也。厥阴主血，故从其所合而泻之，如刺之而热不止者，宜刺手心主之脉以泻之，心主主火而主血脉也。《本输篇》曰：腋下三寸，手心主也，名曰天池，盖宜刺此也。夫肺朝百脉，而主行荣卫阴阳，若欲刺手太阴之经络者，宜刺在大骨之会各三，谓臂骨交会之处，尺泽间也。骨之大会曰谷，络脉之渗灌诸节者也。）**暴痈筋緛，随分而痛，魄汗不尽，胞气不足，治在经俞。**（緛软同。此言痈毒之在筋骨间者，宜刺其经俞也。暴痈者，言毒气更深，为毒凶暴。筋緛者，筋为热邪所伤也。随分而痛者，在于分肉之处而痛，谓不肿痛于外，而隐然痛于内也。热毒在深，故表汗不出，骨伤髓消，故胞气不足也。宜治在经俞者，随其所痛之处而深取之也。夫痈毒之患，或外因风寒之邪，或内因喜怒不测，五脏外合之皮肉筋骨，胃腑所生之荣卫血气，皆为邪毒盛而正气虚，故当审其阴阳虚实以刺之也。）**腹暴满，按之不下，取手太阳经络者，胃之募也，少阴俞去脊椎三寸旁五，用圆利针。**（此论中焦之虚实也。经云：胃病者，腹胀满，腹暴满而按之不下，胃之实证也，宜取手太阳之经络。太阳之络，乃胃之募也。盖小肠为受盛之府，故从手太阳以泻其胃焉。又肾者，胃之关也。关门不利，则聚水而为胀，故曰当刺足少阴之俞焉。手太阳之络，名曰支正，在上腕五寸间，足少阴之俞，在脊下第十四椎，两旁各开一寸五分，故曰三寸旁也。圆利针者，且圆且利，以取暴气者也。或曰脊椎两旁，各开三寸，名曰志室，亦足少阴之俞也。）**霍乱，刺俞旁五，足阳明及上旁三。**（霍乱者，胃为邪干，胃气虚逆也。夫阳明胃土，藉足少阴之气以合化，故宜刺少阴俞旁以补之，五者追而济之，渐至于骨也。又及上刺阳明俞旁三，三者先浅刺绝皮，以出阳邪，后刺深之，以出阴邪，最后极深入于分肉之间，以致谷气，邪气出而谷气至，则胃气和而霍乱止矣。上节用泻，故曰圆利，此法用补，故不去针。徐公遐曰：取足少阴者，当刺骨，三刺而至分肉，是五则至骨矣。）**刺痫惊脉五。**（此论刺五行之实证也。痫惊者，痫瘈筋挛。或外感六气，或内伤七情，或饮食生痰，或大惊卒恐，病涉五脏五行，故当取其五脉。徐公遐曰：病涉五行，故有作猪犬牛羊之鸣者。）**针手太阴各五，刺经太阳五，刺手少阴经络旁者一，足阳明一，上踝五寸刺三针。**（按九针之制，皆所以泻邪者也，此刺五脉之实，故首句曰针手太阴，末句曰刺三针，谓当以针泻之，而不宜补之也。针手太阴，泻金实也；针太阳五，泻水实也；针手少阴，泻火实也；针足阳明，泻土实也。上踝五寸，乃足少阳光明穴，刺三针以泻木实，盖脏腑相连，阴阳相合，故或刺脏之经，或泻腑之络。朱永年曰：心肺居上为阳，故从脏，肝胃脾居下为阴，故从腑，盖五脉之阴邪，宜从阳以泻出。朱圣公曰：太阳不言手足，知其为手乎为足乎。曰：上文曰手太阴，下文曰手少阴，则其为足也可知，若接上句而为手太阳，则下句不必复云手矣。五刺之中，曰手，曰足，曰太阳，曰足上，宜细玩之，正见其经言错综之妙。）**凡治消瘅仆击偏枯痿厥，气满发逆，肥贵人则膏粱之疾也。隔塞闭绝，上下不通，则暴忧之病也。暴厥而聋，偏塞闭不通，内气暴薄也。不从内外中风之病，故瘦留着也。蹠跛，寒风湿之病也。**（此言百病之始生也，皆生于风雨寒暑，阴阳喜怒，饮食居处。大惊卒恐，则血气分离，阴阳破散，经络厥绝，脉道不通，阴阳相逆，卫气稽留，经脉空虚，血气不次，乃失其常，故有为消瘅癫仆诸证。然皆有表有里，有实有虚，更贵更贱，或逆或从，皆当详审其脏腑经俞，三部九候，而治以补泻也。凡治消瘅，五脏之内虚也。仆击，癫病之外实也。偏枯，邪气之在上也。痿厥，清气之在下也。气满发逆，浊气之在中也。贵人者，形乐而肌肤盛重，在贵人则为膏粱之浊，溜于肠胃，以致气满而发逆也。隔塞闭绝，中焦之气不通也。上下不通，上下之气闭塞也。忧，郁也。三焦不通，五郁之为病也。暴厥而聋，厥气上逆，上窍不通也。偏塞闭结，厥气下逆，下窍不通也。此内气暴薄，而为外窍之不通也。如不从内之忧怒，外之中风，而多病夭者，此缘形弱气衰，墙基卑薄，故肌肉瘦而皮肤薄着也。蹠，足也。跛，行不正而偏费也。此风寒湿邪，皆能为此疾也。夫阳受风气，阴受湿气，伤于风者，上先受之，伤于湿者，下先受之，然阳病者，上行极而下，阴病者，下行极而上，是以蹠跛之疾，亦有因风邪之所致，盖言邪随气转，而外内上下之无常也。此言百病之生，皆有虚有实，然总不外乎内因于七情饮食，外因于暑湿风寒，及不内外因之瘦留薄着也。徐公遐曰：蹠跛为风寒湿之病者，乃反结邪气在上，清气在下之义，知蹠跛之有风邪，则知偏枯之亦有湿邪矣。）**黄帝曰：黄疸暴痛癫疾厥狂，久逆之所生也。五脏不平，六腑闭塞之所生也。头痛耳鸣，九窍不利，肠胃之所生也。**（此言脏腑阴阳，表里上下，交相输应者也。如黄疸者，湿热内郁而色病见于外也。暴痛者，五脏之气不平，卒然而为痛也。癫疾厥狂，阴阳偏胜之为病也。此皆阴阳五行之气，久逆不和之所生也。夫五脏之气，久逆而不得和平者，六腑闭塞之所生也。六腑不和，则九窍为之不利，盖脏腑阴阳，表里相应，是以证见于外者。病本于内，闭塞于内者，而外窍为之不通，盖言百病之生，总不外乎表里阴阳，血气虚实。读者无仅视为瘅疸，癫痫、痈疽、肠澼之虚实可也。徐公遐曰：此节照应首节气虚者肺虚也之义，首节论邪病之从外而内，此节言凡病之从内而外。张兆璜曰：伯谓虚实，皆从物类始，帝言凡病由于内生，君臣反复咨论，各有其道，此篇论血气之生始出入，外内虚实，乃医学之大纲，学者宜细心体认。）

太阴阳明论篇第二十九

黄帝问曰：太阴阳明为表里，脾胃脉也，生病而异者，何也？（按：此篇乃总结三部九候，十二经脉，荣卫血气，皆阳明胃气之所资生，足太阴之所输转，太阴为之行气于三阴，阳明为之行气于三阳，通于四时，施于四体，是以帝问其病，而伯答以阴阳顺逆之道焉。）**岐伯对曰：阴阳异位，更虚更实，更逆更从，或从内，或从外，所从不同，故病异名也。**（阴阳异位者，谓太阴居上，阳明居下也。更虚更实者，谓阳道实，阴道虚，然阳中有阴，阴中有阳也。更逆者，谓喉主天气，咽主地气，阴气至头，阳气至足也。更从者，谓天气主外，地气主内，阳受风气，阴受湿气也。或从内者，或因于饮食不节，起居不时，而为腹满飧泄之病。或从外者，或因于贼风虚邪，而为身热喘呼。故其病异名也。盖言阴阳二气，总属阳明之所生，一阴一阳，分而为三阴三阳，三阴三阳，分而为十二经脉，三部九候之中，各有天，各有地，此皆阴阳互交，上下相贯，土生万物，而法天地者也。）**帝曰：愿闻其异状也。**（状，形象也，谓无形之气象，有形之形身。）**岐伯曰：阳者天气也，主外，阴者地气也，主内。**（天包乎地，故阳外而阴内。）**故阳道实，阴道虚。**（阳刚阴柔，故阳道常实，阴道常虚。《系辞》曰：阴阳之义配日月。《白虎通》曰：日之为言实也，常满有节，月之为言缺也，有满有缺也。所以有缺何，归功于日也。徐公遐曰：太阴之所以灌溉于脏腑者，着胃土之精也。）**故犯贼风虚邪者，阳受之，食饮不节，起居不时者，阴受之。**（贼风，贼害之风。虚邪，不正之邪也。阳气主外，故主受风邪，言邪气之在上也。饮食劳倦则伤脾，故阴受之，言浊气之在中也。）**阳受之则入六腑，阴受之则入五脏。**（六腑为阳，故阳受之，邪入六腑；五脏为阴，故阴受之，邪入五脏，各从其类也。）**入六腑则身热，不时卧，上为喘呼。**（入六腑者，谓阳明为之行气于三阳。阳明病，则六腑之气皆为之病矣。阳明主肉，故身热，不时卧者，谓不得以时卧也。阳明者，胃脉也。胃者，六腑之海，其气亦下行，阳明逆，不得从其故道，故不得卧也。《下经》曰：胃不和则卧不安，此之谓也。阳明气厥，则上为喘呼。）**入五脏则䐜满闭塞，下为飧泄，久为肠澼。**（䐜，音嗔。入五脏者，谓太阴为之行气于三阴，太阴病，则五脏之气皆为之病矣。䐜，胀也。脾气逆则胀满，太阴为开，开折则仓廪无所输，而为飧泄，久则为肠澼矣。）**故喉主天气，咽主地气。**（“故”者，承上文而言，脏腑阴阳之为病者，总属太阴阳明之所主也。喉乃太阴呼吸之门，主气而属天，咽乃阳明水谷之道路，属胃而主地，所谓阴阳异位是也。公遐曰：阴阳异位之道，可得闻乎？曰：阴阳二气，总属阳明水谷之所生，清中之清者，上出于喉，以司呼吸，所谓清阳出上窍也。清中之浊者，足太阴为之输禀于四肢，资养于五脏，所谓清阳实四肢，浊阴走五脏，故经言足太阴独受其浊。阳明者土也，位居中央，故主地，是在脏腑阴阳而言，则太阴为阴，阳明为阳，在天地阴阳而言，是受清者为天，受浊者为地，是以九候之中，阳明与足太阴主地，手太阴主天。）**故阳受风气，阴受湿气。**（手太阴主气而主皮毛，故风气乘之，身半以下，足太阴阳明皆主之，故感地之湿气。）**故阴气从足上行至头，而下行循臂至指端，阳气从手上行至头，而下行至足。**（此言土者，生万物而法天地，天气下降，地气上升，是以上下四旁，无处不到。盖脏腑阴阳，十二经脉之精神气血，皆中土之所生，阴者注阴，阳者注阳。）**故曰：阳病者，上行极而下，阴病者，下行极而上。**（此言邪随气转也，人之阴阳出入，随时升降，是以阳病在上者，久而随气下行，阴病在下者，久而随气上逆。）**故伤于风者，上先受之，伤于湿者，下先受之。**（上先受之者，言邪气之中人也高，故邪气在上也，下先受之者，言清湿地气之中人也，必从足始，故清气在下也。）**帝曰：脾病而四肢不用，何也？岐伯曰：四肢皆禀气于胃，而不得至经，必因于脾，乃得禀也。**（胃为阳土，脾属阴土，畅于四肢，坤之德也。）**今脾病不能为胃行其津液，四肢不得禀水谷气，气日以衰，脉道不利，筋骨肌肉，皆无气以生，故不用焉。**（四肢者，五脏六腑之经俞也。经云：人之所受气者谷也，谷之所注者胃也。胃者，水谷之海也。海之所行云气者，天下也；胃之所出血气者，经隧也；经隧者，五脏六腑之大络也。盖四肢受水谷之气者，由脾脏之转输，脾之转输，各因其脏腑之经隧，而受气于阳明，是以脉道不利，则筋骨肌肉，皆无气以生养矣。）**帝曰：脾不主时何也？岐伯曰：脾者土也，治中央，常以四时长四脏，各十八日寄治，不得独主于时也。**（春夏秋冬，肝心肺肾之所主也。土位中央，灌溉于四脏，是以四季月中，各王十八日，是四时之中，皆有土气，而不独主于时也。五脏之气，各主七十二日，以成一岁。）**脾脏者，常着胃土之精也。土者，生万物而法天地，故上下至头足，不得主时也。**（此言脾之所以长旺于四脏者，得胃土之精也，阴阳并交，雌雄输应，故能生万物而法则天地，交会于上下，分王于四时。）**帝曰：脾与胃以膜相连耳，而能为之行其津液，何也？**（膜，募原也。言有形之津液，不能以膜相通。）**岐伯曰：足太阴者，三阴也，其脉贯胃属脾络嗌，故太阴为之行气于三阴。**（伯言太阴之为胃行其津液者，由经脉之相通也。太阴者，三阴也，三阴者，至阴也，以其阴之至，故能行气于三阴也，其脉贯胃属脾，上膈络嗌，脏腑之经络相通，故能为胃行其津液。）**阳明者表也，五脏六腑之海也，亦为之行气于三阳。**（阳明者，表阳也，为五脏六腑之海，亦为之行气于三阳，如海之行云气于天下也。）**脏腑各因其经而受气于阳明，故为胃行其津液，四肢不得禀水谷气，日以益衰，阴道不利，筋骨肌肉无气以生，故不用焉。**（此复言三阴三阳，所以受气于太阴阳明者，气也。如脏腑四肢，受水谷之津液者，各因其经脉而通于太阴阳明也，故反复以申明之。朱卫公曰：曰脏腑，曰四肢，盖四肢之荣俞，脏腑之经络也。）

阳明脉解篇第三十

黄帝问曰：足阳明之脉病，恶人与火，闻木音则惕然而惊，钟鼓不为动，闻木音而惊，何也？愿闻其故。（此篇论阳明乃阳热之经，病则热盛而为狂也。《阴阳系日月论》曰：寅者，正月之生阳也，主左足之少阳；未者六月，主右足之少阳；卯者二月，主左足之太阳；午者五月，主右足之太阳；辰者三月，主左足之阳明；巳者四月，主右足之阳明。此两阳合于前，故曰阳明，是阳明乃三阳合并，阳热独盛之经矣。夫三部九候之道，总不外于脏腑阴阳，血气虚实，是以《通评虚实论》曰：癫疾，曰厥狂，曰痫惊，盖癫疾者，三阴之实证也。厥狂者，三阳之热狂也。痫惊者，阴阳五行之实邪也。是以此篇复论其阳盛之狂焉。朱永年曰：五脏六腑，十二经脉，皆藉阳明水谷之所资生，病则阳热盛而津液竭矣。）岐伯对曰：阳明者，胃脉也，胃者土也，故闻木音而惊者，土恶木也。（伯言阳明之所以热盛者，乃脉病也。阳明之脉者，乃胃之悍气，别走阳明，悍热之气盛，则胃腑之气虚。胃者土也，故闻木音而惊者，土恶木也。）帝曰：善。其恶火何也？岐伯曰：阳明主肉，其脉血气盛，邪客之则热，热甚则恶火。（此言三阳之气，主于皮肤肌腠之间，邪客之而易于为热也。太阳之气主皮毛，阳明之气主肌肉，少阳之气主胸胁，言三阳之气，主于肤腠气分之间者也，夫邪之中人，始于皮毛，次于肌肉，以及于经脉，邪在肌腠，则合于阳明气分之阳，入于经脉，而阳明又多血多气，是以邪客之则热，热甚则恶火也。）帝曰：其恶人何也？岐伯曰：阳明厥则喘而惋，惋则恶人。（此言胃络之上通于心也。惋，惊恐貌。厥气上逆于肺则喘，逆于心则惊。经言阳气入阴，阴阳相搏则恐，如人将捕之。盖阳明之热，上逆于少阴，阴阳相搏，则恐而恶人也。）帝曰：或喘而死者，或喘而生者，何也？岐伯曰：厥逆连脏则死，连经则生。（连，谓脏腑经络之相连也。盖手太阴之脉还循胃，阳明之络通于心，如热邪厥逆于上，干于心肺之经而为喘惋者生，干于心肺之脏则死矣。）帝曰：善。病甚则弃衣而走，登高而歌，或至不食数日，逾垣上屋，所上之处，皆非其素所能也，病反能者，何也？（此复问其病甚而为狂也。）岐伯曰：四肢者，诸阳之本也，阳盛则四肢实，实则能登高也。（经言阴者主脏，阳者主腑，阳受气于四末，阴受气于五脏。故四肢为诸阳之本，阳盛则四肢实，实则能登高矣，盖阳盛则升，四旁俱盛，故能升高。）帝曰：其弃衣而走者何也？岐伯曰：热盛于身，故弃衣欲走也。（阳明之气主肌肉，故热盛于身，身热，故弃衣而走也。《伤寒论》曰：阳明病外证云何？答曰：身热汗自出，不恶寒，反恶热也，盖热在外，故不欲衣。）帝曰：其妄言骂詈，不避亲疏而歌者，何也？岐伯曰：阳盛则使人妄言骂詈，不避亲疏而不欲食，不欲食，故妄走也。（胃络上通于心，阳盛则心神昏乱，故使人妄言骂詈，不避亲疏。如热盛于胃，则不欲食，不饮食，故妄走，盖四肢禀气于胃故也。此言热盛于形身之外内上下，而见证之各有不同焉。以上十一篇，论三部九候之道，各有天，各有地，各有人，有寒热阴阳，有脏腑虚实，故曰“土者，生万物而法天地”，是以末结脾胃之阴阳并交，雌雄输应，而并论阳明之实证焉。）

黄帝内经素问集注卷之五

钱塘张志聪隐庵集注
同学倪朱龙冲之参订
男　张兆璜玉师校正

热论篇第三十一

黄帝问曰：今夫热病者，皆伤寒之类也。（此论热病，故篇曰热论，盖论外因之热病也。太阳之气主表，阳明之气主肌，凡外淫之邪，始伤表阳，皆得阳气以化热，故曰"凡病热者，皆伤寒之类也"。）或愈或死，其死皆以六七日之间，其愈皆以十日以上者，何也？不知其解，愿闻其故。（六日气周，七日来复，死于六七日之间者，六经之气已终，而不能复也、愈于十日以上者，七日不作再经，十三日六气已复，故愈。）岐伯对曰：巨阳者，诸阳之属也。（巨，大也。属，会也，谓太阳为诸阳之会。）其脉连于风府，故为诸阳主气也。（风府，穴名，在脑后发际内一寸，乃督脉阳维之会。督脉者，总督一身之阳，与太阳之脉，挟背下行，言太阳之气，生于膀胱，出于胸胁，升于头项，主于肤表，太阳之脉，起于睛明，会于风府，挟督脉循行于背，经气皆阳，故为诸阳主气。）人之伤于寒也，则为病热，热虽甚不死。（为者，谓太阳之气为之也。太阳标阳而本寒，天之寒邪，始病太阳之气者，同气相感也。得太阳标阳之化，是以则为病热，所谓病反其本，得标之病，治反其本，得标之方，言本寒邪而反为热病，反以凉药治之，是病太阳之标热，而不病天之阴寒，是以热虽甚不死也。）其两感于寒而病者，必不免于死。（伤寒一日，太阳受之，二日阳明，三日少阳，是阴寒之邪，得阳气以化热，虽传入于三阴，而亦为热病。七日来复于太阳，不作再经，而其病自愈，若两感于寒者，阴阳交逆，荣卫不通，故不免于死。）帝曰：愿闻其状。（状，形象也。伤寒之邪，病三阴三阳之气，而兼涉于皮肤肌络之形层，故曰状者，谓无形之气象，有形之形层。）岐伯曰：伤寒一日，巨阳受之，故头项痛，腰脊强。（太阳之气主皮毛，故伤寒一日，太阳受之。阳气在上，故头项痛。背为阳，故腰脊强。此言始病，太阳之气也。伤寒一日太阳，二日阳明，三日少阳，四日太阴，五日少阴，六日厥阴，七日来复于太阳者，此六气之相传，不涉有形之经络，故首论太阳而不言太阳之经也。然伤寒为病，变幻无常，有病在六气，而不涉六经者，有经气之兼病者，有气分之邪，转入于经者，为病多有不同，是以太阳只言气而不言经，阳明少阳，兼经气而言也。倪冲之曰：有云素问言其常，而常中有变在焉。）二日阳明受之，阳明主肉，其脉挟鼻络于目，故身热目疼而鼻干，不得卧也。（阳明之气主肌肉，身热者，病阳明之气也。病虽在气，而阳明之脉，挟鼻络目而属胃，故有目疼鼻干之形证。胃不和，故不得卧也。杨君立问曰：六经伤寒，既病在气，奚复见有形之证？曰：太阳曰阳明者，谓无形之气也，以有形之病，证无形之气，非实病于经也，若邪在经则溜于腑，不复再传少阳及三阴矣。）三日少阳受之，少阳主胆，其脉循胁络于耳，故胸胁痛而耳聋。（少阳之气，主枢主胆，胆气升则诸阳之气皆升，所谓因于寒，欲如运枢也。诸阳之气，从枢胁而出于肤表，太阳主表，阳明主肌，少阳主胸胁，胸胁痛而耳聋者，病在气而见有形之经证也。）三阳经络，皆受其病，而未入于脏者，故可汗而已。（脏者，里也，阴也。言三阳之经络，皆受三阳邪热之病，然在形身之外，而未入于里阴，可发汗而解也。）四日太阴受之，太阴脉布胃中，络于嗌，故腹满而嗌干。（六经之脉，皆外络形身，内连脏腑，三阴之脉，言内而不言外者，谓伤寒之邪，随阴气而循于内也。杨君立曰：即此可见病在气而见于经证也。）五日少阴受之，少阴脉贯肾络于肺，系舌本，故口燥舌干而渴。（六气相传，虽入于里阴，而皆为热证，故燥渴也。）六日厥阴受之，厥阴脉循阴器而络于肝，故烦满而囊缩。（厥阴木火主气，故烦满，脉循阴器，故囊缩也。）三阴三阳，五脏六腑皆受病，荣卫不行，五脏不通，则死矣。（夫经络受邪，则内干脏腑，此言六气相传，而经脉亦病，是以荣卫不行，脏腑皆伤，而为死证也。）其不两感于寒者，七日巨阳病衰，头痛少愈。（此所谓两感者，承上文而言，荣卫血气皆伤，以致脏腑俱病，故不免于死，若止于气分相传，六日已周，七日来复于表阳，则太阳之病气渐衰，而头痛少愈矣。）八日阳明病衰，身热少愈；九日少阳病衰，耳聋微闻；十日太阴病衰，腹减如故，则思饮食；十一日少阴病衰，渴止不满，舌干已而嚏；十二日厥阴病衰，囊纵，少腹微下，大气皆去，病日已矣。（伤寒之邪，为毒最厉，故曰大气，邪气渐衰，则正气渐复矣。）帝曰：治之奈何？岐伯曰：治之各通其脏脉，病日衰已矣。（脏脉，谓手足三阴三阳之经脉。病传六气，故当调其六经，经气相调，则荣卫运行，而不内干脏腑矣。）其未满三日者，可汗而已；其满三日者，可泄而已。（前三日在阳分，故当从汗解，后三日在阴分，故当从下解。此言六气相传，表里阴阳之大概耳。然伤寒有病传者，有不传者，有八九日仍在表阳而当汗者，有二三日邪中于里阴而当急下者，此又不在阴阳六气之常法也。）帝曰：热病已愈，时有所遗者，何也？岐伯曰：诸遗者，热甚而强食之，故有所遗也。（《伤寒论》曰：大病瘥后劳复者，枳实栀子汤主之，若有宿食者，加大黄如博棋子五六枚。盖因伤寒热甚之时，而强食其食，故有宿食之所遗也。）若此者，皆病已衰，而热有所藏，因其谷气相薄，两热相合，故有所遗也。（《伤寒论》曰：病人脉已解，而日暮微烦。以病新瘥，人强与谷，脾胃气尚弱，不能消谷，故令微烦，损谷则愈，谓其余热未尽，而强增谷食也，此即复释上文之意。）帝曰：善。治遗奈何？岐伯曰：视其虚实，调其逆从，可使必已矣。（夫邪之所凑，其正必虚，正气虚者，补其正气，余热未尽者，清其余邪。《伤寒论》曰：伤寒瘥已，后更发热者，小柴胡汤主之，脉浮者以汗解之，脉沉者以下解之，此之谓调其逆从也。）帝曰：病热当何禁之？岐伯曰：病热少愈，食肉则复，多食则遗，此其禁也。（少愈者，邪热未尽也。肉，谓豕肉。豕乃水畜，其性躁善奔，盖天之寒邪，即太阳寒水之气，邪未尽而食以豕肉，是动吾身之寒，以应病之余热，似犹寒伤太阳而复病也。此言天之六淫，与人之六气相合者也，水畜之肉，其性寒冷，是以多食则遗。）帝曰：其病两感于寒者，其脉应与其病形，何如？岐伯曰：两感于寒者，病一日则巨阳与少阴俱病，则头痛口干而烦满。（此复论阴阳两感之为病也。太阳与少阴相为表里，一日而阴阳俱受其邪，是以见太阳之头痛，少阴之烦满咽干。）二日则阳明与太阴俱病，则腹满身热，不欲食，谵语。（阳明与太阴为表里，故见太阴之腹满，阳明之身热，不欲食，谵语。）三日则少阳与厥阴俱病，则耳聋囊缩而厥，水浆不入，不知人，六日死。（少阳与厥阴为表里，故见少阳之耳聋，厥阴之囊缩而厥，水浆不入，谷气绝也。不知人者，神气伤也。此脏腑皆病，荣卫不行，故尽气终而死也。倪冲之曰：伤寒重在胃气神气，胃气已绝，则水浆不入，邪伤神脏，则昏不知人，即病在三阳，亦系危证，如两感于寒，而胃气尚存，神气清爽者，即不致于死也。）帝曰：五脏已伤，六腑不通，荣卫不行，如是之后，三日乃死，何也？岐伯曰：阳明者，十二经脉之长也，其血气盛，故不知人，三日其气乃尽，故死矣。（此言荣卫血气，脏腑精神，皆阳明之所资生，如胃气先绝者，不待六气之终，三日乃即死矣。）凡病伤寒而成温者，先夏至日者为病温，后夏至日者为病暑，暑当与汗皆出，勿止。（此复论邪气留连之热病也，凡伤于寒则为病热者，此即病之伤寒也。如邪气留连而不即病者，至春时阳气外出，邪随正出而发为温病，盖春温夏暑，随气而化，亦随时而命名也，伏匿之邪，与汗共并而出，故不可止之。）

（诸弟子问曰：本篇论三阴三阳之脉，皆属足经，是以有传足不传手之说，盖本诸此乎？曰：伤寒相传，病在三阴三阳之六气，盖以六经配合六气，经之所循，即气之所至，故兼论其脉，非病在有形之经，而可以计日相传者也。夫天为阳，地为阴，风寒暑湿燥火，天之阴阳也，木火土金水火，地之阴阳也，天之十干，化生地之五行，地之五行，上呈天之六气，故在地为水，在天为寒，在地为火，在天为暑，在地为木，在天为风，在地为金，在天为燥，在地为土，在天为湿，故在天为气，在地成形，形气相感，而化生万物。是以东方生风，风生木，木生酸，酸生肝，肝生筋，南方生热，热生火，火生苦，苦生心，心生血，中央生湿，湿生土，土生甘，甘生脾，脾生肉，西方生燥，燥生金，金生辛，辛生肺，肺生皮毛，北方生寒，寒生水，水生咸，咸生肾，肾生骨，是人之形骸脏腑，感在天无形之六气，在地有形之五行，而生长成形者也。是以人身有无形之六气，以配三阴三阳之经脉，有有形之脏腑骨肉，经脉皮毛，以应在地之五行，而三阴三阳之经气，又由五脏五行之所生，此亦阴阳形气之相合也。是以有病在无形之气，而涉于有形之经者，有病在有形之皮毛肌脉，筋骨脏腑，而涉于无形之气者，此形气之相感也。若夫伤寒之邪，系感天之六气，故当于吾身之六气承之，病在六气，而六经之经脉应之，此人与天地之气，相参合者也。按《六微旨大论》曰：上下有位，左右有纪，少阳之右，阳明治之；阳明之右，太阳治之；太阳之右，厥阴治之；厥阴之右，少阴治之；少阴之右，太阴治之；太阴之右，少阳治之。太阳为诸阳主气，故先受邪，是以一日太阳，二日阳明，三日少阳，四日太阴，五日少阴，六日厥阴，六日经尽，七日来复，而病气即衰，如七日不愈，又从太阳而当作再经，此病在无形之六气，故能六经传遍，而来复于太阳。若病在有形之经脉，此系转属一经之病，而不相传于别经者也。再按同篇曰：太阳之上，寒气治之，中见少阴；阳明之上，燥气治之，中见太阴；少阳之上，火气治之，中见厥阴；太阴之上，湿气治之，中见阳明；少阴之上，君火治之，中见太阳；厥阴之上，风气治之，中见少阳。又曰：太阳少阴，从本从标，少阳太阴从本，阳明厥阴不从标本，从乎中也。故从本者，化生于本，从标本者，有标本之化，从中者，以中气为化也。盖太阳标阳而本寒，少阴标阴而本热，此皆有寒热之化，故曰从本从标。如天之寒邪，即太阳之本气，而病在太阳之标阳，得太阳阳热之气，而反化为热病，是反天之本寒，而反病标阳之热。所谓病反其本，得标之病，既病太阳标阳之热，而反以凉药治之，所谓治反其病，得标之方，此太阳之从标也。如病在太阳，而不得标阳之热化，则太阳经中，有四逆汤及诸附子汤，以救太阳之本寒，此太阳之从本也。如少阴经中，有急下之大热证，此少阴之从本也。有急温之大寒证，此少阴之从标也。故曰：太阳少阴，从本从标，如阳明感阳热之悍气，则为大下之热病；如得中见阴湿之化，则为汗出和平之缓证；如厥阴得中见少阳之火化，则为便利脓血之热证；如病本气之阴寒，则为手足厥逆之危证，此皆寒热阴阳之气化者也。本篇论太阳为诸阳主气，先受天之寒邪，得太阳标阳以化热，即六经传遍，热虽甚而不死，故篇名曰"热病论"。盖专论病热之伤寒，而不论伤寒之变证，以其得太阳阳热之气化故也。至如其脉连于风府，循胁络嗌，皆病在无形之六气，而见有形之经证，非太阳之脉可传于阳明，阳明之脉可传于少阳，少阳之脉可传于三阴者也。能明乎天地阴阳，五行六气之化，庶可与论伤寒之为病。诸生复问曰：是伤寒之邪，只病在足经而不病手经耶？曰：六脏六腑，配合十二经脉，十二经脉，以应三阴三阳之气，然阴阳之气，皆从下而生，自内而外。故《灵枢经》云：六腑皆出于足之三阳，上合于手者也，是以本经以三阴三阳之气，始应足之六经，足之六经，复上与手经相合。）

刺热篇第三十二

肝热病者，小便先黄，腹痛，多卧，身热。（此论五脏之热病。夫五脏者，五行之所生也，天之十干，化生地之五行，人之十二经脉，上应天之六气，伤寒之邪，病三阴三阳之气，是以死于三日六日，而愈以十二日也。五脏之热病，病涉于五行，是以死生皆系于十干也。病六气者，外因之邪，病在肌形，病五脏者，内因之病，伤五脏之神志。《灵枢经》之所谓"风寒伤形，忧恐忿怒伤气，气伤脏，乃病脏，寒伤形，乃病形"也。曰"先"者，谓先有此内因之热，而先见是证也。肝主疏泄，故小便赤黄。肝脉环阴器，抵少腹而上，故腹痛也。肝藏魂，魂伤，故多卧。木火主气，故身热也。此言内因之病，始在气分，先下而上，内而外也。倪冲之曰："先"者，谓先有此内热之证，而未与外热交争也。）热争则狂言及惊，胁满痛，手足躁，不得安卧。（热争者，寒与热争也。此言外淫之邪，内干五脏，与内因之热，交争而为重病也。外因之邪，内干五脏者，即《阴阳应象论》之所谓"天之邪气，感则害人五脏"是也。盖风寒之邪，始伤皮毛，留而不治，则入于肌腠，以及于经脉，留而不治，则内干五脏。故曰：治五脏者，半死半生也。与内因之热，交争而为重病者，即《玉机论》之所谓"传化"，有不以次入者，忧恐悲喜怒，令不得以其次，故令人有大病者是也。谓外感风寒之邪，内伤五脏，移皆有次，又因五志内伤，故令不得以次相传，致令人有大病也。魂伤则狂言，东方肝木，其病发惊骇。肝脉布胁肋，故胁满痛。风木之热甚，故淫于四末也。人卧则血归于肝，肝气伤而不能纳血，故不得卧也。王子方曰：寒已化热，故曰热争。）庚辛甚，甲乙大汗，气逆则庚辛死。（病在肝，加于庚辛，庚辛不死，起于甲乙。大汗者，正胜邪而外出也。气逆者，热淫而反内逆也。）刺足厥阴少阳。（黄帝曰：外因之病，难易之治，奈何？伯高答曰：形先病而未入脏者，刺之半其日，脏先病而形乃应者，刺之倍其日，此外内难易之治也。夫形先病而未入脏者，谓外因之邪，未内入而与脏热交争也。脏先病而形乃应者，谓五脏之热，出于形身，而与外热相应也。盖邪并而逆于内者难治，内热出而外合于形身之间，刺之易愈也。杨元如曰：此篇乃记述之书，是当复引君臣问答以证之。）**其逆则头痛员员，脉引冲头也。**（员员，周转也。此言肝脏之热发于外，而与形热相应，热甚而上逆于头，故头痛而员转也。盖三阳之脉，上循于头，肝热与少阳交争，因脉引而上冲于头也，当知病在气者关于脉，病在脉者关于气，脉气之道，大宜体会。）**心热病者，先不乐，数日乃热。**（心志在喜，而恐胜之，先不乐者，为恐所伤也。夫心为君主之官，脏热乃神志之病，故独举心脏，以申明五脏之热，乃五志之为病也。）**热争则卒心痛，烦闷，善呕，头痛，面赤无汗。**（外内交争，热干神脏，故卒然烦痛也。少阴病者，欲吐不吐，故善呕。心为阳中之太阳，故头痛。心之华在面，故面赤。心主血，故无汗也。董帷园曰：论热争，当在内因外因之证兼看。）**壬癸甚，丙丁大汗，气逆则壬癸死。**（心病者，加于壬癸，壬癸不死，起于丙丁，逆则无起色矣。）**刺手少阴太阳。**（手少阴太阳，相为表里，故宜刺二经，以泻其热。）**脾热病者，先头重颊痛，烦心，颜青，欲呕，身热。**（阴气从足上行至头，故先头重。阳明之脉巡颊，故颊痛也。脾络注心中，故心烦而颜青。热邪干胃，故欲呕。脾主肌肉，故身热也。）**热争则腰痛不可用俯仰，腹满泄，两颔痛。**（经云：阳病者腰反折，不能俯，阴病者不能仰。阳者天气也，主外，阴者地气也，主内，阴脏热于内，阳热甚于外，阴阳外内交争，故腰痛不可用俯仰也。腹者脾土之郛郭，故腹满泄。胃之悍气，上冲头者，循牙车，下人迎，故颔下痛也。）**甲乙甚，戊己大汗，气逆则甲乙死。**（脾病者，加于甲乙，甲乙不死，起于戊己。如反逆而内干于脏，则不能外出而汗解矣。）**刺足太阴阳明。**（足太阴阳明，相为表里。）**肺热病者，先淅然，厥起毫毛，恶风寒，舌上黄，身热。**（皮毛者，肺之合。脏气热于内，故淅然寒栗于外而恶风寒，盖热盛则寒也。肺上连于喉嗌，故舌黄。脏真高于肺，主行荣卫阴阳，故身热也。）**热争则喘咳，痛走胸膺背，不得太息，头痛不堪，汗出而寒。**（热干肺脏，故喘咳不得太息。肺主胸中之气，气伤，故痛走胸背也。五脏之应天者肺，而手阳明之脉，上循于头，故头痛不堪。热争于内，故汗出而生寒也。王冰曰：肺之络脉，上会于耳中，故头痛不堪。倪冲之曰：肺脏居于胸中，而俞在肩背。）**丙丁甚，庚辛大汗，气逆则丙丁死。**（肺病者，加于丙丁，丙丁不死，起于庚辛。如气逆，则遇胜克之日即死矣。）**刺手太阴阳明，出血如大豆，立已。**（此言六经之刺，皆宜泻而不宜补者也。肺乃五脏之长，故举肺以申明之。）**肾热病者，先腰痛胻酸，苦渴数饮，身热。**（腰者肾之府，故先腰痛。肾主骨，故胻酸。肾为水脏，津液不能上资，故苦渴数饮也。按五脏之热病，皆主身热，盖内因之热，从内而外也。五脏之热争，多主内证，盖外淫之热，交争于内也。）**热争则项痛而强，胻寒且酸，足下热，不欲言。**（外热在太阳，则头痛而强。内热在肾，故胻寒且酸。足下热者，热流阴股也。不欲言者，肾为生气之原也。）**其逆则项痛员员淡淡然。**（其争气上逆，则为项痛。员员淡淡，痛之微也。膀胱者肾之府，太阳为诸阳主气，其气上升，肾藏之热，随太阳之气，而上冲于头也，此阴阳热气，外内交争，一随脉引，一随气升，皆阴出之阳，故只头痛而不死。）**戊己甚，壬癸大汗，气逆则戊己死。**（肾病者，加于戊己，戊己不死，起于壬癸。从则外出于形身故汗出，逆则内干于真脏，故死。）**刺足少阴太阳。**（足少阴太阳，相为表里，五脏六腑，经气之相通也。）**诸汗者，至其所胜日汗出也。**（本气旺日，谓之所胜。汗出，则热随外泄而自愈矣，所谓自得其位而起也。按此节乃论经气之兼证，故曰大汗，曰汗出，盖气分之汗大，经脉之汗微。）**肝热病者，左颊先赤。**（此言内因五志之热病者，必先见于色也，五色之见，各有其部，肝属木而位居东方，故左颊先赤。夫精明五色者，气之华也，忧恐忿怒伤气，气伤脏，乃病脏，今始见于色者，尚在气也，故曰治未病，未病者，病未及于脏也。）**心热病者，颜先赤。**（《五色篇》曰：阙者眉间也，庭者颜也，首面上于阙庭，王宫在于下极，心合火而位居南方，故颜先赤。颜，额也。）**脾热病者，鼻先赤。**（土位中央，故鼻先赤。）**肺热病者，右颊先赤。**（肺属金而位居西方，故右颊先赤。）**肾热病者，颐先赤。**（腮下谓之颐，肾属水而位居北方，故颐先赤，此后天之卦象也。）**病虽未发，见赤色者刺之，名曰治未病。**（脏气热于内，必先见于色，病虽未发者，谓虽病而未与外热交争也。见其色而即刺之，名曰刺未病，言脏气病而形未应者，当先刺之，勿使荣交而为难治也。）**热病从部所起者，至期而已。**（此复申明五脏之热，先见于色者易愈也。部，面部也。从部所起者，如肝热病左颊先赤，至甲乙大汗而病已矣。此病在五脏之本气，而不与外热交争，故至期而愈。如小便先黄，腹痛身热，是涉于有形之形层，将与外热交争，而有反逆之危险矣。）**其刺之反者，三周而已，重逆则死。**（反者，谓反逆为顺也。言不能治其未病，以致外内交争，其气反逆于内者，急当以刺取之，至三日而后已，如再不急治，使外内阴阳之热，重逆于内则死矣。按伯高曰：风寒伤形，忧恐忿怒伤气，气伤脏，乃病脏，寒伤形，乃应形，此形气外内之相应也。帝曰：刺之奈何？伯高答曰：病九日者，三刺而已。三刺者，三周也，九日者，病久而外内交争也。）**诸当汗者，至其所胜日，汗大出也。**（此言热病从部所起者，至期当自大汗而病已也。胜日，谓本气胜旺之日，如肝之甲乙，心之丙丁。）**诸治热病，以饮之寒水乃刺之，必寒衣之，居止寒处，身寒而止也。**（诸热者，谓表之三阳，里之五脏，外内之热交争也。饮之寒水，里之使寒也，寒衣寒处，表之使寒也，以刺取之，必俟其身寒而后止。）**热病先胸胁痛，手足躁，刺足少阳，补足太阴。**（此言外因之热，病在三阳者，各有刺取之法也。先胸胁痛者，病发于少阳也。足少阳主筋，热甚则筋急，故手足躁扰。《灵枢经》曰：热病手足躁，取之筋间，故当刺足少阳，以泻阳分之热，补足太阴，以御外入之邪。盖邪在少阳，三阳为昼，太阴当受邪也。）**病甚者，为五十九刺。**（病甚者，阳热甚而及于内也。《水热穴论》曰：头上五行行五者，以越诸阳之热也。大杼、膺俞、缺盆、背俞，此八者，以泻胸中之热也。气街、三里、巨虚上下廉，此八者，以泻胃中之热也。云门、髃骨、委中、髓空，此八者，以泻四肢之热也。五脏俞旁五，此十者，以泻五脏之热也。凡此五十九穴者，皆热之左右也。帝曰：人伤于寒，而传为热，何也？伯曰：夫寒甚则生热也。此言凡伤于寒，则为病热，热甚于表阳，而入于内者，当为五十九刺也。又按：孔穴圆经无髃骨穴，有肩髃穴，又腰俞穴，一名髓空。）**热病始手臂痛者，刺手阳明太阴而汗出止。**（身半以上，手太阴阳明皆主之。热病始于手臂者，病在上而发于阳也，故当刺手阳明太阴，手太阴之主表也。）**热病始于头首者，刺项太阳而汗出止。**（始于头首者，太阳之为病也。刺项者，刺风池风府也。太阳为诸阳主气，其脉连于风府，故刺之而汗出乃止。）**热病始于足胫者，刺足阳明而汗出止。**（阳气起于足五趾之表，热病始于足胫者，发于阳而始于下也，故当刺足阳明以取汗。）**热病身先重，骨痛，耳聋好瞑，刺足少阴，病甚为五十九刺。**（此病发于阴而为热病者，当取足少阴也。肾主骨而为生气之原，气伤故身重。肾开窍于耳，故耳聋。少阴病但欲寐，故好瞑也。病甚者，亦当为五十九刺。《灵枢·热病》篇曰：热病身重骨痛，耳聋而好瞑，取之骨，以第四针，五十九刺骨。盖足少阴主骨，故取之骨也。五十九刺骨者，取骨空之穴也。夫少阳少阴主枢，热在少阳者，可入于里阴，热在少阴者，可枢转而外出，故在阴分阳分之病甚者，皆当为五十九刺也。张兆璜曰：少阳之上，火气治之，少阴之上，热气治之，故病在少阳少阴，而皆为热甚。）热病先眩冒而热，胸胁满，刺足少阴少阳。（此言少阴少阳之二气相通也。夫阴阳出入，皆从枢转，热病先眩冒而热，病发于少阳也，胸胁满，将入于里阴矣，故当刺足少阴少阳，从枢转而外出。按以上三节，用十六先字，盖言有先于内者，有先于外者，有先从气分者，有先见于色者，皆当先治之，勿使其外内之交争也。张兆璜曰：首节论热甚于少阳，上节论热甚于少阴，此论少阴与少阳相合，盖君火与相火之相合也。）太阳之脉，色荣颧骨，热病也。荣未交日，今且得汗，待时而已，与厥阴脉争见者，死期不过三日。（此言外病六气之热，内有五脏之热，始在气分，而未及于经荣者，当急取汗而解，勿使外内相交，而成不救也。《伤寒论》曰：太阳之为病，脉浮。见太阳之脉者，乃六气之病，始在太阳之表阳，此外因之热病也。荣，华也，谓赤色之荣于颧颊之间，乃五脏之热，始病气而见于色，此内因之热病也。曰骨者，谓尚在内而隐见于皮肤之间，当此之时，五脏之荣色，尚未与表阳之气相交，表阳之热，尚未与五脏之荣气相交。故良工曰：病在太阳者，可从表汗而解。热在五脏者，病虽未发，见赤色者刺之，名曰治未病，今且得汗，是可待时而已矣，若不急从汗解，则太阳之热，与脏热相交，而太阳与厥阴之脉争见者，死期不过三日矣。按此节与玉机真藏论之所谓传化，有不以次入者，忧恐悲喜怒，令不得以其次，故令人有大病之义相同。盖表阳之邪，始病太阳，六气相传，移皆有次，不以次入者，因五志内伤，而五脏内热，太阳之脉与厥阴脉争见者，是太阳之热，与肝热相交矣。盖太阳为阳之始，厥阴为阴之终，举太阳与厥阴交争，是表阳之邪，不以次入，而与五脏之热，随所乘传，阳脉与阴脉争见者，皆为死证，故不必备言五脏也。当知表阳之热，先气而经，经而脏，五脏之热，亦先从气而经，内而外也，外内之热，交出于阳分者生，重逆于阴脏者死。首节论内热与外热交争，此论外热与内热交争。）其热内连肾，少阳之脉色也。（此言表阳之热，与脏热交争，不以次入，惟少阳与肾脉相连耳。《本输篇》曰：少阳属肾。盖少阳之气，发原于肾，故热病内连肾者，少阳之脉色也。）少阳之脉，色荣颊前，热病也。荣未交日，今且得汗，待时而已，与少阴脉争见者，死期不过三日。（颊前，颐也。外见少阳之脉，少阳之热病也。色荣颊前，肾脏之热病也。）热病气穴，三椎下间主胸中热，四椎下间主膈中热，五椎下间主肝热，六椎下间主脾热，七椎下间主肾热。（此言刺未病者，当取之气穴也。气穴者，泻五脏气分之热，故曰三椎下间，四椎下间，乃溪谷之穴会，与五脏之俞穴不同也。胸中膈上，乃心肺之宫城，主胸中热者，泻肺热也，膈中热者，泻心热也。不曰心肺，而曰胸中膈中者，意言热在气分，而不干于脏真也。）荣在骶也，项上三椎，陷者中也。（此言五脏之热，入于经荣者，当取之骨穴也。脊背之尽处曰骶。谓如取荣穴，当在骶而至项上之三椎，陷者中而取之。盖气为阳，荣血为阴，故取气穴，在三椎至七椎之间，从上而下也。取荣俞之穴，在骶骨之十四椎，而上至项上之三椎，陷者中而取之也。《灵枢经》曰：穷骨者骶骨也。张兆璜曰：此所谓刺之反者。）颊下逆颧为大瘕，下牙车为腹满，颧后为胁痛。颊上者，膈上也。（此复结内病五脏之热。不重感于外邪者，无外内之交争，而止于在内之脏腑，自相乘传也。颊下为颐，如颊下之色，上逆于颧，是肾热乘肝，当为大瘕泄。如下于牙车，是肾热乘胃，当主腹满，逆于颧后，是热邪乘胆，当为胁痛。如逆于颊上者，是在膈上心肺之分也。盖言五脏之热，色见于面部，而有外邪之热者，当治其未病交争，勿使外内相合，而成不救之死证。如五脏之热，见于面部而无外因之热病者，亦当治未病乘传，勿使其有瘕泄腹满之病。张兆璜曰：此篇首言五脏之热病，末结五脏之热色，自相乘传，盖五脏之热，有重感外邪者，必有外因之交争，如止病在内，而不感于外邪者，只当于在内之脏腑中求之。张应略曰：有在外之热病，有在内之热病，有病在外而内不病者，有病在内而外不病者，不必定有外内之交争，故复以此证明之。）

评热病论篇第三十三

黄帝问曰：有病温者，汗出辄复热，而脉躁疾，不为汗衰，狂言不能食，病名为何？岐伯对曰：病名阴阳交。交者死也。（温病者，冬伤于寒，先夏至日发者，为病温也。阴阳交者，谓汗乃阴液，外出于阳，阳热不从汗解，复入之阴，名曰阴阳交。交者，乃正不能胜邪，而邪复伤正气，故为死证。）帝曰：愿闻其说。岐伯曰：人所以汗出者，皆生于谷，谷生于精。（汗生于水谷之精，水谷之精，由精气之所化，故曰谷生于精。夫汗之发原有二，一出于水谷之精，一出于肾藏之精，而曰皆生于谷者，言肾藏之精，亦水谷之所生也。）今邪气交争于骨肉而得汗者，是邪却而精胜也。（交争于骨肉者，邪气伏匿于骨肉之间，至春时与正气交争，而发为温病。得汗是精气胜，而邪当共并而出矣。倪冲之曰：胃主肉，肾主骨，谷精之汗出于胃，血液之汗原于肾，邪在肉者，得水谷之汗而解，邪在骨者，得肾精之汗而后解。）精胜则当能食而不复热，复热者，邪气也。汗者精气也，今汗出而辄复热者，是邪胜也。不能食者，精无俾也。病而留者，其寿可立而倾也。（此言水谷之精，由肾藏精气之所化，所谓谷生于精也。夫肾为水脏，受水谷之精而藏之，其精气上与阳明相合，戊癸合而化火，火土之气，消水谷之精微，而复生此精，是先后二天，互相资生者也。今汗出而邪留不去，则热邪复伤其阴精矣，精气受伤，则不能复与阳明合化，而使之食，是精气之生原并绝，其寿命可立而倾也。董帷园曰：互相生长之道，旋转如环。）且夫《热论》曰：汗出而脉尚躁盛者死。（此复引《热论》，以释明汗生于谷，谷生于精，不能食而精无俾者之义。《灵枢·热论》曰：热病已得汗，而脉尚躁盛，此阴脉之极也，死，其得汗而脉静者生。热病者，脉尚躁而不得汗者，此阳脉之极也，死，脉盛躁得汗静者生。夫汗者，精气也，汗出而脉尚躁盛者，是邪气盛而精不胜也。阴脉，少阴之脉。极，终也，此邪热盛而少阴之气终也。脉尚躁而不得汗者，是阳热盛而胃气绝也。）今脉不与汗相应，此不胜其病也，其死明矣。狂言者是失志，失志者死。（脉不与汗相应者，胃气虚而不胜其邪，正不胜邪，是胃气将绝，其死明矣。肾藏志，狂言者，是精气伤而志先死，志先死者，不过一日半而死矣。）今见三死，不见一生，虽愈必死也。（病而留者，一死也。胃气绝者，一死也。肾气绝者，一死也。夫肾为生气之原，肾之精气，由水谷之所生，水谷之精，由肾气之所化，如汗不胜邪，而肾藏之精气尚在，一生也。如精气受伤，而阳明之生原未绝，一生也。愈者，谓邪病去也，邪虽去而生气已绝，必死之道也。以上论邪正阴阳之理，而归重于正气之生原，不可伤也。）**帝曰：有病身热，汗出烦满，烦满不为汗解，此为何病？**（按此篇评论阳热之邪，惟藉阴精以制胜。汗者精气也，一出于水谷之精，一出于肾藏之液。水谷入胃，津液四布，汗出溱溱，水谷之精气也。又肾为水脏，受五脏之精而藏之，所藏之精，奉心化赤而为血，血之液为汗，此肾藏之精气也。是以上节论汗生于谷，此以下复论风伤肾藏之精焉。盖风行则水涣，水气泛溢，则精气自虚，此节论风动肾藏之精气，劳风节论风动肾藏之水气，肾风节论风动肾藏之水邪，而总属精气皆虚。）**岐伯曰：汗出而身热者，风也，汗出而烦满不解者，厥也，病名曰风厥。**（风为阳邪，开发肌腠，腠理之汗，水谷之精也。津液外泄，风热留之，故身热也。风热不去，则伤动其肾气而上逆，逆于上则心烦，乘于脾土则中满，病名曰风厥，谓因风邪而使肾气之厥逆也。上节论病虽愈而正气绝者死，此以下论邪病虽留，而根本不坏者不死，邪正虚实，大有死生之关系，而学者不可不审。）**帝曰：愿卒闻之。岐伯曰：巨阳主气，故先受邪，少阴与其为表里也，得热则上从之，从之则厥也。**（巨阳，太阳也。太阳之气主表，风为阳邪，伤人阳气，两阳相搏，则为病热，少阴与太阳相为表里，阳热在上，则阴气从之，从之则为厥逆矣。）**帝曰：治之奈何？岐伯曰：表里刺之，饮之服汤。**（表里者，阴阳也。刺表以泻风热之阳邪，刺里以下少阴之逆气，饮之服汤，以助水津之汗。）**帝曰：劳风为病何如？**（此论劳汗当风，而伤其肾也。烦劳则阳气外张，精气内绝，阳虚于外，则易于受风，精虚于内，则反动其水气矣。）**岐伯曰：劳风法在肺下。**（伯言风动寒水之气，法当在肺下。《水热穴论》曰：肾者至阴也，至阴者盛水也；肺者太阴也，少阴者冬脉也。故其本在肾，其末在肺，皆积水也。）**其为病也，使人强上冥视。**（强上者，头项强也。阳气张而重感于风，则使人强于上，阴精竭而更受其伤，故目盲不可以视也。）**唾出若涕，恶风而振寒，此为劳风之病。**（肾之水液，入肺为涕，自入为唾，风动肾水，注在肺下，故唾出若涕。肺主皮毛，肺受风寒，故恶风而振寒。此为勇而劳甚，则肾汗出，肾汗出而逢于风也。）**帝曰：治之奈何？岐伯曰：以救俯仰。**（《金匮·水气篇》曰：气强则为水，难以俯仰。此水寒之气，厥逆于上，则有形之水，将欲随之，故当急救其水邪，勿使其上溢，以致不能俯仰也。）**巨阳引精者三日，中年者五日，不精者七日。**（此言救俯仰之法，当从小便而出也。巨阳引精者，谓太阳膀胱之府，津液藏焉，气化则出，巨阳气盛，能引肾精之邪水，从小便而出者，三日而愈。中年精气虚者五日，老年精气衰者七日，三五七者，阳之数也，谓得阳气之化，而阴水自出矣。）**咳出青黄涕，其状如脓，大如弹丸，从口中若鼻中出，不出则伤肺，伤肺则死也。**（此言水寒之邪，逆于肺下者，又当从上窍以出之，此上下分消之法也。夫肾为水脏，受五脏之精而藏之，今肾藏之水气，反逆于上，则四脏之津，皆为之凝聚而不下矣。青黄涕者，肝脾之津也。脓乃赤白之间色，如脓状者，心肺之津也。四脏之津，不下归于肾，反凝聚于肺下，故当咳而出之，肺之下，脾之上也。或从脾而出之口，或从肺而出之鼻，皆涕唾所出之外窍也。肺主气而至清虚，故邪浊伤之则死。）**帝曰：有病肾风者，面胕痝然，壅害于言，可刺不？**（胕，音附。痝，音芒。不否同。肾风者，因风而动肾藏之水，故又名风水。胕，足胕也。痝然，肿貌，言面足痝然而肿也。少阴之脉，贯肾系舌本，水邪上逆，故壅害于言。）**岐伯曰：虚不当刺，不当刺而刺，后五日，其气必至。**（肾为风邪所伤，则精气已虚，故不当刺，虚反刺之，后五日，其逆气必至。《平脉篇》曰：肾气微，少精血，奔气促迫，上入胸膈，谓精气虚，则水邪之气反上逆矣。五日者，言风邪亦始病太阳，五日则病及少阴而动其气矣。）帝曰：其至何如？岐伯曰：至必少气时热，时热从胸背上至头，汗出手热，口干苦渴，小便黄，目下肿，腹中鸣，身重难以行，月事不来，烦而不能食，不能正偃，正偃则咳，病名曰风水。论在《刺法》中。（病名风水者，因风而动其水也。在《刺法》中，谓在本经《水热穴论》中。）帝曰：愿闻其说。岐伯曰：邪之所凑，其气必虚。阴虚者，阳必凑之，故少气时热而汗出也，小便黄者，少腹中有热也。（风邪伤肾，精气必虚，阴虚则阳往乘之，故时时发热。肾为生气之原，故少气也，阳加于阴则汗出，湿热上蒸，故从胸背而直上于头。热在下焦，故小便黄也。倪冲之曰：太阳与少阴标本相合，风邪伤肾，始病太阳，甚则入肾，今肾热上蒸，亦随太阳之气而上，故从胸背而上至于头。）不能正偃者，胃中不和也，正偃则咳甚，上迫肺也。（此申明阳邪伤阴，而动肾藏之水也。正偃，仰卧也。水上乘于胃，则胃中不和，故不得正偃。肺脉下络大肠，还循胃口，故上迫肺也。上节论阳热伤其精气，此复论动其水焉。倪冲之曰：劳风注在肺下，谓水气迫于肺下，而所出之涕，乃是肺液，非肾藏之水也。盖肺乃水之生原，肾气反逆，则水源凝聚于上矣，今正偃迫肺，亦系胃气上乘，而非肾藏之水，即目下微肿，亦属水邪在腹，而肿见于目下，当知肾虚水泛，止至于腹耳。）诸有水气者，微肿先见于目下也。帝曰：何以言？岐伯曰：水者阴也，目下亦阴也，腹者至阴之所居，故水在腹者，必使目下肿也。（太阴者至阴也。水邪上乘于腹，始伤胃而渐及于脾，故微肿先见于目下，脾主约束也。）真气上逆，故口苦舌干。（真气者，脏真之心气也。心属火而恶水邪，水气上乘，则迫其心气上逆，是以口苦舌干。）卧不能正偃，正偃则咳出清水也。（此言水气上乘，始胃而脾，脾而心，心而肺也，肾为本，肺为末，金水子母之脏，皆积水也，是以水气上逆于肺，则咳出清水。）诸水病者，故不得卧，卧则惊，惊则咳甚也。（此言肾邪上乘于胃，则胃气上薄于心，胃气薄于心，则心气迫于肺矣。水邪乘胃，故不得卧。胃络上通于心，阳气入阴，阴阳相薄，故惊恐也。心气上乘于肺，金畏火热，故咳甚也。上节论水气从下而上，此复论腑脏之气，亦从下而上也。）腹中鸣者，病本于胃也。薄脾则烦不能食，食不下者，胃脘隔也。身重难以行者，胃脉在足也。（此言水气乘于经脉之中，随经环转，复从上而下也。水病本于胃，而随经下泄，故腹作雷鸣。薄于脾则烦而不能食，盖脾络上膈注心中，故烦，上焦主纳，故不能食也。胃脘阻隔，故食不下。水气随经下流，故身重难以行也。倪冲之曰：按经旨水邪止乘于胃，其薄脾干肺迫心，乃胃气之转乘，非水邪直至于心下，盖肾者胃之关也，水出于关，则邪留在胃，故曰病本于胃。）月事不来者，胞脉闭也，胞脉者，属心而络于胞中，今气上迫肺，心气不得下通，故月事不来也。帝曰：善。（中焦之汁，流溢于肾而为精，奉心化赤而为血，血之液为汗。此节首论风伤肾藏之精，末结不能奉心化赤。盖此篇评论阳热之邪，惟藉阴精汗液以制胜，前章论谷精之汗，不能胜邪者死，此言肾藏之精，为风邪所伤，而又不得心气下通以化赤，是风邪亦不得从汗解矣。再按荣气之道，纳谷为实，谷入于胃，乃传之肺，流溢于中，布散于外，专精者，荣于经隧，常荣无已，是血乃中焦水谷之汁，而行于经脉，渗于皮肤，有二道焉，夫中焦受气取汁，变化而赤，此专精而行于经隧之血也。流溢于中，布散于外者，是流溢于胞中，布散于皮肤之血也。胞脉属心，得心气下通而为血，冲脉任脉，皆起于胞中，上循背里，为经络之海，其浮而外者，循腹右上行，会于咽喉，别而络唇口，血气盛，则充肤热肉，血独盛则淡渗皮肤，生毫毛，男子至唇口而长髭须，女子至胸中而下为月事，是血之液为汗者，乃渗于皮肤之血，非经脉之血也。故举女子之月事以申明之，气上迫肺者，真气上逆，口苦舌干，惊则咳甚，是心气上炎而不下通也。此篇虽曰评热，然皆论精血汗液之生原，盖知生始之原，则知所以养正而胜邪矣。水谷之精藉肾藏精气之所化，胞肾之精血，由胃腑水谷之所生。王芳侯曰：出红汗曰蔑，此渗于皮肤之血，而又不能化汗者矣。）

逆调论篇第三十四

（调，和也，顺也。言人之阴阳水火，荣卫气血，表里上下，皆当和调，逆调则为病矣。）

黄帝问曰：人身非常温也，非常热也，为之热而烦满者，何也？（此论上下阴阳之不和也。非常温者，谓非常有温热之病在表也。非常热者，谓非常有五脏之热在里也。为之者，乃阳热之气为之也。）岐伯对曰：阴气少而阳气胜，故热而烦满也。（火为阳而居上，水为阴而居下，阴气少而阳气胜，故热而烦满于上也。）帝曰：人身非衣寒也，中非有寒气也，寒从中生者何？（身非衣寒，表无寒也。中非有寒气，里无寒也。寒从中生者，谓寒从阴中而生也。）岐伯曰：是人多痹气也，阳气少，阴气多，故身寒如从水中出。（痹气者，气闭也。阳气少而阴气多者，因是人多痹气故也。病在阴者名曰痹。寒湿之气，闭于里阴，则火热不得下交于阴而阴气盛，阴气盛则阳气渐衰，阴寒之气过多，故身寒如从水中出。盖热出于阳火，故烦。寒出于阴水，故如从水中出。此上下水火阴阳之不和也。）帝曰：人有四肢热，逢风寒如炙如火者，何也？（此论表里阴阳之不和也。四肢为诸阳主气，四肢热者，阳热之气在表也。逢风寒而如炙如火者，邪正相搏，因表阳之热，而热更盛极也。）岐伯曰：是人者，阴气虚，阳气盛。四肢者阳也，两阳相得，而阴气虚少，少水不能灭盛火，而阳独治。独治者，不能生长也，独胜而止耳。（阴气虚者，里阴之气虚也。阳气盛者，表阳之气盛也。阳受气于四末，阴受气于五脏。四肢者，阳明之所主也。两阳，阳明也。两阳合明，故曰阳明。相得者，自相得而为热也。阴气少者，少阴之气少也。少水者，津液少也。津液少而不能还入胃中，则火盛而不能灭矣。夫肾主藏精，阳明之所生也，肾之精气，复上与阳明相合，戊癸合而化火，火土之气，阴气虚少，则阳独治矣。然独阳不生，谓不能再生长其阳热，惟此独胜而止矣。张兆璜曰：能灭盛火，即是阴阳和调。）逢风而如炙如火者，是人当肉烁也。（此释明阳明之气，主于四肢，而又所主肌肉也。二阳之气，在于皮肤肌腠之间，而又逢风热之阳邪，邪正相搏，则火热炽而销铄其肌肉矣。）帝曰：人有身寒，汤火不能热，厚衣不能温，然不冻栗，是为何病？（身寒而汤火不能热，厚衣不能温者，太阳气衰，而寒在表也。不冻栗者，二阳火热之在里也。）岐伯曰：是人者，素肾气胜，以水为事，太阳气衰，肾脂枯不长，一水不能胜两火，肾者水也，而生于骨，肾不生则髓不能满，故寒甚至骨也。（肾气胜者，肾水之气胜也。以水为事者，膀胱之水胜也。谓其人水寒之气偏胜，水寒偏胜则太阳气衰，太阳气衰则孤阴不长矣。水，精水也。肾藏之精枯不长，而膀胱之一水，不能胜二火矣。夫肾生骨髓，水生肝，肾脂不生，则髓不能满于骨，是以寒至骨也。以上兼论阴阳水火，互相生长之道。）所以不能冻栗者，肝一阳也，心二阳也，肾孤脏也，一水不能胜二火，故不能冻栗，病名曰骨痹，是人当挛节也。（肝者，一阳初生之木火也。心者，地二所生之君火也。肾为牝脏，孤脏也。孤脏之阴，藉太阳标本以合化，太阳气衰，则孤阴不长矣。膀胱之津液，不能胜二火，故其人不能冻栗者，二阳之火热在内也。病名曰骨痹，病在髓枯而骨痛也，故其人当骨节拘挛。此论表里阴阳之不调也。）帝曰：人之肉苛者，虽近衣絮，犹尚苛也，是谓何疾？（此论荣卫之气不和也。苛，虐也。谓虽近衣絮，而苛虐如故也。）岐伯曰：荣气虚，卫气实也。（虚实者，不和也。言荣气不得卫气之和，则荣气虚，卫气不与荣气相和，则卫气实也，盖阳道常实，故曰实。然则过犹不及也。）荣气虚则不仁，卫气虚则不用，荣卫俱虚则不仁且不用，肉如故也。（不仁者，不知痛痒。不用者，痿而不胜。盖言荣卫不和，则两者皆虚矣，荣卫两虚者，不仁且不用，不仁不用，而肉苛如故者，不和而致虚也。张兆璜曰：此释明上文之所谓虚实者，乃不和也。）人身与志不相有，曰死。（人身者，荣卫之所循行也。志者，五脏之神志也。《本脏篇》曰：经脉者，所以行气血而荣阴阳，濡筋骨，利关节者也；卫气者，所以温分肉，充皮肤，肥腠理，司开阖者也；志意者，所以御精神，收魂魄，适寒温，和喜怒者也。是故血和则经脉流行，荣覆阴阳，筋骨劲强，关节清利矣，卫气和则分肉解利，皮肤调柔，腠理致密矣。志意和则精神专直，魂魄不散，悔怒不起，五脏不受邪矣，寒温和则六腑化谷，经脉通利，肢节得安矣。此人之常平也，是三者之所当和调者也，如三者皆相失而不相有，则气血不行，魂魄离散而死矣。此言荣气当与卫气和调，荣卫之气，又当与神志和调者也。）帝曰：人有逆气，不得卧而息有音者，有不得卧而息无音者，有起居如故而息有音者，有得卧，行而喘者，有不得卧，不能行而喘者，有不得卧，卧而喘者，皆何脏使然，愿闻其故？（此论经气上下之不调也，经气生于脏腑，故曰何脏使然。）岐伯曰：不得卧而息有音者，是阳明之逆也。足三阳者下行，今逆而上行，故息有音也。（一呼一吸曰息，息有音者，呼吸有声，气逆之所致也。足之三阳，从头走足，故三阳者下行，今反逆而上，以致呼吸之有音也。朱圣公曰：是阳明之逆也句，概上下二节而言。）阳明者，胃脉也。胃者六腑之海，其气亦下行，阳明逆，不得从其道，故不得卧也。《下经》曰：胃不和则卧不安，此之谓也。（按《灵枢·动输》黄帝曰：经脉十二，而手太阴足少阴阳明独动不休，何也？岐伯曰：足阳明胃脉也。胃为五脏六腑之海，其清气上注于肺，肺气从太阴而行之，其行也，以息往来，故人一呼脉再动，一吸脉亦再动，呼吸不已，故动而不止。黄帝曰：气之过于寸口也，上十焉息，下八焉伏，何道从还，不知其极。岐伯曰：气之离脏，卒然如弓弩之发，如水之下岸，盖言十二经脉，皆足阳明胃腑之所生，胃气上注于肺，以司呼吸，下注于肾，以资十二经脉，故曰“阳明者，胃脉也”。言胃者，水谷血气之海也。胃之所出血气者，从大络而上注于肺，从胃脉而下注足少阴也。如阳明逆，不得从其道，则为不得卧而息有音。手太阴逆，则为起居如故而息有音。足少阴逆，则为不得卧而喘也。此论经脉呼吸之逆调也。下经者，即下文之所谓不得卧，卧则喘者，是水气之客也。盖阳明之津液，随气而下注于肾，如阳明逆，不得从其道，而肾之水气，反上客于阳明，是以胃不和而卧不安也。再按：上十焉息者，谓阳明所生之荣卫宗气，如弓弩之发，上注于肺，以行呼吸，以荣经脉，居十分之十焉。下八焉伏者，谓阳明所生之津液，下注于足少阴，如水之下岸，居十分之八焉。盖荣气宗气卫气，皆主上行，是气之十分，皆上行也，津液二分，行于经隧，八分流溢于肾，故止八分而伏藏于下也。何道从还者，冲脉与少阴之大络，起于肾，下出于气街，冲脉上循背里，为经络之海，气街者，气之径路也。如络绝则径通，是流溢于肾藏之精液，从冲脉气街之道路，还循于十二经脉，如环无端，而莫知其极，此血气生始之根原，经脉循行之道路，学者所当用心理会者也。张兆璜曰：《灵枢》论经脉顺行之道，此篇论经脉逆调之因，故当复引经语以证明之。）夫起居如故而息有音者，此肺之络脉逆也。络脉不得随经上下，故留经而不行，络脉之病人也微，故起居如故而息有音也。（此言手太阴之调逆也。肺主呼吸，肺之络脉逆，故呼吸不利而息有音也。夫脉之循于里曰经，浮而外者为络，外内上下经络相贯，循环无端，络脉逆则气留于经，而不行于络矣。络脉浮于皮肤之间，其病轻微，故止息有音而起居如故也。）夫不得卧，卧则喘者，是水气之客也。夫水者，循津液而流也。肾者水脏，主津液，主卧与喘也。帝曰：善。（此言足少阴之逆调也。夫津液者，水谷之所生，肾者胃之关也，胃之水液，从关而下，入于肾者顺也。如阳明逆，不得从其道而下入于肾，则肾之水气，反循津液之道路，而上乘于胃矣，是以胃不和而卧不安也。故曰：肾者水脏，主藏津液，又主卧与喘也。夫手太阴足少阴阳明，主血气生始之根原，经脉呼吸之道路，人之一身，总不外乎水火阴阳，荣卫气血，是以上章论水火阴阳之寒热，后章论呼吸经脉之逆调。杨君立问曰：帝问有不得卧而息无音者，有得卧行而喘者，有不得卧不能行而喘者，岐伯皆未详答，后人有言简脱者，有增补其文者，是耶非耶？曰：此节专论气之呼吸，脉之顺逆，盖经脉者，所以行气血而荣阴阳，濡筋骨，利关节者也，是以三阳之脉上行，则气逆而为息有音，如三阳之脉顺行而下，止阳明不得从其道，是当不得卧而息无音矣，如病在经脉，则阴阳不和而不得卧，筋骨不利而不能行，今病在络脉，故止息有音而起居如故也。圣人立言，浑然隐括，或言在意中，或意居言表，奈何后学不细心体认，而妄增臆论耶。）

疟论篇第三十五

黄帝问曰：夫痎疟皆生于风，其蓄作有时者，何也？（痎，音皆。吴崐曰：痎，亦疟也。夜病者谓之痎，昼病者谓之疟，方书言夜市谓之痎市，盖本乎此也。蓄，病息邪伏也。卢子繇曰：疟者，惟火沴金，酷虐殆甚也。）岐伯对曰：疟之始发也，先起于毫毛，伸欠乃作，寒栗鼓颔，腰脊俱痛，寒去则内外皆热，头痛如破，渴欲冷饮。（伸欠，引伸而呵欠也。卫气同邪气将入于阴，表气虚，故先起于毫毛，伸欠。）帝曰：何气使然，愿闻其道。岐伯曰：阴阳上下交争，虚实更作，阴阳相移也。（邪正阴阳之气，上下出入，故交争于上下也。病并于阴，则阴实而阳虚，并于阳，则阳实而阴虚，是虚实更作，阴阳寒热相移也。）阳并于阴，则阴实而阳虚。阳明虚，则寒栗鼓颔也。巨阳虚，则腰背头项痛。（邪与卫气内薄，则三阳之气，同并于阴矣。并于阴，则阴实于内，而阳虚于外，阳明之气主肌肉，而经脉交于颔下，是以寒栗鼓颔。太阳之气主表，而上升于头，其经脉上会于脑，出于项，下循背膂，故腰背头项俱痛。马莳曰：阳气陷则阴气胜。经云：病痛者，阴也。）三阳俱虚，则阴气胜，阴气胜，则骨寒而痛，寒生于内，故中外皆寒。阳盛则外热，阴虚则内热，外内皆热，则喘而渴，故欲冷饮也。（阳虚于外，则阴胜于里矣。经云：二阴主里，是以骨寒而痛，而寒生于内也。阴气逆极则复出之阳，并于阳则阴虚而阳盛，阳盛则外热，阴虚则内热，外内皆热，是以喘渴而欲冷饮也。卢子繇曰：不列少阳形证者，以太阳为开，阳明为阖，少阳为枢，而开之能开，阖之能阖，枢转之也，设舍枢则无开阖矣，离开阖无从觅枢矣，故开阖既陷，枢机岂能独留，倘中见枢象，即为开阖两持，所以持则俱持，陷则俱陷也。）此皆得之夏伤于暑，热气盛，藏于皮肤之内，肠胃之外，此荣气之所舍也。（卢子繇曰：以夏气通于心，心主荣血之故也。经云：以奉生身者，莫贵于经隧，故不注之经而溜之舍也。舍即经隧所历之界分，每有界分，必有其舍，如行人之有传舍也。倪冲之曰：天之暑热，与君火之气相合，心主荣血，故邪藏于荣舍。卫气者，阳明之悍气也，风木寒水，乘侮土气，故风水之邪，与卫气并居。）此令人汗空疏，腠理开，因得秋气，汗出遇风，及得之以浴，水气舍于皮肤之内，与卫气并居。卫气者，昼日行于阳，夜行于阴。此气得阳而外出，得阴而内薄，内外相薄，是以日作。（卢子繇曰：暑令人汗出空疏，腠理开者，以暑性暄发，致腠理但开，不能旋阖耳，不即病者，时值夏气之从内而外，卫气仗此，犹可捍御，因遇秋气，机衡已转，自外而内矣。其留舍之暑，令汗出空疏，腠理开，风遂乘之以入，或得之以沐浴，水气舍于皮肤之内，与卫气并居，卫气者，昼日行于阳，夜行于阴，风与水气，亦得阳随卫而外出，得阴随卫而内薄，内外相薄，是以日作也。莫子晋问曰：卫气日行于阳，奚先入于阴而致寒栗伸欠也？曰：邪得阴而内入，得阳而外出，邪气与卫气并居，故同邪内陷，非卫气之行于阴也。夫内为阴，外为阳，邪留于形身之外，与卫应乃作，卫气日行于阳，故发作于日也。）帝曰：其间日而作者何也？岐伯曰：其气之舍深，内薄于阴，阳气独发，阴邪内着，阴与阳争不得出，是以间日而作也。（间，去声。言邪气舍深，内薄于里阴之分，阳气独发于外，里阴之邪，留着于内，阴邪与阳气交争，而不得皆出于外，是以间日而作也。按此节经文，与薄于五脏募原之因不同。）帝曰：善。其作日晏与其日早者，何气使然？岐伯曰：邪气客于风府，循膂而下，卫气一日一夜，大会于风府，其明日日下一节，故其作也晏，此先客于脊背也。（此言邪从风府，而客于脊背之间者，发作有早晏也。卫气一日一夜，行阴阳五十度，而大会于风府，其明日日下一节，故其作也晏，此邪先客于脊背而与卫气相遇故也。）每至于风府则腠理开，腠理开则邪气入，邪气入则病作，以此日作稍益晏也，其出于风府，日下一节，二十一日下至骶骨。（此申明卫气日下一节，则上会于风府也亦晏，故病作日晏也。盖卫气每至于风府则腠理开，开则客于脊背之邪，还入风府，而与卫气相遇则病作，其卫气出于风府，日下一节，则上会与风府也稍晏，故病作稍晏。二十一日下至骶骨，则上会于风府也益晏，故病作益晏也。）二十二日入于脊内，注于伏膂之脉，其气上行，九日出于缺盆之中，其气日高，故作日益早也。（伏膂，伏冲膂筋也。卫气外循督脉而下，内循冲脉而上，其气上行，九日出于缺盆，其气日高，则会于风府也。日早，故作日益早也。）其间日发者，由邪气内薄于五脏，横连募原也，其道远，其气深，其行迟，不能与卫气俱行，不得皆出，故间日乃作也。（募原者，横连脏腑之膏膜，即《金匮》所谓皮肤脏腑之纹理，乃卫气游行之腠理也。不得与卫气皆出，故间日也。）帝曰：夫子言卫气每至于风府，腠理乃发，发则邪气入，入则病作，今卫气日下一节，其气之发也，不当风府，其日作者奈何？（帝问邪有不从风府而入，其病亦以日作者何也。）岐伯曰：此邪气客于头项，循膂而下者也，故虚实不同，邪中异所，则不得当其风府也。故邪中于头项者，气至头项而病；中于背者，气至背而病；中于腰脊者，气至腰脊而病；中于手足者，气至手足而病。（客于头项者，谓客于风府也。伯言邪入于风府，循膂而下，留其处者，有虚实之不同，若邪中异所，则无有早晏矣。虚实者，早晏也。言卫气虚而日下，则其发日晏，卫气实而日上，则其发日早，此邪从风府而留于脊膂之间者也，若邪中异所，则不得当其风府矣。如邪中于头项，卫气行至头项而病作；中于腰背手足，邪即舍于腰背手足之间，卫气行至腰背，与腰背所舍之邪，相遇而病作；卫气行至于手足，与手足所舍之邪，相遇而病作。此或发于早者，每日早发，或发于晏者，每日晏发，非若客于风府之邪，日晏而日早也。张兆璜曰：风府循督脉而下，至脊内循冲脉而上，乃卫气之隧道，故邪留于此内者，遇卫气之日上日下，而病有早晏之分。）卫气之所在，与邪气相合则病作，故风无常府，卫气之所发，必开其腠理，邪气之所合，则其府也。（卫气之所在者，谓卫气行至邪气所在之处，与邪相合而病作，故风邪或中于头项，或中于腰背手足，无有常处，非定客于风府也。夫卫气之行，至于所在之处而发，必开其腠理，腠理开，然后邪正相合，邪与卫合之处即其府也。）帝曰：善。夫风之与疟也，相似同类，而风独常在，疟得有时而休者，何也？（夫痎疟皆生于风，然病风者，常在其处，病疟者，休作有时，故帝有此问。）岐伯曰：风气留其处，故常在，疟气随经络，沉以内薄，故卫气应乃作。（风邪则伤卫，故病风者，留于肌腠筋骨之间而不移，疟气舍于荣，故随经络以内薄，与卫气相应乃作也。）帝曰：疟先寒而后热者何也？岐伯曰：夏伤于大暑，其汗大出，腠理开发，因遇夏气凄沧之水寒，藏于腠理皮肤之中，秋伤于风，则病成矣。（风寒曰凄，水寒曰沧。盖夏时暑热溽蒸，腠理开发，或汗湿从风，或得之于沐浴，水寒藏于腠理皮肤之中，至秋时复伤于风，风寒两感，是以寒热之病成矣。按此节所论先寒后热，与上节不同，上节以夏伤之暑，藏于荣之所舍，秋受之风寒，与卫气并居，盖荣为阴，卫为阳，此气得阴而内薄，得阳而外出，是以荣舍之邪，先行于阴而为寒，复行于阳而为热，此乃吾身中之阴阳寒热也，此节论夏受凄沧之水寒，秋伤于风之阳邪，此论天之阴阳寒热也，是以经旨少有不同，学者亦宜体析。）夫寒者阴气也，风者阳气也，先伤于寒，而后伤于风，故先寒而后热也，病以时作，名曰寒疟。（天之阴邪，感吾身之阴寒，天之阳邪，感吾身之阳热，是以先受之寒，先从阴而病寒，后受之风，复从阳而病热。病以时作者，应时而作，无早晏也。）帝曰：先热而后寒者何也？岐伯曰：此先伤于风，而后伤于寒，故先热而后寒也，亦以时作，名曰温疟。（王冰曰：以其先热，故谓之温。倪冲之曰：此天之阴阳，病人身之阴阳，阴阳两感，是以寒热交作，虽有先后之感，与故病新病不同，学者亦宜体认。）其但热而不寒者，阴气先绝，阳气独发，则少气烦冤，手足热而欲呕，名曰瘅疟。（其者，承上文而言。上文之所谓温疟者，邪气藏于骨髓之中，骨髓者，肾藏之精气所生，故久而不去，则与肾气相合，是以温疟之病气藏于肾，其气先从内而出之外也，从内出之外，故阳病极而复反入之阴。其但热不寒者，邪气藏于骨髓之中，而肾阴之气，先与骨气相绝，是外邪不及于里阴，而独发于阳也。热伤气，故少气，心恶热，故烦冤。手足为诸阳之本，故手足热。经云：诸呕吐酸，皆属于热。此温疟之不复寒者，名曰瘅疟。瘅，单也，谓单发于阳而病热也。卢子繇曰：瘅疟有二因，此其一也。）帝曰：夫经言有余者泻之，不足者补之，今热为有余，寒为不足，夫疟者之寒，汤火不能温也，及其热，冰水不能寒也，此皆有余不足之类，当此之时，良工不能止，必须其自衰乃刺之，其故何也？愿闻其说。岐伯曰：经言无刺熇熇之热，无刺浑浑之脉，无刺漉漉之汗，故其为病逆，未可刺也。（熇，音稿。漉，音鹿。阳热为有余，阴寒为不足。经言，引《灵枢·顺逆》而言。熇熇，热甚貌。浑浑，邪盛而脉乱也。漉漉，汗大出也。言当此之时，邪病甚而正气逆，故未可刺也。）夫疟之始发也，阳气并于阴，当是之时，阳虚而阴盛，外无气，故先寒栗也，阴气逆极，则复出之阳，阳与阴复并于外，则阴虚而阳实，故先热而渴。（此言寒热始盛之时，乃阴阳之气交并，正气错乱未分，故未可刺。张兆璜曰：此言热为阳实而有余，寒为无气而不足，所谓有余不足者，阳气邪气也。）夫疟气者，并于阳则阳胜，并于阴则阴胜，阴胜则寒，阳胜则热。（上节论阳气虚实之寒热，此论阴阳胜并之寒热，皆属阴阳未和，而邪气方盛，俱未可刺。）疟者，风寒之气不常也，病极则复至。（此复论在天阴阳之邪而为寒热也。风者阳邪也，寒者阴邪也，风寒之气，变幻不常，如病风而为热，极则阴邪之寒气复至，病寒而为寒，极则风邪之阳热复至，当如寒热虚实之有三因也。）病之发也，如火之热，如风雨不可当也，故经言曰：方其盛时必毁，因其衰也，事必大昌，此之谓也。（上节论阴阳交并，正气未分，故未可刺，此承上文而言，邪气方盛，未可刺也。邪气之发，如火之烈，如风雨之不可当，故经言方其盛时而取之，必毁伤其正气，因其衰也，事必大昌，此之谓也。《兵法》云：无迎逢逢之气，无击堂堂之阵，避其来锐，击其惰归。倪冲之曰：如火之烈，阳热盛也，如风雨不可当，阴寒盛也。）夫疟之未发也，阴未并阳，阳未并阴，因而调之，真气得安，邪气乃亡，故工不能治其已发，为其气逆也。（邪气未发，则正气未乱，因而调之，真气得安，邪气乃去，所谓治未病也。若待其已发，虽良工弗能为，为其气逆故也。上节论治其已衰，此先治其未发。）帝曰：善。攻之奈何，早晏何如？（早者，谓病之未发。晏者，谓病之已衰。）岐伯曰：疟之且发也，阴阳之且移也，必从四末始也。阳已伤，阴从之，故先其时，坚束其处，令邪气不得入，阴气不得出。审候见之，在孙络盛坚而血者，皆取之，此真往而未得并者也。（此申明治未病之法也。且者，未定之辞，言疟之将发，阴阳之将移，必从四末始。盖三阴三阳之气，从手足之井荥而更移也，如病在阳而阳已伤，则阴经将从而受之，故当先其未发之时，坚束其四末，令邪在此经者，不得入于彼经，彼经之经气，不得出而并于此经，审其证而候其脉，见其孙络盛坚而血者，皆取而去之，此阴阳真气，往来和平，而未得交并者也。倪仲宣曰：疟气舍于皮肤肌腠之间，故病见于孙络。）帝曰：疟不发，其应何如？（言疟病未发之时，其脉候证候，何如而应。）岐伯曰：疟气者，必更盛更虚，当气之所在也，病在阳则热而脉躁，在阴则寒而脉静。（言疟气者，有阴阳更并之盛虚，皆当气之所在也。如病在阳则热而脉躁，在阴则寒而脉静。欲知脉与病之相应，但审证之寒热，脉之躁静，则知病之在阴在阳矣。）极则阴阳俱衰，卫气相离，故病得休，卫气集则复病也。（言阴阳之所以更盛更虚者，卫气行之也。卫气者，行阴而行阳者也，是以卫气相离，其病得休，卫气集则复病也。）**帝曰：时有间二日，或至数日发，或渴或不渴，其故何也？岐伯曰：其间日者，邪气与卫气客于六腑，而有时相失，不能相得，故休数日乃作也。**（六腑者，谓六腑之募原也。六腑之膜原者，连于肠胃之脂膜也。相失者，不与卫气相遇也。盖六腑之募原，其道更远，气有所不到，故有时相失，不能相得其邪，故或间二日，或数日乃作也。倪冲之曰：藏之膜原而间日发者，乃胸中之膈膜，其道近，六腑之膜原，更下而远，故有间二日，或至于数日也。张介宾曰：按本经言疟之间二日，及数日发者，以邪气深客于六腑之间，时与卫气相失，其理甚明，丹溪以作于子午卯酉日者，为少阴疟，作于寅申巳亥日者，为厥阴疟，作于辰戌丑未日者，为太阴疟，此不过以六气司天之义为言，然子午虽曰少阴，而卯酉则阳明矣，巳亥虽曰厥阴，而寅申则少阳矣，丑未虽曰太阴，而辰戌则太阳矣，如三日作者，犹可借此为言，若四五日者，又将何以辨之？殊属牵强，倘按此施治，未必无误，学者不可执以为训。马玄台曰：《本经》言间日数日发者，邪与卫气不相值，何丹溪乃以为三日一发者，受病一年半，间日一发者，受病半年，一日一发者，受病一年，不知何据为然。董帷园曰：看书当参讨经义，庶不为前人所欺。）**疟者，阴阳更胜也，或甚或不甚，故或渴或不渴。**（言阴阳更胜，而有甚与不甚，故阳热甚则渴，或不甚则不渴矣。）**帝曰：论言夏伤于暑，秋必病疟，今疟不必应者，何也？**（言有不必夏伤于暑，而为病疟者也。）**岐伯曰：此应四时者也，其病异形者，反四时也，其以秋病者寒甚，以冬病者寒不甚，以春病者恶风，以夏病者多汗。**（伯言夏伤于暑，秋必病疟者，此应四时者也。应四时者，随四时阴阳之气，升降出入而为病也。其病异形者，反四时也。反四时者，非留蓄之邪，乃感四时之气而为病也。秋时阳气下降，天气新凉，故感秋凉之气，而为病者寒甚。冬时阳气伏藏于内，即受时行之寒，得阳气以化热，故寒不甚。春时阳气始出，天气尚寒，故恶风，夏时阳气外泄，腠理空疏，故多汗。此随感四时之邪，而即为病疟也。倪冲之曰：春伤于风，故恶风，夏伤于暑，故多汗；秋伤于湿，故寒甚；冬伤于寒，则为病热，故寒不甚，盖言风寒暑湿之邪，在四时而皆能病疟也。）**帝曰：夫病温疟与寒疟，而皆安舍，舍于何脏？**（此复问前节温疟之病因，是以帝问温疟与寒疟，病皆安舍，而伯只答其温疟焉。盖寒疟之因，已谕悉于前矣，但前节以先伤于风，后伤于寒，为温疟，此论先出于阳，后入于阴，为先热后寒，一论在天阴阳之邪，一论形身中之阴阳出入，文义虽殊，而理则合一。）**岐伯曰：温疟者，得之冬中于风寒，气藏于骨髓之中，至春则阳气大发，邪气不能自出，因遇大暑，脑髓烁，肌肉消，腠理发泄，或有所用力，邪气与汗皆出，此病藏于肾，其气先从内出之于外也。如是者，阴虚而阳盛，阳盛则热矣。衰则气复反而入，入则阳虚，阳虚则寒矣。故先热后寒，名曰温疟。**（藏真下于肾，肾藏骨髓之气也。冬气通于肾，故邪藏于骨髓之中，而内与肾气相合，夫至春阳气大发，而邪不能自出者，邪藏于骨髓之中，而气行骨外故也。脑为精髓之海，脑髓烁者，暑气盛而精髓烁热也。肌肉消者，腠理开而肌肉消疏也。汗乃肾藏精髓之所化，或有所用力，则伤动其肾气，是以所藏之邪，得与汗共并而出矣。夫骨气与肾气相合，故病气藏于肾，其气先从内出之外也，从内出外，则阴虚而阳盛，阳盛则热矣，气从内出之外，故病复反入之阴。张兆璜曰：故先热而后寒者，名曰温疟，其但热而不寒者，名曰瘅疟矣，故字宜着眼。）帝曰：瘅疟何如？岐伯曰：瘅疟者，肺素有热，气盛于身，厥逆上冲，中气实而不外泄，因有所用力，腠理开，风寒舍于皮肤之内，分肉之间而发，发则阳气盛，阳气盛而不衰则病矣，其气不反于阴，故但热而不寒，气内藏于心，而外舍于分肉之间，令人消烁脱肉，故命曰瘅疟。帝曰：善。（此复论瘅疟之有因于内热者也。肺主周身之气，肺素有热，故气盛于身，其气厥逆上冲，故不泄于外，而但实于中，此外内皆实者矣。气止实于外，则邪不能外侵，故因有所用力。腠理开而后邪舍于皮肤之内，中气实则邪不能内入，故其气不及于阴，而单发于阳也。心主血脉之气，气内藏于心者，谓邪藏于血脉之中，而气内通于心也，内藏于血脉之里，外舍于分肉之间，阳气盛而无阴气以和之，是以阳热不衰，而令人消烁脱肉也。前节论外因之瘅疟，此论兼有内因之瘅疟也。故《金匮要略》曰：阴气孤绝，阳气独发，则热而少气烦冤，手足热而欲呕，名曰瘅疟。若但热不寒者，邪气内藏于心，外舍分肉之间，令人消烁脱肉，是阴气绝而阳气独发者，名曰瘅疟。若但热不寒者，亦名瘅疟。是瘅疟之有二证也。张兆璜曰：邪舍于血脉之中，而气内藏于心，与邪藏于骨髓之中，而病藏于肾者同义，但肾为阴脏，故邪复反入之阴，心为阳脏，故气不及于阴，而单发于阳也。）

刺疟篇第三十六

（此承上章以记刺疟之法，故不曰论。）

足太阳之疟，令人腰痛头重，寒从背起，先寒后热，熇熇暍暍然，热止汗出难已，刺郄中出血。（暍，音谒。此论三阴三阳经气之为病也。太阳是动病者，腰似折，冲头痛。太阳标阳而本寒，故先寒后热。背为阳，故寒从背起也。熇熇，如火之炽。暍暍，暑热气也。太阳乃日中之阳火，故熇熇暍暍然也。如热在气分者，热止汗出，其病则愈。此乃经气之兼证，故病难全已，当刺郄中出血，以泻在经之邪焉。按：《藏气法时论》曰：心病者，胸中痛，取其经少阴太阳，舌下血者，其变病，刺郄中血者，谓取手少阴之阴郄穴也。此所谓郄中出血，是亦当取项上之络郄，腰下之浮郄矣。王氏曰：郄中，委中也。卢子繇曰：此但详足经而无手经者。经云：风寒暑火，天之阴阳也。张兆璜曰：疟之足经，与伤寒同义，盖天之六淫伤人三阴三阳之气，皆从足而起也。）足少阳之疟，令人身体解㑊，寒不甚，热不甚，恶见人，见人心惕惕然，热多汗出甚，刺足少阳。（㑊，音亦。解㑊，懈惰也。少阳主初生之气，病则生阳不升，故身体懈惰。少阳主枢，寒不甚，热不甚，枢象也。胆病者，心中憺憺，恐人将捕之。少阳相火主气，故热多。少阳所生病者汗出，当取足少阳之侠溪，在足小指次指歧骨间。本节前之中，刺入三分，留三呼，此足少阳之荥也。）足阳明之疟，令人先寒洒淅，洒淅寒甚，久乃热，热去汗出，喜见日月光火气，乃快然，刺足阳明跗上。（阳明者，两阳合明，阳热光明之气也。病则反其本，而洒淅寒甚。热去汗出，则病气去而喜见光明，复其阳明之本气也。本气复而仍取足阳明者，经邪未去也，故当取足跗上冲阳，刺入三分，留十呼，此足阳明原也。按三阴三阳之病，论在六气，则不涉经络之有形，是以见太阳之先寒后热，少阳之寒热从枢，如少阴之标寒本热，此病无形之六气也。又如胆病之恐人将捕，脾土之灌溉四旁，少阴之呕吐，厥阴之腰痛，是又涉于有形之经，当知经不离乎气，气不离乎经，可分而可合者也。能明乎经气之理，进乎道矣。王芳侯曰：日月光，明也。火气，阳热也。）足太阴之疟，一令人不乐，好太息，不嗜食，多寒热，一汗出，病至则善呕，呕已乃衰，即取之。（足太阴脾土主气，主灌四脏，心肺居上为阳，肝肾居下为阴，脾为孤脏，中央土，间于阴阳之间，膻中者臣使之官，喜乐出焉，膻中乃宗气之所居，上出于肺，以司呼吸。经云：心系急则气道约，约则不利，故太息以伸出之。一令人不乐，好太息者，足太阴病疟而上及于心肺也。肾病者寝汗出，肝脉缓甚而善呕，所生病者为呕逆。一汗出，病至则善呕者，下及于肝肾也。病至者，言病至于肝脏则善呕，呕已则肝脏之病已衰，而即当取之，盖言脾疟而病至于四脏，见四脏之病已衰，而即当取之足太阴也。不嗜食，多寒热，太阴之本病也。脾病而不能转输，故不嗜食。太阴居中土，间于阴阳之间，故多寒热也。）足少阴之疟，令人呕吐甚，多寒热，热多寒少，欲闭户牖而处，其病难已。（足少阴寒水主气，故呕吐甚。少阴标阴而本热，故多寒热。热多寒少，本气胜也。大凡病热多而阳气胜者易愈，寒多而阴气胜者难已，欲闭户牖而处者，阴寒甚也，故其病难已。《本经》曰：阳尽而阴盛，故欲独闭户牖而居。王芳侯曰：阳热甚者，宜刺泄其邪，阴盛故不言刺也。）足厥阴之疟，令人腰痛少腹满，小便不利如癃状，非癃也，数便，意恐惧，气不足，腹中悒悒，刺足厥阴。（腰痛小腹满，厥阴之经证也。木乃水中之生阳，故肝主疏泄水液，如癃非癃，而小便频数不利者，厥阴之气不化也。志意者，所以御精神，收魂魄。经云：肝气虚则恐，盖肝藏之神魂不足，故意恐惧也。木主春生之气，厥阴受邪，故生气不足，木郁不达，故腹中悒悒也。宜刺足厥阴之太冲，在足趾本节后二寸陷者中，刺入三分，留一呼。朱圣公曰，肝者将军之官，谋虑出焉，气虚则恐惧矣。）肺疟者，令人心寒，寒甚热，热间善惊，如有所见者，刺手太阴阳明。（肺者心之盖，故令人心寒热，心气虚则善惊，如有所见。经云：心者，神之舍也。神精乱而不转，卒然见非常物，宜刺手太阴之列缺，手阳明之合谷。列缺在手腕后寸半，刺入三分，留三呼。合谷在手大指次指歧骨间，刺入三分，留六呼。卢之颐曰：邪不干脏，列脏证者，非真脏之藏，乃脏募之气化证也。莫仲超曰：邪入于五脏六腑募原之间，不干脏腑之气，则为间日之疟，干脏腑之气，则为五脏六腑之疟，涉于三阴三阳，则为六经之疟，故曰疟者，风寒之气不常也。）心疟者，令人烦心甚，欲得清水，反寒多，不甚热，刺手少阴。（心为火脏，心气热，故烦甚而欲得清水以自救。热极生寒，故反寒多。寒久则真火气衰，故不甚热也。宜刺手少阴之神门，在掌后锐骨端陷者中，刺三分，留七呼。）肝疟者，令人色苍苍然，太息，其状若死者，刺足厥阴见血。（苍乃东方之青色，肝主色，故令人色苍苍然。胆病者善太息，胆附于肝，故肝病必及于胆。肝胆主春生之气，胆气升则脏腑之气皆升，生阳不升，故其状若死。刺足厥阴中封见血，在内踝前一寸半陷者中，仰足取之，伸足得之，刺入四分，留七呼。）脾疟者，令人寒，腹中痛，热则肠中鸣，鸣已汗出，刺足太阴。（脾为阴中之至阴，故令人寒。腹乃脾土之郛郭，故腹中痛。湿热下行则肠鸣，上蒸则汗出也。鸣已汗出者，下行极而上也。宜刺足太阴之商丘，在足内踝下，微前三寸陷者中，刺入三分，留七呼。）肾疟者，令人洒洒然，腰脊痛，宛转，大便难，目眴眴然，手足寒，刺足太阳少阴。（眴同旬。足少阴寒水主气，故令人洒洒然。腰乃肾之府，故腰脊痛而欲其宛转也。肾开窍于二阴，故大便难。眴眴目摇动而不明，骨之精为瞳子，故目眴眴然也。肾主生气之原，手足为诸阳之本，邪病则有伤生气，故手足寒也。宜取足太阳之委中，足少阴之大钟太溪。委中在腘窝横纹中央有动脉，大钟在内踝后街中，刺入二分，留七呼，太溪在足内踝后跟骨上动脉陷者中，刺入三分，留七呼。）**胃疟者，令人且病也，善饥而不能食，食而支满腹大，刺足阳明太阴，横脉出血。**（胃主受纳水谷，故胃疟者，令人病饥而不能食。中焦受邪，不能主化，故支满腹大，横脉、脾胃之横络脉也。）**疟发身方热，刺跗上动脉，开其空，出其血立寒。**（此言疟之寒热，乃病在阴阳之气分，当取于阳明太阴焉。夫三阳主表，三阴主里，疟发身方热，是邪将出于表阳。阳明者，两阳合明，间于二阳之间，主行气于周身，阳盛之气也。故当取阳明之冲阳，摇针以开其穴，泻出其血，则阳热去而立寒矣。）**疟方欲寒，刺手阳明太阴，足阳明太阴。**（夫身半以上为天，身半以下为地，手太阴阳明主天，足太阴阳明主地，故从腰以上者，手太阴阳明皆主之，从腰以下者，足太阴阳明皆主之。又阳者天气也，主外，阴者地气也，主内，疟方欲寒，是邪将入于里阴，故当刺手足阳明太阴，使天地阴阳之气，上下外内和平，而无偏阴之患矣。）**疟脉满大急，刺背俞，用中针，旁五胠俞各一，适肥瘦出其血也。**（旁，去声。此言疟病在经络者，当取其背俞焉，盖经脉内合五脏五行之气。五脏之俞在背，故当取背俞以泻之。脉满大急者，邪盛于经脉中也。胠，胁也。旁，倚也。胠俞者，五脏俞之旁，近于胠胁，乃魄户、神堂、魂门、意舍、志室也。谓当旁五胠俞各刺其一，肥者深而留之，瘦者浅而疾之，各适其当，以出其血焉。）**疟脉小实急，灸胫少阴，刺指井。**（此言经脉之气虚陷者，宜灸足少阴也。盖经脉之气，发原于少阴肾脏，脉小者，脉气虚也。经云：诸急为寒。小实急者，脉气虚寒而邪气实也。艾名冰台，能启陷气之阳，故当灸少阴胫下之太溪，以启经脉之生气，刺足小指之井穴，以泻经脉之实邪，此论攻邪，又当审其正气也。）**疟脉满大急，刺背俞五胠俞背俞各一，适行至于血也。**（俞，俱音输，各篇皆同。此复申明背俞，与胠俞之经气相通也。曰背俞五胠俞背俞各一者，言背俞旁之五胠俞，与背俞各刺其一也。背俞者，离脊骨两旁，各一寸五分，乃五脏之俞也。胠俞者，去脊骨两旁各三寸，近于胠胁，乃五脏神气之所舍。故曰魄户者，谓肺藏魄也。曰神堂者，谓心藏神也。曰魂门者，谓肝藏魂也。曰意舍者，谓脾藏意也。曰志室者，谓肾藏志也。此胠俞与背俞之气相通，故当各取之，适其肥瘦，以行其针而至于出血也。此盖言邪盛于血脉者，取五胠俞，甚而及于五脏者，兼取背俞，是以上节之灸胫，此下之用药，亦少有别焉。莫子晋曰：血者神气也，故病在经脉而邪伤血者，宜取脏神所舍之俞，然经脉内合五脏，故又当兼取其背俞也。）**疟脉缓大虚，便宜用药，不宜用针。**（便，平声。此承上文而言，五脏之经气虚者，便于用药，而不宜用针也。脉缓大虚，血气两虚也。《灵枢经》云：少气者，则阴阳俱不足。补阳则阴竭，泻阴则阳脱，如是者，可将以甘药，不可饮以至剂，如此者，弗灸，不已者，因而泻之，则五脏气坏矣。上节论经脉生始之原，本于足少阴肾，此言经俞血气，又五脏五行之所生，然有邪有正，有实有虚，而灸刺用药，各有所宜也。）**凡治疟，先发如食顷，乃可以治，过之则失时也。**（此论治疟毋先后其时，先发如食顷者，谓疟未发前如一饭之顷，正气未乱，因而调之。所谓无刺熇熇之热，浑浑之脉也，若待其已发，邪方盛时而取之，则失其时矣。）**诸疟而脉不见，刺十指间出血，血去必已，先视身之赤如小豆者，尽取之。**（此言邪在皮肤气分者，宜刺十指之井穴也。疟在气分，故不见于脉，脉不见者，谓不见满大急之脉也，当刺十指之井穴出血，血去其病立已。盖所出为井，乃经气始相交会之处，故刺之可泄气分之邪。身有赤如小豆者，邪在肤表气分，有伤淡渗皮肤之血，故赤如小豆，当先取而去之。此言邪在经脉之血，与淡渗皮肤之血，所见脉证不同，而取刺亦各有别。）十二疟者，其发各不同时，察其病形，以知其何脉之病也。（此言邪在脏腑经脉者，更有刺之之法也。十二疟者，谓六经五脏胃疟也。其发各不同者，言厥阴与肝疟，阳明与胃疟，太阴与脾疟，少阴与肾疟，各有脏腑经气之不同也。故当时察其病形，或腰痛头重，或心寒善惊，以知其何脉之病，盖经脉乃胃腑之所生，五脏之所主，故曰以知何脉之病。）先其发时如食顷而刺之，一刺则衰，二刺则知，三刺则已。（先其发时如食顷者，先于未发之前而刺之也。刺之者，以足太阳之疟取郄中，阳明之疟取足跗，肺疟刺手太阴阳明，心疟刺手少阴也。一刺则病衰，二刺则知，三刺则病已，按上古以小便利，腹中和为知。杨元如曰：邪在气分者，宜后其时以刺之，盖气为阳，其性锐，故当避其来锐；邪在血分者，宜先其时以取之，盖血为阴，其性柔，故当迎而夺之。）不已，刺舌下两脉出血。不已，刺郄中盛经出血，又刺项以下挟脊者必已。舌下两脉者，廉泉也。（舌下两脉，任脉之廉泉穴也。郄中，王氏谓委中也。盛经者，谓血气盛于此也。项以下挟脊者，胠俞背俞也。盖任脉统任一身之阴，为经络之海，而脏腑之经俞，皆属于太阳，故刺本经不愈，而复取任脉，及足太阳之郄中背俞，其病立已也。）刺疟者，必先问其病之所先发者，先刺之。（此言邪中于头项者，气至头项而病，中于背者，气至背而病，中于腰脊者，气至腰脊而病，中于手足者，气至手足而病，必先问其所先发者，先刺之。倪冲之曰：用三先字者，谓邪或舍于头项，而又兼中于腰背，或舍于腰背，而又兼中于手足，卫气先至之处，其病先发，是一日之中，或又有两发之疟也。）先头痛及重者，先刺头上及两额两眉间出血。先项背痛者，先刺之。先腰脊痛者，先刺郄中出血。先手臂痛者，先刺手少阴阳明十指间。先足胫酸痛者，先刺足阳明十指间出血。（头上，谓上星百会。两额，谓悬颅。两眉间为攒竹诸穴也。项背痛者，或刺风池风府，或项背所痛之处，随其病而取之。郄中，王氏谓委中也。手少阴阳明十指间者，谓十指间之少冲商阳也。足阳明十指间者，足十指间之厉兑也。盖少阴心脏主血脉，而手足井荥之血气，皆阳明之所生，是以手足痛者，独取于少阴阳明。张兆璜曰：惟项背之疟，见证不一，有邪入于风府，随卫气上下而日作早晏者，有邪留于项背，而遇卫气以日作晏者，有邪留于项背之间，而不与卫气之日作晏者，故概而言之曰先刺之。）风疟，疟发则汗出恶风，刺三阳经背俞之血者。（此言病风疟者，亦当取足太阳之经也。疟发则汗出恶风者，表阳之气虚也。三阳，太阳也。背俞，太阳之经俞也。盖太阳之气主表，邪伤太阳，则表气虚而恶风，故宜泻太阳之邪。）胻酸痛甚，按之不可，名曰胕髓病，以镵针针绝骨出血，立已。（胻，下敬切。胕，音附。镵，音谗。此风邪深入于骨髓中者，宜刺足少阳之绝骨穴，盖少阳之气主骨也。胻，足骨。胕，足面也。风邪入伤骨髓，故酸痛不可按。镵针，九针之第一，主泻阳热之气者也。绝骨在足外踝上三寸动脉中，针二分，留七呼。倪仲宣曰：足胕乃阳明之部分，此风木之邪，贼伤胃土，故名曰胕髓病。）身体小痛，刺至阴。（此言风疟之病，身体痛者，宜取至阴之经也。脾为阴中之至阴，而外主四肢肌肉。故经云：脾络实则一身尽痛。是以身体小痛者，宜刺脾脏之经，盖亦风木之邪，贼伤脾土也。）诸阴之井无出血，间日一刺。（此承上文而言手足三阴之井穴，不宜出血。盖井穴乃经气之交，故邪在阳之气分者，宜泻出其血，病在阴之经而宜取阴之井者，可间日一刺，则邪气自泄，不必至于出血，以泄真阴之气。张兆璜曰：此申明上文之所谓刺至阴者，当刺至阴之井穴，并申明所谓至阴者，非太阳之至阴也。）**疟不渴，间日而作，刺足太阳。渴而间日作，刺足少阳。**（此言疟之渴与不渴者，又有水火寒热之气化也。太阳之上，寒水主之，故不渴者，取足太阳。少阳之上，相火主之，故渴者，取足少阳。间日者，邪入于里也。夫邪入于里则渴，是以间二日或间数日者，有阴阳更胜之或甚或不甚，若阳分之邪入里，则有水火寒热之或渴或不渴也。）**温疟汗不出，为五十九刺。**（温疟者，得之冬中于风寒，病气藏于肾，若汗不出，是邪不能出之于阳，故当为五十九刺。五十九刺者，以第四针刺骨也。）

气厥论篇第三十七

黄帝问曰：五脏六腑，寒热相移者何？（帝奕问脏腑寒热相移，则为何如之病，盖承上章而复论疟气之厥逆也。寒热者，邪正阴阳之气也。如邪舍于脏腑募原之间，阴阳外内相乘，则为往来之寒热。如脏邪传移于脏，腑邪传移于腑，则为气逆之变病矣。是以此篇单论五脏六腑，寒热相移。杨元如曰：疟邪不解，多生变病者，当知气厥之所致。倪冲之曰：疟不死人，病疟而有死者，传脏故也。）**岐伯曰：肾移寒于肝，痈肿少气。**（按下文肾移热于脾，此移寒于肝，亦当作脾。脾主肌肉，寒气化热，则腐肉而为痈脓，脾统摄元真之气，脾脏受邪，故少气也。）**脾移寒于肝，痈肿筋挛。**（肝主血，寒则血凝泣。经曰：荣气不行，乃发为痈。肝主筋，故筋挛也。）**肝移寒于心，狂，隔中。**（肝为阳脏，而木火主气，阳并于阳故狂。心居膈上，肝处膈下，母子之气，上下相通，肝邪上移于心，留于心下，故为隔中。盖言脏不受邪，五脏之寒热相移，留薄于脏外而干脏气，不伤脏真者也。倪冲之曰：治五脏者半死半生，盖病脏气者生，伤脏真者死。）**心移寒于肺，肺消，肺消者，饮一溲二，死不治。**（肺受心邪，则不能通调水液而惟下泄矣。肺为金水之原，寒随心火，消烁肺精，是以饮一溲二者，肺液并消，故为不治之死证。）**肺移寒于肾为涌水，涌水者，按腹不坚，水气客于大肠，疾行则鸣，濯濯如囊裹浆，水之病也。**（夫在地为水，在天为寒，肾为水脏，肺主生原，是以肺之寒邪，下移于肾，而肾之水气，反上涌于肺矣。大肠乃肺之府，肺居膈上，故水气客于大肠，疾行则鸣濯濯有声。如以囊裹浆者，水不沾流，走于肠间也。倪冲之曰：肺移于肾，肝移于心，传其我所生也，肾移于脾，脾移于肝，侮其所不胜也，心移于肺，乘其己所胜也。）**脾移热于肝，则为惊衄。**（东方肝木，其病发惊骇。肝主血，故热甚则衄。）**肝移热于心则死。**（心主君火而不受邪，邪热乘之，故死。）**心移热于肺，传为膈消。**（心肺居于膈上，火热淫于肺金，则金水之液涸矣。膈消者，膈上之津液耗竭，而为消渴也。）**肺移热于肾，传为柔痓。**（肾者水也，而生骨，肾脏燥热则髓精不生，是以筋骨痿弱，而为柔痓。）**肾移热于脾，传为虚肠澼，死不可治。**（太阴湿土主气，不能制水，而反受湿热相乘，脾气虚伤，则不能磨运水谷，而为肠澼下利。谷气已绝，故为不治之死证。）**胞移热于膀胱，则癃溺血。**（膀胱者，胞之室也，冲任起于胞中，为经血之海，胞移热于膀胱，是经血之邪移于膀胱，故溺血。热则水道燥涸，故癃闭也。张兆璜曰：脏为阴，腑为阳，故脏邪相传，有寒有热，腑邪相传，但热不寒，盖寒邪在腑，亦化热矣。）**膀胱移热于小肠，膈肠不便，上为口糜。**（小肠之脉，络心循咽，下膈属小肠，小肠之下，名曰阑门，济泌别汁，渗入膀胱，膀胱反移热于小肠，是以膈肠不能下渗，湿热之气，反随经上逆，而口为之糜烂矣。）**小肠移热于大肠，为虙瘕，为沉。**（虙，音伏。与伏同。瘕者，假也，假津血而为聚汁也。盖小肠主液，大肠主津，小肠移热于大肠，则津液留聚，而为伏瘕矣。沉，痔也。小肠主火，大肠主金，火热淫金，则为肠痔。《邪气脏腑篇》曰：肾脉微涩为不月、沉痔。曰沉者，抑上古之省文，或简脱耶。朱圣公曰：诸家注释，皆以沉为伏瘕沉滞，按经文用二为字，是系二证，不可并作一证论，当以师注为是。）**大肠移热于胃，善食而瘦，又谓之食㑊。**（胃主受纳水谷，大肠为传导之官，大肠热邪，反逆乘于胃，是以胃热则消谷善食，阳明燥热，则荣卫津液不生，故虽能食而瘦。亦，解㑊也。谓虽能食而身体懈惰，故又谓之食㑊。）**胃移热于胆，亦曰食㑊。**（五脏六腑之生气，皆取决于胆，胆气燥热则生阳不升，故身体懈惰，胃气热则消谷善饥，故亦曰食㑊。张兆璜曰：足少阳之疟，令人身体解㑊，今胃移热于少阳，故亦名曰食㑊。）**胆移热于脑，则辛頞鼻渊，鼻渊者，浊涕下不止也。**（頞，音遏。胆气上升，则热随入脑，挟鼻两旁曰頞。辛頞者，鼻頞辛酸也。鼻渊者，浊涕下不止也。盖脑为精髓之海，髓者骨之充也，脑者阴也，故脑渗则为涕。愚按胞胆脑髓，奇恒之府也，肠胃膀胱，四形脏也，论奇恒之府相传者，谓胆与脑，胞与膀胱，无经络之相通，乃热邪在气而气相乘也，至于肠胃之逆传，亦邪热在气而不在腑，故为伏瘕食㑊之证，而不得从下解。杨元如曰：肾主藏精而居下，脑为精髓之海而居上，胆者中精之府也，三者并主藏精，精气相通，故胆邪移入于脑。倪冲之曰：少阳属肾，胆气通于脑，脑髓通于肾，是精气之上下循环。）**传为衄衊，瞑目，故得之气厥也。**（此总释脏腑寒热相移，皆在气而不在经，故曰得之气厥也。夫热气上升，迫于络脉则为衄，淡渗皮毛之血，不能化液为汗则为衊，邪热伤气而阳气虚则目瞑。言邪出于脑，则传于气分，而为衄衊瞑目之证，并释经脉内连脏腑，如脏邪在经，入脏则死，腑邪在经，则溜于肠胃而从下解。此邪在脏腑气分，故外内相乘，则为寒热之往来，脏腑相移，则为寒热之气厥，此在气而不在经，故篇名“气厥论”，而末结曰“得之气厥也”。）

咳论篇第三十八

黄帝问曰：肺之令人咳何也？岐伯对曰：五脏六腑皆令人咳，非独肺也。（肺主气而位居尊高，受百脉之朝会，是咳虽肺证，而五脏六腑之邪，皆能上归于肺而为咳。）**帝曰：愿闻其状。岐伯曰：皮毛者，肺之合也，皮毛先受邪气，邪气以从其合也。其寒饮食入胃，从肺脉上至于肺则肺寒，肺寒则外内合邪，因而客之，则为肺咳。**（此首论咳属肺脏之本病也。肺为阴，主秋金清肃之气，是以形寒饮冷则伤肺。皮毛者，肺之合，天之寒邪，始伤皮毛，皮毛受邪，则邪气从其合而内伤肺矣。手太阴之脉起于中焦，还循胃口，寒饮入胃，则冷饮之邪，从肺脉而上至于肺矣，外内之邪合并，因而客之，则为肺咳矣。）**五脏各以其时受病，非其时，各传以与之。**（次论五脏之邪上归于肺，而亦为咳也。乘春则肝先受邪，乘夏则心先受邪，乘秋则肺先受邪，是五脏各以所主之时而受病。如非其秋时，则五脏之邪，各传与之肺而为咳也。）**人与天地相参，故五脏各以治时，感于寒则受病，微则为咳，甚则为泄为痛。**（人与天地参也，五脏之气，与四时五行之气相合，故五脏各以所主治之时而感于寒则受病，微则上乘于肺而为咳，甚则上行极而下为泄痛矣。）**乘秋则肺先受邪，乘春则肝先受邪，乘夏则心先受之，**

乘至阴则脾先受之，乘冬则肾先受之。（此申明五脏各以其时受病也。曰先受之者，谓次即传及于肺而为咳也。咳乃肺之本病，故先言肺先受邪。）帝曰：何以异之？（言何以明其五脏之不同也。）岐伯曰：肺咳之状，咳而喘息有音，甚则唾血。（状，形状也。肺司呼吸，故咳则喘息有音。肺主气，甚则随气上逆而唾血也。）心咳之状，咳则心痛，喉中介介如梗状，甚则咽肿喉痹。（《脏腑病形篇》曰：心脉大甚为喉吤。盖喉乃肺之窍，心火淫金，故喉中介然如梗状。手少阴心脉起于心中，出属心系，上挟咽，故咽喉皆肿痛也。）肝咳之状，咳则两胁下痛，甚则不可以转，转则两胠下满。（肝脉布腰胁，上注肺，故咳则两胁下痛。不可转者，不可以俯仰也。胁下谓之胠，盖肝邪上乘于肺则为咳，甚则下逆于经而不可以转，转则胠下满也。）脾咳之状，咳则右胁下痛，阴阴引肩背，甚则不可以动，动则咳剧。（脾脏居右，故咳则右胁下痛。脾气上通于肺，肺之俞在肩背，故阴阴引于肩背也。不可以动者，不能动摇也。《经脉篇》曰：肝是动则病腰痛不可以俯仰，脾病则身体皆重，不能动摇。盖微则上乘于肺而为咳，甚则病及于本经。）肾咳之状，咳则肩背相引而痛，甚则咳涎。（肾脉贯膈，入肺中，故咳则肺俞相引而痛。肺肾皆积水也，故甚则咳涎。）帝曰：六腑之咳奈何，安所受病？岐伯曰：五脏之久咳，乃移于六腑。（奈何者，何状也。安所受病者，病从安生也。盖五脏之气，与天地四时五行之气相参合，故各以时受病，而六腑之病，又从脏气而转移。）脾咳不已，则胃受之，胃咳之状，咳而呕，呕甚则长虫出。（脾与胃合，脾病移于胃，则胃气反逆，故呕。呕甚则谷气消，谷消则虫上入胃，故甚则长虫出。长虫，蛔虫也。张兆璜曰：胃之精气，上输于脾，脾病传胃，故胃气反逆而为呕。）肝咳不已，则胆受之，胆咳之状，咳呕胆汁。（胆汁，苦汁也。邪在胆则逆在胃，胆液泄则口苦，胃气逆则呕苦，故曰呕胆汁也。）肺咳不已，则大肠受之，大肠咳状，咳而遗失。（大肠者，肺之府，为传道之官，是以上逆则咳，下逆则遗。"失"当作"矢"。廉颇传曰：坐顷三遗矢。）心咳不已，则小肠受之，小肠咳状，咳而失气，气与咳俱失。（失气，后气也。夫厥气上逆则咳，下逆则为失为遗，气与咳俱失者，厥逆从上下散也。张兆璜曰：阴阳气厥，则为寒热相移，邪气上逆则为咳，下逆则为失为遗，寒热之气，客于形身则为痛，当知百病皆生于气也。）肾咳不已，则膀胱受之，膀胱咳状，咳而遗溺，久咳不已，则三焦受之，三焦咳状，咳而腹满，不欲食饮。（肾合膀胱，膀胱者，津液之府，水道出焉，故咳而遗溺。《灵枢经》曰：少阳属肾，肾上连肺，故将两脏。三焦者，中渎之府也，水道出焉，属膀胱，是孤腑也。是六腑之所与合者，是以肾咳不已，膀胱受之，久咳不已，三焦受之，是肾为两脏，而合于六腑者也。三焦为中渎之府，故腹满。咳则上焦不能主纳，故不欲食饮也。）此皆聚于胃，关于肺，使人多涕唾而面浮肿，气逆也。（此言膀胱三焦之咳，皆邪聚于胃，而上关于肺故也。夫三焦为决渎之府，膀胱者，津液之所藏，关门不利，则聚水而从其类矣。水聚于胃，则上关于肺而为咳。咳则肺举，肺举则液上溢，故使人涕唾。水气上乘，故面浮肿而气厥也。）帝曰：治之奈何？岐伯曰：治脏者治其俞，治腑者治其合，浮肿者治其经。（咳在五脏，当治其俞，五脏之俞，皆在于背，欲知背俞，先度其两乳间，以草度其背，是谓五脏之俞，灸刺之度也。合治内腑，故咳在六腑者，取之于合，胃合于三里，大肠合入于巨虚上廉，小肠合入于巨虚下廉，三焦合入于委阳，膀胱合入于委中央，胆合入于阳陵泉。浮肿者，取肺胃之经脉以治之。）

举痛论篇第三十九

黄帝问曰：余闻善言天者，必有验于人；善言古者，必有合于今；善言人者，必有厌于己，如此则道不惑而要数极，所谓明也。（《本经》云：气伤痛，盖痛在有形之形身，而伤于无形之气分，是病皆生于寒热七情，而证见于脏腑经脉，举痛而论，百病皆然，能会通此道，庶明而不惑，是以帝言知天道者，苟能验于人，知往古者，苟能合于今，善言人者，必有足于己，如此则道不惑，而知要数之极，斯所谓之明道者也。）今余问于夫子，令言而可知，视而可见，扪而可得，令验于己，而发明解惑，可得而闻乎？（经云：知一为工，知二为上，知三为神。知斯三者，望见其色，按其脉，问其病也，是以帝欲闻此三者之应验，而开发于未明。）岐伯再拜稽首对曰：何道之问也？（请示问端也。）帝曰：愿闻人之五脏卒痛，何气使然？岐伯对曰：经脉流行不止，环周不休，寒气入经而稽迟，泣而不行，客于脉外则血少，客于脉中则气不通，故卒然而痛。（泣，音涩。卒，叶村，入声。经气流转，如环无端，寒气客之，则凝泣而不行矣，客于脉外则脉缩蜷而血少，客于脉中则脉满而气不通，故卒然而痛也。张兆璜曰：气为阳，血为阴，气无形，血有形，气行脉外，血行脉中，客于脉外则血少，客于脉中则气不通，正言其形气交感之要道。）帝曰：其痛或卒然而止者，或痛甚不休者，或痛甚不可按者，或按之而痛止者，或按之无益者，或喘动应手者，或心与背相引而痛者，或胁肋与少腹相引而痛者，或腹痛引阴股者，或痛宿昔而成积者，或卒然痛死不知人，有少间复生者，或痛而呕者，或腹痛而后泄者，或痛而闭不通者，凡此诸痛，各不同形，别之奈何？（形，证也。言通证之各有不同，将何以别之。）岐伯曰：寒气客于脉外则脉寒，脉寒则缩蜷，缩蜷则脉绌急，绌急则外引小络，故卒然而痛，得炅则痛立止，因重中于寒，则痛久矣。（绌，音屈。炅，音炯，重平声。绌，犹屈也。寒则血凝泣，故脉缩蜷，缩蜷则绌急而外引小络，夫经脉为里，浮而外者为络，外内引急，故卒然而痛也。炅气，太阳之气也。脉寒而得阳热之气，则缩绌即舒，故其痛立止。若复感于寒，则阳气受伤，故痛久而不止。莫子晋曰：太阳，日中之火也，太阳主诸阳之气，阳热之甚者也，此受天之寒邪，得吾身之阳气以化热，故痛立止。）寒气客于经脉之中，与炅气相搏则脉满，满则痛而不可按也，寒气稽留，炅气从上，则脉充大而气血乱，故痛甚不可按也。（荣血行于脉中，阳气行于脉外，寒邪在脉，与阳相搏，则血气淖泽而脉满矣。脉满，故痛而不可按也。寒气稽留于脉中，阳气惟升而从上，血气不能相将而循行，则乱矣。）寒气客于肠胃之间，膜原之下，血不得散，小络急引，故痛，按之则血气散，故按之痛止。（膜原者，连于肠胃之脂膜，亦气分之腠理。《金匮要略》云：腠者，是三焦通会元真之处；理者，皮肤脏腑之纹理也。盖在外则为皮肤肌肉之腠理，在内则为横连脏腑之膜原，皆三焦通会元气之处，如寒气客于肠胃膜原之间，则内引小络，故痛也。夫痛者阴也，气为阳，经络为阴，是以本篇论痛，皆邪伤于经脉。如邪客于脉外之气分，而迫于经络为痛者，或得炅，或按之则痛止，盖寒邪得气而易散也。如邪入于经络而为痛者，甚则不可按，或虽按之无益，盖阴分之邪难散也。此邪在膜原之气分，牵引小络而痛，故按之即止。张兆璜曰：邪在肌腠之脉外，则外引小络而痛，邪在膜原之脉外，则内引小络而痛，盖膜原之间，有血络也。）**寒气客于挟脊之脉则深，按之不能及，故按之无益也。**（挟脊之脉，伏冲之脉也。伏冲之脉，上循背里，邪客之则深，按之不能及，故按之无益也。倪冲之曰：则深者，谓邪客于挟脊之冲脉则深，在于腹之冲脉，则浮于外而浅矣。）**寒气客于冲脉，冲脉起于关元，随腹直上，寒气客则脉不通，脉不通则气因之，故喘动应手矣。**（此言冲脉之循于腹者，会于咽喉，而散于脉外也。夫冲脉之循于背者注于经，其浮而外循于腹者，至胸中而散于脉外之气分，故脉不通则气因之，而喘动应手，谓脉逆于胸之下，而气因病于胸之上。喘动应手者，人迎气口，喘急应手也。倪冲之曰：分别冲脉之有挟脊循腹，故曰随腹直上，则气因之。）**寒气客于背俞之脉则脉泣，脉泣则血虚，血虚则痛，其俞注于心，故相引而痛，按之则热气至，热气至则痛止矣。**（此言太阳为炅热之气，虽寒客于经俞，得气至则痛止矣。背俞之脉者，足太阳之脉也。太阳之脉循于背，而五脏六腑之俞，皆注于心，故相引心而痛。心为阳中之太阳，盖与太阳之气，标本相合，是以按之则热气至，而痛止矣。）**寒气客于厥阴之脉，厥阴之脉者，络阴器，系于肝，寒气客于脉中，则血泣脉急，故胁肋与少腹相引痛矣。**（肝主血，故寒气客于厥阴之脉，则血泣脉急。肝脉布胁肋，循阴器，故胁肋与少腹相引而痛。倪冲之曰：五脏六腑之经俞荣血，发原于冲脉，而藏于厥阴之肝经，寒伤荣，故客于冲脉背俞厥阴也。）**厥气客于阴股，寒气上及少腹，血泣在下相引，故腹痛引阴股。**（此承上文而言，寒气在上，厥气在下，上下相引，而为痛也。厥阴之脉，上抵少腹，下循阴股，故腹痛引阴股，盖言经气上下相通，故邪正相引而为痛。）**寒气客于小肠膜原之间，络血之中，血泣不得注于大经，血气稽留不得行，故宿昔而成积矣。**（此言膜原之间，亦有血络，寒气客于膜原之血络，不得入于大经而成积也。《百病始生篇》曰：虚邪之中人，在络之时，痛于肌肉，其痛之时息，大经乃代，留而不去，传舍于肠胃之外，膜原之间，留着于脉，稽留而不去，息而成积。盖言脉在于外内之络脉者，必转入于大经，而后乃代谢，如血气稽留于络脉，则宿昔而成积矣。宿昔，稽留久也。息，止也。大经，脏腑之大络也。）**寒气客于五脏，厥逆上泄，阴气竭，阳气未入，故卒然痛死不知人，气复反则生矣。**（寒气客于五脏，脏阴之气，厥逆于上，而从上泄，则阴气内竭矣。阳热之气，又未入于内，则里气虚伤，故卒然痛死不知人，得阴阳之气，复反于内则生矣。）**寒气客于肠胃，厥逆上出，故痛而呕也。**（寒气客于肠胃之间，从胃上出，故痛而呕。愚按在脏之邪，溜腑而解，在肠胃之邪，从下泄而解，今脏腑之邪，皆从上逆而出者，病气而不入经也。）**寒气客于小肠，小肠不得成聚，故后泄腹痛矣。**（此言寒气客于小肠之间，转入于肠内，故不成积聚而为后泄腹痛也。杨元如曰：邪在于膜原血络之中，转注于大经，则入于肠内，盖邪入于经，则溜于腑。）**热气留于小肠，肠中痛，瘅热焦渴，则坚干不得出，故痛而闭不通矣。**（此承上文而言小肠之邪，不得后泄而为热闭也。热气者，寒气稽留而化热也。小肠为赤肠，乃心脏之府，故感火气而化热。瘅，消瘅也。小肠主液，肠中热则液消而为瘅热矣。焦者火之气，感火热之气而为焦渴也。液消热燥，则受盛之物坚干而不得出，故痛闭不通矣。杨元如曰：此篇论寒气，而末结热气一条者，谓寒邪稽留不去，得阳热之气而能化热者也。）**帝曰：所谓言而可知者也，视而可见奈何？**（言而可知者，言其病而知其处也。视而可见者，观其色而见其病也。）岐伯曰：五脏六腑，固尽有部，视其五色，黄赤为热，白为寒，青黑为痛，此所谓视而可见者也。（五脏六腑之气色，皆见于面，而各有所主之部位，视其五色而可见其病矣。中有热则色见黄赤，寒则血凝泣，故面白脱色也。青黑乃阴寒凝滞之色，故为痛。）帝曰：扪而可得奈何。（谓按其脉而得其病也。）岐伯曰：视其主病之脉，坚而血及陷下者，皆可扪而得也。（主病之脉者，脏腑所主之病脉也。坚而血者，邪气实也。陷下者，正气虚也。言邪正虚实，皆可扪而得之。）帝曰：善。余知百病生于气也。（夫寒暑运行，天之阴阳也，喜怒七情，人之阴阳也，是以举痛而论阴阳寒热，知百病之皆生于气焉。董子《繁露》曰：天有春夏秋冬，人有喜怒哀乐。张兆璜曰：智者之养生，顺四时而适寒温，和喜怒而安居处，则苛疾不起，百病不生。）怒则气上，喜则气缓，悲则气消，恐则气下，寒则气收，炅则气泄，惊则气乱，劳则气耗，思则气结，九气不同，何病之生？（问寒热七情，皆伤人气，而气有上下消耗之不同，是何病之所生也。）岐伯曰：怒则气逆，甚则呕血及飧泄，故气上矣。（怒为肝志，肝主藏血，怒则肝气上逆，故甚则呕血。木气乘脾，故及为飧泄。脾位中州，肝脏居下，故呕血飧泄，皆为气上。）喜则气和志达，荣卫通利，故气缓矣。（喜乃阳和之气，故志意和达，荣卫疏通，其气舒徐而和缓矣。）悲则心系急，肺布叶举，而上焦不通，荣卫不散，热气在中，故气消矣。（心气并于肺则悲，心悲气并则心系急，心系上连于肺，心系急则肺布而叶举矣。肺主气而位居上焦，主行荣卫阴阳，肺脏布大，而肺叶上举，则上焦之气不通，而荣卫不能行散矣，气郁于中则热中，气不运行，故潜消也。）恐则精却，却则上焦闭，闭则气还，还则下焦胀，故气不行矣。（气者，水中之生阳也。肾为水脏，主藏精而为生气之原，恐伤肾，是以精气退却，而不能上升。膻中为气之海，上出于肺，以司呼吸，然其原出于下焦，故精气却则上焦闭，闭则生升之气还归于下，而下焦胀矣，上下之气，不相交通，故气不行矣。）寒则腠理闭，气不行，故气收矣。（腠理者，肌肉之纹理，乃三焦通会元真之处，寒气客之，则腠理闭而气不通，故气收于内矣。）炅则腠理开，荣卫通，汗大泄，故气泄。（卫行脉外之腠理，汗乃荣血之阴液，夫气为阴之固，阴为阳之守，炅则腠理开，汗大泄，则阳气从而外泄矣。）惊则心无所倚，神无所归，虑无所定，故气乱矣。（惊则心气散而无所倚，神志越而无所归，思虑惑而无所定，故气乱矣。）劳则喘息汗出，外内皆越，故气耗矣。（劳则肾气伤而喘息于内，阳气张而汗出于外，外内皆越，故气耗散矣。）思则心有所存，神有所归，正气留而不行，故气结矣。（所以任物谓之心，心之所之谓之志，因志而在变谓之思，故思则心神内存，正气留中而不行，故气结矣。）

腹中论篇第四十

黄帝问曰：有病心腹满，旦食则不能暮食，此为何病？（此篇论外不涉于形身，内不关乎脏腑，在于宫城空郭之中，或气或血，或风或热，以至于女子之妊娠，皆在于空腹之中，故篇名“腹中论”。帝曰：心腹满者，谓胸膈间乃心主之宫城，腹中乃脏腑之郛郭也。）岐伯对曰：名为鼓胀。（鼓胀者，如鼓革之空胀也。此因脾土气虚，不能磨谷故旦食而不能暮食，以致虚胀如鼓也。）帝曰：治之奈何？岐伯曰：治之以鸡矢醴，一剂知，二剂已。（鸡矢，取鸡屎上之白色者，鸡之精也，鸡属阳明秋金，在卦配巽风木。此乃脾土艰于运化，以致胀满不食，风木制化土气，阳明燥合太阴，醴乃熟谷之液，酿以稻米，炊之稻薪，主补益中土，而先行于荣卫者也，故一剂则腹中温和，二剂其病则已。张兆璜曰：鸡鸣于寅酉之时，鸣则先鼓其翼，风木之象也，盖木击金而后鸣矣。又说者曰：羽虫无肺，故无前阴，屎中之白者，精也。）帝曰：其时有复发者，何也？岐伯曰：此饮食不节，故时有病也，虽然，其病且已时，故当病气聚于腹也。（饮食不节，则复伤其脾，故时有复发也。或虽非饮食不节，值其病且已之时，而即受其饮食，故当病气聚于腹，此深戒其慎节于饮食也。）帝曰：有病胸胁支满者，妨于食，病至则先闻腥臊臭，出清液，先唾血，四肢清，目眩，时时前后血，病名为何？何以得之？（上节论腹中气虚，其病在脾，此论腹中血脱，所伤在肝也。夫血乃中焦水谷之汁，专精者行于经隧，为经脉之血，其流溢于中者，注于肾脏而为精，复奉心化赤而为血，从胞中而注于冲脉，循腹上行，至胸中而散，充肤热肉，淡渗于皮肤，而生毫毛，卧则归藏于肝，寤则随卫气而复行于皮肤之气分，男子络唇口而生髭须，女子以时下为月事，此流溢于中，布散于外之血也。是以此血虚脱，则肝气大伤，有病胸胁支满者，肝虚而胀满也。食气入胃，散精于肝，肝气伤，故妨于食也。肝臭臊，肺臭腥，不能淡渗皮毛则肺虚，无所归藏于肝则肝虚，肝肺两虚，是以病至则先闻腥臊臭也。肺气虚，出清液，肝脏虚，先唾血也。不能充肤热肉则四肢冷，肝开窍于目，故目眩也。肝主疏泄，时时前后血者，肝无所藏而虚泄矣。）岐伯曰：病名曰血枯，此得之年少时，有所大脱血，若醉入房中，气竭肝伤，故月事衰少不来也。（有所大脱血则伤肝，肝伤，在女子则月事衰少不来矣，醉以入房，在男子则伤精，精伤则无从而化赤矣，气生于精血，精血虚脱则气竭矣。杨元如曰：《伤寒论》热入血室，刺肝经之期门，本经曰肝伤，故月事衰少，是女子之月事，发原于胞中，上行于冲任，布散于皮毛，归藏于肝脏，而后下为月事者也。）帝曰：治之奈何？复以何术？（问治以何药，复以何法救之。）岐伯曰：以四乌鲗骨一芦茹，二物并合之，丸以雀卵，大如小豆，以五丸为后饭，饮以鲍鱼汁利肠中，及伤肝也。（鲗贼同。“芦茹”当作“茹藘”。乌鲗骨，乌贼鱼之骨也。鲗鱼状若胞囊，腹中有墨，脊上只生一骨，轻脆如通草。盖乌者肾之色，骨乃肾所生，主补益肾藏之精血者也。茹藘一名茜草，又名地血，汁可染绛，其色紫赤，延蔓空通，乃生血通经之草也。夫鱼乃水中动物，属阴中之阳，血中之气，故用乌鲗骨四者，以布散于四肢也。血乃中焦所生，用茹藘一者，主生聚于中焦也。夫飞者主气，潜者主血，卵白主气，卵黄主血，雀乃羽虫，丸以雀卵者，因气竭肝虚，补血而补气也。豆乃肾之谷，五者土之数，气血皆中焦所生，故宜饭后而服五豆许也。鲍鱼味咸气臭，主利下行，故饮鲍鱼汁以利肠中，而后补及于肝之伤也。又按：甲乙经“藘茹”作“蕳茹”。）帝曰：病有少腹盛，上下左右皆有根，此为何病？可治不？岐伯曰：病名曰伏梁。（盛，满也。少腹，脐下也。上下左右皆有根，此病在血分，有脉络之连络于上下四旁也。伏梁，如梁之横伏于内也。按上二节论气血之虚胀，此下二节论血气之实胀也。）帝曰：伏梁因何而得之？岐伯曰：裹大脓血，居肠胃之外，不可治，治之每切按之致死。（裹大，如囊之裹物而大也。居肠胃之外，在空郭之间也。不可治者，不可治以按摩也。如急切欲其解散而按摩之，必致痛而欲死。盖有形之邪，不易散也。）帝曰：何以然？岐伯曰：此下则因阴必下脓血，上则迫胃脘，生膈挟胃脘内痈。（此下，谓少腹阴前后二阴也。冲脉起于胞中，并足阳明，挟脐左右，循腹上行，此因阴中必下脓血，循经而上，则迫及胃脘，生膈挟胃脘内痈，以致留积脓血于肠胃之外，而如囊裹之大也。张兆璜曰：胃脘正当膈间，曰膈挟胃脘内痈者，谓痈生于膈胃之间，乃在胃外之膜原，而非胃上也。朱圣公曰：此系热中之病，故在阴则下脓血，上则迫生胃痈。）此久病也，难治，居齐上为逆，居齐下为从。（齐脐同。久病者，谓痈生于膈胃之间，病者不觉，故痈脓渐积于腹中，而成裹大也。脐上乃腹中之气分，故为逆，脐下乃胞中之血分，易于行泄，故为从。）勿动亟夺，论在《刺法》中。（勿动者，不可按摩引动也。亟，急也。言亟当迎而夺之以泻之。其刺取之法，用圆利针，微大其末，反小其身，令可深纳以取痈痹，此论在《针经》之《刺法》中。）帝曰：人有身体髀股胻皆肿，环脐而痛，是为何病？岐伯曰：病名伏梁，此风根也。（此论邪留气分而为伏梁也。气行于肌腠之间，是以身体股胻皆肿。风为阳邪，伤人阳气，此风邪伤气，而留于脐腹之间，故曰此风根也。）其气溢于大肠，而着于肓，肓之原在脐下，故环脐而痛也。（肓，音荒。大肠。谓大肠之外，空郭之间。风邪之气，充溢于大肠之外，而留着于肓。肓乃膏肓，即膜原之属，肓之原，出于脖胦，正在脐下，故绕脐而痛也。）不可动之，动之为水，溺涩之病。（不可动者，不可妄攻以动之也。盖风邪之根，留于脐下，动之则风气淫佚，而鼓动其水矣，水溢于上，则小便为之不利矣。）帝曰：夫子数言热中消中，不可服膏粱芳草石药，石药发癫，芳草发狂。（热中，谓脓血风邪留中而为热也。消中、谓气虚血脱，而为消中之虚满也。膏粱，厚味也。芳草，芳香之草。石药，金石之药也。芳草之气，升散为阳，故令人发狂。金石之药，沉重为阴，故令人发癫也。）夫热中消中者，皆富贵人也，今禁膏粱，是不合其心，禁芳草石药，是病不愈，愿闻其说。（富贵之人，形乐而志苦，华食而纵淫，夫四体不劳则血气留滞，心志烦苦则中气内伤，膏粱华食则脾胃有亏，放纵淫欲则精血耗竭，是以热中消中，多生于富贵之人。如不丰美其食，是不合其心，留中之病，宜于上下分消，若禁芳草石药，故病不能愈。）岐伯曰：夫芳草之气美，石药之气悍，二者其气急疾坚劲，故非缓心和人，不可以服此二者。（芳草者，其气急疾于馨散。石药者，其性坚劲于下沉。故非中心和缓之人，服之则中气易于虚散也。）帝曰：不可以服此二者，何以然？岐伯曰：夫热气慓悍，药气亦然，二者相遇，恐内伤脾，脾者土也，而恶木，服此药者，至甲乙日更论。（此言腹中之气，脾所主也，和柔敦化，土之德也，热中消中，有虚有实，皆为热气留中，若更服芳香悍热之药，二者相遇，则内伤中和之脾土矣。脾病者，加于甲乙，至甲乙日，恐有胜克之变，故至期更当别论也。）帝曰：善。有病膺肿颈痛，胸满腹胀，此为何病？何以得之？岐伯曰：名厥逆。（以下三节，复申明腹中之气与血焉。腹气者，脾气也，内主于腹，外主于肌，与手足三阴三阳之气不同也。腹中之血者，起于胞中，散于脉外，与十二经脉之血不同也。是以腹中之气血虚脱，则为消中之虚胀，腹中之血裹气伤，皆为有余之伏梁。今复论腹中之气，反厥逆于上，则为膺颈胸腹之肿痛满胀，下节论腹中之血气和平，则为怀子之且生，末节论三阳之气，反下入于阴，则为腹中之䐜胀，当知血气流行，而又各有所主之部署也。倪冲之曰：胸腹胀满者，因中气厥逆于上而虚胀也。）帝曰：治之奈何？岐伯曰：灸之则喑，石之则狂，须其气并，乃可治也。帝曰：

何以然？岐伯曰：阳气重上，有余于上，灸之则阳气入阴，入则喑。石之，则阳气虚，虚则狂。须其气并而治之，可使全也。（夫诸阳之气上升，而腹气又厥逆于上，是阳气重上，而有余于上矣。夫阳气陷下则灸之，今阳盛于上，而反灸之，则阳热之气，反入于经脉之阴则为喑。若以石砭之，则阳气外泄而虚，虚则狂矣。气并者，血气合并也。须其厥逆之气，与血相并，而后治之，可使全也。张兆璜曰：脾气主于腹中，行于肌肉，乃五脏元真之气也。冲脉之血，亦从胸中而散于肌腠皮肤之间，故与脾气并合，须其气并者，使气归于肌腠，而与血交并，如石之则泄于皮肤之外，灸之则逆于经脉之中。）帝曰：善。何以知怀子之且生也？岐伯曰：身有病而无邪脉也。（此论腹中之血气和平，而有生成之造化也。夫气主生物，血主成物，怀子者，血气之相和也。且生者，谓血气之所以成胎者，虚系于腹中，而无经脉之牵带，故至十月之期，可虚脱而出。当知月事怀妊之血，在气分而不在经脉也。身有病者，月事不来也。无邪脉者，血气和平也。杨元如曰：至哉坤元，资生万物，腹中之气，坤土之气也，是以白术补脾，为养胎之圣药，冲任之血，原于肾藏之精，阳主施化，阴主成形，是以归芎熟地，乃胎产之神方。）帝曰：病热而有所痛者何也？岐伯曰：病热者，阳脉也，以三阳之动也，人迎一盛少阳，二盛太阳，三盛阳明，入阴也。夫阳入于阴，故病在头与腹，乃䐜胀而头痛也。帝曰：善。（此言三阳之气，主于形身之表，如下入于阴中，则为腹胀矣。夫病热者，阳脉盛也，阳脉盛者，三阳之气动之也。是以人迎之脉，一盛盛在少阳之气，二盛盛在太阳之气，三盛盛在阳明之气，三阳俱盛，当主病热头疼。腹为阴，阴中之至阴，脾也，如阳入于阴，又当病在头与腹，乃䐜胀而头痛也，盖言表里阴阳之气，各有所主之部署。如阴气厥逆于上，则为膺颈肿痛，阳气下入于阴中，则为腹中䐜胀也。莫仲超曰：伯言病热者，阳脉也，以三阳之动也，谓阳脉之盛，乃三阳之气动之，兼申明阳入于阴，乃是三阳之气，而非三阳之经脉也。《伤寒论》曰：脏腑相连，邪高痛下，此言经病于表阳之上，而下连于里阴，经脉上下相连，故病在上而痛在下也，当知病在经脉，而随经下入于里阴者，则痛而不胀，此病在气分，而阳气下入于腹中，故胀而不痛也。）

刺腰痛篇第四十一

足太阳脉，令人腰痛，引项脊，尻背如重状。（按此篇承上章而复记病在形身之外，经络之间，令人腰痛者，有刺取之法也。夫身半之中，在内为腹，在外为腰，腹中之血气，不循经而灌于膜原郛郭之间，是以为病则胸满腹胀，为治所不宜灸砭。至于阴阳经脉，皆从腰而循转，是以为病则痛于有形，为治皆所当刺取，此形身外内之各有别也。所谓经脉者，足之三阴三阳，及奇经之八脉，皆循腰而上，惟足太阴之脉，从膝股内廉，入腹属脾，以主腹中，故不论于外也。张兆璜问曰：足之三阴三阳，及奇经八脉，有从腰脊而上循于头项，有从胸腹而上属于膺喉，今独主腰痛者，何也？曰：腰以上为天，腰以下为地，而带脉横束于其间，是以无病则天地交而经脉调，病则经气阻滞于其间而为痛，故诸脉皆令人腰痛也。）刺其郄中，太阳正经出血，春无见血。（足太阳之脉，从巅别下项，挟脊抵腰中，经脉阻滞于其间则腰痛，上下不能疏通，故引项脊，尻背如重状也。王冰以委中为郄中，在膝后屈处，出血者，泻而疏之也。春无见血者，正月太阳寅，故不宜出血，以泄太阳方盛之气。按此篇记经脉为病，而痛于腰之实证，与内伤肝肾外病筋骨之虚痛者不同也。）少阳令人腰痛，如以针刺其皮中，循循然不可以俯仰，不可以顾。（少阳之气主夏，而夏气在皮肤，故皮中如针刺。循循，渐次也。少阳主枢，循循不可以俯仰者，经脉病而枢折也。足少阳之脉，从目锐眦，循颈至肩，故不可以回顾。）刺少阳成骨之端，出血，成骨在膝外廉之骨独起者，夏无见血。（膝外廉，阳陵泉之下，有独起之骨为成骨，盖足少阳主骨，至此筋骨交会之处，为成骨也。少阳为心之表，主夏之三气，故夏无见血。莫仲超曰：太阳之气，生于水中，故主正月寅而始盛，少阳为君火之相，故为心之所表，夫少阳主初生之气者，少阳先天之所生也，少阳为心之表者，少阳之上，相火主之也。太阳正月寅者，太阳从水中之所生也，太阳主夏火之气者，太阳之后天也，阴阳之道，推散无穷，学者当详究其妙。）阳明令人腰痛，不可以顾，顾如有见者，善悲。（顾，回视也。足阳明之脉，循喉咙，入缺盆，经脉强急于前，故不可回顾于后，夫血脉荣卫，阳明之所生也，血脉和则精神乃居，故神者，水谷之精气也。阳明脉病则神气乃虚，精神虚乱，卒然见非常物，神不足则悲也。）刺阳明于骱前三痏，上下和之出血，秋无见血。（骱前三痏者，足之三里，及上廉下廉也。阳明居中土，故当上下以和之，阳明主秋令，故秋无见血。杨元如曰：少阳太阳之气，生于下焦水中，而合于上焦君相之火，故有先后天之分，阳明之气，生于中焦水谷而居中土，故独主于秋令也。）足少阴令人腰痛，痛引脊内廉。（足少阴之脉，上股内廉，贯脊属肾，故痛引脊内廉也。）刺少阴于内踝上二痏，春无见血，出血太多，不可复也。（内踝上二痏，取左右之太溪也。夫血乃精水之所生，肾主闭藏，以奉春生之气，春时出血，则泄其所藏，是以多则不可复矣。）厥阴之脉，令人腰痛，腰中如张弓弩弦。（足厥阴之脉，抵少腹，布胁肋，故腰痛如张弓弦，盖软弱端长，肝之平脉也。肝脉病，故强急如弓弩弦。）刺厥阴之脉，在腨踵鱼腹之外，循之累累然，乃刺之。（腨，腿肚也。踵，足跟也。鱼腹，谓腨之形如鱼腹也。视腨踵之间，鱼腹之外，循之有脉累累然者，乃刺之。）其病令人善言，默默然不慧，刺之三痏。（肝主语，故其病令人善言。默默，安静貌，谓虽善言而不狂妄也。不慧，语言之不明爽也。其病若此者，于腨踵之外，刺之三痏。三痏者，取经外穴也。按腰中如弓弦者，所病在经也。善言不慧者，病厥阴之气而有是证也。三阴三阳之主腰痛，有单病在经者，有病经而及于气者，故以此筋分而论之。）解脉令人腰痛，痛引肩，目䀮䀮然，时遗溲。（䀮，音荒。解脉者，散行横解之络脉也。盖经脉为里，浮而横者为络，络脉横散于皮肤之间，故名曰解脉。诸络脉者，在皮之部，皮主太阳之气分，故痛引肩目。时遗溲，而宜取太阳之郄也。散，上声。）刺解脉在膝筋肉分间，郄外廉之横脉出血，血变而止。（膝后筋肉分间，太阳之委中穴也。郄外廉之横脉，穴外之横络也。《针经》云：支而横者为络，络之别者为孙，盛而血者疾诛之，故宜泻出其血，黑变赤而止。倪冲之曰：邪在横解之络脉，故亦取横脉以泻之。）解脉令人腰痛，如引带，常如折腰状，善恐。（此复论横络盛加于大经，令之不通，是以令人腰痛如引带，腰似折者，太阳之气病也。横盛于中，则上虚下实，下实则气并于阴，故善恐也。）刺解脉在郄中，结络如黍米，刺之血射以黑，见赤血而已。（有结络如黍米，视而泻之，此所谓解结也。）同阴之脉，令人腰痛，痛如小锤居其中，怫然肿。（此论阳跷之脉而令人腰痛也。跷脉有阴阳，男子数其阳，女子数其阴，当数者为经，不当数者为络，是男女阴阳，经络交并，故为同阴之脉，其脉行健，故名曰跷。有阻于中，则不上行，故痛如小锤居其中。怫然，怒意，言肿突如怒起也。按跷脉为病，少腹痛里急，腰及髋窌下相连阴中痛。阴疝，《本经》言痛如小锤居其中，即里急阴疝之证也。）**刺同阴之脉，在外踝上绝骨之端为三痏。**（阳跷者，足太阳之别脉，起于跟中，出于外踝，下足太阳申脉穴，当踝后绕跟，以仆参为本，上外踝三寸，以附阳为郄，直上循役外廉，故宜取外踝绝骨之处。）**阳维之脉，令人腰痛，痛上怫然肿。**（此论阳维之脉而令人腰痛也。阳维，总维一身之阳。阳气盛，故痛上怫然肿。）**刺阳维之脉，脉与太阳合腨下间，去地一尺所。**（阳维起于诸阳之会，其脉发于足太阳金门穴，在足外踝下一寸五分，上外踝七寸，会足少阳于阳交，为阳维之郄，故当与太阳合腨下间而取之，盖取阳维之郄也，郄上去踝七寸，是离地一尺所矣。）**衡络之脉，令人腰痛不可以俯仰，仰则恐仆，得之举重伤腰，衡络绝，恶血归之。**（此论带脉为病而令人腰痛也。衡，横也。带脉横络于腰间，故曰横络之脉。夫足之三阳，循腰而下，足之三阴，及奇经之脉，皆循腰而上，病则上下不通，阴阳间阻，而为腰痛之证。惟带脉横束于其间，无上下之相贯，故必因举重伤腰，以致横络之脉绝伤，而恶血归之，令人腰痛不可以俯仰也。）**刺之在郄阳筋之间，上郄数寸，横居为二痏出血。**（郄阳谓足太阳之浮郄，在臀下腿筋之间，上郄数寸，是在腰尻之下矣。横居二痏者，盖随带脉之横形而取之。按《灵枢经》曰：足少阳之正主腘中，别走太阳而合，上至肾，当十四椎，出属带脉是带脉，之下连于足少阴太阳，故当从浮郄而上，循太阳之络以取之。）**会阴之脉，令人腰痛，痛上漯漯然汗出，汗干令人欲饮，饮已欲走。**（此论任脉为病而令人腰痛也，任脉起于至阴，与督脉交会，分而上行，故名曰会阴。任脉统任一身之阴，汗乃阴液，故漯漯然汗出也。汗干则液竭，故令人欲饮。走者阳象也，任与督脉，上下相交，饮已欲走者，阴液周而交于阳也。）**刺直阳之脉，上三痏，在跷上郄下五寸，横居视其盛者出血。**（直阳之脉，督脉也。督脉总督一身之阳，贯脊直上，故曰直阳，其原起于肾下胞中，循阴器，绕臀至少阴，与太阳中络者合，故取跷上郄下者，循足太阳之络以泻之也。按会阴节后，当有刺条，刺直阳前，宜有腰痛，或简脱与，抑督与任交病在阴而取之阳耶。滑伯仁曰：任督二脉，一源而二歧，一在于身之前，一行于身之后，又督脉别络，自长强走任脉者，由小腹直上，贯脐中央，入喉上颐，会太阳于睛明穴，是任督二脉，阴阳合并，分而上行，然其间又有交会之处。张兆璜曰：饮已欲走，是阴入于阳，故当从督以泻任，且任脉循于腹，而其痛在腰，是所病之因在任，而所成之证在督也。）**飞阳之脉，令人腰痛，痛上怫怫然，甚则悲以恐。**（此论阴维之脉而令人腰痛也，足太阳之别，名曰飞阳，去踝七寸，别走少阴，阴维之脉，起于足少阴筑宾穴，为阴维之郄，故名飞阳者，谓阴维之原，从太阳之脉，走少阴而起者也。怫怫，郁怒貌。肾病者，意不乐，气并于肾则恐也。朱永年曰：任督二脉，与阳维阴维阳跷阴跷，皆阴阳互相交会而起。）**刺飞阳之脉，在内踝上五寸，少阴之前，与阴维之会。**（阴维之脉，在内踝上五寸，腨肉分中，上循股内廉，上行入腹，故于此取之。盖内踝上五寸，少阴之前，乃足少阴与阴维交会之处。）**昌阳之脉，令人腰痛，痛引膺，目䀮䀮然，甚则反折，舌卷不能言。**（此论阴跷之脉而令人腰痛也。阴跷者，足少阴之别，其脉起于跟中，同足少阴，上内踝之上二寸，以交信为郄，直上循阴股，入阴，上循胸里，出人迎之前，至咽喉，交目内眦，合于太阳阳跷，是以痛引膺，目䀮䀮然。交足太阳，故甚则反折。循咽喉，故舌卷不能言也。马莳曰：昌阳，即足少阳穴名，一名复溜，又名伏白。）**刺内筋为二痏，在内踝上大筋前，太阴后上踝二寸所。**（内筋谓大筋之前分肉也。太阴后，大筋前，上踝二寸所，即阴跷之郄，交信穴也。）**散脉令人腰痛而热，热甚生烦，腰下如有横木居其中，甚则遗溲。**（此论冲脉为病而令人腰痛也。冲脉者，起于胞中，上循背里，为经络之海，其浮而外者，循腹右上行，至胸中而散，灌于皮肤，渗于脉外，故名散脉也。冲脉为十二经脉之原，心主血脉，故痛而热，热甚生烦。其循于腹者，出于气街，挟脐下两旁各五分，至横骨一寸，经脉阻滞于其间，故腰下如有横木居其中，起于胞中，故甚则遗溺。）**刺散脉在膝前骨肉分间，络外廉束脉为三痏。**（冲脉者，其输上在于大杼，下出于巨虚之上下廉，故取膝前外廉者，取冲脉之下俞也。以上论奇经之八脉，皆循腰而上，故并主腰痛。）**肉里之脉，令人腰痛，不可以咳，咳则筋缩急。**（此论肉里之脉而令人腰痛也，肉者分肉，里者肌肉之纹理也。经云：肉之大会为谷，肉之小会为溪，分肉之间，溪谷之会，以行荣卫，以会大气，其小痹淫溢，循脉往来，微针所及，与法相同。盖谓溪谷分肉之间，亦有穴会，循脉往来，邪气淫溢，用微针取之，与取络脉之法相同，夫分肉起于筋骨，属于气分，咳则动气，故不可以咳，咳则筋缩急也。）**刺肉里之脉为二痏，在太阳之外，少阳绝骨之后。**（为二痏者，取左右二足穴也，足少阳阳辅穴，又名分肉穴，在太阳膀胱经之外，少阳绝骨穴之后，去足外踝四寸，乃其脉也。夫肌肉之纹理，属骨而生，从筋而起，足少阳属骨主筋，故取少阳之分肉穴也。按：分肉之间，溪谷之会，小痹淫溢，循脉往来，能令人腰痛也。孙络之脉别经者，其血盛而当泻者，亦令人腰痛，是以首论横解之络脉为痛，末论肉里之间，亦循脉而为腰痛也。）**腰痛挟脊而痛，至头几几然，目䀮䀮欲僵仆，刺足太阳郄中出血。**（几，音除。此论经俞为病，而令人腰痛也，夫五脏六腑之俞，皆在太阳之经，而足太阳之脉，挟脊抵腰，上至于头目，是以腰痛挟脊，而上及于头目者，邪入于经俞也。几几，短羽之鸟，背强欲舒之象。阳盛者不能俯，故欲僵仆也。夫邪之伤于人也，先客于皮肤，传入于孙络；孙络满则传入于络脉；留而不去，传舍于经脉；留而不去，传入于经俞，邪中于人，虽有浅深，然皆在于形身上下之间，故并主腰痛。是以论肉里之肤腠，解脉之横络，足之三阴三阳，及奇经之经脉，以至于太阳挟脊之经俞，为痛之见证，各有不同，而取刺亦各有法也。）**腰痛上寒，刺足太阳阳明，上热，刺足厥阴，不可以俯仰，刺足少阳，中热而喘，刺足少阴，刺郄中出血。**（此论阴阳之气不和而令人腰痛也，痛上寒者，腰以上寒也。痛上热者，腰以上热也。夫阴阳二气，皆出于下焦，阳气不能上升，则腰痛而上寒，阴气不能上升，则腰痛而上热。盖气阻于阴阳上下之间，故腰痛也。太阳，巨阳也，为诸阳主气，阳明间于二阳之间，为阳盛之经，故上寒者，当取此二经，以疏三阳之气。少阳主枢，故不可俯仰者，当取足少阳也。厥阴主一阴初生之气，故上热者取足厥阴，少阴之气，中合于阳明，上合于肺脏，阴气逆于下，故中热而喘也。郄，隙也。谓经穴之空隙为郄。阴郄者，足少阴之筑宾穴也。）**腰痛上寒，不可顾，刺足阳明。**（按此以下至“引脊内廉，刺足少阴”，系衍文，谨照王氏原注。王冰曰：上寒，阴市主之，在膝下三寸，伏兔下陷者中，足阳明脉气所发，不可顾，三里主之，在膝下三寸胻外廉，两筋肉分间，足阳明脉之所入也。）**上热，刺足太阴。**（王冰曰：地机主之，在膝下五寸，足太阴之郄也。）**中热而喘，刺足少阴。**（王冰曰：涌泉大钟悉主之，涌泉在足心陷者中，足少阴脉所出，大钟在足跟后街中动脉，足少阴之经也。）**大便难，刺**

足少阴。（王冰曰：涌泉主之。）少腹满，刺足厥阴。（王冰曰：太冲主之，在足大趾本节后内间，动脉应手，足厥阴脉之所主也。）如折，不可以俯仰，不可举，刺足太阳。（王冰曰：如折，束骨主之，不可以俯仰，京骨昆仑悉主之，不可举，申脉仆参悉主之。束骨在足小趾外侧本节后，赤白肉际陷者中，足太阳脉之所注也。京骨在足外侧大，骨下，赤白肉际陷者中，按而得之，足太阳脉之所过也。昆仑在足外踝后，跟骨上陷者中，细脉动应手，足太阳脉之所行也。申脉在外踝下五分，容爪甲，阳跷之所生也。仆参在跟骨下陷者中，足太阳阳跷二脉之会。愚按王氏所取之穴，不过承袭前人，或彼时医家任取，非出于经旨也。）引脊内廉，刺足少阴。（王冰曰：复溜主之。从“腰痛上寒不可顾”，至此件经语，除注并合朱书。新校正云：按全元起本及甲乙经并太素，自腰痛上寒至此并无，乃王氏所添也。今注云：从“腰痛上寒”，至“并合朱书”十九字，亦非王冰之语，盖后人所加也。）腰痛引少腹控䏚，不可以仰。（此复结足太阴之络而为腰痛也。控，引也。䏚，季胁空处也。足太阴之络，从髀合阳明，上贯尻骨中，与厥阴少阳，结于下髎，而循尻，内入腹，上络嗌，故腰痛引少腹而控䏚也。腹䏚拘急，故不可以仰息。按此篇承上章之论腹中，而并记刺形身之腰痛，足之三阴三阳，皆循腰而上下，而足太阴之脉，从股内廉，入腹属脾，以主腹中，是以首节只论少阴厥阴，而不及于足太阴也。然太阴之支别，从髀贯尻，亦令人腰痛，故复记于篇末，以使后学知形身外内经络之各有别也。）刺腰尻交者，两踝胂上，以月生死为痏数，发针立已。（胂，音申。腰尻交者，腰下胯骨间，乃足太阴厥阴少阳三脉左右交结于其间，故曰腰尻交也。两踝即腰下两旁起骨，胂即两踝骨上陇起肉也。以月生死为数者，月生一日一痏，二日二痏，渐多之，十五日十五痏，十六日十四痏，渐少之。盖月生则人之血气渐盛，月亏则人之血气渐衰，用针者，随气盛衰，以为痏数，盖针过其日数则脱气，不及日数则气不泻，故以月之生死为期。张兆璜曰：月晦始苏曰朔，每月朔日，是月始生之一日也。）左取右，右取左。（脉之大络，左注右，右注左，此邪客于大络，故当以左右两间取之。若在横解之浮络，是又当总取郄外廉之横脉矣。）

风论篇第四十二

黄帝问曰：风之伤人也，或为寒热，或为热中，或为寒中，或为疠风，或为偏枯，或为风也。其病各异，其名不同，或内至五脏六腑，不知其解，愿闻其说。（风乃阳动之邪，而人之表里阴阳血气脏腑，又有虚有实，故其为气也，善行而数变。因其善行数变，是以或为寒热，或为偏枯，或外在于形身，或内至于脏腑，其病各异，其名不同。）岐伯对曰：风气藏于皮肤之间，内不得通，外不得泄，风者善行而数变，腠理开，则洒然寒，闭则热而闷。其寒也，则衰食饮；其热也，则消肌肉。故使人怢栗而不能食，名曰寒热。（此论风邪客于肤腠，而为寒热也。皮肤肌腠之间，乃三焦通会元真之处，风邪客之，则气不内通，邪不外泄。风动之邪，善行而数变，动而腠理开，则元气弛而洒然寒；变而腠理闭，则邪热留，而胸膈闷。其为寒也，则三焦虚而食饮衰；其为热也，则邪热盛而肌肉铄。“怢栗”，振寒貌。盖言邪之所腠，其正必虚，正气为邪所伤故，使人怢栗而不能食也，名曰寒热。“怢”，音秩。）风气与阳明入胃，循脉而上，至目内眦。其人肥，则风气不得外泄，则为热中而目黄；人瘦则外泄而寒，则为寒中而泣出。（此论风邪客于脉中而为寒热也。夫血脉生于阳明胃腑，如风伤阳明，邪正之气并入于胃，则循脉而上至于目，盖诸脉皆系于目也。其人肥厚，则热留于脉中，而目黄；其人瘦薄，则血脉之神气外泄，而为寒。脉中寒，则精神去，而涕泣出。）**风气与太阳俱入，行诸脉俞，散于分肉之间，与卫气相干，其道不利，故使肌肉愤䐜而有疡，卫气有所凝而不行，故其肉有不仁也。**（此论风邪伤卫，而为肿疡不仁也。足太阳之脉，从巅入络脑，还出别下项，循背膂而络脏腑之脉俞，卫气一日一夜大会于项之风府，亦循背膂，而日下一节。是以风客太阳，与太阳之气俱入于项背之间，行诸脉俞，散于分肉，转干卫气，以致卫气所行之道不利，故使肌肉贲然高起，而有痈疡；卫气凝滞于项背之间，不能循行于周身之肤腠，故其肌肉麻痹而不知痛痒也。张兆璜曰："风伤阳明之气，入胃而循于脉中，风行太阳之脉俞，复散于肌肉，而转干卫气是太阳之气主表，阳明主肌而主脉也。"）**疠者，有营气热胕，其气不清，故使其鼻柱坏而色败，皮肤疡溃。**（此论风伤荣气而为疠疡也。"胕"，肉也。夫营卫皆精阳之气，浮气之不循于经者，为卫，精气之营于经者为营。有营气热胕者，言有因风伤营气，据而为热，热出于胕肉之间，则肌脉外内之气不清矣。鼻者肺之窍，脏真高于肺，主行荣卫阴阳，风邪与营热搏于皮肤之外，则营卫之气不清，故使其鼻柱陷坏而色败，恶而皮肤溃癞也。）**风寒客于脉而不去，名曰疠风，或名曰寒热。**（此承上文而言，如风寒之邪，客于脉中而不去者，亦名曰疠也。"风寒"，寒风也。风寒之邪客于脉中而不去，则营气受伤，亦名曰疠风。夫营之生病也，寒热少气，故或名曰寒热，盖亦或为寒中热中之病。以上二节论风伤营气，皆名曰疠。如营热搏于脉外者，为败坏之疠疡；风寒留于脉中者，为寒热之疠风。故曰："疠者，有营气热胕"。言有一种疠者，因营气之热外出于胕肉之间，营卫邪正之气相搏，阴阳清浊之气不清，以致鼻柱败坏，皮肤癞疡，此毒疠之甚者也。有因风寒客于脉中，久而不去，或为紫云白癜之疠风，故为寒中热中之营病，此为疠之轻者也。张兆璜曰：寒伤营，故风寒客于脉中而不去。风乃阳热鼓动之邪，故与营气为热，而复出于胕肉之外。张应略曰：前二节论风伤气血，后二节论风伤营卫，营与血，气与卫，各有分别，故为病不同。）**以春甲乙伤于风者，为肝风；以夏丙丁伤于风者，为心风；以季夏戊己伤于邪者，为脾风；以秋庚辛中于邪者，为肺风；以冬壬癸中于邪者，为肾风。**（此论风伤五脏之气，而为五脏之风也。夫天之十干化生地之五行，地之五行以生人之五脏，是以人之脏气，合天地四时五行十干之气化，而各以时受病也。"风"者，虚乡不正之邪风，故曰风、曰邪、曰伤、曰中。盖言不正之风，或伤之轻或中之重也。）**风中五脏六腑之俞，亦为脏腑之风；**（此论风中五脏六腑之俞，而亦为脏腑之风也。夫五脏之气外合于四时，故各以时受病者，病五脏之气也。如风中于经俞，则内连脏腑，故亦为脏腑之风，病五脏之经也。以上答帝问脏腑之风有二因也。愚按：此二因与《金匮》之所谓"邪入于腑，即不识人；邪入于脏，舌即难言，口吐涎"之因症不同。《金匮》之所谓中脏、中腑者，邪直中于脏腑而伤脏腑之元神。本篇之论，一因随时而伤脏气，一因经络受邪而内连于脏腑，是以五脏之风状，只见色证，而不致如伤脏神之危险者也。）**各入其门户所中，则为偏风；**（此论风邪偏客于形身，而为偏风也。"门户"者，血气之门户也。夫上节之所谓风伤血气者，乃通体之皮肤脉络也。如各入其门户而中其血气者，则为偏枯，谓偏入于形身之半也。）**风气循风府而上，则为脑风；**（此论风气循风府而上为脑风也。"风府"，穴名，在项后中行乃督脉阳维之会，上循于脑户，故风气客于风府，循脉而上则为脑风。）**风入系头，则为目风眼寒；**（此论风客于头，而为目风也。足太阳有通项入于脑者，正属目本，名曰眼系。风入于头，干太阳之目系，则为目风。足太阳寒水主气，故为眼寒也。）**饮酒中风，则为漏风；**（此论饮酒中风，而为漏风也。酒者，熟谷之液，其性慓悍，其气先行于皮肤，故饮酒中风，则腠理开，而为汗泄之漏风也。）**入房汗出中风，则为内风；**（此论入房中风，而为内风也。夫内为阴，外为阳，精为阴，气为阳，阳为阴之卫，阴为阳之守。入房则阴精内竭，汗出则阳气外弛，是以中风，则风气直入于内而为内风矣。）**新沐中风，则为首风；**（此论新沐中风，而为首风也。以水灌首曰沐，新沐则首之毛腠开，中风则风入于首之皮肤，而为首风矣。）**久风入中，则为肠风飧泄，外在腠理，则为泄风。**（此论久在肌腠之风，入中则为肠风飧泄，在外则为泄风。盖脾胃之气外主肌腠，内主腹中，风邪久在肌腠而入于中，则脾胃之气受伤，而为肠风、飧泄，盖大肠小肠皆属于胃也。若久在外之腠理，则阳气外弛而为泄风。泄风者，腠理开而汗外泄也。以上论风气之善行数变，所中不一其处，而见证各有不同。）**故风者，百病之长也。至其变化，乃为他病也，无常方然，致有风气也。**（“长”，上声。风乃东方之生气，为四时之首，能生长万物，亦能害万物，如水能浮舟，亦能覆舟，故为百病之长。至其变化无常，故为病不一。如春时之非东风，夏时之非南风，或从虚乡来之刚风、谋风之类，皆其变化而为他病也。“方”，处也。言风邪之客于人，无有常处。如风气客于皮肤之间，则为寒热；客于脉中，则为寒中、热中；客于脏腑，则为脏腑之风；循于风府，则为脑风；风入系头，则为目风。无有常处，而致有风气也。上三句言风气之变化，下二句论风客于人而无有常方。王子方问曰：“按此篇岐伯所答，详于帝问，后人乃疑之，或言帝有所缺问者，或有增补其问者，果属缺文欤？”曰：“圣经安可改也？夫帝曰或为风也，其病各异，其名不同，则百般风证，尽括三句之中，故复曰‘风者，百病之长也’，盖言风之变化无常，即此论中不能尽其变证，岂可以胶执之识见，而增改圣经乎？”）**帝曰：五脏风之形状不同者何？愿闻其诊，及其病能。**（“诊”，视也，验也。帝问五脏之风证，见于形身之外，其状不同者，所在何处，愿闻其诊验之法。“病能”者，谓脏气受邪能为形身作病也。）**岐伯曰：肺风之状，多汗恶风，色皏然白，时咳，短气，昼日则差，暮则甚，诊在眉上，其色白。**（“皏”，普梗切。差，瘥同。风为阳邪，开发腠理，故多汗。风气伤阳，邪正不合，故恶风也。“皏然”，浅白貌。肺属金，其色白，肺主气，在变动为咳，风邪迫之，故时咳短气也。昼则阳气盛，而能胜邪，故瘥；暮则气衰，故病甚也。“眉上”，乃阙庭之间，肺之候也。张兆璜问曰：“五脏之色，如肺始言皏然白，而复曰诊在眉上，其色白，有似乎重见矣？”曰：“所谓‘皏然白’者，谓肺气受风，而脏气之见于色也。所谓‘诊在眉上，其色白’者，谓五脏之病，色见于面也。《灵枢·五色》曰：‘五色各有脏部，有外部，有内部也。色从外部走内部者，其病从外走内；其色从内走外部者，其病从内走外。病生于内者，先治其阴，后治其阳，反者益甚；其病生于阳者，先治其外，后治其内，反者益甚’。故先言五色而复言五色之见于面部者，谓病之从内而外也。圣人设教浑然，后虽不言治，而治法已在其中矣。”）**心风之状，多汗恶风，焦绝，善怒吓，赤色，病甚则言不可快，诊在口，其色赤。**（心为火脏，风淫则火盛，故唇舌焦而津液绝也。风化木，木火交炽，故善为怒吓。心主舌病，甚则舌本强而言不可快，心和则舌能知五味，故诊验在口。“口”者，兼唇舌而言也。）**肝风之状，多汗恶风，善悲，色微苍，嗌干，善怒，时憎女子，诊在目下，其色青。**（肝开窍于目而主泣，故善悲。《本经》曰：“心悲名曰志悲，志与心精共腠于目，是以俱悲，故泣出也。”盖言悲而后泣出也。“微苍”，淡青色也。足厥阴之脉，循喉咙之后，上入颃颡，风木合邪，则火热盛而嗌干，肝气病，故善怒也。怒胜思，故时憎女子。目者，肝之官也，故诊在目下。）**脾风之状，多汗恶风，身体怠惰，四肢不欲动，色薄微黄，不嗜食，诊在鼻上，其色黄。**（脾主肌肉，四肢身体怠惰，四肢不欲动，脾气病也。足太阴之脉，属脾络胃，上膈挟咽，连舌本。《经络篇》云：“是主脾所生病者，食不下。”土位中央，故所诊在鼻。张兆璜曰：“五脏四时之风，始于脏气，而后病于形身，自内而外也。夫邪干脏则死，此病在脏气而不伤于脏真也。如风中五脏六腑之俞，乃经络受邪，亦内干脏腑，然身之中于风也，不必动脏，故邪入于阴经，则溜于腑。是以后只言胃风者，乃经络之邪，总归于胃，阳明为万物之所归也。”）**肾风之状，多汗恶风，面痝然浮肿，脊痛不能正立，其色炲，隐曲不利，诊在肌上，其色黑。**（“痝”，音芒。“炲”，音台。风邪干肾，则水气上升，故面痝然浮肿，风行则水涣也。肾主骨，故脊痛不能正立。“炲”，烟煤黑色也。肾主藏精，少阴与阳明会于宗筋，风伤肾气，故隐曲不利。水气上升，故黑在肌上，水乘土也。张应略曰：“诊在眉间目上者，肺肝之本部也。心诊在口，脾诊在鼻者，母病而传见于子位也。肾病而见肌色黑者，乘其所不胜也。是以本篇五脏之诊，与《灵枢经》之《五阅》《五色》篇之法少有不同。盖言五脏之色，有见于面邪之本位，而又有乘传之变者也。）**胃风之状，颈多汗，恶风，食饮不下，膈塞不通，腹善满，失衣则䐜胀，食寒则泄，诊形瘦而腹大。**（颈有风池、风府，乃经脉之要会，故颈多汗。胃腑受邪，故饮食不下，膈塞不通，腹善满也；胃气不足，则身以前皆寒，腹胀满，是以形寒则䐜胀；饮冷则泄者，胃气虚伤也。胃者，肉其应；腹者，胃之郛，故主形瘦而腹大。）**首风之状，头面多汗，恶风，当先风一日则病甚，头痛不可以出内，至其风日，则病少愈。**（头乃诸阳之会，因沐中风，则头首之皮腠疏而阳气弛，故多汗恶风也。风者，天之阳气，人之阳气，以应天之风气，诸阳之气上出于头，故先一日则病甚，头痛不可以出户内，盖风将发而气先病也。至其风发之日，气随风散，故其病少愈。张兆璜曰：“风将发而所舍之风亦发，故先一日病甚，人气之通于天也。”）**漏风之状，或多汗，常不可单衣，食则汗出，甚则身汗，喘息恶风，衣常濡，口干善渴，不能劳事。**（饮酒者，胃气先行皮肤，先充络脉，或因胃气热而腠理疏，或络脉满而阴液泄，故常多汗也。酒性悍热，与风气相搏，故虽单衣而亦不可以常服。酒入于胃，热聚于脾，脾胃内热，故食则汗出，甚则上搏于肺，而身汗喘息恶风，身常湿也。津液内竭，故口干善渴，阳气外张，故不能烦劳于事。）**泄风之状，多汗，汗出泄衣上，口中干，上渍其风，不能劳事，身体尽痛则寒。帝曰：善。**（泄风之病，风久在腠理而伤气，故多汗，汗泄衣上，渐渍渗泄，玄府不闭也。津液外泄，故口中干燥。“上渍其风”者，谓身半以上，风湿相搏，则阳气受伤，故不能烦劳其事，若妄作劳，则身体尽痛，而发寒矣。按：偏风而下，只论首风、漏风、泄风之状，盖此三者皆在皮肤气分，风气相搏而善行数变，故曰肺风之状，肾风之状，首风之状，言风气变动之病状也。如入于经脉，在偏风则为半身不遂，循经入脑则为脑风，循系入头则为目风眼寒，不复再有变证，故不复论也。）

痹论篇第四十三

黄帝问曰：痹之安生？岐伯对曰：风、寒、湿三气杂至，合而为痹也。（“痹”，音避。痹者，闭也，邪闭而为痛也。言风、寒、湿三气，错杂而至，相合而为痹。）其风气胜者为行痹，（风者，善行而数变，故其痛流行而无定处。）寒气胜者为痛痹，（寒为阴邪，痛者阴也，是以寒气胜者为痛痹。）湿气胜者为着痹也。（湿流关节，故为留着之痹。按：《灵枢经》有风痹，《伤寒论》有湿痹，是感一气而为痹也。本篇论风寒湿三气杂至，合而为痹，是三邪合而为痹也。《灵枢·周痹》曰：风寒湿气，客于外分肉之间，迫切而为沫，沫得寒则聚，聚则排分肉而分裂也。分裂则痛，痛则神归之，神归之则热，热则痛解，痛解则厥，厥则他痹发，发则如是。是寒痹先发，而他痹复发也。本篇论风气胜者为行痹，湿气胜者为着痹，是三气杂合而以一气胜者为主病也。经论不同，因证各别，临病之士，各宜体认。）帝曰：其有五者，何也？（帝问三气之外，而又有五痹也。上节论天之三邪，此下论人之五气。）岐伯曰：以冬遇此者，为骨痹；以春遇此者，为筋痹；以夏遇此者，为脉痹；以至阴遇此者，为肌痹；以秋遇此者，为皮痹。（皮、肉、筋、骨，五脏之外合也。五脏之气合于四时五行，故各以其时而受病，同气相感也。）帝曰：内舍五脏六腑，何气使然？岐伯曰：五脏皆有合，病久而不去者，内舍于其合也。（肺合皮，心合脉，脾合肌，肝合筋，肾合骨，邪之中人，始伤皮、肉、筋、骨，久而不去，则内舍于所合之脏，而为脏腑之痹也。）故骨痹不已，复感于邪，内舍于肾；筋痹不已，复感于邪，内舍于肝；脉痹不已，复感于邪，内舍于心；肌痹不已，复感于邪，内舍于脾；皮痹不已，复感于邪，内舍于肺。所谓痹者，各以其时，重感于风寒湿之气也。（所谓五脏之痹者，各以其五脏所合之时，重感于风寒湿之气也。盖皮肉筋骨，内合于五脏。五脏之气，外合于四时，始病在外之有形，复伤在内之五气，外内形气相合，而邪舍于内矣。所谓“舍”者，有如馆舍，邪客留于其间者也。邪薄于五脏之间，干脏气而不伤其脏真，故曰舍曰客，而上见其烦满喘逆诸证，如其入脏者则死矣。张兆璜曰：“首言以冬遇此为骨痹者，谓痹病之多深入也。故先言骨而筋，筋而脉，脉而皮肤。”）凡痹之客五脏者：肺痹者，烦满喘而呕；（此论五脏之气受邪，而形诸于病也。肺主气而司呼吸，其脉起于中焦，还循胃口，上膈属肺，故痹则烦喘而呕。张兆璜曰：“脏气受邪，则病在五脏，五脏受病，腹转及于经脉形层。”）心痹者，脉不通，烦则心下鼓，暴上气而喘，嗌干，善噫，厥气上则恐；（心主脉，故痹闭而令脉不通，邪迫心下，鼓动而上干心脏则烦，故烦则心下鼓也。肺者，心之盖，而心脉上通于肺，故逆气暴上则喘而嗌干。心主噫，心气上逆而出，则善噫也。夫水火之气上下时交，心气厥逆于上，则不能下交于肾，肾气虚，故悲也。张兆璜曰：“心下鼓暴上气，谓邪气上逆也。厥气上，谓正气厥逆也。”）肝痹者，夜卧则惊，多饮，数小便，上为引如怀；（肝藏魂，卧则神魂不安，故发惊骇。肝脉循阴股，入毛中，过阴器，抵小腹，挟胃，属肝，络胆，上贯膈，循喉咙，入颃颡。肝气痹闭则木火郁热，故在上则多饮，在下则便数，上引于中而有如怀妊之状也。）肾痹者善胀，尻以代踵，脊以代头；（“尻”，苦高切，音嵪。肾者胃之关，关门不利，则胃气不转，故善胀也。脊椎尽处为尻，肾主骨，骨痿而不能行，故尻以代踵；阴病者，不能仰，故脊以代头。）**脾痹者，四肢解惰，发咳呕汁，上为大塞；**（脾气不能行于四肢，故四肢解惰，脾脉上膈，挟咽，气痹不行，故发咳也。入胃之饮上输于脾肺，脾气不能转输，故呕汁；肺气不能通调，故上为大塞。）**肠痹者，数饮而出不得，中气喘争，时发飧泄；**（“肠痹”者，兼大小肠而言。小肠为心之府，而主小便，邪痹于小肠，则火热郁于上而为数饮，下为小便不得出也。大肠为肺之府，而主大便，邪痹于大肠，故上则为中气喘争，而下为飧泄也。）**胞痹者，少腹膀胱，按之内痛，若沃以汤，涩于小便，上为清涕。**（胞者，膀胱之室，内居少腹，邪闭在胞，故少腹膀胱按之内痛，水闭不行，则蓄而为热，故若沃以汤，且涩于小便也。膀胱之脉从巅入脑，脑渗则为涕，上为清涕者，太阳之气痹闭于下，不能循经而上升也。愚按：六腑之痹，只言其三，盖营气者，胃腑之精气也；卫气者，阳明之悍气也。营卫相将，出入于外内，三焦之气游行于上下，甲胆之气，先脏腑而升。夫痹者，闭也。正气运行，邪不能留，三腑之不病痹者，意在斯欤！）**阴气者，静则神藏，躁则消亡。**（此言脏气不藏，而邪痹于脏也。阴气者，脏气也。神者，五脏所藏之神也。五脏为阴，阴者主静，故静则神气藏，而邪不能侵；躁则神气消亡，而痹聚于脏矣。）**饮食自倍，肠胃乃伤。**（此言肠胃伤，而邪痹于腑也。夫居处失宜，则风寒湿气，中其俞矣。然当节其饮食，勿使邪气内入，如食饮应之，邪即循俞而入，各舍其腑矣。）**淫气喘息，痹聚在肺；淫气忧思，痹聚在心；淫气遗溺，痹聚在肾；淫气乏竭，痹聚在肝；淫气肌绝，痹聚在脾。诸痹不已，亦益内也。其风气胜者，其人易已也。**（此申明阴气躁亡，而痹聚于脏也。淫气者，阴气淫佚不静藏也。淫气而致于喘息，则肺气不藏，而痹聚在肺矣；淫气而致于忧思，则心气不藏而，痹聚在心矣；淫气而至于遗溺，则肾气不藏，而痹聚在肾矣；淫气而致于阴血乏竭，则肝气不藏，而痹聚在肝矣；淫气而致于肌肉焦绝，则脾气不藏，而痹聚在脾矣。是以在脏腑经俞，诸痹留而不已，亦进益于内，而为脏腑之痹矣。夫寒湿者，天之阴邪，伤人经俞筋骨；风者，天之阳邪，伤人皮肤气分。是以三邪中于脏腑之俞，而风气胜者，其性善行，可从皮腠而散，故其人易已也。愚按：下文云六腑亦各有俞，盖言五脏六腑俱各有俞，如风寒湿气中于五脏之俞，而脏气淫躁，则邪循俞内入，而各聚于脏矣；中于六腑之俞，而饮食自倍，肠胃乃伤，邪亦循俞而入，各舍其腑矣。上节所谓“各以其时，重感于风寒湿之气，而为五脏之痹”者，合五脏之气而舍于内也。此节论邪中脏腑之俞，循俞而亦进益于内，先言阴气消亡，痹聚在脏，故后只言六腑亦各有俞云。）**帝曰：痹，其时有死者，或疼久者，或易已者，其故何也？岐伯曰：其入脏者，死；其留连筋骨间者，疼久；其留皮肤间者，易已。**（此言五脏之痹，循俞而入脏者死也。夫风寒湿气中其俞，其脏气实则邪不动脏，若神气消亡，则痹聚在脏而死矣。按：邪从皮肉筋骨，而内舍于五脏者，此邪干脏气，而不伤于脏真。故痹客于脏，则为烦满喘呕，脉不通，心下鼓，嗌干，善噫诸证；其留连筋骨间，而不内舍于其合者，疼久；其留皮肤间者，随气而易散，若中其俞，则内通五脏，兼之阴气不藏，则邪直入于脏，而为不治之死证矣。）**帝曰：其客于六腑者，何也？岐伯曰：此亦其食饮居处，为其病本也。**（此言六腑之痹，乃循俞而内入者也。夫居处失常，则邪气外客，饮食不节，则肠胃内伤，故食饮居处，为六腑之病本。张兆璜曰：“痹聚在五脏者，因其阴气不藏，神气消亡。痹舍于六腑者，亦其饮食居处。此节用三

‘亦’字，俱当着眼。”）六腑亦各有俞，风、寒、湿气中其俞，而食饮应之，循俞而入，各舍其腑也。（饮食入胃，大小肠济泌糟粕，膀胱决渎水浊，蒸化精液，营养经俞，如居处失常，而又食饮应之于内，则经脉虚伤，邪循俞而入舍其腑矣。张兆璜曰：“邪中五脏之俞，而阴气淫躁应之；邪中六腑之俞，而食饮应之。故曰六腑亦各有俞，而食饮应之。”再按：《灵枢·口问》曰：夫百病之始生也，皆生于风雨寒暑，阴阳喜怒，饮食居处，大惊卒恐。夫风寒雨湿合而为痹矣；居处失常，则邪中脏腑之俞矣；喜怒病脏，惊恐伤阴，则阴气消亡矣；饮食自倍，则肠胃乃伤矣。是以上古之人，食饮有节，起居有常，不妄作劳，和于阴阳，故能形与神居，度百岁乃去。）帝曰：以针治之，奈何？岐伯曰：五脏有俞，六腑有合，循脉之分，各有所发，各随其过，则病瘳也。（此论治脏腑之痹，而各有法也。夫营俞治经，故痹在脏者，当取之于俞，合治内腑，故痹在腑者取之于合也。又当循形身经脉之分，皮肉筋骨，各有所发，各随其有过之处而取之，则其病自瘳矣。）帝曰：荣卫之气，亦令人痹乎？岐伯曰：荣者，水谷之精气也，和调于五脏，洒陈于六腑，乃能入于脉也。故循脉上下，贯五脏，络六腑也。（《灵枢经》云：“人受气于谷，谷入于胃，以传于肺，五脏六腑皆以受气，其清者为荣，浊者为卫，荣行脉中，卫行脉外。”《荣气篇》曰：“荣气之道，内谷为实，谷入于胃，乃传之肺，流溢于中，布散于外。专精者，行于经隧，常营无已。”是水谷之精气，从肺气而先和调于脏腑，五脏六腑，皆以受气，而乃能入于脉也。入于脉故循脉上下，复贯五脏，络六腑，盖言五脏六腑受谷精之气，营行于经脉，经荣之气，复贯络于脏腑，互相资生而资养者也。）卫者，水谷之悍气也，其气慓疾滑利，不能入于脉也，故循皮肤之中，分肉之间，熏于肓膜，散于胸腹。（卫者，水谷之悍气，其气慓疾滑利，故不能入于脉；不入于脉，故循于皮肤分肉之间。分肉者，肌肉之腠理；理者，皮肤脏腑之纹理也。盖在外，则行于皮肤肌理之间；在内，则行于络脏络腑之募原。募原者，脂膜也，亦有纹理之相通，故曰皮肤脏腑之纹理也。络小肠之脂膜，谓之肓。是以在中焦，则熏蒸于肓膜；行于胸膈之上，则散于心肺之募理；行于腹中，散于肠胃肝肾之募原。是外内上下，皮肉脏腑，皆以受气，一日一夜，五十而周于身。）逆其气则病，从其气则愈，不与风寒湿气合，故不为痹。（荣卫之气，荣行脉中，卫行脉外，营周不休，五十而复大会，阴阳相贯，如环无端，旋转而不休息者也。故逆其气则病，从其气则愈，不与风寒湿邪合，而留连于皮肤脉络之间，故不为痹也。盖言痹在皮者，肺气之所主也；痹在肌者，脾气之所主也；痹在脉者，心气之所主也。荣卫之气虽在皮肤络脉之间，行而不留，故不与邪合。）帝曰：善！痹或痛或不痛，或不仁，或寒或热，或燥或湿，其故何也？（“不仁”，不知痛痒也。“燥”者，谓无汗。“湿”者，多汗而濡湿也。）岐伯曰：痛者，寒气多也。有寒，故痛也。（寒气胜者，为痛痹，故痛者，寒气多也。《终始篇》曰：“病痛者，阴也。”人有阴寒故痛也。上“寒”字言天之寒邪，下“寒”字言人之寒气。盖天有阴阳，人有阴阳，如感天之阴寒，而吾身之阳盛，则寒可化而为热，如两寒相搏，凝聚而为痛痹矣。）其不痛不仁者，病久入深，荣卫之行涩，经络时疏，故不通；皮肤不营，故为不仁。（“通”字，当作痛。病久入深者，久而不去，将内舍于其合也。邪病久，则荣卫之道伤，而行涩；邪入深，则不痹闭于形身，而经络时疏，故不痛也。荣卫行涩，则不能营养于皮肤，故为不仁。）其寒者，阳气少，阴气多，

与病相益，故寒也。（此言寒热者，由人身之阴阳气化也。人之阳气少，而阴气多，则与病相益，其阴寒矣。邪正惟阴，故为寒也。）**其热者，阳气多，阴气少，病气胜，阳遭阴，故为痹热。**（人之阳气多而阴气少，邪得人之阳盛而病气胜矣。人之阳气盛而遇天之阴邪，则邪随气化而为痹热矣。张兆璜曰："与病相益者，言人之阴气多，而益其病气之阴寒也。病气胜者，言人之阳气多，而益其病气之热胜也。此论天有阴阳之邪，而人有寒热之气化。）**其多汗而濡者，此其逢湿甚也。阳气少，阴气盛，两气相感，故汗出而濡也。**（湿者，天之阴邪也。感天地之阴寒，而吾身阴气又盛，两气相感，故汗出而濡也。张兆璜曰："阳热盛者多汗出，濡湿之汗，又属阴寒，医者审之。）**帝曰：夫痹之为病，不痛何也？岐伯曰：痹在于骨，则重；在于脉，则血凝而不流；在于筋，则屈不伸；在于肉，则不仁；在于皮，则寒。故具此五者，则不痛也。**（经云：气伤痛。此论邪痹经脉骨肉之有形，而不伤其气者，则不痛也。夫骨有骨气，脉有脉气，筋有筋气，肌有肌气，皮有皮气，皆五脏之气而外合于形身。如病形而不伤其气，则只见骨痹之身重，脉痹之血凝不行，筋痹之屈而不伸，肉痹之肌肉不仁，皮痹之皮毛寒冷，故具此五者之形证，而不痛也。）**凡痹之类，逢寒则虫，逢热则纵。帝曰：善！**（此承上文而言，凡此五痹之类，如逢吾身之阴寒，则如虫行皮肤之中；逢吾身之阳热，则筋骨并皆放纵。又非若病气之有寒则痛，阳气多则为痹热也。此言形气之病各有分别，故帝嘉其善焉。张兆璜曰："在外者，皮肤为阳，筋骨为阴。如逢寒则阳亦阴寒，故皮肤则虫；逢热则阴亦阳热，故筋骨弛纵。"）

痿论篇第四十四

黄帝问曰：五脏使人痿，何也？（"痿"者，四肢无力，委弱举动不能，若委弃不用之状。夫五脏各有所合，痹从外而合病于内，外所因也；痿从内而合病于外，内所因也。故帝承上章而复问曰：五脏使人痿，何也？）**岐伯对曰：肺主身之皮毛心，主身之血脉，肝主身之筋膜，脾主身之肌肉，肾主身之骨髓。**（夫形身之所以能举止动静者，由脏气之呴养于筋脉骨肉也。是以脏病于内，则形痿于外矣。）**故肺热叶焦，则皮毛虚弱急薄，着则生痿躄也。**（肺属金，肺热则金燥而叶焦矣。肺主皮毛，肺热叶焦则皮毛虚薄矣。夫食饮于胃，其精液乃传之肺，肺朝百脉，输精于皮毛，毛脉合精，行气于脏腑，是五脏所生之精神气血，所主之皮肉筋骨，皆由肺脏输布之精液，以资养皮肤，薄着则精液不能转输，是以五脏皆热而生痿躄矣。《灵枢经》云"皮肤薄着，毛腠夭焦"。"着"者，皮毛燥着而无生转之气，故曰着则生痿躄矣。）**心气热，则下脉厥而上，上则下脉虚，虚则生脉痿，枢折挈，胫纵而不任地也。**（心为火脏，心气热则气惟上炎，心主脉故脉气亦厥而上矣。上则身半以下之脉虚，而成脉痿也。夫经脉者，所以行气血而营阴阳，濡筋骨以利关节，故经脉虚则枢折于下矣。"枢折"，即骨徭而不安于地。"骨徭"者，筋缓而不收。故筋骨徭挈不收，足胫缓纵而不能任地也。）**肝气热，则胆泄，口苦，筋膜干，筋膜干则筋急而挛，发为筋痿。**（胆者，中精之府，其应在筋，是周身之筋膜由胆藏之精汁以营养。胆附于肝，肝气热则胆汁泄，而口苦矣；胆汁泄，则筋膜无以营养，而干燥矣；筋膜干，则挛急而发为筋痿也。）**脾气热，则胃干而渴，肌肉不仁，发为肉痿。**（阳明燥金主气，从中见太阴之湿化，是以脾气热则胃干而渴矣。脾胃之气并主肌肉，阳明津液不生，太阴之气不至，故肌肉不仁而发为肉痿也。）肾气热，则腰脊不举，骨枯而髓减，发为骨痿。（肾主藏精，肾气热则津液燥竭矣。腰者，肾之府，是以腰脊不能伸举，肾生骨髓，在体为骨，肾气热而精液竭，则髓减骨枯而发为骨痿也。）帝曰：何以得之？岐伯曰：肺者，脏之长也，为心之盖也，有所失亡，所求不得，则发肺鸣，鸣则肺热叶焦。故曰：五脏因肺热叶焦，发为痿躄，此之谓也。（此申明五脏之热而成痿者，由肺热叶焦之所致也。脏真高于肺，朝百脉而行气于脏腑，故为脏之长。肺属乾金而主天，居心主之上，而为心之华盖，有所失亡，所求不得，则心志靡宁而火气炎上，肺乃心之盖，金受火刑，即发喘鸣而肺热叶焦矣。肺热叶焦，则津液无从输布，而五脏皆热矣。故曰“五脏因肺热叶焦，而成痿躄者，此之谓也”。“躄”者，足痿而不能任地。“故曰”，谓《下经·本病篇》有此语也。）悲哀太甚，则胞络绝，胞络绝，则阳气内动，发则心下崩，数溲血也。（此以下复论心肝脾肾，各有所因而自成痿躄也。“胞络”者，胞之大络，即冲脉也。冲脉起于胞中，为十二经脉之海，心主血脉，是以胞络绝则心气虚而内动矣。“阳气”，心气也。心为阳中之太阳，故曰阳气。夫水之精为志，火之精为神，悲哀太甚则神志俱悲，而上下之气不交矣。是以胞络绝而阳气内动，心气动则心下崩而数溲血矣。）故《本病》曰：大经空虚，发为肌痹，传为脉痿。（《本病》即本经第七十三篇之《本病论》。“大经”，胞之大络也。胞乃血室，中焦之汁奉心化赤，流溢于中，从冲脉而上循背里者，贯于脉中，循腹右上行者，至胸中而散于脉外，充肤热肉生毫毛，是胞络之血，半行于脉中，半行于皮腠，脉外之血少则为肌痹，脉内之血少则为脉痿，是溲崩之血，从大经而下，先伤皮肤气分之血，而复及于经脉之中，故曰：“大经空虚，发为肌痹，传为脉痿。”按：皮肤之血，卧则归肝。《五脏生成篇》曰“人卧血归于肝”，正此血也。故卧出而风吹之，血凝于肤者为痹。再按：男子络唇口而生髭须，女子月事以时下者，肝经冲脉之血也，是以崩溲或大吐衄，而不致于死。若心主脉中之血，一息不运，则机缄穷；一毫不续，则穹坏判矣。）思想无穷，所愿不得，意淫于外，入房太甚，宗筋弛纵，发为筋痿，及为白淫。（此论肝气自伤，而发为筋痿也。肝者，将军之官，谋虑出焉，思想无穷，所愿不得，则肝气伤矣。前阴者，宗筋之所聚，足厥阴之脉，循阴股入毛中，过阴器。意淫于外，则欲火内动，入房太甚，则宗筋纵弛，是以发为阴痿及为白淫。“白淫”者，欲火盛而淫精自出也。）故《下经》曰：筋痿者，生于肝，使内也。（《下经》即以下七十三篇之《本病论》，今遗亡矣。言本篇所论筋痿者，又生于所愿不遂而伤肝，兼之使内，入房之太甚也。）有渐于湿，以水为事。若有所留，居处相湿，肌肉濡渍，痹而不仁，发为肉痿。故《下经》曰：肉痿者，得之湿地也。（“有渐于湿”者，清湿地气之中于下也。“以水为事”者，好饮水浆，湿浊之留于中也。若有湿浊之所留，而居处又兼卑下，外内相湿，以致肌肉濡渍，痹而不仁，发为肉痿也。）有所远行劳倦，逢大热而渴，渴则阳气内伐，内伐则热舍于肾，肾者，水脏也，今水不胜火，则骨枯而髓虚，故足不任身，发为骨痿。故《下经》曰：骨痿者，生于大热也。（此论劳倦热渴，而成骨痿也。远行劳倦则伤肾，逢大热则暑暍伤阴，渴则阴液内竭，是以阳热之气内伐其阴，而热合于肾矣。肾者，水脏，水盛则能制火，今阳盛阴消，水不胜火，以致骨枯髓虚，足不任用于身，而发为骨痿也。）帝曰：何以别之？岐伯曰：肺热者，色白而毛败；心热者，色赤而络脉溢；肝热者，色苍而爪枯；脾热者，色黄而肉蠕动；肾热者，色黑而齿槁。（痿病之因，皆缘五脏热而精液竭，不能营养于筋脉骨肉。是以有因肺热叶焦，致五脏热而成痿者；有因悲思内伤，劳倦外热，致精血竭而脏气热者，皆当诊之于形色也。爪者，筋之应；齿者，骨之余。）帝曰：如夫子言可矣，论言治痿者独取阳明，何也？（“论言”，即《本病论》中之言也。帝以伯言痿病之因于脏热，当从五脏所合之皮肉筋骨以治之，如夫子言可矣，然论言治痿，何独取于阳明?）岐伯曰：阳明者，五脏六腑之海，主润宗筋，宗筋主束骨而利机关也；（阳明者，水谷血气之海，五脏六腑皆受气于阳明，故为脏腑之海。宗筋者，前阴也。前阴者，宗筋之所聚，太阴阳明之所合也。诸筋皆属于节，主束骨而利机关，宗筋为诸筋之会，阳明所生之血气为之润养，故诸痿独取于阳明。）冲脉者，经脉之海也，主渗灌溪谷，与阳明合于宗筋；（“溪谷”者，大小分肉腠理也。冲脉起于胞中，上循背里为经络之海，其浮而外者，渗灌于溪谷之间，与阳明合于宗筋，是以宦者去其宗筋，则伤冲任，血泻不复，而须不生。）阴阳总宗筋之会，会于气街，而阳明为之长；（少阴、太阴、阳明、冲任督脉，总会于宗筋，循腹上行，而复会于气街。气街者，腹气之街，在冲脉于脐左右之动脉间，乃阳明之所主，故阳明为之主。“长”，主也。）皆属于带脉，而络于督脉；（带脉起于季胁，围身一周，如束带然。三阴三阳十二经脉，与奇经之任督冲维，经循于上下，皆属带脉之所约束，督脉起于会，分三歧为任冲，而上行腹背，是以冲任少阴阳明，与督脉皆为连络。）故阳明虚，则宗筋纵，（阳明为水谷之海，主润宗筋。阳明虚则宗筋纵，宗筋纵弛不能束骨而利机关，则成痿躄矣，故诸痿独取于阳明。）带脉不引，故足痿不用也。（阴阳经脉，皆属带脉之所约束，如带脉不能延引，则在下之筋脉纵弛，而足痿不用矣。）帝曰：治之奈何？岐伯曰：各补其荥，而通其俞，调其虚实，和其逆顺，筋脉骨肉各以其时受月，则病已矣。帝曰：善！（伯言治痿之法，虽取阳明，而当兼取其五脏之荥俞也。“各补其营”者，补五脏之真气也。“通其俞”者，通利五脏之热也。“调其虚实”者，气虚则补之，热盛则泻之也。“和其顺逆”者，和其气之往来也。筋脉骨肉内合五脏，五脏之气外应四时，各以其四时受气之月，随其浅深而取之，其病已矣。按：《诊要经终篇》曰：“正月二月，人气在肝；三月四月，人气在脾；五月六月，人气在头；七月八月，人气在肺；九月十月，人气在心；十一月十二月，人气在肾。故春刺散俞，夏刺络俞，秋刺皮肤，冬刺俞窍，春夏秋冬，各有所刺。”谓各随其五脏受气之时月，合其浅深而取之，不必皮痿治皮，而骨痿刺骨也。）

厥论篇第四十五

黄帝问曰：厥之寒热者，何也？（“厥”，逆也。气逆则乱，故发为眩仆，卒不知人，此名为厥，与中风不同。有寒热者，有阴有阳也。）岐伯对曰：阳气衰于下，则为寒厥；阴气衰于下，则为热厥。（阴阳二气，皆从下而上，是以寒厥热厥之因，由阴阳之气衰于下也。）帝曰：热厥之为热也，必起于足下者，何也？（“足下”，足心也。热为阳厥，而反起于阴分，故问之。）岐伯曰：阳气起于足五趾之表，阴脉者，集于足下，而聚于足心，故阳气胜则足下热也。（足三阳之血气，出于足趾之端。“表”者，外侧也。三阴之脉集于足下，而聚于足心，若阳气胜则阴气虚，而阳往乘之，故热厥起于足下也。张兆璜曰："足心，足少阴经脉之所出。"《阴阳类论》曰："'三阳为表，二阴为里。'盖太阳为诸阳主气，少阴为诸阴主气也。"）**帝曰：寒厥之为寒也，必从五趾而上于膝者，何也？**（上节论阳胜于阴则为热厥，而寒厥起于阴之本位，故问之。张兆璜曰："阴阳二气，阴为之主也。"）**岐伯曰：阴气起于五趾之里，集于膝下，而聚于膝上，故阴气胜，则从五趾至膝上寒，其寒也，不从外，皆从内也。**（足三阴之血气起于五趾内侧之端。"里"者，内侧也。"集于膝下"者，三阴交于踝上也。"聚于膝上"者，三阴经脉皆循内股而上，故其寒也，不从外皆从内也。张兆璜曰："阴阳二气皆起于足，是以伤寒病足经，而不病手经也。"张应略曰："阴阳六气只合六经，足之六经复上合于手者也。"）**帝曰：寒厥何失而然也？**（此下二节论寒厥热厥之因。寒厥因失其所藏之阳，故曰失。）**岐伯曰：前阴者，宗筋之所聚，太阴阳明之所合也。**（宗筋根起于胞中，内连于肾脏，阴阳二气生于胃腑，输于太阴，藏于肾脏，太阴阳明合聚于宗筋者，中焦之太阴、阳明与下焦之少阴、太阳，中下相合而会合于前阴之间。张兆璜曰："论寒厥曰'太阴阳明之所合'，论热厥曰'脾主为胃行其津液'，是阴阳二气本于先天之下焦，而生于后天之中焦也。"）**春夏则阳气多而阴气少，秋冬则阴气盛而阳气衰，此人者质壮，以秋冬夺于所用，下气上争不能复，精气溢下，邪气因从之而上也。**（此言寒厥之因，因虚其所藏之阳而致之也。夫秋冬之时，阳气收藏，阴气外盛。此寒厥人者，因恃其质壮，过于作劳，则下气上争，不复藏于下矣，阳气上出，则阴藏之精气亦溢于下矣，所谓烦劳则张，精绝也。"邪气"者，谓阴脏水寒之邪。夫阳气藏于阴脏，精阳外出，则阴寒之邪因从之而上矣。）**气因于中，阳气衰，不能渗营其经络，阳气日损，阴气独在，故手足为之寒也。**（此言气因于中焦水谷之所生，然藉下焦之气，为阳明釜底之燃，如秋冬之时过于作劳，夺其阳气，争扰于上，阴寒之邪又因而从之，则中焦所生之阳亦衰，不能渗营于经络矣。中下之气不能互相资生，阳气日损，阴气独在，故手足为之寒也。张兆璜曰："渗者，渗于脉外；营者，营于脉中。营气、宗气，皆精阳之气，营行于脉中，诸阳之气，淡渗于脉外，非独卫气之行于脉外也。"）**帝曰：热厥何如而然也？岐伯曰：酒入于胃，则络脉满而经脉虚，脾主为胃行其津液者也。阴气虚则阳气入，阳气入则胃不和，胃不和则精气竭，精气竭则不营于四肢也。**（此言热厥之因，因伤其中焦所生之阴气也。《灵枢经》云："饮酒者，卫气先行皮肤，先充络脉。夫卫气者，水谷之悍气也，酒亦水谷悍热之液，故从卫气先行于皮肤，从皮肤而充于络脉，是不从脾气而行于经脉，故络脉满而经脉虚也。夫饮入于胃，其津液上输于脾，脾气散精于肺，通调于经脉，四布于皮毛，是从经脉而行于络脉，从络脉而散于皮肤，自内而外也。酒入于胃，先行于皮肤，先充于络脉，是从皮肤而入于络脉，反从外而内矣，不从脾气通调于经脉，则阴气虚矣。悍热之气反从外而内，则阳气入矣。阳明乃燥热之府，藉太阴中见之阴化，阴气虚而阳热之气内入，则胃气不和矣，胃不和则所生之精气竭，精气竭则不能营于四肢，而为热厥矣。）**此人必数醉，若饱以入房，气聚于脾中不得散，酒气与谷气相搏，热盛于中，故热遍于身，内热而溺赤也。夫酒气盛而慓悍，肾气日衰，阳气独胜，故手足为之热也。**（夫饮酒数醉，则悍热之气反从外而内，而酒气聚于脾中矣。若饱以入房，则谷食留于胃中，脾脏不能转输其精液，而谷气聚于脾中矣。气聚于中而不得散，酒气与谷气交相侵搏，则热盛于中矣。中土之热灌于四旁，故热遍于身也。入胃之饮食，不能游溢精气，下输膀胱，故内热而溺赤也。夫肾为水脏，受水谷之精而藏之，酒气热盛而慓悍，则肾脏之精气日衰，阴气衰于下，而阳气独胜于中，故手足为之热也。张兆璜曰："寒厥因失其所藏之阳，而致中气日损；热厥因伤其所生之阴，而致肾气日衰。当知中下二焦，互相资生者也。"张应略曰："上古之人，食饮有节，起居有常，不妄作劳。今时之人，以酒为浆，以妄为常，醉以入房。是人之所当调养者，阴阳精气耳。苟得其养，可同归于生长之门；苟失其养，则为暴仆卒厥。"）帝曰：厥或令人腹满，或令人暴不知人，或至半日，远至一日，乃知人者，何也？（"暴不知人"，卒然昏聩，或仆扑也。半日气周之半，一日气行之周。）岐伯曰：阴气盛于上，则下虚；下虚，则腹胀满。（阴气盛于上，谓中焦之阳气日损，阴气独盛于上也。阴盛于上，则下焦之阳气亦虚，阳虚于下，是以腹胀满也。）阳气盛于上，则下气重上，而邪气逆；逆则阳气乱，阳气乱，则不知人也。（"下气"，谓下焦之元阳。"邪气"，肾藏水寒之邪也。"阳气盛于上"，谓阴气虚而阳气独胜也。阳盛于上，则下气重上，下气上乘，则寒邪随之而上逆，逆则阳气乱于上，而卒不知人。《灵枢经》曰："清浊之气乱于头，则为厥逆眩仆。"此论阴阳二气之并逆也。张兆璜曰："前论下气上争，则中焦之阳气日损，阴气虚中，则下焦之肾气日衰。此复论阴气盛于上，则下气亦虚；阳气盛于上，则下气重上，又一辙也。"）帝曰：善！愿闻六经脉之厥状病能也。（上节论阴阳二气之厥，故帝复问其经脉之厥状焉。"病能"者，能为奇恒之病也。夫奇恒之病不应四时，多主厥逆，是以六经之厥能为诸脉作病者，皆属奇恒，因于论厥，故列于《厥论篇》中。原属厥逆奇恒之病，故先提曰病能，而列于《病能篇》之前也。）岐伯曰：巨阳之厥，则肿首头重，足不能行，发为眴仆。（"巨阳"，太阳也。足太阳脉起于目内眦，上额交巅，从巅入络脑，还出别下项，循背挟脊，抵腰中，下贯臀，入腘中，循腨内，出外踝之后。是以厥逆于上，则为首肿头痛；厥逆于下，则为足不能行；神气昏乱则为眴仆，太阳为诸阳主气也。此病在经而转及于气分，故曰发。）阳明之厥，则癫疾，欲走呼，腹满不得卧，面赤而热，妄见而妄言；（癫狂走呼，妄言妄见，阳明之脉病也。其脉循腹里，属胃络脾，经气厥逆，故腹满胃不和，不得卧也。阳明乃燥热之经，其经气上出于面，故面赤而热。）少阳之厥，则暴聋，颊肿而热，胁痛，䯒不可以运；（足少阳之脉起于目锐眦，从耳后入耳中，下颊车，循胸过季胁，出膝外廉，循足跗，故逆则暴聋，颊肿胁痛，足䯒不可以运行。）太阴之厥，则腹满䐜胀，后不利，不欲食，食则呕，不得卧；（"䐜"，音嗔，引起也。足太阴之脉，入腹属脾络胃，故厥则腹满䐜胀；食饮入胃，脾为转输，逆气在脾，故后便不利；脾不转运，则胃亦不和，是以食则呕，而不得卧也。）少阴之厥，则口干溺赤，腹满心痛；（足少阴之脉属肾，络膀胱，贯肝膈，入肺中，出络心，注胸中，循喉咙，挟舌本。经脉厥逆，而阴液不能上资，是以口干心痛；肺金不能通调于下，故溺赤；水火阴阳之气上下不交，故腹满也。）厥阴之厥，则少腹肿痛，腹胀，泾溲不利，好卧屈膝，阴缩肿，䯒内热。（足厥阴之脉，内抵少腹，挟胃属肝，络胆，故厥则少腹肿痛而腹胀；其下循阴股，入毛中，环阴器抵少腹，是以泾溲不利，阴缩而肿。肝主筋，膝者经之会，经脉厥逆不能濡养筋骨，故好卧而屈膝；其脉起于大趾丛毛之际，上循足䯒，厥阴木火主气，荥俞厥逆，故䯒内肿热也。阴阳二气，皆起于足，故只论足之六经焉。）**盛则泻之，虚则补之，不盛不虚，以经取之。**（此厥在经脉，故当随经以治之。如经气盛者，用针泻而疏之；经气虚者，以针补之；不盛不虚，即于本经以和调之，名曰经刺。）**太阴厥逆，胻急挛，心痛引腹，治主病者；**（此复论三阴三阳之气厥也。夫手足三阴三阳之气，五脏六腑之所生也。脏腑之气逆于内，则阴阳之气厥于外矣，故复论手足十二经气之厥逆也。中土之气，主溉四旁，足太阴气厥，故胻为之急挛。食气入胃，浊气归心，脾气逆而不能转输其精气，是以心气虚而痛引于腹也。此是主脾所生之病，故当治主病之脾气焉。按：首言阳气起于足五趾之表，阴气起于足五趾之里，是以先论足六经脉之厥状，次言阴阳二气出中焦水谷之所生，脾主为胃行其精液，是太阴为之行气于三阴，阳明为之行气于三阳，五脏六腑皆受气于阳明，故复论手足三阴三阳之气厥也。）**少阴厥逆，虚满呕变，下泄清，治主病者；**（少阴之气，上与阳明相合，而主化水谷。少阴气厥，以致中焦虚满，而变为呕逆。上下水火之气不交，故下泄清冷也。按："呕变"，当作"变呕"。《灵枢经》云："苦走骨，多食之令人变呕。"言苦寒之味，过伤少阴，转致中胃虚寒，而变为呕逆，与此节大义相同。且有声无物曰呕，故不当作呕出变异之物解。）**厥阴厥逆，挛，腰痛，虚满，前闭，谵言，治主病者；**（挛者，肝主筋也。腰者，肝之表也。虚满者，食气不能输精于肝也。前闭者，肝主疏泄也。肝主语，谵语者，肝气郁也。）**三阴俱逆，不得前后，使人手足寒，三日死。**（三阴俱逆，是阴与阳别矣。不得前后者，阴厥于下也。诸阳之气皆生于阴，三阴俱逆，则生气绝灭，是以手足寒而三日死矣。此厥在气分，故主三日死，谓三阴之气厥绝也。若厥在经脉，则为厥状病能，而不至于死矣。）**太阳厥逆，僵仆，呕血，善衄，治主病者；**（太阳主诸阳之气，阳气厥逆，故僵仆也，阳气上逆则呕血，阳热在上则衄血，此太阳之气厥逆于上，以致迫血妄行。）**少阳厥逆，机关不利，机关不利者，腰不可以行，项不可以顾，**（少阳主枢，是以少阳气厥，而机关为之不利也。颈项者，乃三阳阳维之会。腰脊者，身之大关节也。故机关不利者，腰不可以转行，项不可以回顾。）**发肠痈，不可治，惊者死；**（少阳相火主气，火逆于内，故发为肠痈。不可治者，谓病在气分而痈肿在内，非针刺之可能治也。若发惊者，其毒气干脏，故死。）**阳明厥逆，喘咳身热，善惊，衄呕血；**（阳明气厥则喘，上逆则咳也。阳明之气主肌肉，故厥则身热。经云：三阳发病，主惊骇。衄血呕血者，阳明乃悍热之气，厥气上逆，则迫血妄行。此病在气而及于经血，故皆曰善。）**手太阴厥逆，虚满而咳，善呕沫，治主病者；**（手太阴厥逆，肺气逆也。肺主气，故虚满而咳。不能通布水津，故善呕沫。此是主肺所生之病，故当治主病之肺气焉。夫阴阳之气，皆出于足，此论脏腑之气，故并及于手焉。）**手心主少阴厥逆，心痛引喉，身热，死不可治；**（手心主者，手厥阴包络之气也。手少阴者，心藏之气也。包络为君主之相火。二火并逆，将自焚矣，故为死不可治。）**手太阳厥逆，耳聋泣出，项不可以顾，腰不可以俯仰，治主病者；**（手太阳所生病者，耳聋。小肠主液，故逆则泣出也。夫心主血脉，小肠主液，而为心之表，小肠气逆，则津液不能营养于经脉，是以项不可以顾，腰不可以俯仰。盖腰项之间，乃脉络经俞之大会也。）**手阳明少阳厥逆，发喉痹，嗌肿，痓，治主病者。**（手阳明者，肺之府也。手少阳者，手厥阴三焦也。阳明主嗌，肺主喉，兼三焦之火气并逆，是以发喉痹而嗌肿也。阳明乃燥热之经，三焦属龙雷之火，火热并逆，故发痓也。张兆璜问曰：手之六经，独心主少阴，与阳明少阳合论者，何也？曰：天之六气，化生地之五行，地之五行，以生人之五脏，五脏配合五腑，是只五脏五腑，以应五方五行，五色五味，五音五数也。所谓六脏六腑者，心主与三焦为表里，俱有名而无形，合为六脏六腑，复应天之六气，是以论手心主而兼于少阴，论手阳明而合少阳也。曰：手厥阴为心脏之包络，固可合并而论，手阳明与少阳并论者，其义何居？曰：三焦者，中渎之府也。中上二焦，并出于胃口，下焦别手阳明之回肠而出，故论手阳明，而兼于少阳也。）

病能论篇第四十六

黄帝问曰：人病胃脘痈者，诊当何如？（按以下四篇论奇恒之为病，篇名病能者，言奇病之不因于四时六气，而能为脏腑经脉作病也。《疏五过论》曰：上经下经，揆度阴阳，奇恒五中，决以明堂，审于终始，可以横行。《方盛衰论》曰：诊有大方，坐起有常，出入有行，以转神明，必清必静，上观下观，司八正邪，别五中部，按脉动静，循尺滑涩寒温之意，视其大小，合之病能，逆从以得，复知病名，诊可十全。盖言本经之上经，论气之通于天，下经言病之变化，临病之士，审证辨脉，察色观形，分时候气，别正甄邪，再当比类奇恒，合之病能，诊可十全，方为得道。是以本卷一十五篇，自热病论至厥论，论疾病之变化，而以奇恒四篇，续于其后，谓疾病变化之外，而又有奇恒之病，诊恒病之脉证，又当合参之于病能，庶不致有五过四失之误。首论胃脘痈者，言荣卫血气，由阳明之所生，血气壅逆，则为痈肿之病，与外感四时六淫内伤五志七情之不同也。张兆璜曰：病能者，言奇病之形能也。）岐伯对曰：诊此者，当候胃脉，其脉当沉细，沉细者气逆，逆者人迎甚盛，甚盛则热。（胃脉者，手太阴之右关脉也。人迎者，结喉两旁之动脉也。盖胃气逆，则不能至于手太阴，而胃脉沉细矣，气逆于胃，则人迎甚盛，人迎甚盛，则热聚于胃矣。）人迎者，胃脉也。逆而盛，则热聚于胃口而不行，故胃脘为痈也。（人迎者，胃之动脉也。故胃气逆，则人迎脉盛，热聚于胃口而不行，则留滞而为痈矣。）帝曰：善。人有卧而有所不安者，何也？岐伯曰：脏有所伤，及精有所之，寄则安，故人不能悬其病也。（此言胃不和而卧不安也。夫五脏所以藏精者也，精者胃腑水谷之所生，而分走于五脏，如脏有所伤，乃精有所往而不受，则为卧不安矣。盖五味入胃，津液各走其道，是胃腑所生之精，能分寄于五脏则安，逆留于胃，即为卧不安之病。上节论胃中气逆，则为脘痈，此言胃腑精逆，则卧有所不安，是奇恒之道，如璇玑玉衡，神转不回，如回而不转，则失其相生之机，如有所留阻，则为痈逆之病，故人不能少空悬其病也。张兆璜曰：夫百病之始生，必起于燥湿寒暑风雨，阴阳喜怒，饮食居处，而又有奇恒之病，故人不能少悬其病。玉师曰：奇恒之病，病经气之厥逆，血气生于胃腑水谷之精，故先论阳明精气之逆。）帝曰：人之不得偃卧者，何也？岐伯曰：肺者，脏之盖也。肺气盛则脉大，脉大则不得偃卧，论在《奇恒阴阳》中。（此言肺气逆而为病也。脏真高于肺，为五脏之华盖，朝百脉而输精于脏腑，肺气逆则气盛而脉大，脉大则不得偃卧矣。偃，仰也。《奇恒阴阳》中，谓《玉机》诸论篇中，言行奇恒之法，以太阴始也。张兆璜曰：此处提奇恒二字。）帝曰：有病厥者，诊右脉沉而紧，左脉浮而迟，不然，病主安在？（此论肾气逆而为病也。夫左脉主血当沉，右脉主气当浮，今脉不然，其所主之病安在。）岐伯曰：冬诊之，右脉固当沉紧，此应四时，左脉浮而迟，此逆四时，在左当主病在肾，颇关在肺，当腰痛也。（脉合四时，故冬诊之，左右脉皆当沉紧，今左脉反浮而迟，是逆四时之气矣。肾主冬气，而又反浮在左，故当主病在肾，颇关涉于肺，当为腰痛之病。）帝曰：何以言之？岐伯曰：少阴脉贯肾络肺，今得肺脉，肾为之病，故肾为腰痛之病也。（行奇恒之法，以太阴始，五脏相通，移皆有次，是水谷所生之精气，先至于手太阴，太阴肺金，相生而顺传于肾，肾当复传之于肝，今反见浮迟之肺脉，是肾脏有病，而气反还逆之于母脏，故当主肾病之腰痛，而颇关涉之于肺也。）帝曰：善。有病颈痈者，或石治之，或针灸治之，而皆已，其真安在。（经曰：肾移寒于肝，痈肿少气，此言五脏相通，虽顺传有次，然不得相生之正气，而反受母脏之寒邪，则为痈肿之病矣。）岐伯曰：此同名异等者也。（等，类也。痈虽同名，而为病之因，各有其类。）夫痈气之息者，宜以针开除去之。（《灵枢·痈疽》曰：阴阳已张，因息乃行。又曰：寒邪客于经络之中则血泣，血泣则不通，故痈肿。盖言邪客于脉络之中而为痈肿者，宜用针开除以去之。夫肾脉上贯肝膈，肾与肝脉，皆循喉咙入颃颡，故痈肿在颈，此病因于肾也。）夫气盛血聚者，宜石而泻之，此所谓同病异治也。（肝藏之血，行于皮肤气分，如肾藏之寒邪，顺传于肝，肝气盛而血聚于皮肤之间而为痈肿者，宜石而泻之。盖石者，砭其皮肤出血，针者，刺入经穴之中，故病在脉络者宜针，病在皮肤者宜石，是以同病异治而皆已也。张兆璜曰：陷下者又宜灸，始言针灸而后只言针石者。盖此篇论五脏之相传，而肾藏之气已传于肝，故只宜针宜石，设或有回陷于肾者，又当灸之，此虽不明言，盖欲人意会，读者宜潜心参究，不可轻忽一字。）帝曰：有病怒狂者，此病安生。（经曰：肝移寒于心，狂，膈中，又肝病者善怒，此肝虽顺传于心，而不得相生之正气，反受肝之寒邪，寒凌心火，故为怒狂。）岐伯曰：生于阳也。帝曰：阳何以使人狂？岐伯曰：阳气者，因暴折而难决，故善怒也，病名曰阳厥。（折，屈逆也。决，流行也。《本经》曰：所谓少气善怒者，阳气不治，阳气不治，则阳气不得出，肝气当治而未得，故善怒，善怒者，名曰煎厥。此言肝气上逆，则阳气暴折而不得出，阳气难于流行，则肝气亦未得而治，故善怒也。）帝曰：何以治之？岐伯曰：阳明者常动，巨阳少阳不动，不动而动大疾，此其候也。（心为阳中之太阳。巨阳者，心之标阳也，少阳者，肝之表气也，夫阳明乃胃之悍气，故独动而不休，巨阳少阳不动者也，今不动之气，反动而大疾，故使人怒狂也。）帝曰：治之奈何？岐伯曰：夺其食即已，夫食入于阴，长气于阳，故夺其食则已。（食气入胃，散精于肝，食气入胃，浊气归心，淫精于脉，毛脉合精，行气于腑，是食入于阴，而长气于阳也。此言巨阳少阳，受气于心肝二脏之阴，肝心之气上逆，以致巨阳少阳之动大疾，故夺其食，则阴气衰而阳动息矣。）使之服以生铁落为饮，夫生铁落者，下气疾也。（夫所谓怒狂者，肝邪上乘于心，铁乃乌金，能伐肝木，故下肝气之疾速也。）帝曰：善。有病身热懈堕，汗出如浴，恶风少气，此为何病？岐伯曰：病名曰酒风。（此言脾气逆而为病也，夫饮酒数醉，气聚于脾中，热盛于中，故热遍于身，而四肢懈堕也。热盛则生风，风热相搏，是以汗出如浴，而恶风少气。张兆璜曰：饮酒者，先充络脉，从络脉而反逆于脾中，在心主脉，是从心气之传于脾也。）帝曰：治之奈何？岐伯曰：以泽泻术各十分，麋衔五分，合以三指撮，为后饭。（酒气聚于脾，则不能上输于肺，而下输膀胱矣。易曰：山泽通气。

泽泻服之，能行水上，如泽气之上升为云，而复下泻为雨也。术乃山之精，得山土之气，能通散脾气于四旁。麋衔草，有风不偃，无风独摇，能去风除湿者也。合三指撮者，三乃木之生数，取制化土气之义。后饭者，复以谷气助脾也。夫奇恒之病，行所不胜曰逆，逆则死，今论胃腑所生之精气，以太阴始，而顺传于肾，肾传之肝，肝传之心，心传之脾，是五脏相通，移皆有次，而又有不得偃卧腰痛颈痈诸病，是四时六淫，七情五志之外，而有奇恒之逆传，奇恒之中，而又有顺传之奇病，故人不能虚悬其病也。按《本经》八十一篇，内论疾病者，只二十有奇，而论奇恒者有十篇，当知人之生病也，多起于厥逆。）**所谓深之细者，其中手如针也，摩之切之，聚者坚也，搏者大也。**（此论切求奇恒之脉法也。夫胃腑五脏之病能者，其气逆者，其脉沉细，故所谓沉之而细者，其应手如针之细而沉也。再按而摩之，切而求之，如胃精之聚于胃，脾气之聚于脾者，其脉坚牢而不鼓也，又如肺气之盛，肾气之上搏于肝，肝气之上搏于心者，其脉应指而大也。）**《上经》者，言气之通天也，《下经》者，言病之变化也，《金匮》者，决死生也。**（《上经》者，谓《上古天真》，《生气通天》，至《六节藏象》、《藏气法时》诸篇，论人之脏腑阴阳，地之九州九野，其气皆通于天气。《下经》者，谓《通评虚实》以下，至于《脉解》诸篇，论疾病之变化。《金匮》者，如《金匮真言》、《脉要精微》、《平人气象》诸篇，论脉理之要妙，以决死生之分，藏之金匮，非其人勿教，非其真勿授。故曰：《金匮》者，所以决死生也。按本经以七七四十九篇，为上下经，后附论刺论穴，论五运六气，五过四失，如易之以八八六十四卦，分上下经，而后附《系辞》、《说卦》诸篇之义。张兆璜曰：按新校正云：晋皇甫士安序《甲乙经》云，《素问》亦有亡失，隋人全元起注本，亦无第七卷，唐时王冰，以《天元纪大论》、《五运行论》、《六微旨论》、《气交变论》、《五常政论》、《六元政纪论》、《至真要论》七篇，乃阴阳大论之文，取以补所亡之卷，是以上经下经之说，不合八十一篇之平分也。）**《揆度》者，切度之也，《奇恒》者，言奇病也。**（揆度者，切度奇恒之脉病，奇恒者，言奇病之异于恒常也。）**所谓奇者，使奇病不得以四时死也。恒者，得以四时死也。**（所谓奇者，病五脏之厥逆，不得以四时之气应之，所谓恒者，奇恒之势，乃六十首，亦得以四时之气，而为死生之期。）**所谓揆者，方切求之也，言切求其脉理也。度者，得其病处，以四时度之也。**（揆度奇恒，所指不同，故当切求其脉理，而复度其病处，如本篇论五脏之病能，当摩之切之，以脉求之。如太阳之肿腰椎，少阳之心胁痛，阳明之振寒，太阴之病胀，又当得其病处，而以四时度之。）

奇病论篇第四十七

黄帝问曰：人有重身，九月而喑，此为何也？（此论奇恒之府，而为奇恒之病也。《五脏别论》曰：脑髓骨脉胆女子胞，此六者，名为奇恒之府。是以本篇之所论，有犯大寒，内至骨髓，上逆于脑之脑髓骨病，《脉解篇》之脉病，口苦之胆病，九月而喑，及母腹中受惊之女子胞病，皆奇恒之府而为病也。盖此六者，地气之所生，皆藏于阴，而象于地，与气之通于天，病之变化者之不同，故所谓奇病也。张兆璜曰：一因子以病母，一因母以病子，妊娠子母，性命相关。）**岐伯对曰：胞之络脉绝也。**（胞之络脉，胞络之脉也。绝谓阻隔不通也。盖妊至九月，胞长已足，设有碍于胞络，即使阻绝而不通。）**帝曰：何以言之？岐伯曰：胞络者，系于肾，少阴之脉，贯肾，系舌本，故不能言。**（声音之道，在心主言，在肺主声，然由肾间之动气，上出于舌，而后能发其音声，故曰：舌者，音声之机也。胞之络脉系于肾，足少阴之脉，贯肾系舌本，胞之络脉阻绝，则少阴之脉亦不通，是以舌不能发机而为喑矣。）帝曰：治之奈何？岐伯曰：无治也，当十月复。（十月胎出，则胞络通而音声复矣。）《刺法》曰：无损不足，益有余，以成其疹，然后调之。（刺法，谓《针经》内之法也。疹，病也。言毋损其不足，益其有余，使成其病，而后复调治之。）所谓无损不足者，身羸瘦，无用镵石也。（镵，谓针。石，砭石也。《针经》曰：形气不足，病气不足，此阴阳气俱不足也，不可刺之，刺之则重不足，重不足则阴阳俱竭，血气皆尽，五脏空虚，筋骨髓枯，老者绝灭，壮者不复矣。是以身羸瘦者，不可妄用针石。此章重在有余，而兼引其不足。）无益其有余者，腹中有形而泄之，泄之则精出，而病独擅中，故曰疹成也。（泄，谓用针泻之。《针经》曰：刺之害，中而不去则精泄，精泄则病益甚而恇。按：腹中胞积，皆为有形，在女子胞则曰无益其有余，在息积曰不可灸刺，在伏梁曰不可动之，是腹中有形者，皆不可刺泄，刺虽中病，而有形之物不去，则反泄其精气，正气出而邪病反独擅于其中，故为疹成也。朱圣公曰：女子胞，腹中积，皆为有余。）帝曰：病胁下满气逆，二三岁不已，是为何病？岐伯曰：病名曰息积，此不妨于食，不可灸刺，积为导引服药，药不能独治也。（此肺积之为病也，肺主气而司呼吸定息，故肺之积曰息奔，在《本经》曰息积，积者，渐积而成，是以二三岁不已。夫肝肺之积，皆主胁下满，积在肝则妨于食，此积在肺，故不妨于食也。此病腹中有形，不可灸刺，凡积当日用导引之功，调和之药，二者并行，斯病可愈，若只用药而不导引，则药不能以独治也。）帝曰：人有身体髀股骱皆肿，环脐而痛，是为何病？岐伯曰：病名曰伏梁，此风根也。其气溢于大肠，而着于肓，肓之原在脐下，故环脐而痛也。不可动之，动之为水溺涩之病也。（此其气积于大肠之外而为伏梁也。大肠为肺之府，气逆不通，是以身体髀股骱皆肿，此根因于风邪伤气，留溢于大肠之间，而着于肓。肓者，即肠外之膏膜，其原出于脖胦，正在脐下，故环脐而痛也。不可动者，不可妄攻以动之。盖风气留溢于脐下，与水脏水腑相连，动之则风行水涣，而为水病矣。水逆于上，则小便为之不利矣。张兆璜曰：奇恒之病，多因于积聚厥逆，前论腹中，此论奇恒，不可谓之重出而置之勿论。应略曰：腹积有五，止论肺与大肠者，谓病在气也，故在肺曰气逆，在大肠则曰其气溢于大肠。）帝曰：人有尺脉数甚，筋急而见，此为何病？岐伯曰：此所谓疹筋。（此论诸筋之为病也。夫奇恒之势，诊有十度，度脉、度脏、度肉、度筋、度俞、度阴阳气。如心脉满大，肝脉小急，脉来悬钩，脉至如喘之类，皆所以度脉也。如肝满肾满肺满则为肿，肝气予不足，木叶落而死，肾气予不足，去枣华而死，皆所以度脏也。如肌气予不足，肤胀身肿，大肉陷下，皆所以度肉也。诊筋之病，所以度筋也。如十二俞之予不足，水凝而死，所以度俞也。如正月太阳，三月厥阴，五月阳明，十月少阴，所以度阴阳气也。皆为病之异于恒常者也，夫内有阴阳，外有阴阳，在外者皮肤为阳，筋骨为阴，是以筋病急而尺脉数也。）是人腹必急，白色黑色见，则病甚。（诸筋之会，聚于宗筋，冲脉者，主渗灌溪谷，与阳明合于宗筋，是以筋病而腹必急也，夫十二经之筋病，惟手太阴甚，则成息贲胁急吐血，是少阴筋病甚者，死不治，是以白色黑色见者，则病甚也。）帝曰：人有病头痛，以数岁不已，此安得之，名为何病？岐伯曰：当有所犯大寒，内至骨髓，髓者以脑为主，脑逆，故令头痛齿亦痛，病名曰厥逆。帝曰：善。（此论脑骨髓之为病也。夫在地为水，在天为寒，寒生水，水生咸，咸生肾，肾生骨髓，故所犯大寒之气，而内至骨髓也。诸髓皆属于脑，故以脑为主，髓邪上逆，则入于脑，是以头痛数岁不已，齿乃骨之余，故齿亦痛也。此下受之寒，上逆行巅顶，故名曰厥逆。）

帝曰：有病口甘者，病名为何，何以得之？岐伯曰：此五气之溢也，名曰脾瘅。（五气者，土气也，土位中央，在数为五，在味为甘，在臭为香，在脏为脾，在窍为口，多食甘美，则臭味留于脾中，脾气溢而证见于外窍也。瘅，热也。按《金匮要略》曰：一者经络受邪，入脏腑为内所因；二者四肢九窍，血脉相传，壅塞不通，为外皮肤所中也；三者房室金刃虫兽所伤。若人能养慎，更能无犯王法，禽兽灾伤，房室勿令竭乏，服食节其冷热苦酸辛甘，如此人数食甘美，而致口甘消渴者，乃不内外因之病也，故列于奇病之中。）夫五味入口，藏于胃，脾为之行其精气，津液在脾，故令人口甘也。此肥美之所发也，此人必数食甘美而多肥也。肥者令人内热，甘者令人中满，故其气上溢，转为消渴。（脾主为胃行其津液者也。五味入口，津液各走其道，苦先入心，酸先入肝，甘先入脾，辛先入肺，咸先入肾，此人必数食甘美而多肥，美者香美，肥者厚味也。厚味令人内热，甘者主于留中，津液不能输布于五脏，而独留在脾，脾气上溢，发为口甘，内热不清，转为消渴。）治之以兰，除陈气也。（兰，香草。陈气，积气也。盖味有所积，以臭行之，从其类而治之也。）帝曰：有病口苦，取阳陵泉口苦者，病名为何，何以得之？（胆病者，口苦。阳陵泉，胆之合穴也。帝言有病口苦，取阳陵泉而口苦者，病名为何，何以得之？按：《灵枢经》曰：其寒热者，取阳陵泉。夫寒热，实证也。此系胆虚气溢，当取募俞，不当取其合穴，故口苦之不愈也。）岐伯曰：病名曰胆瘅。夫肝者，中之将也，取决于胆，咽为之使。（肝者将军之官，谋虑出焉。胆者中正之官，决断出焉。夫谋虑在肝，决断在胆，故肝为中之将，而取决于胆也。肝脉挟胃贯膈，循喉咙，入颃颡，环唇内，故咽为肝之外使，是以肝病而亦证见于口也。）此人者，数谋虑不决，故胆虚气上溢，而口为之苦。（谋虑不决，则肝气郁而胆气虚矣。胆之虚气上溢，而口为之苦矣。上节论脾气实，此论胆气虚，虚实之气，皆能为热而成瘅。）治之以胆募俞，治在阴阳十二官相使中。（王冰曰：胸腹曰募，背脊曰俞。胆募在乳下二肋外，期门下，同身寸之五分，俞在脊第十四椎两旁，相去脊中各一寸五分，其所治之法，在阴阳十二官相使中，今经已亡。愚谓七十二篇系《刺法论》，抑或在此篇中，今所补遗经二篇，乃后人伪撰者也。）帝曰：有癃者，一日数十溲，此不足也。身热如炭，颈膺如格，人迎躁盛，喘息气逆，此有余也。太阴脉微细如发者，此不足也。其病安在？名为何病？（此论阴阳二气，生于太阴阳明，阴阳不和而为死证也。夫水谷入胃，脾主行其津液，太阴为之行气于三阴，阳明为之行气于三阳，太阴不足则阳明甚盛，太过不及则阴阳不和，阴阳不和则表里之气皆绝矣。夫入胃之饮，上输入脾，脾气散精，上归于肺，通调水道，下输膀胱。今太阴病而不能转输于上，颇在肺而不能通调于下，则病癃矣。夫地气升而为云，天气降而为雨，今地气不能上升，而惟下泄，是以一日数十溲，此太阴之不足也。阳明者表也，身热如炭，阳明盛也。阳明脉挟喉，其腧在膺中，颈膺如格，胃气强也。阳明盛强，则人迎躁急，颇关在肺，故喘息气逆，此阳明之有余也。阳明盛强，则与脾阴相绝，太阴不得受水谷之精，是以脉微如发，此太阴之不足也。）岐伯曰：病在太阴，其盛在胃，颇在肺，病名曰厥，死不治。（此病在太阴与胃肺也。夫阳明乃燥热之经，从中见太阴之湿化，太阴不足，则胃气热而人迎躁盛矣。胃气上逆，颇关在肺，而为喘息气逆矣。胃气盛强，不能游溢精气，而太阴不足矣。太阴不足，则五脏六腑皆无所受气，而为厥逆之死证也。兆璜曰：《伤寒论》云：胃气生热，其阳则绝。盖胃气生热，则阳明与太阴绝，而太阴不足矣。太阴不足，则太阴与阳明绝，而胃中燥盛矣，阴阳表里之相关也。）此所谓得五有余，二不足也。帝曰：何谓五有余二不足？岐伯曰：所谓五有余者，五病气之有余也。二不足者，亦病气之不足也。（此言有余不足之皆为病也。五有余者，谓身热如炭，颈膺如格，人迎躁盛，喘息而气逆，此五病气之有余也。二不足者，病癃，一日数十溲，太阴脉微细如发，亦病气之不足也。兆璜曰：在阳明曰五病气，在太阴曰亦病气，是先因有余，而致病不足也。）今外得五有余，内得二不足，此其身不表不里，亦正死明矣。（阳明者表也，外得五有余，不能行气于表之三阳矣。太阴主里，内得二不足，不能行气于里之三阴矣。此其身之表里阴阳皆为断绝，亦正死也明矣。）帝曰：人生而有病巅疾者，病名曰何？安所得之？岐伯曰：病名为胎病，此得之在母腹中时，其母有所大惊，气上而不下，精气并居，故令子发为巅疾也。（此女子胞之为病也，有所大惊，则气暴上而不下，夫精以养胎，而精气并居者也。母受惊而气上，则子之精气亦逆，故令子发为巅疾也。愚谓巅亦作癫。按：婴儿癫痫，多因母腹中受惊所致，然癫疾者，逆气之所生也，故因气上逆而发为癫疾。兆璜曰：胎中受病，非止惊痫，妊娠女子，饮食起居，大宜谨慎，则生子聪俊，无病长年。）帝曰：有病痝然，如有水状，切其脉大紧，身无痛者，形不瘦，不能食，食少，名为何病？（痝然，浮肿貌。如有水状者，水气上乘，非有形之水也，是少阴寒水主气。大则为风，紧则为寒，故其脉大紧也。夫病风水者，外证骨节疼痛，此病在肾，非外受之风邪，故身无痛也。水气上乘，故形不瘦，风木水邪，乘侮土气，故不能食，即食而亦不能多也。兆璜曰：邪干上焦则不能食，在中焦则食少也。）岐伯曰：病生在肾，名为肾风。（肾为水脏，水生风木，此肾脏自生之风，非外受之邪，故曰病生在肾。兆璜曰：天有六淫，人亦有六气，奇恒之病，多不因于外邪。）肾风而不能食，善惊，惊已心气痿者死。帝曰：善。（水者火之胜，不能食者，水邪直入于上焦也。善惊者，水气搏于心下也。夫心不受邪，惊已而心气痿者，心受邪伤也。）

大奇论篇第四十八

（此承上章记奇病之广大。）

肝满肾满肺满皆实，即为肿。（满谓脏气充满也。夫五脏者，藏精气而不泻，故满而不实，如满而皆实，是为太过，当即为肿。然此论脏气实而为肿，与气伤痛，形伤肿之因证不同也。）肺之雍，喘而两胠满。肝雍，两胠满，卧则惊，不得小便。肾雍，脚下至少腹满，胫有大小，髀骱大跛，易偏枯。（雍者，谓脏气满而外壅于经络也。盖满在气，则肿在肌肉，雍在经，则随经络所循之处而为病也。肺主呼吸，其脉从肺系横出腋下，故喘而胠满。肝脉环阴器，抵小腹，属肝络胆，上贯膈，布胁肋，故两胠满，而不得小便。脏气雍满，卧则神魂不安，故发惊也。肾脉起于足下，循内踝，上腨内，属肾络膀胱，故自脚下至少腹满。肾主骨而寒水主气，故足胫有大小，髀骱大而跛，变易为偏枯。此论脏气雍于经脉，而为此诸病，与邪在三焦之不得小便，虚邪偏客于形身，而发为偏枯之因证不同也。）**心脉满大，痫瘛筋挛。**（痫瘛，抽掣也。挛，拘挛也。心为火脏，火热太过，是以脉大而痫瘛筋挛。）**肝脉小急，痫瘛筋挛。**（肝主筋而主血，小则为虚，急则为寒。此肝脏虚寒，而不能荣养于筋，故为挛瘛之病。此论筋之为病，有因心气之有余，有因肝气之不足，与风伤筋脉，筋脉乃应之为病不同也。）**肝脉骛暴，有所惊骇。**（骛，音务。骛，疾奔也，又乱驰也。言肝脉之来疾而暴乱者，必有所惊骇故也。此言因惊骇，而致肝脉暴乱，非东方肝木，其病发惊骇也。兆璜曰：七情之中，心肝主惊，因惊骇而致肝脉骛暴者，所谓病生于情也。东方肝木，其病发惊骇者，所谓情生于病也。）**脉不至，若喑，不治自已。**（脉络阻于下，则音不出于上，脉络疏通，其音自复，故脉不至而喑者，不须治之，其病自已。此系经脉所阻之病，与邪搏于阴，则为喑之不同也。）**肾脉小急，肝脉小急，心脉小急，不鼓，皆为瘕。**（小急，虚寒之脉。瘕，聚也。脏气有所留聚，故脉见小急而不鼓。）**肾肝并沉为石水。**（肝乃东方春生之木，主透发冬令闭藏之气，如肝肾之脉并沉，是二脏之气皆闭逆于下，而为石水矣。石水者，肾水也，如石之沉，腹满而不喘。）**并浮为风水，并虚为死。**（肝主风木，肾主寒水，如肝肾之脉并浮，是二脏所主之气，皆发于外，故名曰风水。如浮而并虚，是脏气不藏而外脱，故死。此言肝肾之气，过于闭藏，则沉而为水，过于发越，则浮而兼风，皆本脏所主之气，而自以为水为风。与《本经》之《热病论》、《水热穴论》、《灵枢·论疾诊尺》，及《金匮要略》诸经，皆论石水风水之不同也。）**并小弦欲惊。**（小者，血气皆少。弦则为减为寒。肝藏之气生于肾，脉并小弦，是二脏之气皆虚，而欲发惊也。前论肝雍之惊病有余，今弦小欲惊，病不足，皆本脏本气之为病也，上节言虚脱于外者死，此言本虚于内者惊。）**肾脉大急沉，肝脉大急沉，皆为疝。**（大则为虚，急则为寒，沉为在下在里，故皆为疝。）**心脉搏滑急为心疝，肺脉沉搏为肺疝。**（心疝之有形在少腹，其气上搏于心，故心脉搏而滑急也。肺脉当浮而反沉搏，是肺气逆聚于内而为肺疝矣。）**三阳急为瘕，三阴急为疝。**（此言疝瘕之病，病三阴三阳之气而见于脉也。子繇曰：瘕者，假也，假物而成有形。疝字从山，有艮止高起之象。故病在三阳之气者为瘕，三阴之气者为疝。玉师曰：瘕在肠胃之外，故三阳急，疝病五脏之气，故三阴急。）**二阴急为痫厥，二阳急为惊。**（二阴，少阴也。痫厥者，昏迷仆扑，卒不知人。此水气乘心，是以二阴脉急。二阳，阳明也。阳明者土也，土气虚寒，则阳明脉病，故发惊也。）**脾脉外鼓沉为肠澼，久自已。**（肠澼，下痢也。《著至教论》曰：三阳者，至阳也，积并则为惊，病起疾风，至如礔砺，九窍皆塞，阳气滂溢，干嗌喉塞，并于阴则上下无常，薄为肠澼。此三阳并至，干薄脏阴，乃奇恒之下痢，与外受六淫之邪，迫于经络，而为下利脓血者不同，故病见于脏脉，而各有死生之分。脾为阴脏，位居中央，受三阳阳盛之气，迫而上行，则其脉外鼓，搏而下沉，则为肠澼下痢。盖言阳气上下之无常也，脾为阴中之至阴，故虽受阳热之气，其病久而自已。玉师曰：疝瘕肠澼，皆病在三阴三阳之气分，首节论阳热之气伤脾藏之津液而为肠澼，次论阳热之气伤肝肾心藏之血而为肠澼下血，后论三阳之气甚而三阴之气伤者死。）**肝脉小缓为肠澼，易治。**（经云：缓者多热，小者血气皆少，此阳热之气，干薄脏阴，致肝藏之血气下泄而虚，故其脉小缓也。肝主藏血，故虽受阳邪，尚为易治。）**肾脉小搏沉，为肠澼下血。**（肠澼下血者，或下痢赤色，或下血也。肾主藏精，为精血之原，阳热之气，下薄于肾，故为肠澼下血。阴血伤，故脉小，热邪干肾，故沉而搏也。）**血温身热者死。**（夫阴阳相和则生，偏害则死。三阳为阳，三阴为阴，气为阳，血为阴，三阳之热，薄于阴血，血受热伤，故血温也，身热者，三阳盛而三阴之气绝也。）**心肝澼，亦下血，二脏同病者，可治。**（此承上文而言，阴血盛者，虽受阳薄，尚为可治。盖重阴血以待阳也，夫心主生血，肝主藏血，是以心肝二脏，受阳盛之气，而为肠澼者，亦下血，如二脏同病，则阴血盛而可以对待阳邪，故尚为可治之证。）**其脉沉小涩为肠澼，其身热者死，热见七日死。**（上节分血气为阴阳，此复以三阴三阳之气论阴阳也。脉小沉滞者，三阴之气，为阳薄所伤也。其身热者，阳盛而阴绝也。七日死者，六脏之阴气终也。按此系奇恒之病，缘于阴阳不和，非关外淫之气，医者大宜体析，如因表邪而发热者，其脉必浮，或见滑大，初起之时，必骨痛头疼，或恶寒喘急，表证始盛，里证尚微，盖先表而后入于里也。此系三阳之气，直并于阴，阴气受伤，是以脉小沉涩。一起之时，里证即急，或噤口腹痛，或下重痢甚，或发惊昏沉，或嗌干喉塞，身虽热而热微，外证轻而里急，此三阳之气，疾起如风，至如礔砺，当急用抑阳养阴之药以救援。若见身有微热，而用表散之轻剂，因脉小涩，而用和调之缓方，三日之后，即成不救矣。存德好生之士，当合参诸经，细心体认，幸勿以人命为轻忽也。张兆璜曰：危险之证，当用瞑眩之药以急救，若用平和汤而愈者，原不死之病也。服平和汤而后成不救者，医之罪也。张应略曰：当汗而急汗之，正所以养阳也，当急下而大下之，正所以养阴也，常须识此，勿令误也。）**胃脉沉鼓涩，胃外鼓大，心脉小坚急，皆膈偏枯。**（此言荣卫血气虚逆，而成偏枯也。夫经脉者，所以行气血而荣阴阳，濡筋骨以利关节。卫气者，所以温分肉，充皮肤，肥腠理，司开阖。是故荣卫调，则筋骨强健，肌肉致密，如血气虚逆，则皮肤筋骨，失其荣养，而成偏枯之患矣。荣卫之气，由阳明之所生，血脉乃心脏之所主，阳明气血皆多，其脉当浮大，今脉沉而鼓动带涩。《灵枢经》曰：涩为少气。《伤寒论》曰：涩则无血。是血气虚于内矣。推而外之，胃外以候形身之中，其脉鼓大，大则为虚，此血气虚于外矣。是以成膈偏枯，膈者，里之膈肉，前连于胸，旁连于胁，后连于脊之十一椎，盖营卫血气，皆从此内膈而外达于形身。营卫不足，则膈气虚矣。膈气虚，是以胸胁脊背之间，而成麻痹不仁之证，故名曰膈偏枯也。夫心主血脉之气，小则血气皆少，坚急为寒，心气虚寒，则血脉不行，筋骨无所荣养，而亦成膈外之偏枯，夫邪之偏中于身，及风之伤人而成偏枯者，乃外受之邪，当主半身不遂，此由在内所生之血气虚逆，故主于膈偏枯，膈偏枯者，只病在胸胁腰脊之间，而不及周身之上下也。）**男子发左，女子发右。**（左右者，阴阳之道路也。男子血气从左而转，女子气血从右而旋，是以男子之病发于左，而女子之病发于右也。）**不喑舌转可治，三十日起。**（夫营卫气血，虽生于阳明，主于心脏，然始于先天之肾中，少阴之脉，贯肾系舌本，不喑舌转，是先天之根气不伤，故为可治。偏枯而主三十日起者，言其愈之速也，其从者喑，三岁起。从，顺也。谓男子发左，女子发右，阴阳血气虽顺，而喑者至三岁之久，而后能复也。兆璜曰：不喑舌转，先天之气在也，其从者喑，后天之气复也。）**年不满二十者，三岁死。**（年不满二十者，脏腑正盛，血气方殷，而反有此衰败之证，比及三年，五脏胃腑之气，渐次消灭而死矣。兆璜曰：如外感风邪者，值此少壮之年，更易愈矣，此因于内损，故名曰膈偏枯。）**肺至而搏，血衄身热者死，脉来悬钩浮，为常脉。**（血衄，血出于鼻也。脉搏击而血衄者，经热盛而迫血妄行。血脱，故身热也。脉来悬钩者，心之脉也。浮者，肺之脉也。心主血脉，肺主皮肤，而开窍在鼻，心脉来盛，上乘于肺而致衄者，此血衄之常脉也。夫因外感风寒，表阳盛而迫于经络之衄者自愈，若心脉盛而迫于皮肤之血以致衄者，为常脉，此表里阴阳，外内出入，而皆为衄病之常。若脏气不守，经血沸腾，脉至而搏击应手者，此热盛而血流妄行，一丝不续，则穹坏判矣。玉师曰：搏者阴阳相搏，血衄身热者，血气俱脱，故死，悬钩浮脉，乃血衄之常脉，故不死，不死者，如奇恒之衄也。）**脉至如喘，名曰暴厥。暴厥者，不知与人言。**（如喘者，脉来滑急也。此痰水上壅，故脉来急滑，名曰暴厥。暴厥者，一时昏厥，而不能与人言。）**脉至如数，使人暴惊，三四日自已。**（夫有形之邪上乘，则脉至如喘。无形之气上逆，则脉至数疾。邪薄心下，故发惊也。盖心不受邪，至三四日，邪自下而惊厥之病自已，非比外淫卒厥之难愈也。）**脉至浮合，浮合如数，一息十至以上，是经气予不足也，微见九十日死。**（此论脏腑经俞之气不足，而各有死期也。浮合者，如浮波之合，来去之无根也。浮合如数，而一息十至以上，是经气予之不足也。微见此脉，至九日十日之交而死，盖九者阳之终，十者阴之尽，此三阴三阳，十二经脉之气终也。予与同。夫五脏相通，移皆有次，脏腑之气，各传与之，如五脏有病而逆传其所胜者死，如顺传其所生，而受所与之气不足者亦死，故曰气予之不足也。又五脏各以其时而主于手太阴者，脏气传与之俞，俞气传与之经，脉气与之络，络与之肌，此经脉之气，受五脏所与之气不足，故脉至如此虚数之极也。士宗曰：微对显言，微现此脉，期以九十日而死，若显露之，不逾时日矣，后之交漆，亦犹是也。兆璜曰：络与之肌，肌络之气，外内相通，故脉急者，尺之皮肤亦急，脉缓者，尺之皮肤亦缓。）**脉至如火薪然，是心精之予夺也，草干而死。**（如火薪然者，心气不藏，虚炎之极也。精者，五脏主藏精，谓所与之气，精气也。曰夺曰虚曰不足者，谓夺其所与之精气，以致虚而不足也。草干冬令之时，当遇胜克之气而死，所谓脉至者，概左右三部而言也。玉师曰：心脉如火薪，肝脉如散叶，胃脉如泥丸，太阳如涌泉，肌脉如颓土，皆以五行之气效象形容，盖此乃五脏虚败之气变见于脉，非五脏之病脉也，斯之谓奇恒之脉。应略曰：予者谓脏腑之气传与之脉也。）**脉至如散叶，是肝气予虚也，木叶落而死。**（散叶，飘零虚散之象。肝木之气虚，故当至秋令之时而死。）**脉至如省客，省客者，脉塞而鼓，是肾气予不足也。悬去枣华而死。**（脉塞而鼓，谓脉始来充塞于指下。旋即鼓动而去，有如省问之客，方及门而即去也。悬，隔也。悬去枣华者，谓相隔于枣华之时而死也。张兆璜曰：脏腑之气，外合五行之生克，而草木之荣枯，只以四时之气候之，火土之气，皆主于夏，故曰悬去枣华者，谓相去枣华之初夏，而死于土令之长夏也。应略曰：脉始于肾，故肾气虚而脉至如省客。）**脉至如丸泥，是胃精予不足也，榆荚落而死。**（丸泥者，如泥丸而不滑也。胃为阳土，位居中央，其性柔，其体圆，故曰脉弱以滑，是有胃气，盖往来流利如珠曰滑。如丸泥者，无滑动之象，胃将死败之征也。榆荚至春而落，木令之时也，脏腑之气，生于胃腑水谷之精，故曰精予不足。）**脉至如横格，是胆气予不足也，禾熟而死。**（胆属甲子，主一阳初生之气，胆气升，十一脏腑之气皆升，如横格者，有如横拒而不得上下，是胆气虚而不能升也。《灵枢经》曰：其胆乃横。是胆气横而脉亦见其横格也。禾熟，秋深之时也。兆璜曰：人生于寅，天三生木，故在人脏腑阴阳之生死，应四时草木之荣枯。按宋史钱乙传曰：一乳妇因悸而目张不得瞑，乙曰：此气结而胆横不下。用青郁李酒饮之而愈。）**脉至如弦缕，是胞精予不足也。病善言，下霜而死，不言可治。**（弦缕者，精血虚而如缕之细也。胞精，胞络之精气也。胞络者，系于肾，少阴之脉，贯肾系舌本，善言者，胞气泄也。驷见而陨霜，九月之候也，九月万物尽衰，则气去阳而之阴，应收藏之气，而反泄于外，故死。胞主藏精血，故曰精予不足。）**脉至如交漆，交漆者，左右旁至也，微见三十日死。**（此承上文而言冲任之脉绝也。冲任起于胞中，循腹上行，为经血之海，胞精不足，冲任将绝矣。交，绞也。如绞漆之左右旁流，无中通一贯之象，是循中而上之冲任绝矣。精血为阴，故至三十日而死，三十日者，月之终也。兆璜曰：冲任为经脉之原，故亦曰微见。吴氏曰：微见，始见也。）**脉至如涌泉，浮鼓肌中，太阳气予不足也。少气味，韭英而死。**（至如涌泉，来盛而不返也。浮鼓肌中，无根外脱之象也。太阳者，巨阳也，为诸阳主气，而生于膀胱之水中，是以标阳而本寒。夫水为阴，火为阳，阳为气，阴为味，少气味者，少阳之标本皆虚也，盖言太阳之气不足，而水府未虚，阳生于阴，尚有根而可复，如标本皆少，不免于死亡矣。韭乃肝之菜，至春而英，韭英之时，更疏泄其本气则死矣。兆璜曰：太阳为诸阳主气，故六气之中，独举太阳；冲任为经血之海，皆起于胞中，故六腑之中，特提胞脉。膀胱者，胞之室也。）**脉至如颓土之状，按之不得，是肌气予不足也。五色先见黑，白垒发死。**（颓土，倾颓之顽土也。脾主肌肉，如颓土而按之不得者，无来去上下之象，是肌气受所予之不足也。土位中央，而分王于四季，当五色具见而先主黄，若五色之中而先见黑，是土败而水气乘之矣。马氏曰：垒，作藟，葛之属也。葛色白而发于春，白藟发时，木气旺而颓土之气绝矣。）**脉至如悬雍，悬雍者浮揣，切之益大，是十二俞之予不足也。水凝而死。**（悬雍者，如悬痈也，揣，度也。先轻浮而度之，再重按而切之，其本益大，有如痈之头小而本大，此脏腑十二俞，气之不足也。夫经俞之气，昼夜环转，俞予之不足，是以脉雍滞而有如痈之象也。天寒地冻，则经水凝泣，雍滞之脉，再为凝泣，绝无生动之机矣。）**脉至如偃刀。偃刀者，浮之小急，按之坚大急，五脏菀热寒热，独并于肾也。如此其人不得坐，立春而死。**（菀，音郁。偃，仰也。脉如仰起之刀口，利锐而背坚厚，是以浮之小急，而按之坚大也。夫五脏相通，精气各循序而传予之，肾为水脏，又独受五脏之精而藏之，是以传与之外，而又有邪气独并于肾之奇病也。有如此之脉病者，其人当至立春而死。按《灵枢经》曰：肾是动病喝喝而喘，坐而欲起，其人不得坐者，肾气伤也。冬令闭藏，以奉春生之气，肾气已伤，再至春而泄之，肾气绝矣。张兆璜曰：菀热，久郁之气。寒热，新积之邪。盖久则寒亦化热，故曰菀热。按此与病能之义，大略相同，病能篇论五脏之邪气，循序相传，此论五脏之寒热，独并于肾，盖精气之有传有并，而邪亦随之，此论气予不足中，突提邪并一节，经义微妙，学者大宜体会。张应略曰：因精气之传予，故邪亦从而传之，因肾藏五脏之精，故寒热亦独并于肾。）**脉至如丸，滑不直手，不直手者，按之不可得也，是大肠气予不足也，枣叶生而死。**（直值同。如丸滑而不值手者，圆活流利，似于无形，故按之不可得也。大肠为肺之府而属庚金，其脉宜软弱轻浮，气予不足，故脉至若此，枣叶生于夏，火旺则金铄矣。）**脉至如华者，令人善恐，不欲坐卧，行立常听，是小肠气予不足也。季秋而死。**（脉至如华者，如华之轻微也。小肠为心之府，而属丙火，其脉当来盛，反如华者，气予不足也。腑气不足，则脏气亦虚，神虚则恐惧自失，神志不宁，故坐卧不安也。小肠之脉，入耳中属听宫，常有所听者，如耳作蝉鸣，或如钟磬声，皆虚证也，遇金水生旺之时而死。下经曰：诊合微之事，通阴阳之变，章五中之情，定五度之事，如此乃足以诊。夫五中之情，决奇恒之病也，五度之事，度奇恒之脉也，本篇先论奇恒之病，后论奇恒之脉，与经常之脉证，大不相同，故曰大奇论。兆璜曰：大奇脉解二篇，皆无君臣问答之辞，而曰论曰解者，乃伯承上章解论奇恒之脉病也。）

脉解篇第四十九

太阳所谓肿腰脽痛者，正月太阳寅，寅，太阳也。正月阳气出在上而阴气盛，阳未得自次也，故肿腰脽痛也。（此篇论奇恒之势，乃六十首，盖以三阴三阳之气，各主六十日为首，六六三百六十日，以终一岁之周。阴阳六气，各自盛衰，而能为经脉作病，故名之曰脉解篇。然此篇之论，与诸经之论阴阳，各不相同，乃解奇病之脉也。太阳为诸阳主气，生于膀胱水中，故以太阳之气为岁首。正月阳气虽出于上，而阴寒之气尚盛，阳气未得次序而出，故太阳所谓肿腰脽痛者，因太阳之气，尚为阴气所郁，故肿腰脽痛也，此论阳气之微也。兆璜问曰：奇恒之势六十首，已释于《诊要篇》中，但脏腑阴阳之气，与此篇各有异同，请明示其旨？曰：诊要篇中论五脏之气，各主六十日为首，而取刺诸俞，各有浅深之法，所谓度脏度俞也，此篇论三阴三阳之气，分主一岁，各有盛衰，而能为经脉作病，所谓度阴阳气，度人脉也，阴阳之道，有名无形，数之可十可百，推之可万可千，明乎阴阳常变之理，然后可与言医。）病偏虚为跛者，正月阳气冻解，地气而出也。所谓偏虚者，冬寒颇有不足者，故偏虚为跛也。（此言太阳之气，生于冬令水中，寒水之气有所不足，以致太阳之气亦虚，而为偏枯跛足也。夫正月阳气解冻，从地气而上出，则阳气当自次而盛矣，言有所谓偏虚而为跛者，又缘冬令寒水之气颇有不足，以致所生之阳气偏虚，而为经脉作病。上节论阳气微而为时所遏抑，此论根气不足，而所生之气亦虚，以下论阳气之渐盛。）所谓强上引背者，阳气大上而争，故强上也。（强上引背者，头项强而引于肩背也。太阳之脉，上额交巅，从巅别下项，挟脊抵腰中，阳气大上而争扰于上，故使其强上也。）所谓耳鸣者，阳气万物盛上而跃，故耳鸣也。（此言阳气之更盛也。春三月，所谓发陈，天地俱生，万物以荣，天地万物之气，皆盛上而跃，而人之阳气，亦虚于上，是以经脉上壅而耳鸣也。）所谓甚则狂巅疾者，阳尽在上，而阴气从下，下虚上实，故狂巅疾也。（此言阳气之盛，极于上也。所谓狂癫疾者，乃阳气尽甚于上，而阴气从之于下，不得与阳气相和，下虚上实，故使狂癫疾也。本经曰：阳盛则狂。又曰：气上不下，头痛癫疾。以下论阳气之从下而上，自微而盛，由盛而极，太过不及，与时消息，而皆能为病。）所谓浮为聋者，皆在气也。（此申明经气之有别也。如阳气盛上，而所谓耳鸣者，因气而病经也。若所谓浮为聋者，皆在气也。按此篇名曰“脉解”，而篇中上论三阴三阳之气，并不言及经脉，盖解释经脉之气，三阴三阳之气也，经脉之病，三阴三阳之气所致也，故曰“所谓”。曰者，言所谓有如是之病者，乃阴阳气之盛衰，而证见于有形也，若所谓浮为聋者，皆在气而不涉于经也。兆璜曰：曰“所谓”、“曰者”者，释脉解篇之解字而言也。）所谓入中为喑者，阳盛已衰，故为喑也。（此言阳盛于外，而复归于阴也。《阴阳离合论》曰：天覆地载，万物方生，未出地者，命曰阴处，名曰阴中之阴，则出地者，命曰阴中之阳，阳予之正，阴为之主，是阳气离阴而出于地，盛极于外，当复归而与阴相合。所谓入中为喑者，阳盛已衰，入中之气不足，则阴虚而为喑矣。）内夺而厥，则为喑俳，此肾虚也。（内夺者，谓阳盛于外，内夺其所藏之气则肾虚矣。俳，当作痱。痱之为病，四肢不收，盖不能言而兼之四肢不收，此肾虚厥逆之所致也。兆璜曰：阳受气于四末，阳盛已衰，故四肢不收，肾气不足，则为喑也。）少阴不至者厥也。（少阴之气，肾所主也。承上文而言，肾虚以致少阴之气不至者，则手足厥冷也。兆璜曰：少阴之气，阴中之生气也，阳盛已衰，则肾虚，肾虚，则少阴之气不至矣。）少阳所谓心胁痛者，言少阳盛也，盛者心之所表也，九月阳气尽而阴气盛，故心胁痛也。（按少阳之气，当主七月八月为首，九月少阴心脏主气，少阳为君火之相，故至九月而为心之表，其气更盛者也，然此时天之阳气，尽归于下，而阴气正盛，君相之火，为时所遏，故心胁痛也。兆璜曰：少阴主心痛，少阳主胁痛，诊要经终篇曰，九月人气在心。）所谓不可反侧者，阴气藏物也，物藏则不动，故不可反侧也。（九月之时，万物之气，俱收藏于阴，物藏则不动矣，是以少阳之气，亦不能枢转，故不可反侧也。上节论少阳正盛之气，为时气所遏，此言少阳之气，随万物收藏，而不能转运其枢。）所谓甚则跃者，九月万物尽虚，草木毕落而堕，则气去阳而之阴，气盛而阳之下长，故谓跃。（此言少阳之气正盛，不肯随时而藏于阴也。夫九月少阳为心之表，其气正盛，然此时万物草木，尽皆衰落，则人之气，亦当去阳而之阴矣，但少阳之气正盛，阳气入之于下，而仍欲上长，故病多跳跃也。夫人之阴阳升降，随四时寒暑往来，此气独与天地万物之气相忤，故谓之奇。兆璜曰：所谓六十首者，三阴三阳之气，各以六十者为首，自微而盛，盛而极，极而衰，非仅主六十日也，故少阳之气，至九月而正盛。）阳明所谓洒洒振寒者，阳明者午也，五月盛阳之阴也，阳盛而阴气加之，故洒洒振寒也。（阳明乃盛阳之气，故主五月为首。五月阳盛而一阴始生，故为盛阳之阴，阳盛之气，为阴气加之，故洒洒振寒也。）所谓胫肿而股不收者，是五月盛阳之阴也，阳者衰于五月，而一阴气上，与阳始争，故胫肿而股不收也。（五月阳气始衰而下，一阴始生而上，阴与阳交争，以致经脉不和，而为胫肿不收也。）所谓上喘而为水者，阴气下而复上，上则邪客于脏腑间，故为水也。（阴气下而复上者，谓冬至一阳初生，阴气下降，至五月而阴气复上也。邪，水邪也。谓阴气下归于水脏，至阴气从上而渐盛，则水邪随气而上升，上客于脏腑之间，故喘而为水也。）所谓胸痛少气者，水气在脏腑也，水者阴气也，阴气在中，故胸痛少气也。（水火者，阴阳之兆征也，在天成象，在地成形，故曰水者阴气也。上节论有形之水邪，上客而为喘，此论无形之水气，上乘而为胸痛少气。）所谓甚则厥，恶人与火，闻木音则惕然而惊者，阳气与阴气相搏，水火相恶，故惕然而惊也。（所谓甚者，谓阳气下之甚，阴气上之甚也。甚则阴阳相搏，水火相恶，而阳明之气厥矣。阳明气厥，则阳明之脉病矣。阳明脉病，则恶人与火，闻木音则惕然而惊也。）所谓欲独闭户牖而处者，阴阳相搏也，阳尽而阴盛，故欲独闭户牖而居。（此言阳气尽归于下，阴气独盛于上，故欲独闭户牖而居。夫阳明之气，主五月为首，五月之时，阴气始上，阳气始下，至于甚时，则当秋分之候矣，甚至阳尽阴盛，又当冬极之时矣，是阳明之气，但以五月为首，而非独主于五月六月也，六气皆然。）所谓病至则欲乘高而歌，弃衣而走者，阴阳复争，而外并于阳，故使之弃衣而走也。（此申明阴阳之气，有上下而复有表里也。阴阳复争者，谓阴阳之气，上下相搏，而复交争于外内也。阴阳之气，外并于阳，则阳盛而为病矣，阳盛，故使之乘高而歌，弃衣而走也。）所谓客孙脉则头痛鼻鼽腹肿者，阳明并于上，上者则其孙络太阴也，故头痛鼻鼽腹肿也。

（此承上章而复申明阴阳之气，上下升降，内外出入，行于脉外之气分也。气分者，皮肤肌腠之间，上谓皮肤之上也。夫诸脉之浮而常见者，皆络脉也，足太阴之脉，亦见于皮肤之上而无所隐，是以阳明之气并于上，则迫于阳明之孙络与太阴之经脉也，迫于阳明之孙络则头痛鼻鼽，迫于太阴之经脉则腹肿也。）**太阴所谓病胀者，太阴子也，十一月万物气皆藏于中，故曰病胀。**（太阴为阴中之至阴，故主阴尽之十一月也。十一月万物之气，皆藏于中，故主病胀。胀，谓腹胀也。兆璜曰：十一月律起黄钟，为一岁之首，行奇恒之法以太阴始，故以太阴主子也。）**所谓上走心为噫者，阴盛而上走于阳明，阳明络属心，故曰上走心为噫也。**（阳明者，太阴之表也。太阴为阴中之至阴，阴极则复，故上走于阳明。阳明络属心，故上走心为噫。噫者，嗳气也。《灵枢经》云：脾是动病，腹胀善噫。《口问篇》曰：气出于胃则为噫。《五气论》曰：心为噫。是太阴之气，从阳明而上出于心，则为噫也。）**所谓食则呕者，物盛满而上嗌，故呕也。**（十一月万物气皆藏于中，则盛满而上溢，故呕也。经云：足太阴独受其浊。太阴之清气，上出则为噫，阴之浊气，上溢则为呕也。）**所谓得后与气，则快然如衰者，十二月阴气下衰，而阳气且出，故曰得后与气，则快然如衰也。**（得后者，得后便也。气者，转失气也。十一月初生，至十二月阳气且出，阴气从下而衰，所谓脏中之气，得以下行，故快然如衰也。夫土位中央，上走心为噫者，厥逆从上散也。得后与气者，厥逆从下散也。夫奇恒之阴阳，各以六十日为首，而始于太阴，故论太阴之气曰十一月十二月，则余气可知。兆璜曰：太阳为诸阳主气，太阴乃阴中之至阴，以正月起太阳，十二月终太阴，用周一岁之气。）**少阴所谓腰痛者，少阴者肾也，十月万物阳气皆伤，故腰痛也。**（少阴之气，主九月十月为首。十月寒水用事，故主于足少阴肾。少阴之上，君火主之，故九月主手少阴心。然阴阳六气，止合六经，皆从下而生，故不及于手，惟少阴主水火阴阳之气，有标本寒热之化，故九月主手少阴，而十月主足少阴也，其余脏有阴阳，只论足而不论手。张兆璜曰：九月虽属心火主气，然只论足少阳之表气正盛，其义微矣。张应略曰：身半以下，地气主之，阴阳之气，皆从地而出。故《厥论》曰：阳气起于足五趾之表，阴气起于足五趾之里。《本输篇》曰：六腑皆出足之三阳，上合于手者也，是以六气止合足六经而不及于手。）**所谓呕咳上气喘者，阴气在下，阳气在上，诸阳气浮，无所依从，故呕咳上气喘也。**（此言上下阴阳之气，不相交合而为病也。少阴寒水在下，君火之气在上，上下水火不交，则诸阳之气上浮，而无所依从矣，是以阳热上逆，而为呕咳气喘之病。）**所谓色色不能，久立久坐起，则目䀮䀮无所见者，万物阴阳不定，未有主也，秋气始至，微霜始下，而方杀万物，阴阳内夺，故目䀮䀮无所见也。**（此节论少阳主七八月为首，因上章论少阳为心之表，其气正盛，在九月，故不复提少阳二字。七月之交，阴气上升，阳气下降，万物阴阳不定，而未有所主，是以色色不能，而亦未有定也。秋气始至，则阳气始下，而未盛于内，阴气正出，而阴气内虚，则阴阳之气夺于内矣，阴阳内夺，故目䀮䀮无所见也。高士宗曰：色色，犹种种也。色色不能，犹言种种不能自如也。久立久坐而起，则䀮䀮无所见，非色色不能之谓欤。张兆璜问曰：少阳主一阳初生之气，奚复始于秋？曰：少阳主初生之气者，乃三阳之次序也。以七月为首者，论阴阳之化运也，是以少阳主甲子，而复主于寅申，在初生之气，其运风鼓，其化鸣紊启坼，在相火主气，其运暑，其化喧嚣郁燠，气化在申，其运凉，其化雾露清切，阴阳之道，有常有变，此论阴阳之变易者也。）所谓少气善怒者，阳气不治。阳气不治，则阳气不得出，肝气当治而未得，故善怒。善怒者，名曰煎厥。（《灵枢经》曰：少阳主气。秋时阳气下降而不治于外，则少阳之气亦不得出，故少气也。厥阴肝气，与少阳标本相合，少阳之气不得出，则肝气当治而亦未得矣。肝气内郁，故善怒，煎厥者，焦烦颠倒也。按《阴阳系日月论》曰：戌者九月，主左足之厥阴。故至七八月少阳主气，而厥阴肝气，将当治矣。张兆璜曰：因首不言少阳，故特提出肝字。）所谓恐如人将捕之者，秋气万物未有毕去，阴气少，阳气入，阴阳相搏，故恐也。（秋时阳气虽入，而阴气尚少，故万物虽衰，而未尽去，阴气少，则阴气正出矣。阳气入，则与所出之阴相搏矣，阴阳相搏，则少阳厥阴之气皆伤。肝气虚则恐，胆病者，心下憺憺，如人将捕之。）所谓恶闻食臭者，胃无气，故恶闻食臭也。（秋深之时，阳尽而阴盛，是以胃无气而恶闻食臭也。论少阳而提胃气者，言奇恒所主之四时，亦皆以胃气为本也。）所谓面黑如地色者，秋气内夺，故变于血也。（秋时阴气正出，则内夺其所藏之阴，阴气上乘，故面黑如地色也。）所谓咳则有血者，阳脉伤也，阳气未盛于上而脉满，满则咳，故血见于鼻也。（阳气未盛于上者，言至九月而少阳始盛也。夫血随气行，气未盛而脉先满，则血留而上逆矣。张兆璜曰：少阳主气，心主血脉，少阳为心之表，故脉满当于阳气盛时。）厥阴所谓癞疝，妇人少腹肿者，厥阴者辰也，三月阳中之阴，邪在中，故为癞疝，少腹肿也。（厥阴木火主气，故主于三月四月之交，三月阳盛之时，而厥阴主气，故为阳中之阴，邪谓阴气也，厥阴之气在内而未得尽出，故为癞疝腹肿也。张兆璜曰：有因阳气正出而为时气所遏抑者，有因时气正盛而又当阴气所主者，当知奇恒之阴阳，与四时相逆而为病。）所谓腰脊痛不可以俯仰者，三月一振，荣华万物，一俯而不仰也。（三月阳气振发，万物荣华，草木繁茂，枝叶下垂，一惟俯而不仰，人为万物之灵，是以腰脊痛而亦不可以俯仰也。）所谓癞癃疝肤胀者，曰阴亦盛，而脉胀不通，故曰癞癃疝也。（阴亦盛者，厥阴之气亦盛于外也，阴盛而脉胀不通，故癞癃而肤胀也。癞癃疝者，阴器肿而不得小便也。按此篇系伯承上章解释奇病之脉气，乃自相问答之辞，故末节添一“曰”字，以申明自相问答之意。张兆璜曰：曰“所谓”、“曰者”者，是设为之问辞，下文是答辞，故增一“曰”字以别之。）所谓甚则嗌干热中者，阴阳相搏而热，故嗌干也。（所谓甚者，谓阳气甚盛也。厥阴之气，与甚阳相搏，则阴亦为热矣，热甚故嗌干而热中也。夫人之脏腑阴阳，与天地四时之气，寒暑往来，交相顺序，惟奇恒之势，各以六十日为首，与四时之气，相逆而为病。故圣人持诊之道，先后阴阳而持之，先诊阴阳之序，后诊阴阳之奇，审于终始，通于常变，诊道乃具，方可横行。）

黄帝内经素问集注卷之六

钱塘张志聪隐庵集注
同学卢冶良侯参订
门人杨应选君立校正

刺要论篇第五十

（刺要者，刺针之要法，故名。篇自此以后有《刺齐》、《刺禁》、《刺志》等篇，其义深、其意远，学者宜深玩之。）

黄帝问曰：愿闻刺要。岐伯对曰：病有浮沉，刺有浅深，各至其理，无过其道。过之则内伤，不及则生外壅，壅则邪从之。浅深不得，反为大贼，内动五脏，后生大病。（此节与《灵枢·官能》首节大义相同。此戒刺要不可不知，如下五节者，正刺要也。刺要，刺针之要法也。人之病有浮沉，浮则刺当浅，故过于深者则内伤；沉则刺当深，故不及而浅者则外壅邪留所以反为大害也。若是者，正以内动五脏，后生大病耳。下文正详言之。）

故曰：病有在毫毛腠理者，有在皮肤者，有在肌肉者，有在脉者，有在筋者，有在骨者，有在髓者。（此承上文而言，病各有在，以见病有浮沉，而刺之当有浅深也。）

是故刺毫毛腠理无伤皮，皮伤则内动肺，肺动则秋病温疟，泝泝然寒栗。（泝，音素。此以下五节，正陈针刺之要，而此则言刺毫毛腠理者无伤皮也。盖毫毛腠理在外，皮在内，皮伤则皮为肺之合，当内动肺，肺动则肺主秋，当至秋病成温疟，泝泝然寒栗也。）

刺皮无伤肉，肉伤则内动脾，脾动则七十二日，四季之月，病腹胀，烦不嗜食。（此言刺皮者无伤肉也。皮在外肉在内，肉伤则肉为脾之合，当内动脾，脾动则脾主四季之月，各王一十八日共七十二日，其每季当病腹胀，烦而不嗜食也。正以脾之脉，从股内前廉入腹，属脾络胃，上膈夹咽，连舌本，散舌下，其支别者，复从胃别上膈，注心中，故其为病如此。）

刺肉无[1]伤脉，脉伤则内动心，心动则夏病心痛。（此言刺肉者无伤脉也，盖肉在外，脉在内，脉伤则脉为心之合，当内动心，心动则心主夏，至夏当病心痛。正以手少阴之脉，起于心中，出于心系，手厥阴心包络之脉，起于胸中，出属心包络，故其为病如此。）

刺脉无伤筋，筋伤则内动肝，肝动则春病热而筋弛。（此言刺脉者无伤筋也。盖脉在外，筋在内，筋伤则筋为肝之合，当内动肝，肝动则肝主春，至春当病热证而筋弛。弛者，缓也，正以热则筋缓也。）

刺筋无伤骨，骨伤则内动肾，肾动则冬病胀，腰痛。（此言刺筋者无伤骨也。盖筋在外，骨在内，骨伤则骨为肾之合，当内动肾，肾动当病腹腰痛也。）

刺骨无伤髓，髓伤则销铄胻酸，体

---

[1] 无：原作“为”，据《黄帝内经素问》改。

解肪然不去矣。

刺齐论篇第五十一

黄帝问曰：愿闻刺浅深之分。（齐者，所以一之也。言刺有浅深一定之分，无使其太过不及。）岐伯对曰：刺骨者无伤筋，刺筋者无伤肉，刺肉者无伤脉，刺脉者无伤皮，刺皮者无伤肉，刺肉者无伤筋，刺筋者无伤骨。（前四句言宜深者勿浅，后三句言宜浅者勿深，所谓各至其理，无过其道。）帝曰：余未知其所谓，愿闻其解。岐伯曰：刺骨无伤筋者，针至筋而去，不及骨也。刺筋无伤肉者，至肉而去，不及筋也。刺肉无伤脉者，至脉而去，不及肉也。刺脉无伤皮者，至皮而去，不及脉也。（此申明刺宜深者，勿浅而去也。刺骨无伤筋者，言其病在骨，刺当及骨，若针至筋而去，不及于骨，则反伤筋之气，而骨病不除，是刺骨而反伤其筋矣，盖皮肉筋骨，各有所主之气，故必当至其处，而候其主病之气焉。卢良侯曰：脉在肉中，肉有溪谷，脉有脉道，理路各别者也，所谓至脉而去，不及肉者，谓刺在皮肤络脉之间，不及里之筋骨，非针从脉而再入于肉也，是以略去刺脉无伤肉句者，使后学之意会也。）所谓刺皮无伤肉者，病在皮中，针入皮中，无伤肉也，刺肉无伤筋者，过肉中筋也，刺筋无伤骨者，过筋中骨也，此之谓反也。（此言无过其道也，病在皮，针入皮中以候皮气，不至于肉，则不伤其肉矣。如病在肉，针过肉而中筋，则伤其筋矣，此谓刺之反也。卢良侯曰：皮肉筋骨，是属一道，而各有浅深之分，络脉经脉，另属一道，而亦有浅深之分。）

刺禁论篇第五十二

黄帝问曰：愿闻禁数。（数，几也。言所当禁刺之处有几也。）岐伯对曰：脏有要害，不可不察。（五脏有紧要为害之处，不可不细察焉。）肝生于左，肺藏于右。（肝主东方乙木，肺主西方辛金，圣人南面而立，前曰广明，后曰太冲，左东而右西，是以肝左而肺右也。曰“生”曰“藏”者，谓脏体藏于内，脏气之从左右而出于外也。）心部于表，肾治于里。（部，分也。心为阳脏而主火，火性炎散，故心气分部于表，肾为阴脏而主水，水性寒凝，故肾气主治于里。张兆璜曰：心部于表，故出于七节之旁，肾治于里，故止注于俞也。）脾为之使，胃为之市。（脾主为胃行其津液，以灌四旁，故为之使，胃为水谷之海，无物不容，故为之市。）膈肓之上，中有父母。（肓，音荒。膈，膈膜也。内之膈肉，前连于胸之鸠尾，旁连于腹胁，后连于脊之十一椎，肓者即募原之属，其原出于脐下，名曰脖胦。夫阴阳者，变化之父母，水火者，阴阳之兆征，中有父母者，谓心为阳脏而居膈之上，肾为阴脏而居肓之上，膈肓之上，其间有阴阳水火之神藏焉。张兆璜曰：肓，膏肓也，膏之原出于鸠尾，肓之原出于脖胦，是膏在上而肓在下也。）七节之旁，中有小心。（七节之旁，膈俞之间也。小，微也，细也。中有小心者，谓心气之出于其间，极微极细，不可逆刺以伤其心也。盖背为阳，心为阳中之太阳，是以脏腑之气，皆从膈而出，惟心气之上出于俞也。）从之有福，逆之有咎。（从之者，顺其脏气之所出，神转而不回者也。逆之者，逆其脏气回还，而有回则不转之咎矣。若刺伤其脏气，则有死亡之大患焉。盖腑脏之气，皆从内膈而出，如逆刺其心气则伤心，逆刺其肝气则伤肝，非针之中心而中肝也。故《诊要经终篇》曰：凡刺胸腹者，必避五脏。避五脏者，知逆从也。所谓从者，膈与脾肾之处，不知者反之。所谓膈处者，谓内膈前连胸胁之处，及背之膈俞处也。所谓脾处者，膈肉之下连于腹胁处也。所谓肾处者，十四椎之间，肾注之俞处也，是肝胆之气出于左胁，肺脏之气出于右间，脾气出于腹，心气出于俞，肾气之注于十四椎也。故所谓从者，知脏气之从此而转，不知而反逆之，则有死伤之咎矣。张兆璜曰：脏腑之经俞，皆属于背，脏腑之气，从膈气而转，故曰中膈者，皆为伤中。）**刺中心，一日死，其动为噫。**（日为阳，心为阳中之太阳，故环转一周而死。动者，伤其脏真而变动也。心在气为噫，噫则心气绝矣。）**刺中肝，五日死，其动为语。**（肝在志为语，语则肝气绝矣，夫声合五音，五日者，五音之数终也。）**刺中肾，六日死，其动为嚏。**（阴终于六，六日者，肾脏之阴气终也。夫肾为本，肺为末，其动为嚏者，肾气从上泄也。）**刺中肺，三日死，其动为咳。**（脏真高于肺，主行营卫阴阳，刺中肺，故死于天地之生数也。肺在气为咳，咳则肺气绝矣。）**刺中脾，十日死，其动为吞。**（十日者，阴数之极也。吞，吞咽也。盖脾主涎，脾气绝而不能灌溉于四旁，故变动为吞也。夫心为阳中之太阳，肺为阳中之少阴，肝为阴中之少阳，三者皆为阳脏，故死于一三五之奇。肾为阴中之太阴，脾为阴中之至阴，故死于六十日之偶。夫天为阳，地为阴，天主生，地主成，故阳脏死于生数之始终，阴脏绝于成数之始终也。）**刺中胆，一日半死，其动为呕。**（胆汁泄者呕苦，呕则胆气绝矣。夫十一脏腑，皆取决于胆，是胆为脏腑阴阳生气之始，故中胆者，一日半死。盖一者奇之始，二者偶之基，一日半者，死于一二日之间也。按阴阳终始之道，有变有常，理路不一，学者当随文体会，触处贯通，不宜胶执于胸中，而反谓经语之不合也。卢良侯曰：《阴阳别论》论五脏不得胃脘之阳，而脏真渐绝，故死之缓，此篇论刺中五脏之真气，而真脏受伤，故死之速。）**刺跗上中大脉，血出不止死。**（此中伤胃气而死也。跗上，足跗之上，足阳明之冲阳处也。大脉，大络也。胃为脏腑气血之生原，血出不止，原将绝矣。）**刺面中溜脉，不幸为盲。**（此中伤小肠之脉而为盲也。溜脉者，脉之支别，浮见于皮肤之间者也。经曰：中于阳则溜于经。诸阳之会，皆在于面，谓邪中于面颊皮肤之阳，从支络而溜入于经，故曰溜脉也。手太阳之脉，其支者，循颈上颊，至目内眦，其支者，别颊上颇，抵鼻，至目内眦，故中手太阳之支别而为盲也。曰不幸者，言刺浮浅之溜脉，而犹有不幸之盲也。夫刺避五脏者，必以布憿着之，乃从单布上刺，如刺深而误逆其脏气者死，刺脉而中大络，血出不止者死，今刺浮浅之脉，而犹有不幸之误，以戒用针者之慎毋太过也，即有宜于深者，其要害之处，所当避忌，勿妄忽也。）**刺头中脑户，入脑立死。**（此言头颈骨空之间，而更不宜深刺也。脑户，督脉穴名。督脉从脑户而上至于百会囟会，乃头骨两分，内通于脑，若刺深而误中于脑者立死。）**刺舌下中脉，太过，血出不止为喑。**（此刺任脉太过而为喑也。舌下，廉泉穴也。《灵枢经》云：会厌者，音声之户也；舌者，音声之机也。会厌之脉，上络任脉，是以刺任脉而血出不止则为喑。）**刺足下布络中脉，血不出为肿。**（此论泻冲脉血不出而为肿也。冲脉者，经血之海，邪入于经，则血有余而当泻，血不出则气亦不行，故为肿矣。王冰曰：布络，谓当内踝前足下空处，布散之络，正当然谷穴分也。络中脉则冲脉也。冲脉者，并少阴之经，下入内踝之后，入足下也，然刺之而血不出，则任脉与冲脉气，并归于然谷之中，故为肿。）**刺郄中大脉，令人仆，脱色。**（郄，同隙。仆，音付。此刺膀胱之脉太过而为仆也。郄，浮郄也。足太阳之脉，循于腰者，下贯臀，至承扶浮郄委阳，入腘中之委中。所谓浮郄者，其脉浮于分肉之隙间，所当浅刺者也。若刺之太过而中大脉，则伤太阳之气矣，太阳为诸阳主气，阳气暴厥则为仆扑，气伤则脱色也。经云：精明五色者，气之华也。）**刺气街中脉，血不出为肿鼠仆。**（气街者，谓胫气之街。经云：气在胫者，止之于气街，与承山踝上以下。气街，即足阳明之气冲穴，在鼠飀上一寸。承山，足太阳穴，在腨下分肉间。鼠仆，谓肿于鼠飀仆参之间也。鼠飀在横骨尽处，仆参在承山以下踝骨之间，盖气街与承山之踝上以下相交，故直及于踝以下之仆参也。此言刺在上而证见于下。经云：上下之相通也。）**刺脊间中髓为伛。**（髓，脊骨之髓。伛，偻也。经云：刺骨无伤髓。刺脊骨之间，深而中髓，则髓销铄而为伛偻不伸之病。）**刺乳上，中乳房为肿，根蚀。**（蚀食同。乳上之穴，名曰乳中，其内为乳房，其下为乳根穴，皆属足阳明胃经。刺乳上误中乳房则肿，其下为乳根者，有如虫食之痛痒也。）**刺缺盆中，内陷气泄，令人喘咳逆。**（缺盆在喉旁两横骨陷中，若缺盆然，故以为名。缺盆之中央，任脉也。在脉侧之动脉，足阳明也，名曰人迎。人迎之旁，手阳明也，名曰扶突。刺缺盆中者，刺手阳明大肠脉也。手阳明之脉，下入缺盆，络肺，下属大肠，内陷气泄者，脉内陷而气反泄于内也。《针经》曰：人之所以生成者，血脉也，故为之治针，必大其身，而圆其末，令可以按脉勿陷，以致其气，盖刺之要，气至而有效，若脉内陷而气反下泄，则为咳喘之逆证矣。经云：气上冲胸，喘不能久立，病在大肠。盖大肠为肺之府也。）**刺手鱼腹，内陷为肿。**（鱼腹在手大指下，如鱼腹之圆壮，手太阴之鱼际穴也。肺主气而与大肠为表里，脉内陷则血不得散，气不得出，故为肿。以上论手足头项胸背，皆有要害之处。）**无刺大醉，令人气乱。无刺大怒，令人气逆。无刺大劳人，无刺新饱人，无刺大饥人，无刺大渴人，无刺大惊人。**（此论要害之外，而又有禁刺之人也。饮酒大醉，卫气先充络脉，先行皮肤，刺之则令人气乱矣。怒则气上，刺之则逆其气矣。大劳则阳气外张，刺之则泄其气矣。饮食未进则络脉调匀，新饱者，谷气盛满，营卫未舒也，谷入于胃，脉道乃行，饥则脉道虚涩矣，水入于经，而血乃成，渴则血液燥竭矣，惊则气乱，必定其气，而后可刺之。夫针刺之道，通其经脉，调其气血，是以神气不定，血气不调者，皆当避忌者也。）**刺阴股中大脉，血出不止死。**（阴股，足少阴经脉所循之处。大脉，大络也。夫血气始于先天足少阴肾，生于后天足阳明胃，刺中大脉血出不止，则血气皆脱矣，是以刺跗上与阴股，误中大络而血不止者，俱死，谓其生始之原绝也。愚按先辈注疏，皆谓阴股为脾脉，按《伤寒论·平脉篇》曰：少阴脉不至，肾气微，少精血，奔气促迫，上入胸膈，宗气反聚，血结心下，阳气退下，热归阴股，与阴相动，令身不仁，此为尸厥。盖谓少阴之虚气奔逆于上，上之阳热，乘虚而下归于阴，与阴相搏，以致少阴之生气不出而为尸厥也。再按：足少阴之脉，出于然谷，上股内后廉，在足三阴之后，循足内之鱼腹股上，故曰阴股。卢良侯曰：上节首言刺跗上，中大脉血出不止死，中以无刺大醉节间之，而此节复首提曰，刺阴股中大脉，血出不止死。节文先后序次，皆有意存，俱当着眼。）**刺客主人内陷中脉，为内当漏为聋。**（客主人，足少阳胆经脉也。内陷中脉，谓客主人内之脉也，盖手足少阳之脉，盘错于耳前目侧，浮浅之内，而又有陷中之深脉也。足少阳之脉，有从耳后入耳中者，手少阳之脉，亦有从耳后入耳中，出走耳前，过客主人，病则耳聋，浑浑焞焞，此言刺客主人太过，则误中内陷交过之脉，而为耳内漏而聋也。卢良侯曰：浮浅者为络脉，深者为经脉，而经脉之内，又有深隧之大经，所取之脉，而内有交过之陷脉，是以刺跗上阴股太过，则中大经，刺客主人太过，则中交过之脉，当知经脉之内，而又有经脉之交错也。）**刺膝髌出液为跛。**（髌，膝盖骨也。

膝乃筋之会，液者，所以灌精濡空窍者也，液脱则筋无以濡养，屈伸不利而为跛矣。）**刺臂太阴脉出血多，立死。**（臂太阴，肺脉也。肺者，主行营卫阴阳，出血过多则营卫不续，所以一息不运，则穹壤判矣。）**刺足少阴脉重虚出血，为舌难以言。**（足少阴，肾脉也。肾虚而复出其血，是为重虚，少阴之脉，循喉咙，系舌本，故难以言。）**刺膺中陷中肺，为喘逆仰息。**（胸前之两旁谓之膺，足阳明之俞在膺中，肺经之脉，亦循膺中之云门中府而出，若刺膺中之脉，陷而入深，误中肺脉，则令人喘逆仰息，盖因无故而伤之也。卢良侯曰：此与客主人内陷中脉同义，盖谓经脉所循，有浅深而同道者也。）**刺肘中内陷，气归之，为不屈伸。**（肘中，手太阴天泽穴也。内陷者，不能泻出其邪，而致气归于内也。气不得出，则血不得散，故不能屈伸也。按《灵枢经》云：肺心有邪，其血留于两肘，肝有邪，其气留于两腋，脾有邪，其气留于两髀，肾有邪，其气留于两腘。凡此八虚者，皆机关之室，真气之所过，血脉之所游，邪气恶血，故不可留住，留住则伤络脉骨节，机关不得屈伸而病挛也。杨君立曰：络脉者，所以濡筋骨，利关节者也。）**刺阴股下三寸内陷，令人遗溺。**（阴股下三寸，足少阴之络也，夫刺之要，气至而有效，内陷者，气不至而反陷于内也，肾开窍于二阴，故令人遗溺。卢良侯曰：孙络之脉别经者，其血盛而当泻者，亦三百六十五穴会。）**刺掖下胁间内陷，令人咳。**（肺脉从肺系横出腋下，刺肺脉而气反内陷，则气上逆而为咳。）**刺少腹中膀胱，溺出，令人少腹满。**（膀胱居少腹之内，刺少腹而误中膀胱，则胞气外泄，故溺出而少腹虚满也。）**刺腨肠内陷为肿。**（腨肠，一名鱼腹，俗名腿肚，如鱼之腹，故以为名。张介宾曰：肉厚气深，不易行散，气反内陷，故为肿也。）**刺匡上陷骨中脉，为漏为盲。**（匡，目匡也。陷骨中脉，匡骨上之陷脉也。经曰：裹撷筋骨气血之精，而与脉并为系，刺脉而伤其目系，则泪流不止而为漏，视无所见而为盲。）**刺关节中液出，不得屈伸。**（关节者，骨节交会之机关处也。液者，淖泽注于骨，骨属屈伸，故液脱者，骨肉屈伸不利。按：以上要害之处，有误中而立死者，有刺之而计日死者，有为跛为伛为喑为盲之痼疾者，针刺之道，本为救人而反杀人，行针之时，当战战兢兢，如临渊履冰，慎勿以人命为轻忽也。）

刺志论篇第五十三

黄帝问曰，愿闻虚实之要。岐伯对曰：气实形实，气虚形虚，此其常也，反此者病。（形归气，气生形，形气之宜相应也。反此者，谓气盛身寒，气虚身热，皆为寒暑之所病。）**谷盛气盛，谷虚气虚，此其常也，反此者病。**（人受气于谷，谷入于胃，以传于肺，五脏六腑，皆以受气，清者为营，浊者为卫，是以谷之多少，与气之盛虚，宜相应也。反此者，谓谷入多而气少，谷不入而气多，亦为邪病之所致。）**脉实血实，脉虚血虚，此其常也，反此者病。**（脉者血之府，故虚实之宜相应也。反此者，或因饮中热，或风气留于脉中，亦因病之所致也。夫志意者，所以御精神，收魂魄，适寒温，和喜怒者也，是以营卫调，志意和，则筋骨强健，腠理致密，精神专直，身不受邪，如形气谷气之相反，血脉虚实之变常，皆缘志意不和，以致邪气从之，故名之曰“刺志论”。）**帝曰：如何而反？岐伯曰：气虚身热，此谓反也。谷入多而气少，此谓反也。谷不入而气多，此谓反也。脉盛血少，此谓反也。脉少血多，此谓反也。**（盛者，实也。少者，虚也。脉盛者，脉大也。脉少者，脉小也。按此节当有“气盛身寒，此为反也”八字，或古文之简脱与，抑经语之错综耶。）**气盛身寒，得之伤寒，气虚身热，得之伤暑。**（此申明形气虚实之相反者，为邪气之所伤也。气盛身寒者，邪气实也，气虚身热者，形气虚也，寒伤形，故气盛身寒，暑伤气，故气虚身热。）**谷入多而气少者，得之有所脱血，淫居下也，谷入少而气多者，邪在胃及与肺也。**（夫肾为生气之原，胃为血气之海，谷入多而气反少者，得之有所脱血，湿居下也。盖脱血者，阴气下泄，湿居下则下焦受伤，以致生原亏损而气少，病不在上，故谷入多也。夫上焦主纳，中焦主化，邪在肺胃，则不能纳化水谷，而谷入少矣，谷入少而反气多者，生气之原不伤也，此言气之发于下焦也。卢良侯曰：凡下病者，下行极而上，此言下焦受病，不及中上，故曰“居”。）**脉小血多者，饮中热也，脉大血少者，脉有风气，水浆不入，此之谓也。**（经云：水入于经，而血乃成。又曰：中焦之汁，奉心化赤而为血。热者，心火之气也。饮中热，则饮皆化赤而为血，故血多。脉中之气不盛，故脉小也。风气乘于脉中，故脉大。水浆不入，则血无所资生，故血少也。此言血之生于中焦也。卢良侯曰：经云：浅深在志，远近若一。又曰：始浅刺，以去阳分之邪，再深刺之，以去阴分之邪。按：此篇帝问虚实之要，而伯所答者，皆为邪病所伤，盖邪实则正虚矣，然取邪气之浅深，在用志之专一，故曰“刺志论”。张兆璜曰：邪气去则正气自复，泻实之中，而有补虚在焉。）**夫实者气入也，虚者气出也。**（夫虚者须其实，气入则实矣，实者须其虚，气出则虚矣，此言气之开阖也。）**气实者热也，气虚者寒也。**（虚者补之，针下热则实矣。实者泻之，针下寒则虚矣。此言阴阳之气至也。）**入实者，右手开针空也；入虚者，左手闭针空也。**（针空者，容针之空处也。凡用针之法，右手持针，左手掐穴，方其入针泻实之时，以右手开针空以泻之，方其入针补虚之时，以左手闭针空以补之，开针空则气出，闭针空则气入，所谓补泻之时，与气开阖之相合也。张兆璜曰：开阖者，三阳之气发于下焦，营卫者，中焦水谷之所生也，用针取气，在于营卫，而此篇独论气出下焦，血出中焦，候下焦所生之气，出入开阖，以行补泻之法，又一法也。然三阳之气，发原于肾脏水腑，肾主藏志，故曰“刺志论”。）

针解篇第五十四

黄帝问曰：愿闻九针之解，虚实之道。（按《针经》首篇，论九针虚实之道，而小针解有未尽之义，故帝复有此问焉。）**岐伯对曰：刺虚则实之者，针下热也，气实乃热也。满而泄之者，针下寒也，气虚乃寒也。菀陈则除之者，出恶血也。**（菀，音郁。所谓虚则实之者，气口虚而当补之也。候其阳气隆至，针下既热，乃去针也，盖气实乃热也。满而泄之者，气口盛而当泻之也，候其阴气隆至，针下已寒，乃去针也，盖气虚乃寒也。菀，积也。陈，久也。菀陈则除之者，去血脉也，盖以恶血积久于脉络之中，所当除去之也。）**邪胜则虚之者，出针勿按。**（言诸经有盛者，皆当泻其邪，出针之时，勿按其痏，令邪气之随针而外泄也。）**徐而疾则实者，徐出针而疾按之，疾而徐则虚者，疾出针而徐按之。**（徐而疾则虚者，谓针已得气，乃徐出之，针既出穴，则速按之，使正气不泄而实，此补虚之法也。疾而徐则虚者，言邪气已至，乃疾出之，针既出穴，则徐按之，使邪实可泄而虚，此泻实之法也。按此论与《小针解》不同，《小针解》曰：徐而疾则实者，言徐内而疾出也，疾而徐则虚者，言疾内而徐出也，盖以针之出入分疾徐也。本篇之所谓疾徐者，论出针之疾徐，按痏之疾徐也，故名之曰“针解”者，解《小针解》之未尽也，夫刺之微在迟速疾徐，而两经各尽其妙，所谓迎之随之，以意和之，针道始备。）**言实与虚者，寒温气多少也。**（言实与虚者，谓针下寒而气少者为虚，邪气已去也，针下热而气多者为实，正气已复也。）**若无若有者，疾不可知也，**（气之虚实，若有若无，当静守其气，疾则不可知也。）**察后与先者，知病先后也。**（夫病有标本，先病为本，后病为标，治有取标而得者，有取本而得者，故当知病之先后，察其应后者后取之，应先者先取之。）**为虚与实者，工勿失其法。若得若失者，离其法也。**（虚则实之，实则虚之，补泻之法，当守而勿失，若有得若有失者，是失其法也。）**虚实之要，九针最妙者，为其各有所宜也。**（九针之用，热在头身宜镵针，取分肉间气宜圆针，取气出邪宜鍉针，刺痈热出血宜锋针，刺大痈出脓热宜铍针，调阴阳去癃痹宜圆利针，去寒热痛痹宜毫针，取深邪远痹宜长针，人气留于关节宜大针，为其各有所宜也。）**补泻之时者，与气开阖相合也。**（气来谓之开，可以迎而泻之，气去谓之阖，可以随而补之。补泻之时，与气开阖相合，故曰刺实者，刺其来也，刺虚者，刺其去也。）**凡针之名，各不同形者，针穷其所当补泻也。**（九针之名，有镵圆鍉锋之殊分，九针之形，有大小长短之不等，各尽其所当补泻之用而制之也。）**刺实须其虚者留针，阴气隆至，乃去针也。刺虚须其实者，阳气隆至，针下热，乃去针也。**（留针所以候气也，阴气隆至，针下寒也，阳气已退，实者虚矣，阳气隆至，针下热也，元气已复，虚者实矣，俱当候其气至，而后乃可去针。）**经气已至，慎守勿失者，勿变更也。**（针已得气，慎守而勿失，勿使其气有变更也。）**深浅在志者，知病之内外也。**（志者，心之所之也。病在外者宜刺浅，病在内者宜刺深，当属意病者，知所取之处也。）**近远如一者，深浅其候等也。**（刺之或浅或深，虽有远近不同，然俱以得气为期，故其候相等无二也。）**如临深渊者，不敢惰也。**（行针之际，当谨慎之至。）**手如握虎者，欲其壮也。**（持针如握虎，欲其坚定而不怯也。）**神无营于众物者，静志观病人，无左右视也。**（行针之道，贵在守神，静志以观病人，以候其气，无左右视，以惑乱其神志焉。按《小针解》云：上守神者，守人之血气有余不足，可补泻也。此篇先论守己之神，以合彼之神，所谓神乎神，耳不闻，昭然独明，若风吹云。）**义无邪下者，欲端以正也。**（下针之法，义不容邪，故当端以正。）**必正其神者，欲瞻病人目，制其神，令气易行也。**（正其神者，定病人之神也，瞻病人之目，无使其邪视，制彼之神气专一，令病者之气易行也。按以上诸节之上句，与《九针篇》相同，下句则与《小针解》各别，盖复解九针虚实之道，以补未尽之义。）**所谓三里者，下膝三寸也。所谓跗之者，举膝分易见也。巨虚者，跷足骱独陷者。下廉者，陷下者也。**（三里在膝下三寸。跗之者，足跗上之冲阳脉也。下三里三寸为巨虚上廉，复下上廉三寸为巨虚下廉，自三里循上廉下廉而至跗上冲阳之动脉，皆属足阳明胃经，独举此胃经而言者，言针之候气，候阳明所出之营卫也。故《针经》曰：用针之类，在于调气，气积于胃，以通营卫。又曰：胃者，水谷气血之海也。海之所行云气者天下也，胃之所出气血者经隧也。经隧者，五脏六腑之大络也，迎而夺之而已矣，如迎夺太过，则反伤其性命，是取气在阳明，而绝命亦在阳明矣，故特举此以令民之勿犯也。卢良侯曰：《针经》云：迎之五里，中道而止。本经云：三里在膝下三寸，盖三里五里，皆阳明穴，然当先定足经而上合于手也。）**帝曰：余闻九针，上应天地四时阴阳，愿闻其方，令可传于后世以为常也。岐伯曰：夫一天、二地、三人、四时、五音、六律、七星、八风、九野，身形亦应之，针各有所宜，故曰九针。**（夫九针之应，已详悉于针经，故帝曰，余闻九针，上应天地四时阴阳，然应于人之身形，及用针之法，有未尽焉。故曰："愿闻其方，令可传于后世以为常也。"是以伯所答者，与针经之多有不同，后之学者，当合而参之，针道始备，斯可以为常法。）**人皮应天。**（一者天也，天者阳也，五脏之应天者肺，肺者五脏六腑之盖也，皮者肺之合也，人之阳也，故人皮以应天。）**人肉应地。**（二者地也，人之所以应土者肉也，故人肉应地。）**人脉应人。**（三者人也，人之所以成生者血脉也，故人脉应人。按此三者，与针经之理论相同，盖天地人三者不易之道也。）**人筋应时。**（四时之气，皆归始春，筋乃春阳甲木之所生，故人筋应时。）**人声应音。**（人之发声，以备五音。）**人阴阳合气应律。**（合气者，六脏六腑，阴阳相合而为六也，以六气之相合而应六律。卢良侯曰：律吕应十二月，六气应十二经，可分而可合者也，合则为六，故曰合气应律。）**人齿面目应星。**（七者星也，人面有七窍，以应七星。《灵枢经》曰：天有列星，人有牙齿。）**人出入气应风。**（人气之行于周身，犹风之遍于六合。）**人九窍三百六十五络应野。**（《阴阳应象大论》曰：地有九野，人有九窍。九野者，九州之分野也，人之三百六十五络，犹地之百川流注，通会于九州之间。）**故一针皮，二针肉，三针脉，四针筋，五针骨，六针调阴阳，七针益精，八针除风，九针通九窍，除三百六十五节气，此之谓各有所主也。**（一至五针，刺形层浅深之次序。人之声音，由肾之所发，故五针骨也。阴阳二气，分而为三阴三阳，故六针调阴阳气。阴精七损，故当益之。八风为邪，故当除之。节之交，三百六十五会，络脉之渗灌诸节者也，故九窍节气，闭者通之，实者除而去之，此之谓九针之各有所主也。夫圣人起天地之数也，一而九之，故以立九野，九而九之，九九八十一，以起黄钟数焉，盖以针应数也，是九针之道，一中有九，九九八十一以应律数，若谓一针在皮，六针调气，又不可与言针矣。）**人心意应八风。**（八风不常，而心意之变动如之。）**人气应天。**（天运不息，而人气之出入如之。）**人发齿耳目五声应五音六律，**（发齿耳目共六，齿又为六六之数，而发之数不可数矣。律吕之数，推而广之，可千可万而万之外不可数矣，此又反复言之者，谓天地人之相应，通变之无穷也。）**人阴阳脉血气应地。**（地有十二经水，人有十二经脉，水循地行，脉随气转。）**人肝目应之九。**（肝开窍于目，九窍之一也，一之九者，九而九之，九九八十一也。）**九窍三百六十五。**（《六节脏象论》曰：天以六六之节，以成一岁，人以九九制会，计人亦有三百六十士五节，以为天地久矣。是人之经脉有三百六十五穴，孙络有三百六十五穴，溪谷之分，亦有三百六十五穴，节之交亦有三百六十五会，皆外通于九窍，内本于九脏者也。）**人一以观动静，天二以候五色，七星应之以候发母泽，五音一以候宫商角徵羽，六律有余不足应之，二地一以候高下有余，九野一节俞应之以候闭节，三人变一分人**

候齿泄多血少，十分角之变，五分以候缓急，六分不足，三分寒关节，第九分四时人寒温燥湿四时一应之，以候相反一，四方各作解。（王冰曰：此一百二十四字，蠹简烂文，义理残缺，莫可寻究，而上古书，姑且载之，以伫后之具本也。按王冰乃隋唐时人，为唐太仆令，注《素问八十一篇》，年八十余，太宗幸其宅，自唐至今千有余岁，一百二十四字中，又亡一字矣。卢良侯曰：一百二十四字，连“九窍三百六十五”七字在内，然其间尚有成句可意会者，惜乎蠹损之文，不模传也。按此亦见《太素·卷十九》，杨注已谓章句难分。）

长刺节论篇第五十五

刺家不诊，听病者言。（按《针经·刺节真邪》曰：刺有五节，一曰振埃，二曰发朦，三曰去爪，四曰彻衣，五曰解惑。此刺之大约，针之极也，神明之类也。故曰刺家不诊，谓用针之妙，神而明之，不待诊而后知之也。按：此篇无问答之辞，而曰论者，乃伯承上章，复补论刺节篇之未尽，而后人记之也，故曰“长刺节论”。玉师曰：诸阳之气在头，三阴之俞在背，病者言头痛，则知病在阳而取之头，病者言发寒热，则知病在阴而取之背，至如腹有积而取之腹，筋挛痛而取之筋，肌肉痛而刺其肌，骨重酸而刺及骨，皆随病取刺之法，不待诊视而后知病之所在，故曰刺家不诊听病者，言此望切之外，闻问之法也。）在头，头疾痛，为藏针之，刺至骨，病已，上无伤骨肉及皮，皮者道也。（此阳气大逆，故疾痛在头也。藏，隐也，谓隐针而藏刺之也。盖头之皮肉最薄，易至于骨，故刺至骨而无伤骨，浅之而又无伤皮。盖皮者，针之道路也，针必由皮而进，浅则伤之，深则伤骨，在浅深之间则伤肉，此言浅深在意，而头刺之更难也，能难其所难，则易其所易矣。按：《灵枢·刺节真邪》，首章言阳气大逆，上满于胸中。盖阳气从胸膈而上升，或逆满于胸中，或上逆于巅顶，故曰补《灵枢》之未尽，而以下诸病，大义相同。）阴刺入一，旁四处，治寒热。深专者，刺大脏，迫脏刺背，背俞也。刺之迫脏，脏会，腹中寒热去而止。与刺之要，发针而浅出血。（此论刺寒热之法也。治寒热者，阴刺之。阴刺之法，正入一，旁入四，若深而专者，此病在脏，当取大脏以治之。刺大脏者，当迫于脏而刺背，盖脏俞之在背也。刺其俞而迫于脏，则脏气与针会，而腹中之寒热去矣，与刺之要同法，发针而浅出其血焉。按：《灵枢·官针》曰：凡刺有十二节，以应十二经。五曰扬刺，扬刺者，正内一，旁内四，而浮之，以治寒气之博大者也。十曰阴刺，阴刺者，左右率刺之，以治寒厥，中寒厥，足踝后少阴也。今此篇以阴刺而取少阴之俞，用扬刺之法以治寒热之病，所谓寒与热争，能合而调之，又一法也。扬君立曰：此亦补十二节之未尽。）治腐肿者，刺腐上，视痈小大深浅刺。刺大者多血，小者深之，必端内针，为故止。（腐肿者，谓肿中肉腐。故为脓血者，刺其腐上当视其痈肿之大小而浅深之，腐肿之大者，多脓血，浅刺之而脓血易出也，小者，毒内陷，而尚未外溃，故当深之，必端内针，以取脓血。盖恐有坏良肉，为此故当端内其针，刺至血处而止。又按：《刺节真邪篇》曰：刺大者用锋针，刺小者用圆利针。与此论亦少有别。）病在少腹有积，刺皮骺以下，至少腹而止，刺侠脊两旁四椎间，刺两髂髎季胁肋间，导腹中气热下已。（髂，音格。髎，音醪。此论刺少腹积之法也。骺，作盾，肌厚也。谓下至少腹间，视皮之肌厚处，即下针取之，盖腹内有积，则外见于皮间，故循于少腹之上下，至少腹而止，是其处也。挟脊两旁四椎间，乃膏肓穴处，肓之原在脐下也。髂为腰骨，两髂髎季胁肋间，乃足少阳经脉之所循，盖少腹之积，邪在肝肾，故取少阳之经，导积热从针下而出也。）**病在少腹，腹痛不得大小便，病名曰疝，得之寒。刺少腹两股间，刺腰髁骨间，刺而多之，尽炅病已。**（炅炯同。此厥阴寒疝之为病也，肝主疏泄，肝气逆，故不得大小便也。此为寒疝，故少腹痛而上连于腹也。少腹两股及腰髁骨间，为厥阴肝脉之所循，刺而多留之，俟其尽热而病自已。）**病在筋，筋挛节痛，不可以行，名曰筋痹。刺筋上为故，刺分肉间，不可中骨也。病起筋炅，病已止。**（此论刺筋痹之法也。诸筋皆属于节，故筋挛节痛，病在筋者，屈而不伸，故不可行也。名曰筋痹，痹者闭也，痛也，故者因也，为因于筋，故当刺在筋，筋在分肉间，而生于骨，故当从分肉内针，而不可中骨也，筋舒而病起，筋热而病已，即当止其针。）**病在肌肤，肌肤尽痛，名曰肌痹，伤于寒湿，刺大分小分，多发针而深之，以热为故，无伤筋骨，伤筋骨，痈发若变，诸分尽热，病已止。**（此论刺肌痹之法也。邪痹于肌，是以肌肉尽痛，此因伤于寒湿。盖寒胜为痛痹，湿胜为着痹也。宜刺大小分肉之间，分肉之间，有三百六十五穴会，故当多发针而深取之。盖溪骨属骨，故当深之，而又无伤于筋骨也，伤筋骨者，则痈发而若有所变矣，候其气至，而诸分肉尽热，则病已而可以止针矣。按：《脉要精微篇》帝曰：诸痈肿筋挛骨痛，此皆安生。岐伯曰：此寒气之肿，八风之变也。如刺伤筋骨，而筋骨肿痛，有若风寒之变，故曰痈发若变。）**病在骨，骨重不可举，骨髓酸痛，寒气至，名曰骨痹。深者刺，无伤脉肉为故，其道大分小分，骨热病已止。**（此论刺骨痹之法也。骨重难举，骨髓酸痛，而寒气至者，肾主骨而寒水主气也，病在骨，故当深刺之，以候骨气，为因其针道，在于大小分肉之间，故当从其道，而无伤脉肉也，候骨气至而针下热，病即已而可止其针。）**病在诸阳脉，且寒且热，诸分且寒且热，名曰狂，刺之虚脉，视分尽热，病已止。**（夫邪并于阳则狂，邪之中人，始于皮肤肌肉，留而不去，则入于经脉，在肌腠之阳邪，而入于阳脉，所谓重阳则狂矣。血气相乘，是以在阳脉，分肉之间，俱且寒且热也。当先刺其脉，使在脉阳实之邪已虚，而复出于肌肉，视其分肉尽热，是邪从肌肉而外散矣。）**病初发，岁一发；不治，月一发；不治，月四五发，名曰癫病。刺诸分诸脉，其无寒者，以针调之，病已止。**（此论刺癫疾之法也。朱永年曰：癫疾，久逆之所生也，故有病初发而岁一发者，不亟治之，则月一发矣，又不治之，则一月四五发矣，当取诸分肉诸脉之有过者而刺之，夫重阴则癫，故当候其寒气外至，其无寒者，以针调之。卢良侯曰：寒者须其热，热者须其寒，候邪正阴阳之变易也，病在阳者候其热，病在热者候其寒，取邪气之外出也，此用针机变之妙，不可不知。）**病风且寒且热，炅汗出，一日数过。先刺诸分理络脉，汗出，且寒且热，三日一刺，百日而已。**（风之伤人也，或为寒热，腠理开则洒然寒，闭则热而闷，故且寒且热也。如热时汗出，一日数遍者，先刺诸分理络脉，如汗出而且寒且热，是寒热之邪，将与汗共并而出，故当三日一刺，至百日而病已矣。盖病而汗出者，因邪气相搏而汗出也，刺而汗出者，取汗而邪出也。）**病大风，骨节重，须眉堕，名曰大风，刺肌肉为故，汗出百日，刺骨髓，汗出百日，凡二百日，须眉生而止针。**（大风，厉风也。从肌肉而直伤于骨髓，故骨节重，在肌肉而伤冲任之血气，故须眉堕也。因邪从肌肉而入，故当先刺肌肉，取汗出而至百日，复刺骨髓，取汗出而亦至百日，凡二百日，俟须眉生而止针。夫风之在分理络脉而为寒热病者，百日而已，大风而深入骨髓者倍已。盖百日者，气数之大周也。卢良侯曰：刺骨无伤髓，今厉毒入深而刺髓，百日不致销铄，所谓有故无殒，在知病外内之不惑也，此与风论之厉疡因证，少有差别。）

黄帝内经素问集注卷之七

钱塘张志聪隐庵集注

同学仇时御汝霖参订

门人王庭桂芳侯校正

皮部论篇第五十六

黄帝问曰：余闻皮有分部，脉有经纪，筋有结络，骨有度量，其所主病各异，别其分部左右上下，阴阳所在，病之始终，愿闻其道。（此章论十二经之络脉，分络于皮肤之间。病之始生，必先于皮毛，入客于络脉，随皮部所循之脉，而传入于经，入舍于所主之脏腑，如不入于络，则留于筋骨之间，而为筋挛骨痛也。分部，分属之部署也。经，径也。纪，维也。言脉络有径之经，横之维也。结，系结也。络，连络也。言筋之系于分肉，连于骨节也。度量，大小长短也。邪在皮肉筋骨络脉脏腑，各有浅深，或为筋挛骨痛，肉铄破䐃，或入舍于脏腑，而为脏腑之病也，别其络脉所分之上下左右，十二经脉之阴阳所在，而知病之始终也。）岐伯对曰：欲知皮部，以经脉为纪者，诸经皆然。（夫径而深者为经，浮而见于皮者为络。纪，记也。欲知皮之分部，当以所见之络脉分之，然又当以经脉为纪，盖络乃经脉之支别，如肺之经脉，循于鱼际尺泽臑腋之间，即其间所见之络脉，乃肺之络，而络外之皮，即肺主之部矣，视其色多青则寒，黄赤则热，络盛则入客于经，经满则入舍于肺脏，十二经皆然。）阳明之阳，名曰害蜚。（阳明之阳络，名曰害蜚。蜚，飞动也。阳明者午也，为盛阳之时，如万物之飞动，阳盛而阴气加之，有害于飞，故名曰害蜚。）上下同法，视其部中有浮络者，皆阳明之络也。（上下同法，谓手足二经皆同此法。部中，皮之分部中也。）其色多青则痛，多黑则痹，黄赤则热，多白则寒，五色皆见，则寒热也。络盛则入客于经。（夫邪之中人，始于皮肤，次于络脉，留而不去，则传舍于经，故视其皮部之浮络。多青则痛，多黑则痹，黄赤则热，多白则寒，五色皆见，则为寒热，络盛而不泻其邪，则入客于经矣，在阳明之部分，则为阳明之病，在少阳之部分，则为少阳之病，在三阴之部分，则为三阴之病，故列于首节，而六经皆然。）阳主外，阴主内。（此言经络之分阴阳外内也。经云：内有阴阳，外有阴阳。在外者皮肤为阳，筋骨为阴，故见于皮肤间者，为络为阳而主外，络于筋骨间者，为经为阴而主内。盖在阳者可从外解，在阴者则内入而舍于脏腑矣。按：《通评虚实论》曰：络满经虚，灸阴刺阳；经满络虚，刺阴灸阳。盖以络为阳而经为阴也。）少阳之阳，名曰枢持。（枢，枢机也。持，主持也。少阳主枢，故名枢持。）上下同法，视其部中有浮络者，皆少阳之络也。络盛则入客于经，故在阳者主内，在阴者主出，以渗于内，诸经皆然。（此复论经气之从内而外出也，夫五脏内合五行，地之阴阳也。六经外合六气，天之阴阳也，天之六气，下合地之五行，地之五行，上呈天之六气，是以在外六经之气，从阳而内，在内经脉之气，从阴而外出于皮肤，复从皮肤而入于肌肉筋骨，以渗于脏腑募原之间，而内通于五脏。此论经脉之气，环转无端，盖从内而外也，详本经《四时刺逆从论》。）**太阳之阳，名曰关枢。**（关，卫固也。太阳主诸阳之气而主表，阳气生于阴中，枢转而外出，太阳之气，从内而出，卫固于外，故曰“关枢”。）**上下同法，视其部中有浮络者，皆太阳之络也，络盛则入客于经。**（上下谓手足二经，六气止合六经，足之六经，上合于手，故止曰“上下同法”，而不言手之小肠，足之膀胱也，六经皆然。）**少阴之阴，名曰枢儒。**（儒，《说文》：柔也。王氏曰：顺也。少阴为三阴开阖之枢，而阴气柔顺，故名枢儒。）**上下同法，视其部中有浮络者，皆少阴之络也。络盛则入客于经，其入经也，从阳部注于经；其出者，从阴内注于骨。**（《四时刺逆从论》曰：春者天气始开，地气始泄，冻解冰释，水行经通。故人气在脉，夏者经满气溢，入孙络受血，皮肤充实；长夏者，经络皆盛，内溢肌中；秋者天气始收，腠理闭塞，皮肤引急；冬者盖藏，血气在中，内着骨髓，通于五脏，此言经脉之气，从经脉而出于孙络，从孙络而溢于皮肤，复从皮肤而入于肌肉筋骨。故曰：其出者，从阴内注于骨。阴，谓经脉也。言脉气之环转，从经而出，复从外而内注于骨，诸经皆然。此论三阴，而少阴又主冬主骨，故复申明之。王芳侯曰：其入经也，从阳部注于经，论邪气之从外而入，其出者，从阴内注于骨，论正气之从内而出。）**心主之阴，名害肩。**（阴，谓厥阴之络也。两阴交尽，故曰厥阴。肩，任也，谓任一身之阴，阴极而一阳加之，故曰害肩。）**上下同法，视其部中有浮络者，皆心主之络也，络盛则入客于经，**（上谓手厥阴心主，下谓足厥阴肝经，此篇论络脉经脉，而手厥阴心主主脉，故提手厥阴焉。）**太阴之阴，名曰关蛰。**（蛰者，阴藏蛰动之虫。盖气藏于阴，而欲动蛰于外，乃太阴关之，故名关蛰。夫内为阴，外为阳也。《荣卫篇》曰：太阴主内，太阳主外。枢转外出之阳，而太阳关之，故名关枢。阴藏动蛰之气，而太阴关之，故名关蛰。两阳合明，故曰阳明。两阴交尽，故曰厥阴。以阳盛而一阴加之，故曰害蜚。阴极而一阳加之，故曰害肩。少阳主三阳之枢，故曰枢持。少阴主三阴之枢，故曰枢儒。以三阴三阳对待论之，命名之义自得矣。）**上下同法，视其部中有浮络者，皆太阴之络也，络盛则入客于经，凡十二经络脉者，皮之部也。**（六脏六腑，所合十二经之络脉，各分属于皮之部署。）**是故百病之始生也，必先于皮毛，邪中之，则腠理开，开则入客于络脉；留而不去，传入于经；留而不去，传入于腑，廪于肠胃。**（此言邪入于经，有不动脏而溜于腑者，传入于腑，谓入于大肠小肠胃腑也。廪，积也。夫经络受邪，则内干脏腑，其脏气实者，不必动脏，则溜于腑矣。盖阳明居中土，为万物之所归，邪入于胃，则积于肠胃之间，为贲响腹胀诸证。）**邪之始入于皮也，泝然起毫毛，开腠理；其入于络也，则络脉盛，色变；其入客于经也，则感虚乃陷下；其留于筋骨之间，寒多则筋挛骨痛，热多则筋弛骨消，肉铄䐃破，毛直而败。**（此论邪之有入于经络，而虚陷于内者，有留于筋骨之间，而为筋挛骨痛者。盖皮肉筋骨，皆属气分，络脉经俞，皆属血分，经络内连脏腑，是以经络受邪，入脏腑为内所因，如不入于络，则留于皮肉筋骨之间，为外皮肤所中也。泝然，寒栗逆起之貌。邪盛于络，则变见青黄赤黑之色于皮部，转入于经，则感脏腑之气虚而陷下也，如留于筋骨之间，则为筋挛骨痛，铄肉破䐃，毛直夭焦之败证。）**帝曰：夫子言皮之十二部，其生病皆何如？岐伯曰：皮者，脉**

之部也。邪客于皮则腠理开，开则邪入，客于络脉，络脉满则注于经脉，经脉满则入舍于腑脏也，故皮者有分部，不与，而生大病也。帝曰：善。（此言邪入于经，而内干脏腑也。不与，不及也。言皮毛之表气微虚，以致邪入于经，而为干脏之危病也。）

经络论篇第五十七

黄帝问曰：夫络脉之见也，其五色各异，青黄赤白黑不同，其故何也？（此承上章而复问也，言络脉之五色各异，而为痛痹寒热之证者，其故何也。）岐伯对曰：经有常色，而络无常变也。（言经脉有五行之常色，络脉则随四时之变而无常色也。）帝曰：经之常色何如？岐伯曰：心赤、肺白、肝青、脾黄、肾黑，皆亦应其经脉之色也。（此言经脉应五脏，故有常色也。经，谓十二经脉。五脏具五色，亦皆应其经脉，而为青黄赤白黑之常色也。）帝曰：络之阴阳，亦应其经乎？（帝言经脉应五脏而成五色，络脉之阴阳，亦当应其经矣。）岐伯曰：阴络之色应其经，阳络之色变无常，随四时而行也。（此言阴络应经脉而成五色，阳络随四时而成五色也，阴络者，六阴经之络，应五脏之经，各有常色而不变。阳络者，六阳经之络，合六腑之阳，随四时之春青夏赤秋白冬黑，并为变易者也，此皆四时五行之常色，谓之无病。若四时之中，五脏之络，见青黑为寒，见黄赤则为热矣。王芳侯曰：阳者天气也，主外，阴者地气也，主内，六腑为阳，外应三阳之气，五脏为阴，内合地之五行，是以阳络随天之四时，色变无常，而内通于五脏，五脏内应五行，而外合于三阳，脏腑阴阳，又互相交合者也。）寒多则凝泣，凝泣则青黑，热多则淖泽，淖泽则黄赤，此皆常色，谓之无病，五色具见者，谓之寒热。帝曰：善。（此言色变之因于寒热也。泣，同涩。凝泣、淖泽，谓络中之血气。“此皆常色，谓之无病”八字，当在随四时而行也之下，误脱在此。王芳侯曰：内因之寒热，由阴而及阳，外因之寒热，由阳以及阴，是以病色之无分乎阳络阴络也。）

气穴论篇第五十八

黄帝问曰：余闻气穴三百六十五以应一岁，未知其所，愿卒闻之。岐伯稽首再拜对曰：窘乎哉问也！其非圣帝，孰能穷其道焉，因请溢意，尽言其处。（穴乃气之所注，故曰气穴，而不论及于经脉也。所，谓气穴所在之处。卒，尽也。《针经》曰：天至高，不可度，地至广，不可量，夫人生于天地之间，六合之内，此天之高，地之广也，非人力之所能度量而至也，若夫八尺之士，皮肉在此，外可度量切循而得之，其死可解剖而视之，其脏之坚脆，腑之大小，谷之多少，脉之长短，血之清浊，气之多少，非圣者孰能穷其道。是以岐伯稽首再拜曰：窘乎哉问也。莫仲超曰：知血气之生始，经脉之贯通，乃医学之根本，学者当于诸刺论中求之。）帝捧手逡巡而却曰：夫子之开余道也，目未见其处，耳未闻其数，而目以明，耳以聪矣。（逡巡，退让貌。未睹未闻，而耳聪目明者，神志会通也。）岐伯曰：此所谓圣人易语，良马易御也。帝曰：余非圣人之易语也，世言真数开人意，今余所访问者真数，发蒙解惑，未足以论也，然余愿闻夫子溢志尽言其处，令解其意，请藏之金匮，不敢复出。（真数者，脉络之穴数。藏之金匮者，谓非其人勿教，非其真勿授，乃金匮之真言，上帝之所贵也。）岐伯再拜而起曰：臣请言之，背与心相控而痛，所治天突与十椎及上纪，上纪者，胃脘也，下纪者，关元也。（心，谓心胸也。夫背为阳，胸腹为阴，督脉循于背，总督一身之阳，任脉循于腹，统任一身之阴。控，引也。背与心相控而痛者，阴阳相引而为痛也。此先论阴阳二气，总属任督之所主，而后论脏腑阴阳之气，各有所注之穴焉，天突在结喉下中央，乃阴维任脉之会，十椎在大椎下第七椎，乃督脉至阳之穴，督脉阳维之会也。盖大椎上尚有三椎，总数之为十椎也。胃脘，中脘也。中脘者，胃之募也。王冰曰：手太阳少阳足阳明三脉所生，脉气所发也，关元在脐下三寸，足三阴任脉之会，此四穴者，乃阴阳气之交会也。张兆璜曰：先以胸背分阴阳，后以上下分阴阳。）背胸邪系阴阳左右如此，其病前后痛涩，胸胁痛而不得息，不得卧，上气短气偏痛。（此释上文而言背胸之邪，系于阴阳，引及于左右，偏痛亦如此，盖左为阳而右为阴也。其病前后痛涩者，背胸邪系阴阳也，胸脉痛者，其脉络胸胁，故左右如此也。不得息，不得卧，上气短气者，督脉上贯心膈入喉，任脉入膻中上喉咙也。偏痛者，其脉斜出尻络胁，上肩而斜下也。）脉满起斜出尻，脉络胸胁支心贯膈，上肩加天突，斜下肩交十椎下。（此言阴阳系邪，胸背相引，由任督之相交，任督之合，又由督之大络，而交通于任脉也。督之大络，名曰长强，挟脊上项，散头上，下当肩胛左右，别走太阳，入贯膂，所谓大络者，若江河之外，别有江河，经脉满则转溢于大络，故督脉满则斜出于尻脉。盖督脉之别，斜出于尻，络胸胁也，其络支心贯膈，上肩胛而与任脉交会于天突，复斜下肩而与督脉交合于十椎下间，故胸背相控而痛，所治在天突与十椎间者，乃大络之通会处也。张兆璜曰：阳常有余而阴常不足，故不曰交，而曰加者，谓阳加于阴，有阳施阴受之义也。）脏俞五十穴。（脏，谓五脏。俞，经俞之穴也。脏各有五，五五二十有五，左右合之，共五十穴也。五者，井荥输经合，所出为井，俱在手足趾上，离爪甲一韭许；所入为合，皆在手足之肘膝间，而不过肘膝，五脏六腑皆然。肝之井曰大敦，荥曰行间，输曰太冲，经曰中封，合曰曲泉。心之井曰少冲，荥曰少府，输曰神门，经曰灵道，合曰少海。脾之井曰隐白，营曰大都，输曰太白，经曰商邱，合曰阴陵泉。肺之井曰少商，荥曰鱼际，输曰太渊，经曰经俞，合曰尺泽。肾之井曰涌泉，荥曰然谷，输曰太溪，经曰复溜，合曰阴谷。此五脏之五俞，出于井木，溜于荥火，注于输土，行于经金，入于合水也。）腑俞七十二穴。（六腑各有六，六六三十六穴，左右合之，共七十二穴，亦皆出于手足之指端，入于肘膝之合穴。六者，井荥输经原合也。胆之井曰窍阴，荥曰侠溪，输曰临泣，原曰丘墟，经曰阳辅，合曰阳陵泉。胃之井曰厉兑，荥曰内庭，输曰陷谷，原曰冲阳，经曰解溪，合曰三里。大肠之井曰商阳，荥曰二间，输曰三间，原曰合谷，经曰阳溪，合曰曲池。小肠之井曰少泽，荥曰前谷，输曰后溪，原曰腕骨，经曰阳谷，合曰少海。三焦之井曰关冲，荥曰液门，输曰中渚，原曰阳池，经曰支沟，合曰天井。膀胱之井曰至阴，荥曰通谷，输曰束骨，原曰京骨，经曰昆仑，合曰委中。此六腑之俞，出于井金，溜于荥水，注于输木，行于原经火，入于合土。盖天为阳，地为阴，腑为阳，脏为阴，故脏合地之五行，腑合天之六气，六气之中有二火，是以多原穴也。原者，谓火之原，生于阴中之少阳也。张兆璜曰：脏气出于井木，腑气出于井金，盖春夏者，天之阴阳也，秋冬者，地之阴阳也，脏始于天之春木，而终于冬令之水，腑始于地之秋金，而复交于春夏，此皆脏腑阴阳更互之妙用。故曰：天有阴阳，地亦有阴阳，木火土金水，地之阴阳也，生长化收藏下应之，故阳中有阴，阴中有阳，夫生长化收藏，在天四时之气也，而五脏五行应之。故曰：阳中有阴，阴中有阳。）**热俞五十九穴**。（头上五行，行五，五五二十五穴。大杼、膺俞、缺盆、背俞各二，共八穴。气街、三里、巨虚、上下廉各二，共八穴。云门、髃骨、委中、髓空各二，共八穴。五脏俞旁各五，计十穴，通共计五十九穴。）**水俞五十七穴**。（尻上五行行五，五五共二十五穴。伏兔上各二行行五，五四共二十穴。踝上各一行行六，计十二穴。通共五十七穴，以上一百十六穴，详水热穴论。）**头上五行行五，五五二十五穴**。（此节热俞内穴，重言之者，谓热俞即是气穴，可以取气，可以泻热，亦可使热邪随气而泄，故下文曰热俞在气穴。）**中䏚两旁各五，凡十穴**，（䏚，脊同，在脊骨两旁，各开一寸五分，足太阳膀胱经之五脏俞也。肺俞在三椎间，心俞在五椎间，肝俞在九椎间，脾俞在十一椎间，肾俞在十四椎间。）**大椎上两旁各一，凡二穴**。（大椎两旁，足太阳膀胱经之大杼穴也。脊骨之高起曰椎，大椎上者，谓大椎高起间之两旁，非椎之上节也。王氏误认为椎之上节，故云。《甲乙经·脉流注孔穴图经》并不载，未详何俞。王芳侯曰：两旁各一凡此五字，为首节之总纲，故以后不言此五字者，以每节咸准此也。）**目瞳子浮白二穴**。（瞳子髎在目锐眦，浮白穴在耳后发际内一寸，左右各一，凡四穴，俱属足少阳胆经。）**两髀厌分中二穴**。（谓髀枢中环跳穴也，属足少阳胆经。）**犊鼻二穴**。（犊鼻穴在膝髌下骭骨上，侠解大筋陷中，属足阳明胃经。）**耳中多所闻二穴**。（一名听宫，在耳中珠子，大如赤小豆，属手太阳小肠经。）**眉本二穴**。（攒竹穴在眉间陷中，属足太阳膀胱经。）**完骨二穴**。（完骨穴在耳后入发际四分，属足少阳胆经。）**项中央一穴**。（风府穴在项后入发际一寸，大筋内宛宛中，督脉阳维之会，疾言其肉立起，言休其肉立下。）**枕骨二穴**。（枕骨穴，一名窍阴穴，在完骨上，枕骨下，动摇有空，属足少阳胆经。）**上关二穴**。（一名客主人，在耳前起骨上廉，开口有空，张口取之乃得，属足少阳胆经。）**大迎二穴**。（大迎穴在曲颔前一寸三分，骨陷中动脉，属足阳明胃经。）**下关二穴**。（下关穴在上关下，耳前动脉下廉，合口有空，开口则闭，闭口有穴，属足阳明胃经。）**天柱二穴**。（天柱穴在侠项后发际大筋外廉陷中，属足太阳膀胱经。）**巨虚上下廉四穴**。（巨虚上廉在三里下三寸，举足取之，巨虚下廉在上廉下三寸，蹲地举足取之，左右共四穴，共属足阳明胃经。）**曲牙二穴**。（即颊车穴，一名机关，在耳下曲颊端近前陷中，开口有空，属足阳明胃经。）**天突一穴**。（天突穴在结喉下四寸宛宛中，属任脉。）**天府二穴**。（天府穴在腋下三寸，臂臑内动脉陷中，属手太阴肺经。）**天牖二穴**。（天牖穴在颈筋间，缺盆上，天容后，天柱前，完骨下，发际上，属手少阳三焦经。）**扶突二穴**。（扶突穴在颈大筋间下一寸，人迎后一寸半，仰而取之，属手阳明大肠经。）**天窗二穴**。（一名窗笼，在颈大筋间前，曲颊下，扶突后，应手陷中，属手太阳小肠经。）**肩解二穴**。（即肩井穴，在肩上陷中，缺盆上，大骨前一寸半，以三指按取，当中指下陷中，属足少阳胆经。）**关元一穴**。（在脐下三寸，属任脉。）**委阳二穴**。（委阳穴在承扶下一寸六分，屈身取之，属足太阳膀胱经。）**肩贞二穴**。（肩贞穴在曲胛下，两骨解间，肩髃后陷者中，属手太阳小肠经。）**喑门一穴**。（一名痖门，又名舌厌，在项后风府后一寸，入发际五分，项中央宛宛中，入系舌本，督脉阳维之会。）**齐一穴**。（脐中有神阙穴，一名气舍，当脐中央，禁刺，属任脉。）**胸俞十二穴**。（谓足少阴肾经之俞府、彧中、神藏、灵墟、神封，步廊，左右共十二穴。各开中行二寸，俞府在巨骨下，璇玑旁二寸陷中，下五穴，递相下，同身寸一寸六分陷者中。）**背俞二穴**。（谓膈俞穴，在大椎下第七椎间，各开中行一寸五分。）**膺俞十二穴**。（胸之两旁曰膺。膺俞者，谓手太阴之云门、中府，足太阴之周荣、胸乡、天溪、食窦，左右共十二穴。云门在巨骨下，侠气户旁二寸陷中，去胸中任脉两旁横开各六寸，动脉应手。中府下云门一寸，余五穴递相下，同身寸之一寸六分陷者中。）**分肉二穴**。（一名阳辅穴，在足外踝上四寸，辅骨前绝骨之端，属足少阳胆经。）**踝上横二穴**。（踝，叶瓦，去声。谓内踝上之交信穴，去内踝上二寸，少阴前，太阴后，筋骨间，阴跷之郄，属足少阴肾经。外踝上跗阳穴，去外踝上二寸，太阳前，少阳后，筋骨间阳跷之郄，属足太阳膀胱经。左右共四穴。）**阴阳跷四穴**。（阴跷穴在足内踝下，是谓照海。阴跷脉之所生，阳跷在足外踝下五分，是谓申脉。阳跷脉之所生，愚按脉度一十六丈二尺，内兼任督跷脉，故气穴亦如之，盖穴者，脉气之所注也。）**水俞在诸分，热俞在气穴，寒热俞在两骸厌中二穴**。（此言寒热之邪，皆从气分而出。夫百病之始生也，皆生于风雨寒暑，风暑、天之阳热，雨水、地之阴寒，感天地之寒热，病吾身之阴阳，是气分之邪，当从气分而出，故名之曰“气穴论”。谓以上三百六十五穴，以应周天之气数，所以取气，所以泻邪者也。诸分者，大小分肉之间，皮肤肌腠之气分也。气穴者，荣卫血气之所注也。膝解为骸，两骸厌中二穴，谓足少阳之阳陵泉也。夫十一脏腑之气，皆取决于胆，谓少阳主初生之气也，故寒热独取于两骸厌中者，谓在脏在腑，其寒其热之邪，皆从少阳之气以升散，故邪气脏腑病形篇曰，其寒热者，取阳陵泉。）**大禁二十五，在天府下五寸**。（此言有大禁之穴，在天府下五寸，乃手阳明大肠经之五里穴也。《灵枢·本输》曰：尺动脉在五里，五腧之禁也。《玉版论》曰：迎之五里，中道而止，五至而已，五往而脏之气尽矣，故五五二十五而竭其输矣。五往，五刺也。谓五脏各有五俞，五俞五刺，五五二十五刺，则五脏之气尽矣。故曰大禁二十五，谓禁二十五刺也。此言三百六十五穴之血气，由五脏大络之所注也。）**凡三百六十五穴，针之所由行也**。（自天突、十椎、上纪、关元至厌中二穴，共计三百六十四穴。然内多重复，想有简脱，故不全耳。）**帝曰：余已知气穴之处，游针之居，愿闻孙络溪谷，亦有所应乎？**（居，止也，谓针所止之处也。游针者，谓得针之道，而以神遇之，若游刃然，恢恢乎有余地矣。《脉度篇》曰：经脉为里，支而横者为络，络之别者为孙，盛而血者，疾诛之，盛者泻之。）**岐伯曰：孙络三百六十五穴会，亦以应一岁，以溢奇邪，以通荣卫**。（孙络亦有三百六十五穴，以应一岁之气，孙络满则流溢于大络，而生奇病。盖大络之血气，外出于皮肤，而与孙络相遇，是以脉外之卫，脉内之荣，相交通于孙络皮肤之间。）**荣卫稽留，卫散荣溢，气竭血着，外为发热，内为少气，疾泻无怠，以通荣卫，见而泻之，无问所会**。（孙络外通于皮肤，内连于经脉，以通荣卫者也。故邪客之，则荣卫稽留，荣卫不能相将而行，则气竭而血着矣。邪气在外，则为发热，正气稽留，内为少气，当疾泻无怠，以通荣卫，见其血留色变之处，即刺泄之，无问其穴会之所在也。王芳侯曰：按《脉度篇》云：盛而血者，疾诛之。盛者泻之，虚者引药以补之，是病在络脉者，止用针泻而不补，故不必论其穴会也。）**帝曰：善！愿闻溪谷之会也。岐伯曰：肉之大会为谷，肉之小会为溪，肉分之间，溪谷之会，以行荣卫，以会大气**。（此言肌腠之间，亦所以行荣卫者也。夫肉有大分小分，大分者，如股肱之肉，各有界畔，小分者，肌肉之内，皆有纹理，然理路虽分，而交相会合，是大分处即是大会处，小分处即是小会处也，分会之间，以行荣卫之气，故名之曰溪谷。易曰：山泽通气。如山泽之气，从溪谷以相通。大气，宗气也。愚按荣气生于中焦水谷之精，流溢于脉中，布散于脉外，专精者，行于经隧，经隧者，胃之大络，与五脏六腑之大络也，是荣气之有行于脉中，有行于脉外，有同宗气出于胃之经隧，注于脏腑之大络，而出于肌腠之间，三者之气，交相会合，故曰以行荣卫，以会大气。是以上节论脉中之荣气，与卫气交通于孙络之间，此论布散之荣气，与卫气宗气，大会于分肉之外，是卫气之通于脉中，而荣气之行于脉外者也。王芳侯曰：皮肤有血，当知脉外有荣，卫气先行皮肤，先充络脉，是脉中之有卫，故曰：脉荣荣如蜘蛛丝者，阳气衰也。）**邪溢气壅，脉热肉败，荣卫不行，必将为脓，内消骨髓，外破大䐃，留于节腠，必将为败。**（此邪客于溪谷之间而为热也。夫气为阳邪，留于肌腠之气分，邪正相搏，则为病热，故有壅脓消破之败证矣。邪气淫溢，则正气自壅，溪谷之气，与脉相通，是以脉热于内，而肉败于外也。荣卫不行，则血气留滞，而为壅脓。䐃，足之股肉也。节凑，筋骨相连之处，邪留其间，则筋骨必将为败矣。此论邪因气以化热，故上言热证而不曰热邪，下节论寒邪所客，故曰积寒。莫仲超曰：经云：溪谷属骨。盖骨生筋而筋生肉，故溪谷之邪，留而不去，必致节凑败而骨髓销。）**积寒留舍，荣卫不居，卷内缩筋，肋肘不得伸，内为骨痹，外为不仁，命曰不足，大寒流于溪谷也。**（此寒邪留于溪谷之间，而不为病热者也。积寒留舍，致荣卫不能居其间，寒邪凝滞，又不得正气以和之，以致肉卷而筋缩也，肋肘乃筋骨之机关，故不得伸舒。邪闭于外，故内为骨痹。荣卫内逆，故外为不仁，命曰不足。盖热邪淫溢，是属有余，寒性凝涩，故为不足。此大寒之邪，流于溪谷之间，以致筋骨皆为病也。张兆璜曰：皮肤为之不仁，缘荣卫不居于外，不居于外者，逆于脉内也，故此节无脉病。莫仲超曰：居，止也。热邪流行，则荣卫不行，寒邪留舍，则荣卫不居，邪正之不相合也。）**溪谷三百六十五穴会，亦应一岁，其小痹淫溢，循脉往来，微针所及，与法相同。**（溪谷之间，亦有三百六十五穴会，以应一岁，与孙络之相同，可以微针刺取，以泻其邪。小痹者，谓邪始入于皮肤，未伤筋骨。脉，谓孙络脉也。邪在皮肤，循脉往来，见而泻之，与治孙络之法相同，而亦不必问其穴会之所在也。此言邪之客于人也，必先始于皮肤，次于孙络，入于肌肉，以及于筋骨，在浅之时，微针所及，易于散解，无使其入深而为大痹也。）**帝乃辟左右而起，再拜曰：今日发蒙解惑，藏之金匮，不敢复出，乃藏之金兰之室，署曰气穴所在。**（色脉者，上帝之所贵也，故藏之金匮，贮之金兰之室焉。张兆璜曰：金兰之室，藏之于心也。）**岐伯曰：孙络之脉别经者，其血盛而当泻者，亦三百六十五脉，并注于络，传注十二脉络，非独十四脉络也。**（此复申明孙络之与大络相通也。夫经脉之支别曰络脉，络脉之支别曰孙络，而孙络之脉，又有与经脉相别而与大络相通者，亦三百六十五脉，并注于大络，复传注于十二脉络，非独十四脉络也。盖言十四脉络之外而又有十二脉络，十四脉络者，十二脏腑与任督之别，共十四大络也，十二脉络者，十二脏腑之经正也，是十二经正与十四大络相通，十四大络复与三百六十五络相通，是以邪舍于孙络，留而不去闭塞不通，不得入于经，流溢于大络而生奇病，故曰以溢奇邪，以通荣卫。）**内解泻于中者十脉。**（十脉者，谓五脏之脉也。此言孙络三百六十五脉，与十二脉络，十四大络，设有邪客于其间者，当从五脏之经脉以泻解之。盖诸络之原，本于五脏也。故《缪刺篇》曰：凡刺之数，先治其经脉，切而从之，审其虚实而调之，不调者经刺之，有痛而经不病者缪刺之，因视其皮部有血络者尽取之。张兆璜曰：上节云，以痹淫溢，循脉往来，微针所及，末结曰内解于中者十脉，是从外而循于内也。《缪刺篇》曰：先治其经脉，因视其皮部，有血络者尽取之，是从内而循于外也。盖邪之中人，始于皮肤孙络，入于筋骨经脉，有留舍于外者，有流溢于内者，有从浅而入深者，有从里而复出之表者，邪气浮溢，无有恒常，是以经旨错综，学者皆当体会。）

气府论篇第五十九

足太阳脉气所发者七十八穴。（脉者血气之府，穴者脉气所发，此篇无问答之辞而曰论者，伯承上章复论三阳经脉气所发者，亦三百六十五穴，以应周天之数。盖阳者天气也，主外，阴者地气也，主内，故只论手足之三阳，而不及于阴也。）两眉头各一，（攒竹穴也。）入发至项三寸半，旁五相去三寸。（马莳曰：大杼、风门二穴也，入发至项者，谓上入于发际，下至于项间，相去三寸半许，旁五者，谓五行之两旁也，相去三寸半者，大杼在大椎各开一寸五分，风门在二椎间各开一寸五分也，愚谓此二句，照应末节“手足诸鱼际脉气所发者”句，皆无各一二字，盖谓穴乃气之所发，经外亦可取穴，不必拘于脉中。故下文云：其浮气在皮中者，五五二十五穴。言太阳之气，浮于皮中，而少阳督脉，皆从太阳之气，而为太阳之穴矣。）其浮气在皮中者凡五行，行五，五五二十五。（此言脉气之相从也，夫脉气行于脉中，三阳之气行于脉外，气循脉而行，脉随气而转，脉气之相从也。是以太阳之气，循脉上升于头项，而中行督脉之囟会，前顶、百会、后顶、长强五穴，旁两行太阳经之五处、承光、通天、络却、玉枕十穴，又旁两行少阳经之临泣、目窗、正营、承灵、脑空十穴，皆从太阳之气，而为太阳之脉气所发，是刚健柔顺，脉随气发者也，后六经皆然。张兆璜曰：《热病论》：伤寒一日，太阳受之，其脉连于风府，故头项痛，腰脊强，此气循脉而行也。此篇曰：其浮气在皮中者，五五二十五穴，乃脉随气而发也。阴阳血气，外内相将，雌雄相应者也。）项中大筋两旁各一。（谓天柱二穴也。）风府两旁各一。（谓风池二穴也。）侠背以下至尻尾，二十一节，十五间各一；五脏之俞各五；六腑之俞各六。（自大椎至尾骶骨，计二十一节，其间十五椎旁各一穴，谓肺俞、厥阴俞、心俞、膈俞、肝俞、胆俞、脾俞、胃俞、三焦俞、肾俞、大肠俞、小肠俞、膀胱俞、中膂内俞、白环俞。两旁共计三十穴，而五脏之俞各五，六腑之俞各六，皆在于其间。张兆璜曰：复提出脏俞腑俞者，盖谓三百六十五之脉气所发，皆本于五脏六腑，故末节复补出五脏之脉气。）委中以下至足小趾旁各六俞。（谓委中、昆仑、京骨、束骨、通谷、至阴，各六俞，共十二穴，通计七十七穴。外脱简一穴。）足少阳脉气所发者六十二穴，两角上各二。（谓天冲、曲鬓左右各二，共四穴也。）直目上发际内各五。（谓临泣、目窗、正营、承灵、脑空，左右各五，共十穴。按太阳之气，上升于头项，少阳之气，上升于头颊，故此五脉，从太阳之气，则为太阳之气所发，从少阳之脉，则为少阳之脉气所发也。张兆璜曰：太阳之气在头正中，而下于后项，少阳之气，在头两旁，连于两颊，而下于两肩，阳明之气在面，而下于膺喉，在经脉亦然，而支别则互相交错于耳鼻前后上下之间。）耳前角上各一。（谓颔厌二穴。）耳前角下各一。（谓悬厘二穴。）锐发下各一。（谓和髎二穴，属手少阳三焦经。）客主人各一。（一名上关，在耳前起骨上廉。）耳后陷中各一。（谓翳风二穴，属手少阳三焦经。）**下关各一**。（下关二穴，在客主人下，耳前动脉下廉，合口有空，属足阳明胃经。）**耳下牙车之后各一**。（谓颊车二穴，属足阳明胃经。）**缺盆各一**。（缺盆二穴，在肩下横骨陷者中，属足阳明胃经。愚按：《邪气脏腑篇》曰：诸阳之会，皆在于头面，邪中于面，则下阳明，中于项，则下太阳，中于颊，则下少阳。中者，谓始中于三阳之气分。下者，谓下于三阳之脉中。手足三阳之脉，盘错于头面颈颊之间，而手足三阳之气，分部于头面项颊之上，是以手少阳足阳明之脉，交过于足少阳之部署，而皆为足少阳之脉气所发，余经皆然。）**腋下三寸，胁下至胠入间各一**。（腋下谓渊腋、辄筋、天池。胁下至胠，谓日月、章门、带脉、五枢、维道，居髎，共九穴。曰入间者，自腋下三寸，至季胁间，凡入胁骨间也。渊腋，在腋下三寸宛宛中，举臂得之。辄筋在期门下五分陷中，第三肋间。天池属手厥阴心包络经，在腋下三寸，乳后一寸。日月在期门下五分。章门系足厥阴肝经穴，在季胁肋端，脐上二寸，两旁开九寸，侧卧，肘尖尽处是穴。带脉在季胁下一寸八分陷中。五枢在带脉下三寸。维道在章门下五寸三分。居髎在章门下八寸三分。）**髀枢中旁各一**。（谓环跳二穴。侧卧，伸下足，屈上足，以右手摸穴，左摇撼取之为得。）**膝下以至足小趾次趾各六俞**。（谓阳陵泉、阳辅、丘墟、临泣、侠溪、窍阴六穴。阳陵泉在膝下一寸，胻外廉陷中，端坐取之，阳辅在足外踝上四寸。辅骨前三分。丘墟在足外踝下陷中。临泣在足小趾次趾本节后间陷中。侠溪在足小趾次趾歧骨间，本节前陷中。窍阴在足小趾次趾之端，去爪甲如韭叶。）**足阳明脉气所发者，六十八穴，额颅发际旁各三**。（谓悬颅、阳白、头维，左右各三，共六穴也。悬颅、阳白，系足少阳胆经，头维系本经穴。悬颅在曲角上。阳白在眉上一寸，直瞳子。头维在头角入发际，本神旁一寸半，神庭旁四寸半。）**面鼽骨空各一**。（谓四白穴，在目下一寸，直对瞳子下。）**大迎之骨空各一**。（大迎穴在曲颊前一寸三分，骨陷中动脉。）**人迎各一**。（人迎穴在结喉两旁一寸半，大动脉应手。）**缺盆外骨空各一**。（谓天髎穴，属手少阳三焦经，在肩缺盆上骨际陷中，缺盆上起肉是穴。）**膺中骨间各一**。（谓膺窗、气户、库房、屋翳、乳中、乳根六穴。曰各一者，言膺中之骨间，正诸穴之所在。气户在柱骨下。俞府两旁各二寸陷中。库房在气户下一寸六分陷中。屋翳在巨房下一寸六分陷中。膺窗在屋翳下一寸六分陷中。乳中当乳中是穴。乳根在乳中下一寸六分陷中。）**侠鸠尾之外，当乳下三寸，侠胃脘各五**。（谓本经不容、承满、梁门、关门、太乙五穴。各去中行三寸，不容在巨阙旁第四肋端下，至下承满、梁门、关门、太乙，上下相去各一寸。）**侠脐广三寸各三**。（谓滑肉门、天枢、外陵三穴。滑肉门在太乙下一寸，去中行侠脐各三寸。天枢在脐旁各开二寸陷中。外陵在天枢下一寸，去中行各二寸。）**下脐二寸侠之各三**。（谓大巨、水道、归来三穴。大巨在外陵下一寸。水道在大巨下二寸。归来在水道下二寸。各开脐下中行二寸。）**气街动脉各一**。（即气冲穴，在归来下鼠鼷上一寸，动脉应手。）**伏兔上各一**。（谓髀关二穴，在膝上伏兔后交分中。）**三里以下，至足中趾各八俞，分之所在穴空**。（八俞者，谓三里、巨虚上廉、巨虚下廉、解溪、冲阳、陷谷、内庭、厉兑八穴。分之所在，计十六穴。三里在膝下三寸胻骨外廉，大筋内宛宛中。巨虚上廉在三里下三寸。巨虚下廉在上廉下三寸。解溪在冲阳后一寸半，腕上陷中，足大指次趾直上跗上陷中。冲阳在足跗下五寸，动脉应手。陷谷在足大趾次趾下本节后陷中。内庭在足大指次指外间陷中。厉兑在足大趾次指端，去爪甲如韭叶。）**手太阳脉气所发者，三十六穴，目**

内眦各一。（谓睛明穴，属足太阳膀胱经，在内眦外一分宛宛中，乃手足太阳足阳明阴阳跷五脉之会。）**目外各一。**（谓瞳子髎二穴，属足少阳胆经，在目外去眦五分。）**鼽骨下各一。**（谓颧髎二穴，在面頄骨下廉，锐骨端陷中。）**耳郭上各一。**（谓角孙二穴，系手少阳三焦经，在耳郭中间上发际下，开口有空。）**耳中各一。**（谓听宫二穴，耳中珠子大如赤小豆。）**巨骨穴各一。**（巨骨二穴，系手阳明大肠经，在肩尖端上行，两叉骨罅间。）**曲掖上骨穴各一。**（谓臑俞二穴，挟肩髎后大骨下，胛上廉陷中，举臂取之。）**柱骨上陷者各一。**（谓肩井二穴，系足少阳胆经，在肩上陷中，缺盆上大骨前一寸半。）**上天窗四寸各一。**（谓天窗、窍阴四穴，窍阴属足少阳胆经。天窗在颈大筋间前曲颊下，扶突后动脉应手。窍阴在完骨上，枕骨下，动摇有空。）**肩解各一。**（谓秉风二穴，在肩上小髃后，举臂有空。）**肩解下三寸各一。**（谓天宗二穴，在秉风后大骨下陷中。）**肘以下至手小指本各六俞。**（谓小海、阳谷、腕骨、后溪、前谷、少泽六穴。小海在肘内大骨外，去肘端五分陷中。阳谷在手外侧胁中锐骨下。腕骨在手外侧腕前起骨下陷中。后溪在手小指外侧，本节后陷中，捏拳取之。前谷在手小指外侧，本节前陷中。少泽在手小指外侧，去爪甲一分陷中。）**手阳明脉气所发者二十二穴，鼻空外廉项上各二。**（谓迎香、扶突二穴。迎香在鼻下空旁五分。扶突在颈当曲颊下一寸，人迎后一寸半。）**大迎骨空各一。**（大迎穴系足阳明胃经，在颊前一寸五分。）**柱骨之会各一。**（谓天鼎二穴，在颈缺盆上扶突后一寸。）**髃骨之会各一。**（谓肩髃二穴也，在膊骨头肩端上，两旁罅间陷者宛宛中，举臂取之。）**肘以下至手大指次指本各六俞。**（谓三里、阳溪、合谷、三间、二间、商阳六穴。三里在曲池下二寸。阳溪在腕中上侧，两筋间陷中。合谷在手大指次指歧骨间陷中。三间在食指本节后内侧陷中。二间在食指本节前内侧陷间。商阳在食指内侧，去爪甲如韭叶许。）**手少阳脉气所发者，三十二穴，鼽骨下各一。**（谓颧髎二穴，系手太阳小肠经，在两頄骨锐骨端陷中。）**眉后各一。**（谓丝竹空二穴，在眉后陷中。）**角上各一。**（谓悬厘二穴，系足少阳胆经，在曲角上脑空下廉。）**下完骨后各一。**（谓天牖二穴，系足少阳胆经，在耳后入发际四分。）**项中足太阳之前各一。**（谓风池二穴，系足少阳胆经，在耳后脑空下，发际陷中。）**侠扶突各一。**（谓天窗二穴，在颈大筋间前，曲颊下，扶突后，动脉应手，属手太阳小肠经。）**肩贞各一。**（肩贞二穴，系手太阳小肠经，在曲胛两骨解间，肩髃后陷中。）**肩贞下三寸分间各一。**（谓肩髎、臑会、消泺三穴。肩髎当缺盆上突起肉。臑会挟肩髎后大骨下，胛上廉陷中。消泺在肩下，臂外间，腑对肘分下。）**肘以下至于小指次指本各六俞。**（谓天井、支沟、阳池、中渚、液门、关冲六穴。天井在肘外大骨后肘上一寸，辅骨上两筋叉罅中。支沟在腕后臂外三寸，两骨间陷中。阳池在手表腕上陷中，从指本节，直摸下至腕中心。中渚在手小指次指本节后间陷中。液门在手小指次指本节间陷中，捏拳取之。关冲在无名指端，去爪甲如韭叶许。）**督脉下所发者，二十八穴，项中央二。**（谓风府、痖门二穴也。风府在项后入发际一寸，大筋内宛宛中，疾言其肉立起，言休立下。痖门在项间风府后一寸，入发际五分，项中央宛宛中，入系舌本。）**发际后中八。**（谓神庭、上星、囟会、前顶、百会、后顶、强间、脑户八穴。神庭在鼻上入发际五分。上星入发际一寸，正中央陷中。囟会在上星后一寸陷中。前顶在上星后寸半陷中。百会在前顶后寸半，顶中央略退后些，可容爪甲一米许。后顶在百会后一寸半。强间在后顶后一寸半。脑户在强间后一寸半。）**面中三**。（谓素髎、水沟、龂交三穴。素髎在鼻柱上端准头。水沟一名人中，在鼻柱下，近鼻孔中央陷中。龂交在唇内齿上龂缝中。）**大椎以下至尻尾及旁十五穴**。（谓自大椎以下至尻尾之长强，计十三穴，及下两旁之会阳穴，共十五穴也。大椎在项后大骨上陷中。陶道在大椎下节间。身柱在三椎下节间。神道在五椎节间。灵台在六椎节间。至阳在七椎节间。筋缩在八椎节间。脊中在十一椎节间。悬枢在十三椎间。命门在十四椎间。阳关在十六椎间。腰俞在二十一椎间。长强在脊骶端。会阳在阴尻骨两旁。属太阳膀胱经。）**至骶下凡二十一节，脊椎法也**。（自大椎至骶骨，凡二十一节，连项上三椎，共二十四节，或曰应二十四气。）**任脉之气所发者，二十八穴，喉中央二**。（谓廉泉、天突二穴。廉泉在颔下结喉上四寸中央，仰面取之。天突在结喉下四寸宛宛中。）**膺中骨陷中各一**。（谓璇玑、华盖、紫宫、玉堂、膻中、中庭六穴。喉下胸骨间为膺，璇玑在天突下一寸。华盖在璇玑下二寸陷中。紫宫在华盖下一寸六分陷中。玉堂在紫宫下一寸六分陷中。膻中在玉堂下一寸六分，两乳间陷中。中庭在膻中下一寸六分。）**鸠尾下三寸，胃脘五寸，胃脘以下至横骨六寸半一，腹脉法也**。（胃脘者，言上脘、中脘、下脘，皆胃之脘也。此言蔽骨以下至胃之上脘，计三寸间，有鸠尾、巨阙之穴，自脐之中央至胃之上脘五寸间，有上脘、中脘、建里、水分之穴，自胃之下脘至横骨毛际横纹间，计六寸半，有下脘、水分、神阙、阴交、气海、石门、关元、中极、曲骨之穴。一者，谓六寸半之零一分也，盖以量尽处取穴，而上下穴间，有一分之余也，此分度腹穴之法也。鸠尾在蔽骨下五分。巨阙在鸠尾下一寸。上脘在巨阙下一寸五分。中脘在上脘下一寸。建里在中脘下一寸。下脘在建里下一寸，上脐上二寸。水分在下脘下一寸。神阙在水分下一寸，当脐之中央。阴交在脐下一寸。气海在脐下一寸五分。石门一名丹田，在脐下二寸。关元在脐下三寸。中极在脐下四寸。曲骨中极下一寸，入横骨毛际中五分。故自胃之下脘至横骨间，止六寸半也，此取腹穴之法，上以蔽骨，下以横骨，中以脐之中央为准，各分而度之也。）**下阴别一**。（谓下两阴之间，别有一穴，名曰会阴。）**目下各一**。（谓承泣二穴，在目下七分，乃任脉阳跷胃经脉气之会。）**下唇一**。（谓承浆穴，在唇下陷中。）**龈交一**。（龈交穴，一在唇内齿下龈缝中。盖上古以龈交有二，督脉之龈交入上齿，任脉之龈交入下齿也，以上下之龈齿相交，故名龈交。以上共二十七穴，尚少一穴，愚谓脖胦，乃脐下另有一穴，非气海也。）**冲脉气所发者，二十二穴，侠鸠尾外各半寸，至脐寸一**。（此言冲脉之穴，侠鸠尾各开半寸，下至脐间，相去一寸而一穴也。幽门二穴，在巨厥旁各开五分。通谷在幽门下一寸。阴都在通谷下一寸。石关在阴都下一寸。商曲在石关下一寸。肓俞在商曲下一寸。）**侠脐下旁各五分，至横骨寸一，腹脉法也**。（此冲脉之侠脐下两旁各开五分，每穴相去一寸，此取腹脉之法，盖腹穴无陷中可取，正可以分寸度量，上以蔽骨鸠尾，中以脐中，下以横骨为准绳也。中注在肓俞下一寸。四满下中注一寸。气穴一名胞门，又名子户，下四满一寸。大赫一名阴关，又名阴维，在气穴下一寸。横骨下大赫一寸，在阴上横骨中，宛如偃月，去腹中行一寸五分。又按《图经》内横骨，大赫、气穴皆相去中行寸半。）**足少阴舌下，厥阴毛中急脉各一**。（足少阴舌下者，谓肾脉之上通于心，循喉咙，侠舌本，而舌下有肾经之穴窍也。足厥阴毛中急脉者，谓肝经之脉，起于大指丛毛之际，而肝气之弦急也。本篇论手足三阳之脉气所发者，三百六十五穴，以应周天之数，而末言足少阴舌下，厥阴毛中，手足鱼际，谓内有五脏之脉五，而阳中之有阴也。然脉气又皆本于五脏五行之所生，而三阳之气，亦由于阴中之所出也。张兆璜曰：毛中言肝脉之始，舌下言肾脉之终，意言阳气生于阴气之始，阳脉交于阴脉之终。）**手少阴各一**。（言三百六十五穴之中，有心脉之穴二也。）**阴阳跷各一**。（阴跷谓交信二穴，阳跷谓跗阳二穴，本篇虽论手足三阳之脉气所发，而内有冲任阴跷五脏之阴脉焉。）**手足诸鱼际脉气所发者**。（鱼际者，谓手足之白肉隆起处，有如鱼腹而穴在其际也。手之鱼际，肺之脉气所发，足之鱼际，脾之脉气所发也。）**凡三百六十五穴也**。（手足三阳经脉气所发者，二百九十八穴，督任冲脉所发者，七十八穴，五脏脉气所发者十穴，阴阳跷四穴，通共三百九十穴。内太阳经内重督脉五穴，重足少阳十穴，手阳明内重大迎二穴，手少阳内重悬厘二穴，风池二穴天窗二穴，颧髎二穴，共重二十五穴，除去所重，实三百六十五穴也。）

骨空论篇第六十

黄帝问曰：余闻风者，百病之始也，以针治之，奈何？（按此篇论骨空，而帝所问在风者，谓治大风寒热诸证，皆取刺于骨空也。夫人有三百六十五节，节之交，神气之所游行出入，骨空者，节之交会处也。《灵枢·骨度》曰：先度其骨节之大小广狭，而脉度定矣。是经脉之度数，随骨之长短，骨节之空处，即脉之穴会。故曰：所言节者，神气之所游行出入，非皮肉筋骨也。）**岐伯对曰：风从外入，令人振寒汗出，头痛身重恶寒，治在风府，调其阴阳，不足则补，有余则泻**。（风从外入者，同气客于皮肤之间也。风为阳邪，伤人阳气，故令人振寒汗出，头痛身重恶寒也。调其阴阳，和其血气也，正气不足则补之，邪气有余则泻之，此言风在皮肤之气分，而治在风府者，风府乃督脉阳维之会也。）**大风颈项痛，刺风府，风府在上椎**。（此言风邪入于经者，亦当治其风府也，夫风伤卫，卫气一日一夜大会于风府，是以大风之邪，随卫气而直入于风府者，致使其头项痛也。风府，督脉之穴名，上椎大椎也。曰风府在上椎者，谓经脉之穴，在于骨空之间也。）**大风汗出灸譩譆，譩譆在背下，侠脊旁三寸所厌之，令病者呼譩譆，譩譆应手**。（汗为阴液，大风汗出者，阳气伤而邪陷于经脉之下，故当灸之。譩譆，足太阳经脉之穴，在背骨六椎间，旁开三寸所，以手厌之，令病者呼譩譆，其脉应手，盖意为脾志，喜为心志，心有所忆谓之意，意之所在，神亦随之，夫血气者，神气也，节之交，神气之所游行出入，言脉气之出于骨空者，神气之所注也。）**从风憎风，刺眉头**。（从风，迎风也。迎风憎风，是邪在头额间，故当取眉间之骨穴。）**失枕在肩上横骨间**。（失枕则为颈项强痛之患，故当刺肩上横骨间之穴。夫髓乃骨之精，脑为髓之海，髓之上会于脑者，由枕骨间之脑空而入，故此节论失枕，下节曰头横骨曰枕。）**折使榆臂齐肘正，灸脊中**。（折者，谓脊背磬折而不能伸舒也。榆，读作摇。谓摇其手臂下垂齐肘尖，而正对于脊中，以灸脊中之节穴。）**胗络季胁，引少腹而痛胀，刺譩譆**。（胗络季胁，胁骨之尽处，少阳厥阴之部署也。痛引少腹者，连及于膀胱也，夫太阳为诸阳主气，故阳气陷下者，灸太阳之譩譆，胁腹引痛者，亦刺譩譆以疏泄，盖志意和，则筋骨强健，而邪病自解矣。张兆璜曰：心有所忆谓之意，意之所在谓之志，少阳主骨，厥阴太阳主筋，少厥属木，木生于水，故痛引少腹。）**腰痛不可以转摇，急引阴卵，刺八髎与痛上，八髎在腰尻分间**。（腰痛不可以转摇者，肾将惫也。急引阴卵，连及于厥阴也。亦当取足太阳之上髎、次髎、中髎、下髎之八穴，及与少阴厥阴本部之痛处，盖八髎在腰尻之骨间，筋骨为病，当从骨空之穴以刺之。）**鼠瘘寒热，还刺寒府，寒府在附膝外解荣，取膝上外者使之拜，取足心者使之跪。**（鼠瘘寒热，病也。其本在脏，其末上出于颈腋之间，夫天开于子。足少阴者，天一所生之水脏也，其本在脏者，在少阴之肾脏也。寒府者，膀胱为肾脏寒水之府也。病在脏而还取之府者，谓阴藏之邪，当从阳气以疏泄也。营，营穴也。谓所取寒府之穴，在附于膝之外，筋营间之委中穴也。拜，揖也。取膝上外解之委中者，使之拜，则膝挺而后直，其穴易取也，如当再取肾脏之本经者，使之跪，跪则足折，而涌泉之穴宛在于足心之横纹间矣。以上论大风寒热诸证，当取头项脊背足膝之骨空者，皆太阳之穴也。）**任脉者，起于中极之下，以上毛际，循腹里，上关元，至咽喉，上颐循面入目。**（此言任脉之有骨空也。任脉乃循于腹之肉穴，然起于中极之下，上毛际而交于横骨，循膺胸之鸠尾、膻中、天突，而至于咽喉，上颐循承浆而入络于齿龈，复循面入目下，而络于承泣，是始终之有骨穴也。）**冲脉者，起于气街，并少阴之经，侠脐上行，至胸中而散。**（气街即气冲，系足阳明经穴，在少腹毛中两旁各二寸，横骨之两端，冲脉并足阳明少阴二经之间，循腹上行，侠脐左右各五分，上至胸中而散。再按：冲任二脉，皆起于胞中，上循背里，为经络之海，其浮而外者，起于穷冲，循腹右上行，至胸中而散，淡渗于肌腠，充肤热肉，生毫毛，此冲脉之血气，行于脉外也。今只言腹而不言背者，谓冲脉之血气，散于脉外，而充于骨空也，故所谓骨空者，谓经脉之气，注于节之交而为穴也，至于骨空之血气，乃脉外之血气也。）**任脉为病，男子内结七疝，女子带下瘕聚。冲脉为病，逆气里急，督脉为病，脊强反折。**（此言冲任之脉循于腹，故其病在腹，督脉循于背，故为病在背也。七疝者，其病各异，其名不同，瘕者，假血液而时下汁沫。聚者，气逆滞而为聚积也。冲脉之血气，散于脉外之气分，故病则逆气里急。督脉之脉循于背，故病则脊强反折也。盖背为阳，督脉循于背而总督一身之阳。经云：阳病者不能俯，阴病者不能仰。）**督脉者，起于少腹以下骨中央，女子入系庭孔，其孔，溺孔之端也。**（此论督脉之循于骨空也。下骨中央，毛际下横骨内之中央也。廷孔，阴户也，溺孔之端，阴内之产门也。此言督脉起于少腹之内，故举女子之产户以明之，当知男子之督脉，亦起于少腹内宗筋之本处也。故下文曰，其男子循茎下至篡，与女子等，盖此节举女子，则男子可知，下节论男子，则与女子等也。）**其络循阴器，合篡间，绕篡后，别绕臀至少阴，与巨阳中络者合，少阴上股内后廉，贯脊属肾。**（篡，初患切。臀，音屯。篡间，前后阴相交之处。臀，尻也。言督脉之别络，前循阴器，合篡间，绕前后二阴之后，又别络者，分而行之绕臀，与足太阳之中络者，合少阴上股内后廉，贯脊属肾。按：足太阳之中络者，循髀枢，络股阳而下贯臀，合足少阴，自股内后廉，贯脊属肾，而督脉之别绕臀者，至少阴，与太阳中络所合之处相合而同上股，贯脊属肾。）**与太阳起于目内眦，上额交巅上，入络脑，还出别下项，循肩髆内，挟脊抵腰中，下循膂络肾。**（此言督脉之循于背者，乃从上而下也。夫背为阳，腹为阴，督脉总督一身之阳，故其脉之循于背者，复从上而下，若天气之下降也。盖阳生于阴，故其原出于前阴，循腹而上至于目，太阳主诸阳之气，其脉起于两目之睛明穴，而督脉亦与太阳之脉，同上额交巅，络脑出项，循脊而下，此阳气之环转于上下前后，犹天道之绕地而一周也。）**其男子循茎下至篡，与女子等，其少腹直上者，贯脐中央，上贯心，入喉，上**

颐，环唇，上系两目之下中央。（此言督脉之原，起于少腹内，分而两歧，一循阴茎下至篡，而与女子等，一从少腹直上，贯脐入喉，上颐环唇，入龂交上齿缝中，上系于两目之下中央，会太阳于睛明穴。）此生病，从少腹上冲心而痛，不得前后为冲疝，其女子不孕，癃痔遗溺，嗌干。督脉生病，治督脉，治在骨上，甚者在脐下营。（此言循于腹之督脉为病，而取刺当在骨间。盖病虽在腹之阴，而所治当从阳也。其脉从少腹直上贯心，故此生病从少腹上冲心而痛，绕于前后二阴之篡间，故病则不得前后，而或为冲痛之疝。督脉同冲任并起于胞间，故在女子则为不孕，如病在前后两阴之间，而男女皆为癃痔，如在于庭孔阴茎之内，则皆为遗溺，如上入于喉，则为咸嗌干。此在腹之督脉生病，而所治当在骨上，若病甚而不已者，兼取于脐下之营，营谓腹间之肉穴，骨谓脊背之骨穴也。）其上气有音者，治其喉中央，在缺盆中者，其病上冲喉者，治其渐，渐者，上侠颐也。（此言胸喉间之督脉为病者，当取膺颐间之骨穴也。其气上逆而呼吸有音者，治其喉中央，在两缺盆中者之天突穴也，如病上冲喉者，治其渐。渐者，谓督脉之入喉者，上唇齿而渐分两歧，侠颐入目，当于渐上侠颐之处而刺之。）蹇膝伸不屈，治其楗。（此节论膝之为病，而当治其机楗骸关之骨空也。蹇膝者，谓淹蹇而难于屈伸也。下文曰：辅骨上横骨下为楗。）坐而膝痛，治其机。（坐而膝痛者，屈而不伸也。故当治其机，机关利则屈伸皆利矣，夫屈而不伸者，其病在筋，伸而不屈者，其病在骨，膝者筋之会，而诸筋皆属于筋，故特论其膝焉。）立而暑解，治其骸关。（暑，热也。膝解为骸关，立而骨解中热者，取骸关以治之，即膝解处也。）膝痛，痛及拇指，治其腘。（足之拇指，厥阴肝经之井荥，骸下为辅骨，辅骨之上为腘中，厥阴之脉，上腘内廉，故当治其腘。）坐而膝痛如物隐者，治其关。（如物隐者，邪留于骨节间也。故当治其关，关开则邪出矣。）膝痛不可屈伸，治其背内。（膝痛不可屈伸，筋骨皆病也。当取背内太阳之经以治之，太阳寒水主骨，而阳气养筋。）连骺若折，治阳明中俞髎。（膝痛而连骺骨若折者，治阳明之中俞髎，谓三里穴也。）若别，治巨阳少阴荥。（谓连骺若折而有别治之法，可取太阳少阴之荥穴，盖骨乃太阳少阴之所主也。）淫泺胫酸，不能久立，治少阳之维，在外上五寸。（此又言少阳之主骨也。少阳为枢，枢折则骨繇而不安于地。骨繇者，节缓而不收。故淫泺胫酸，不能久立，当治少阳之维，在外踝上五寸之光明穴。）辅骨上横骨下为楗，侠髋为机，膝解为骸关，侠膝之骨为连骸，骸下为辅，辅上为腘，腘上为关，头横骨为枕。（楗与键同。髋，音宽。骸，音谐。腘，音国。此承上文而言腰膝骺骨之释名也。辅骨上为腰，髋骨下为楗，膝上为机，膝盖骨为解，膝外为骸关，关下为腘，腘下为辅骨，辅骨上为连骸，连骸者，是骸骨相连接处也。夫腰脊者，身之大关节也，膝胫者，人之管以趋翔也，故独举腰膝而曰关，曰楗，曰机，曰骸。命名之义，良有以也，夫少阳少阴主骨，而阴阳之气，皆从下而生，则骨气亦从下而上矣，骨之精髓，从枕骨之髓空而会于脑，故论膝胻之骨，而曰头横骨为枕，言骨气之上下相通也。）水俞五十七穴者，尻上五行，行五。伏兔上两行，行五，左右各一行，行五。踝上各一行，行六穴。（此言水俞五十七穴，亦皆循于骨空也。）髓空在脑后三分，在颅际锐骨之下，一在龈基下，一在项后中复骨下，一在脊骨上空，在风府上，脊骨下空，在尻骨下空。（本篇之所谓骨空者，言经脉之循于骨空之间而为穴也。然骨空间，乃节之交，精髓上下相通之处，故复总论其通体骨节之空焉。诸髓皆会于脑，而为精髓之海，故先言髓空在脑后锐骨之下，谓脑髓相通之处，在脑后锐骨之下有空也。一在龈基下者，谓脑前有空而通于齿根之上，鼻頞之间，故脑渗则为涕也，一在项后中复骨下者，在督脉之瘖门，入系舌本，谓脑之中通于舌下也，一在脊骨上空，在风府上者，谓诸髓之从脊骨而上于风府，从风府而入通于脑也。所谓脊骨下空，在尻骨下空者，言脊髓之上通于脑，而下通于尻臀之骨空也。）**数髓空在面侠鼻**。（数，音素。言面之侠鼻间，而有数处之髓空也。）**或骨空在口下，当两肩**。（此言面骨之通于肩骨也，言在面数处之骨空，或有在口下而通于肩骨者。）**两髆骨空，在髆中之阳**。（此两肩髆之通于两臂也。阳、外侧也。）**臂骨空在臂阳，去踝四寸，两空骨之间**。（此言两臂骨之相通也。踝谓手踝，去踝四寸，两骨空之间者，谓髓在肱骨之中央，上通于肩臂，下通于手指者也。）**股骨上空在股阳，出上膝四寸**。（股骨谓大腿之骨，在膝上四寸，是在骨之中央矣。盖言大骨之中空，而髓充于内，从两头之髓孔，上通于腰尻，下通于骱骨。故下文云，扁骨无髓孔，而中亦无空。）**骱骨空在辅骨之上端**。（骱骨，小腿之骨空，在辅骨之上，上通于股骨，下通于跗指之骨也。）**股际骨空在毛中动下**。（股际者，谓两大腿骨之上，小腹下之横骨，在两股骨之间，毛中动脉之下。）**尻骨空在髀骨之后，相去四寸**。（尻骨，臀骨也。髀骨在股骨之上，少腹两旁，突起之大骨，前下连于横骨，后连于尻骨。）**扁骨有渗理凑，无髓孔，易髓无空**。（此言扁骨之无髓空，而亦无髓孔之易髓也。髓孔者，谓节之交，有孔窍之相通。易髓者，谓通体大小之骨，精髓互相资易者也。扁骨，肋骨也，其骨扁而中实无空，其节交之处，亦无髓孔以易髓，然于骨外之筋膜理腠间，而津液亦互相灌渗，是上下周身之骨度，髓气流通，亦如经脉之环转无端者也。）**灸寒热之法，先灸项大椎，以年为壮数，次灸橛骨，以年为壮数**。（此言鼠瘘寒热之病，而有二十九穴之灸法也。夫鼠瘘之本，在于水脏，其病出于三阳颈项之间，故当先灸督脉之大椎，次灸尾穷之橛骨。盖督脉之原在肾，其脉在阳，而骨穴亦皆属于肾也，以年为壮者，谓子鼠为生肖之始，十二岁一周，周而复始也。张兆璜曰：上节论刺者，泻脉中之毒也，此复论灸者，起在下之本也。）**视背俞陷者灸之**。（太阳乃肾脏之寒府，故视太阳经之背俞陷者灸之。）**举臂，肩上陷者灸之**。（此手阳明经之肩髃穴也，在肩端两骨间，举臂有空。）**两季胁之间灸之**。（谓足少阳经之京门穴也，在腰中季胁间，乃肾之募。莫仲超曰：近时有灸肩井，及经外穴之肘尖者，亦皆取少阳之经。）**外踝上绝骨之端灸之**。（系足少阳经之阳辅穴也。）**足小指次趾间灸之**。（系足少阳经之侠溪穴。）**腨下陷脉灸之，系足太阳经之承筋穴，外踝后灸之**。（系足太阳经之昆仑穴。）**缺盆骨上，切之坚痛如筋者灸之**。（按：《灵枢·经脉》，手太阳手足少阳阳明五脉，皆入于缺盆两骨之间，故不必论其何经，切之坚痛如筋者即灸之，是鼠瘘之毒，出于颈项三阳之脉，其毒留之处，则累累如连珠，而所病之经脉，亦坚硬如筋也。）**膺中陷骨间灸之**。（系任脉之天突穴，乃阴维之会，而任脉亦起于少阴胞中。）**掌束骨下灸之**。（系手少阳经之阳池穴。）**齐下关元三寸灸之**。（关元穴属任脉，在脐下三寸，乃手太阳小肠之募，三阴任脉之会。）**毛际动脉灸之**。（系足阳明经之气冲穴。）**膝下三寸分间灸之**。（系足阳明经之三里穴。）**足阳明跗上动脉灸之**。（系足阳明经之冲阳穴。）**巅上一灸之**。（系督脉之百会穴，以上共计二十九处。

后犬所啮之处，谓三阳之皮部，故曰灸之二壮，此在三阳之气分，而不涉于经脉，故不在于数内。王芳侯曰：此经脉之邪，亦可从气分而出。）**犬所啮之处灸之三壮，即以犬伤病法灸之。**（啮，音业。此论鼠瘘之病，本于水脏之阴，而交于戌火之阳，故为寒为热也。曰鼠曰犬者，谓子之天乙水邪，戌之包络火邪，相合而为患也。犬所啮之处，腿之鱼腹间也。鱼腹之外侧，乃少阳之部署，少阳之上，相火主之，少阳之气，上与包络相合而为火也，故当于犬所啮之处灸之，即以犬伤病法灸之者。盖犬伤者亦发寒热，谓鼠瘘之寒热，有如虫兽所伤之不内外因，非外感之寒热而欲治其表也，即如开阖不得，寒气从之，陷脉为瘘，留连肉腠，此属外感风寒之瘘，而与其本在脏者之因不同也。再按：《灵枢经》曰：目中有赤脉上下贯瞳子，见一脉，一岁死。夫瞳子，水藏之精也，脉者，心包络之所主也，火为阳，水为阴，脉从上而下贯瞳子，是为阴阳交者死不治。是鼠瘘之毒，为害最厉，故当先于大椎、橛骨、肩骨、胸膺二十九处，灸三阳之经脉，以起肾脏之毒，复于犬所啮之处，以绝心包络之交焉。倪冲之曰：有一种肿痛溃烂者，乃外感风寒之瘘，此为易治，如在颈腋之间，累累如连珠，不痛不肿者，其本在脏，后至破溃，而见赤脉者，死证也。）**凡当灸二十九处，伤食灸之。**（此言鼠瘘之过于膺喉者，再以伤食之法灸之。夫鼠瘘之上出于颈项之间，乃太阳少阳之部署，如过于膺喉，则及于阳明，而为马刀侠瘿矣，故又当以伤食之法，而灸其膺胸焉。张兆璜曰：太阳少阳之气，发原于下焦水脏，而阳明之气出于中焦，故凡当二十九处，再以伤食之法，灸其胃脘，以清阳明之原。）**不已者，必视其经之过于阳者，数刺其俞而药之。**（数，音朔。夫鼠瘘之本，在于水之阴脏，而其病上出于颈腋三阳之间，今灸背俞，腨中之太阳，肩背两胁之少阳，膝下跗上之阳明，而又如犬所啮之病，及伤食之法，灸之不已者，此阴毒之气盛也，故当视其经之过于阳者之处，数刺其俞而泄之，使阴脏之毒，与阳相绝，而再饮以解毒之药治其阴，此治鼠瘘寒热之全法也。高士宗曰：骨者，肾所主也，此篇论骨空，故首论刺太阳，而曰还刺寒府，谓太阳乃肾脏寒水之府也，次论冲任督脉者，三脉皆发原于肾也，次论通体之骨空髓空者，肾生骨髓，而髓乃肾之精也，论刺灸鼠瘘寒热者，鼠瘘之毒，本于肾脏也。）

水热穴论篇第六十一

黄帝问曰：少阴何以主肾？肾何以主水？（此言肾为阴而阴主水也。）**岐伯曰：肾者，至阴也，至阴者，盛水也。肺者，太阴也，少阴者，冬脉也，故其本在肾，其末在肺，皆积水也。**（此言水由地中生，上升于天，下归于泉，天气与水气上下相通，故在地为水，而在天为寒，夫天为阳，地为阴，泉在地之下，故为至阴而盛水。盛者，受盛而多也。夫肺主天，太阴之气主湿土，土气上升于天而为云，天气下降而为水，是水由天降，云自地生，故曰：肺者，太阴也。谓天地之气相合也，少阴主水而司冬令，其脉贯膈入肺中，故其本在肾，其末在肺，上下皆积水也。兆璜曰：肺主气而发原在肾，是气从下而生，水亦从下而上，下则为溲，上则为汗，留聚则溢于皮肤而为胕肿矣。）**帝曰：肾何以能聚水而生病？岐伯曰：肾者，胃之关也，关门不利，故聚水而从其类也。**（此言水由中焦入胃之饮而生，从下焦决渎而出，故关门不利，则聚水而从其类。盖肾者主水，水不沾流，则水亦类聚矣。张兆璜曰：关者，关戾也，即《金匮》之所谓了戾不利，则不得溺。）**上下溢于皮肤，故为胕肿，胕肿者，聚水而生病也。**（胕肿，胀也。皮肤者，肺之合，水聚于下，则反溢于上，故肿胀于皮肤之间，盖因水聚而生此病也。张兆璜曰：下文云：外不得越于皮肤。谓水溢于皮肤，尚可从汗解。故《金匮要略》云：腰以下肿，当利小便，腰以上肿，当发汗乃愈。）**帝曰：诸水皆生于肾乎？岐伯曰：肾者，牝脏也，地气上者，属于肾而生水液也，故曰至阴。**（此复言水生于中焦之胃土，然由下焦之气，上升以合化，夫胃为阳腑，肾为牝脏，肾气上交于阳明，戊癸合化，而后入胃之饮，从地土之气，上输于肺，肺气通调，而下输决渎，故曰：地气上者，属于肾而生水液也。夫水在地之下，地气上者，直从泉下之气而生，故曰至阴，是地气上通于天，而水气亦上通于天也，以上论水液生始之原，聚则为水为肿，和则清中之浊者，从决渎而下行，清中之清者，为精为液，为气为血，生肌肉而充皮肤，濡筋骨而利关节，莫不由此入胃之饮。医者知此，能通调其生始出入之原，不唯病之不生，且使其形体不敝，益寿延年，斯可谓之国手。）**勇而劳甚则肾汗出，肾汗出，逢于风，内不得入于脏腑，外不得越于皮肤，客于玄府，行于皮里，传为胕肿，本之于肾，名曰风水。所谓玄府者，汗空也。**（上节论关门不利，水聚于下，溢于上而为胕肿，此言劳动肾液上出为汗，逢于风而闭溢于皮肤之间为胕肿，当知胕肿之有二因也。经云：用力过度则伤肾。又曰：持重远行，汗出于肾。盖勇而劳甚则伤骨，骨即为肾，肾气动，则水液上升而为汗矣，逢于风则内不得入于脏腑，外不得越于皮肤，客于玄府，行于皮里，传为胕肿，本之于肾，名曰风水，盖因风而致水肿于皮肤间也。玄府者，乃汗所出之空孔，又名鬼门，盖幽玄而不可见者也。夫肾者主水，受胃腑之津液而藏之，肾之津液，复还入胃中，而资养其脏腑，又入心为汗，入肝为泪，入肺为涕，入脾为涎，自入为唾，是五液皆出于肾，而五脏六腑之气，亦藉肾脏之津液以濡养，故曰内不得入于脏腑，此论水从上降，而复从下升，乃津液环转之道。医者知此，能积此精，而还养五脏之神，并可益寿延年。）**帝曰：水俞五十七处者，是何主也？岐伯曰：肾俞五十七穴，积阴之所聚也，水所从出入也。尻上五行，行五者，此肾俞，故水病下为胕肿大腹，上为喘呼，不得卧者，标本俱病，故肺为喘呼，肾为水肿，肺为逆，不得卧，分为相输俱受者，水气之所留也。**（此言水随经而上下也。肾者，至阴也。穴者，气之所聚。故肾五十七穴，积阴之所聚也，水随此经俞而外内出入者也。尻，臀也。尻上五行，中行乃督脉之所循，旁四行乃太阳之经脉。盖督脉起于至阴，循阴器，绕篡后，别绕臀，合少阴太阳，贯脊入肾，太阳为少阴之寒府，是此五行乃水阴之所注，故皆为肾俞。是以病水，则下为胕肿大腹，上则为喘呼。不得卧者，此标本俱病，盖肾为本，肺为标，在肺则为喘呼，在肾则为水肿，肺为气逆，故不得卧也。此水分为相输而上下俱受病者，盖肾俞之循尻而下，复循腹而上贯肺中，水气之留于经俞故也，夫有形之血，行于脉中，无形之气，行于脉外，是以有形之水，行于无形之气分，无形之水气，行于有形之脉中，水随经而行于上下，而水气亦随经而留于脉中也，故胕肿大腹者，水所从出入于外内，喘呼不得卧者，水气上逆于脉中。）**伏兔上各二行，行五者，此肾之街也，三阴之所交结于脚也。**（伏兔，在膝上六寸起肉，以左右各三指按膝上，有肉起如兔之状，故以为名。各二行者，谓少阴之大络与少阴之经，左右各二，共四行也。行五者，谓少阴经之阴谷、筑阴、交信、复溜，及三阴之所交结之三阴交穴也。街，气街也。气街者，气之径路也。经络者，经别之大络也。如经络之气结，则别走于气街，故络绝则经通，此少阴之经，同少阴之大络下行于脚，而交结于三阴，故曰肾之街也。按：《灵枢经》黄帝问曰：少阴之脉独下行，何也？岐伯曰：夫冲脉者，五脏六腑之海也，五脏六腑皆禀焉，其上者出于颃颡，渗诸阳，灌诸精，其下者，注少阴之大络，出于气街，循阴股内廉，入腘中，伏行胻骨内，下至内踝之后属而别，其下者，并于少阴之经，渗三阴。此冲脉之注于少阴之大络，而交结三阴于足胻之间，故曰伏兔上各二行，此肾之街也，详《灵枢经集注》。）踝上各一行，行六者，此肾脉之下行也，名曰太冲。（此言少阴之本，直起于至阴之下也。踝上各一行者，左右二足各一行也。行六者，谓照海、水泉、大钟、太溪、然谷、涌泉六穴也。此肾脉之直下行于至阴也，夫圣人南面而立，前曰广明，后曰太冲，太冲之地，名曰少阴，少阴根起于涌泉，是泉在地之下，从至阴而涌出，故曰：肾者，至阴也，至阴者，盛水也。）凡五十七穴者，皆脏之阴络，水之所客也。（凡此五十七穴，皆水脏之阴络，水之所客也。客者，谓留舍于脉络之间，非入于脉中也。）帝曰：春取络脉分肉何也？（按：《灵枢·四时气》内风水肤胀，为五十七痏，取皮肤之血者，尽取之，而首论四时，各有浅深之所在，帝复引经而问，故曰：春取络脉分肉何也？而伯复详析其旨焉。）岐伯曰：春者木始治，肝气始生，肝气急，其风疾，经脉常深，其气少，不能深入，故取络脉分肉间。（治，主也。东方生风，风生木，木生肝，风木之气，其性急疾，而直达于络脉分肉之间，其经脉之气，随冬令伏藏，久深而始出，其在经之气尚少，故不能深入而取之经，当浅取之络脉分肉间也。按针刺之道，有皮肉筋骨之浅深，病有浮沉，刺有浅深，此病之有浅深也，四时各有所取，四时之有浅深也，故曰：四时之气，各有所在，灸刺之道，得气穴为定。）帝曰：夏取盛经分腠何也？岐伯曰：夏者火始治，心气始长，脉瘦气弱，阳气留溢，热熏分腠，内至于经，故取盛经分腠，绝肤而病去者，邪居浅也。所谓盛经者，阳脉也。（南方生热，热生火，火生心，而心主血脉，心气始长，故脉气尚瘦弱也。其阳盛之气，留溢于外，而外之暑热，熏蒸于分腠，内至于经脉，故当取之盛经分腠。绝肤者，谓绝其肤腠之邪，不使内入于经脉，盖邪居肤腠之浅也。阳脉谓浮见于皮肤之脉，阳盛于外，故曰盛经。按此二节，论取气而不论脉。）帝曰：秋取经俞何也？岐伯曰：秋者金始治，肺将收杀，金将胜火，阳气在合，阴气初胜，湿气及体，阴气未盛，未能深入，故取俞以泻阴邪，取合以虚阳邪，阳气始衰，故取于合。（夫秋，刑官也，于时为金，其令收降。故肺气将收，而万物当杀，清肃之气，将胜炎热，阳气始降，而在所合之腑，其脏阴之气，始升而初胜也。夫立秋处暑，乃太阴湿土主气，故湿气及体，其阴气未盛，故未能深入而取之，当刺俞上，以泻太阴之湿，取合穴以虚阳腑之邪，以阳气始衰，故取之于合，盖秋时阳气下降，始归于腑，而后归于阴也。）帝曰：冬取井荥何也？岐伯曰：冬者水始治，肾方闭，阳气衰少，阴气坚盛，巨阳伏沉，阳脉乃去，故取井以下阴逆，取荥以实阳气，故曰冬取井荥，春不鼽衄，此之谓也。（肾为水脏，冬令闭藏，阳气已衰，而阴寒之气，坚盛于外，太阳之气伏沉，其阳脉亦乃去阳而归伏于内矣，故当取井，以下阴逆之气，取荥以实沉伏之阳，顺时令也。夫井，木也，木生于水，故取井木以下阴气，勿使其发生而上逆也。荥，火也，故取荥穴以实阳气，乃助其伏藏也，盖冬令闭藏，以奉春生之气，故冬取井荥，助藏太阳少阴之气，至春时阳气外出，卫固于表，不使风邪有伤肤腠络脉，故春不鼽衄，此之谓也。以上论刺风水，所取五十七俞，而又有四时之分别也。）帝曰：夫子言治热病五十九俞，余论其意，未能领别其处，愿闻其处，因闻其意。（《气穴论》中，言热俞有五十九穴，故帝曰夫子言治热病五十九穴，余论其意，但未能别其处，因闻其意者，因其处而知其泻热之意也。）岐伯曰：头上五行，行五者，以越诸阳之热逆也。（头上五行，每行有五穴，俱在头之巅顶，诸阳之气上升于头，故取刺以越诸阳之热逆。中行属督脉之上星，囟会、前顶、百会、后顶五穴，旁两行系足太阳经之五处、承光、通天、络却、玉枕十穴，又旁两行，系足少阳经之临泣、目窗、正营、承灵、脑空十穴。）大杼、膺俞、缺盆、背俞，此八者，以泻胸中之热也。（大杼穴在项大椎两旁，属足太阳膀胱经。膺俞一名中府，在胸中行两旁，各开六寸，属手太阴肺经。缺盆穴在肩上横骨陷者中，属足阳明胃经。背俞即风门穴，在大椎下第二椎两旁，各开一寸五分，属足太阳膀胱经。此八者，在胸中前后之上，以泻胸中之热。）气街、三里、巨虚、上下廉，此八者，以泻胃中之热也。（气街在少腹下横骨两端，动脉应手。三里在膝下三寸，胻骨外大肉分间。巨虚上廉，在三里下三寸。巨虚下廉，在上廉下三寸，并足阳明胃经，刺之以泻胃中之热。）云门、髃骨、委中、髓空，此八者以泻四肢之热也。（云门在巨骨下，胸中行两旁，相去各六寸，属手太阴肺经。髃骨在肩端两骨间，属手阳明大肠经。委中在足膝后屈处，腘中央约纹中，动脉应手，属足太阳膀胱经。髓空即横骨穴，所谓股际骨空，在阴上曲骨旁，属足少阴肾经。盖手太阴与阳明为表里，足少阴与太阳为表里，手之太阴，从腹走手，手之阳明，从手走头，足之少阴，从足走腹，足之太阳，从头走足，并主血气，故此八者，以泻手足之热也。按：王氏辈以督脉之腰俞为髓空，是止七穴而非八矣。）五脏俞旁五，此十者，以泻五脏之热也。凡此五十九穴者，皆热之左右也。（五脏俞，各开中行一寸五分。肺俞在三椎间。心俞在五椎间。肝俞在九椎间。脾俞在十一椎间。肾俞在十四椎间。左右各五，并属足太阳膀胱经，以泻五脏之热，凡此五十九穴，皆热之左右而泻之也。）帝曰：人伤于寒，而传为热何也？岐伯曰：夫寒甚则为热也。（夫在地为水，在天为寒，寒极生热，是热生于寒，而寒生于水也，故曰“水热穴论”。）

调经论篇第六十二

黄帝问曰：余闻刺法言，有余泻之，不足补之，何谓有余？何谓不足？岐伯对曰：有余有五，不足亦有五，帝欲何问？帝曰：愿尽闻之。岐伯曰：神有余有不足，气有余有不足，血有余有不足，形有余有不足，志有余有不足，凡此十者，其气不等也。（其气，谓五者之气，皆有虚实之不等。此篇论五脏所生之气血神志，而归重于血气，故篇名调经论。）帝曰：人有精气，津液，四肢，九窍，五脏，十六部，三百六十五节，乃生百病，百病之生，皆有虚实。今夫子乃言有余有五，不足亦有五，何以生之乎？（《灵枢经》云：两神相搏，合而成形，常先身生，是谓精；上焦开发，宣五谷味，充肤熏身泽毛，若雾露之溉，是谓气；腠理开发，汗出溱溱，是谓津；谷入气满，淖泽注于骨，骨肉屈伸，泄泽补益脑髓，皮肤润泽，是谓液；中焦受气取汁，变化而赤，是谓血；壅遏营气，令无所避，是谓脉；四肢为诸阳之本，九窍为水注之气，五脏者，所以藏精神血气魂魄者也。十六部者，十六部之经脉也。手足经脉十二，跷脉二，督脉一，任脉一，共十六部，脉亦计十六丈二尺，而一周于身，节之交，三百六十五会，神气之所游行出入，乃百病之所从而生，皆有虚有实。）岐伯曰：皆生于五脏也，夫心藏神，肺藏气，肝藏血，脾藏肉，肾藏志，而此成形。（此言五者之气，皆生于五脏，而五脏所藏之血气神志，以成此形。）志意通，内连骨髓而成身形五脏。（志意者，所以御精神，收魂魄，适寒温，和喜怒者也。志意通，内连骨髓而成身形五脏。上节言有形之五脏，以生无形之五志，此言无形之五志，以成有形之身形。五志者，心藏神，肝藏魂，肺藏魄，脾藏意，肾藏志也。张兆璜曰：阴阳者，血气之男女也；神志者，水火之精也，人秉阴阳水火而成此形。）五脏之道，皆出于经隧，以行血气，血气不和，百病乃变化而生，是故守经隧焉。（此言五脏之道，又皆归于经隧。经隧者，五脏之大络，以行血气者也。血气不和，百病乃变化而生，是故调治之道，亦守其经隧焉。）帝曰：神有余不足何如？岐伯曰：神有余则笑不休，神不足则悲。（神者心之所藏也，心藏脉，脉舍神，心在志为喜，在声为笑，故有余则笑不休，不足则金气反胜而为悲。《阴阳应象论》曰：悲胜怒。《宣明五气篇》曰：并于肺则悲。是悲属肺志。）血气未并，五脏安定，邪客于形，洒淅起于毫毛，未入于经络也，故命曰神之微。（血气未并，则阴阳匀平，五脏之道，皆入于经隧以行血气，故血气和，则五脏安定矣。邪客于形，尚在于皮肤之间，洒淅动形，而未入于经络，此神气为病之微者也。张兆璜曰：血气相并，则有虚有实，邪入深而客于肌肉经脉，亦有虚有实，此血气平而邪客之浅者也。）帝曰：补泻奈何？岐伯曰：神有余，则泻其小络之血出血，勿之深斥，无中其大经，神气乃平。（血者，神气也。泻其小络之血出其血，则有余之神气自平。斥，推也。若深推而中其大经，则反伤其血气矣。）神不足者，视其虚络，按而致之，刺而利之，无出其血，无泄其气；以通其经，神气乃平。（心主血脉，视其心之皮部有虚络者，按其穴而致其气，刺其络而利其血，无泄其血气，以通其经脉，而神气乃平矣。愚按针刺之道，通利经脉，无泄其气血，即所以补虚也。盖血气流通，而形神自生矣，人之为病，因郁滞而成虚者，十居其半医者但知补虚，不知通利之中，更有补虚之妙用。）帝曰：刺微奈何？岐伯曰：按摩勿释，着针勿斥，移气于不足，神气乃得复。（言刺神之微者，当按摩其处，勿令释手。着针者，如以布憿着之乃从单布上刺，谓当刺之极浅，而勿推内其针，移其邪气于不足，而神气乃自复矣。）帝曰：善。气有余不足奈何？岐伯曰：气有余，则喘咳上气，不足则息利少气。（肺主气而司呼吸，故有余则喘咳上逆，不足则呼吸不利而少气也。）血气未并，五脏安定，皮肤微病，命曰白气微泄。（肺合皮，其色白，微邪客于皮肤，命曰白气微泄，谓微伤其肺气也。）帝曰：补泻奈何？岐伯曰：气有余则泻其经隧，无伤其经，无出其血，无泄其气，不足则补其经隧，无出其气。（经隧，大络也。五脏之所以出血气者也，故有余则泻其经隧之血气，而勿再伤其经脉之血气也，不足则补其经隧之血气，而无泄其经隧之气焉。）帝曰：刺微奈何？岐伯曰：按摩勿释，出针视之，曰我将深之，适人必革，精气自伏，邪气散乱，无所休息，气泄腠理，真气乃相得。（出针，出而浅之也。视之，视其浅深之义也。曰我将深之，适人之邪，浅客于皮，必与正气相格，庶邪散而正气不泄，故曰我将深之，谓将持内之，而使精气自伏，复放而出之，令邪无散乱，迎之随之，以意和之，无所休息，使邪气泄于皮毛腠理，而真气乃相得复于肌表，此用针浅深之妙法也。）帝曰：善。血有余不足奈何？岐伯曰：血有余则怒，不足则恐。（肝志怒，肾志恐，故血有余，则肝气盛而主怒；不足，则母气衰而并于脾，故恐。莫仲超曰：木气不足则土气盛，土气盛，则并于所不胜之肾脏而为恐。）血气未并，五脏安定，孙络水溢，则经有留血。（下文之所谓病在脉，调之血者，心包络所主之血也。此所谓血者，肝脏之所主也。肝藏之血，本于冲脉，冲脉起于胞中，其浮而外者，循腹上行，散于皮肤肌肉之间，充肤热肉生毫毛，卧则归于肝脏，寤则随卫气而行于脉外，孙络水溢者，胞中之津水也，水谷之津，流溢于中，奉心神化赤而为血，故曰：水入于经，而血乃成。夫经脉之血，从经而脉，脉而络，络而孙，脉外之血，从皮肤而转注于孙脉，从孙络而入于经俞，此脉内脉外之血气，互相交通者也，故曰：孙络水溢，则经有留血。此肝有微病，致经水之溢于经也。）帝曰：补泻奈何？岐伯曰：血有余，则泻其盛经出其血；不足，则视其虚经，内针其脉中，久留而视，脉大，疾出其针，无令血泄。（盛经，冲脉也。冲脉为经络之海，故曰盛经。虚经，虚而不盛也。久留，候气至也。脉大，气至而血复也。张兆璜曰：凡病虚中有实，实中有虚，出针视之，曰我将深之，适人必革，此泻邪而兼补其正气也。久留而视，脉大，疾出其针，此补虚而兼出其微邪也。迎之随之，浅深在意，斯尽调经之妙用，二视字宜玩。）帝曰：刺留血奈何？岐伯曰：视其血络，刺出其血，无令恶血得入于经，以成其疾。（经云：经脉为里，支而横者为络，络之别者为孙。盛而血者疾诛之，盛者泻之，盖血在于络，是孙络之水溢，留于络中而成败恶之血矣，此将入于经，故当疾刺以泻出之。）帝曰：善。形有余不足奈何？岐伯曰：形有余则腹胀，泾溲不利，不足则四肢不用。（腹乃脾土之郛郭，故有余则胀。《灵枢经》云：脾气实则经溲不利，盖土气盛实，则克制其水而不流，脾主四肢，故虚则不用。）血气未并，五脏安定，肌肉蠕动，命曰微风。（蠕，叶软，虫行动貌。盖风伤卫，卫气行于肌肉之间，故蠕动也。）帝曰：补泻奈何？岐伯曰：形有余则泻其阳经，不足则补其阳络。（阳，谓阳明也。阳明与太阴为表里，盖皮肤气分为阳，脾所主在肌肉，故当从阳以补泻，泻刺其经者，从内而出于外也，补刺其络者，从外而内于内也。）帝曰：刺微奈何？岐伯曰：取分肉间，无中其经，无伤其络，卫气得复，邪气乃索。（微风伤卫，卫气行于脉外，故当取之分肉，而无伤其经络，所谓病在肉，调之分肉也。索，散也，尽也。）帝曰：善。志有余不足奈何？岐伯曰：志有余则腹胀飧泄，不足则厥。（肾者，胃之关也，关门不利，则聚水而为腹胀飧泄矣。肾为生气之原，故不足则厥逆而冷。）血气未并，五脏安定，骨节有动。（骨节有动者，亦为微风所伤也。故下文曰：邪所以能立虚。）帝曰：补泻奈何？岐伯曰：志有余则泻然筋血者，不足则补其血溜。（然。谓然谷穴，在足踝下之两经间，故曰然筋，足少阴之荥穴也。荥为火，故有余则当泻其坎中之满，复溜足少阴之经穴也，经属金，虚则补其母也。）帝曰：刺未并奈何？岐伯曰：即取之，无中其经，邪所乃能立虚。（即取之者，即于骨节有动之处而取之也。邪所，谓邪客而有动之所也。此病在骨者调之骨，故无中其经。）帝曰：善。余已闻虚实之形，不知其何以生。岐伯曰：气血以并，阴阳相倾，气乱于卫，血逆于经，血气离居，一实一虚。（此言五者之有余不足，生于血气之相并也。血气者，阴阳也，阴阳者，皮肤气分为阳，经脉血分为阴，表为阳，里为阴，身半以上为阳，身半以下为阴，气乱于卫者，血并于气也，血逆于经者，气并于血也，血并于气，则血离其居，气并于血，则气离其居矣，血离其居，则血虚而气实，气离其居，则气虚而血实，故曰一实一虚，盖有者为实，无者为虚也。此节论血气相并之总纲。再按：卫者，水谷之悍气也，肺主之气，乃三阳之表气，肌腠之元真，故曰气乱于卫，谓乱于卫之部署也。下文曰：取气于卫，病在气，调之卫。皆属此意，盖皮肤肌肉之腠理处，皆卫气游行出入之所，谓当取之于皮肤肌腠，而无动其经脉也。当知卫气出于阳明，日行于阳，夜行于阴，大会于风府，游行于外内者也。太阳三焦之气，生于下焦水中，从下而上，自内而外，主司于肤表，通会于肌腠，故曰：三焦膀胱者，腠理毫毛其应。分别血气生始出入之原，乃上乘之学问，学者当于《针经》，乃《本经》针刺诸篇，用心参究。）血并于阴，气并于阳，故为惊狂。（此言血分气分之为阴阳也。脉外气分为阳，脉内血分为阴，阴血满之于外，阳气注于脉中，是为阴阳匀平，如血并居于阴，则阴盛而血实，心主血脉，故阴盛则惊，气并于阳，则阳盛而气实，阳盛则发狂也。）血并于阳，气并于阴，乃为炅中。（此言外内之为阴阳也。炅，热也。血并于阳，则阴虚而生内热矣。气并于阴，则阳气内盛而为热中矣。故阴阳外内相并，而总属炅中。）血并于上，气并于下，心烦惋善怒；血并于下，气并于上，乱而喜忘。（此分上下之为阴阳也。血并上，则脉气实而心烦惋。气并于下，则气不舒而多怒也。血并于下，则血蓄于下而喜忘。气并于上，则气逆于上而为悗乱。《灵枢经》曰：清浊之气相干，乱于胸中，是为大悗。《伤寒论》曰：其人喜忘者，必有蓄血，宜抵当汤下之。按：抵当汤证，乃血蓄于气分，当知气并于上，非则并于脉外，而兼并于脉中，故曰清浊之气相干，血并于下，非则并于脉中，而兼并于脉外，故其人喜忘。经云：上气不足，下气有余，肠胃实而心气虚，虚则营卫留之于下，久之不以时上，故喜忘也。）帝曰：血并于阴，气并于阳，如是血气离居，何者为实？何者为虚？岐伯曰：血气者，喜温而恶寒，寒则泣不能留，温则消而去之，是故气之所并为血虚，血之所并为气虚。（此复申明血气，各自并居而成虚也。离，分也。泣，涩也。夫血满于外，气注于阴，是阴阳相合而为和平，如血并于阴，气并于阳，是血气各自分其居矣，故血气喜其温和相合，而恶其寒涩独居。如血并于阴，则寒泣而不能流行，血不流行，则气不得以和之矣。气并于阳，则气温而血消去，气热消铄，则血不得以和之矣。是故气之所并为血虚，血之所并为气虚也。张兆璜问曰：血并于阴，则气亦并于阳矣，故谓血气离居，似血气皆当为实，而以血并为气虚，气并为血虚，两者皆虚，何也？曰：血并于阴者，血并而气不并也，血并于阴，则阴盛而寒，寒则血中之气，亦涩而不能流行矣，气并于阳者，气并而血不并也，气并于阳则阳盛而热，热则气分之血，亦消烁而去矣，故曰：气并则无血，血并则无气。）帝曰：人之所有者，血与气耳。今夫子乃言血并为虚，气并为虚，是无实乎？岐伯曰：有者为实，无者为虚，故气并则无血，血并则无气，今血与气相失，故为虚焉。（此再申明血气并而成虚者，因无而为虚也。如血并于阴，则阴寒盛而血中之气亦无矣。如气并于阳，则阳热盛而气分之血亦消去矣。故气并则无血，血并则无气，今血与气相失，而不能相和，故皆为虚焉。）络之与孙脉，俱输于经，血与气并，则为实焉。血之与气，并走于上，则为大厥，厥则暴死，气复反则生，不反则死。（此申明血气共并之为实也。络者，经脉之支别也。孙脉者，乃孙络之脉别经者。亦三百六十五脉，内通于十二大络，外通于肤腠皮毛，五脏之血气，从大络而出于孙脉，从孙脉而出于肤表，表阳之气，从孙络而入于大络，从大络而注于经俞，此外内交通血气之径路也，是络脉之血气，孙络之气血，俱输于经，是血与气，共并于血分，则为实也，血之与气，并走于上，则为大逆，逆则暴死，气复反则生，不反则死，此血与气共并于上，则为实也。王芳侯曰：气复反则生，谓复归于下也，盖阳气生于下而升于上，血气并逆，则气机不转而暴死，反则旋转而复生。）**帝曰：实者何道从来，虚者何道从去，虚实之要，愿闻其故？**（道，谓血气出入之道路。来则为实，去则为虚，有来有往，则和平矣。）**岐伯曰：夫阴与阳，皆有俞会，阳注于阴，阴满之外，阴阳匀平，以充其形，九候若一，命曰平人。**（此言血气相通，阴阳交互之为和平也。俞者，谓三百六十五俞穴，乃血脉之所流注。会者，谓三百六十五会，乃神气之所游行，皆阴阳血气之所输会者也。脉外之阳气，从孙脉而注于阴中，在内之阴血，从经俞而满之脉外，此阴阳相和，是为匀平，血气相通，以充其形，则三部九候之脉，上下若一，是为平人矣。）**夫邪之生也，或生于阴，或生于阳。其生于阳者，得之风雨寒暑；其生于阴者，得之饮食居处，阴阳喜怒。**（上节论阴阳不和，血气相并，而有虚实之分，此复论外因于风雨寒暑，内因于饮食七情，而亦有阴阳虚实之分焉。外为阳，内为阴，故生于阳者，得之风雨寒暑，其生于阴者，得之饮食居处，阴阳喜怒。朱永年曰：风暑、天之阳邪，寒湿、天之阴邪，多阳者多喜，多阴者多怒。）**帝曰：风雨之伤人奈何？岐伯曰：风雨之伤人也，先客于皮肤，传入于孙脉；孙脉满，则传入于络脉；络脉满，则输于大经脉。血气与邪，并客于分腠之间，其脉坚大，故曰实。实者外坚充满，不可按之，按之则痛。**（此论外因之风雨寒暑而有虚有实也。夫经脉为里，支而横者为络，络之别者为孙，风雨之伤人也，先客于皮肤，而次入于里，血气与邪，并客分腠之间，其脉坚大，故曰实。此邪在于分腠之阳，迫及于脉而为坚大，未入于里，故按之则痛。）**帝曰：寒湿之伤人奈何？岐伯曰：寒湿之中人也，皮肤不收，肌肉坚紧，荣血泣，卫气去，故曰虚。虚者聂辟，气不足，按之则气足以温之，故快然而不痛。**（此言寒湿之伤人肌肉也。夫表阳之气，主于皮肤，寒湿之阴邪，伤人阳气，是以皮肤不收，阳气不能外御，致邪入于肌肉，而肌肉坚紧也。荣血泣而不行，卫气去于肤表，故为虚也，聂慑同。辟，积也。《灵枢经》曰：血气竭枯，肠胃慑辟。盖言此虚者，虚于外而辟积于内也。此表气不足，故按摩之则里气出以温之，故快然而不痛。此二节论阳受之风雨寒湿，阳气主于肤表，盖以阳气实者为实，而阳气虚者为虚也。）**帝曰：善。阴之生实奈何？岐伯曰：喜怒不节，则阴气上逆，上逆则下虚，下虚则阳气走之，故曰实矣。**（此论内因之虚实也。夫内为阴，外为阳，身半以下为阴，身半以上为阳，喜怒之气，由衷而发，故不节，则阴气上逆，逆则下虚，虚则阳气相乘，而下走之，故为实矣。）**帝曰：阴之生虚奈何？岐伯曰：喜则气下，悲则气消，消则脉虚空，因寒饮食，寒气熏满，则血泣气去，故曰虚矣。**（心藏神，喜则神气散而下，肺藏气，悲则伤肺而气消，神气消而脉空虚者，脉随气而消长也。饮食于胃，喜温而恶寒，兼之寒饮，致寒气熏满于胸中，则血泣而气去，盖荣卫血气，皆阳明之所生也。此二节论饮食居处，阴阳喜怒，皆生于阴，故论在内之气，及经脉之为虚为实也。）**帝曰：经言阳虚则外寒，阴虚则内热，阳盛则外热，阴盛则内寒，余已闻之矣，不知其所由然也。**（此承上文而复论表里阴阳，有寒热虚实之别，上节论阳在外而阴在内，然表阳之气，有虚之寒，里阴之气，有虚之热，故帝引经而复问焉。）岐伯曰：阳受气于上焦，以温皮肤分肉之间，令寒气在外，则上焦不通，上焦不通，则寒气独留于外，故寒栗。（阳，谓诸阳之气。经云：上焦开发，宣五谷味，熏肤充身泽毛，是谓气。是阳受气于上焦，以温皮肤分肉，假令寒气客于外，则上焦之气不通，而寒气独留，故寒栗也。朱永年曰：凡伤于寒，则为病热，得阳气以化热也，寒栗而不能为热者，上焦之气不通也。）帝曰：阴虚生内热奈何？岐伯曰：有所劳倦，形气衰少，谷气不盛，上焦不行，下脘不通，胃气热，热气熏胸中，故内热。（此言阴虚生内热者，因中土之受伤也。夫饮食劳倦则伤脾，脾主肌肉，故形气衰少也，水谷入胃，由脾气之转输，脾不运行，则谷气不盛矣，上焦不能宣五谷之味，下焦不能受水谷之津，胃为阳热之府，气留而不行，则热气熏于胸中，而为内热矣。金西铭曰：上即风雨寒湿，此即饮食居处。）帝曰：阳盛生外热奈何？岐伯曰：上焦不通利，则皮肤致密，腠理闭塞，玄府不通，卫气不得泄越，故外热。（上焦为宗气之海，宗气积于胸中，上出于肺以司呼吸，肺主气而上合于皮毛，是以上焦通利，则充肤泽毛，有若雾露之溉，上焦不通，则皮肤致密，腠理闭塞，而玄府不通矣。玄府，毛窍之汗空也。毫毛之腠理闭塞，则卫气不得泄越而为热矣。）帝曰：阴盛生内寒奈何？岐伯曰：厥气上逆，寒气积于胸中而不泻，不泻则温气去，寒独留，则血凝泣，凝则脉不通，其脉盛大以涩，故中寒。（厥气上逆，下焦之阴气，厥逆于上也。阴寒之气，积于胸中而不泻，则中上二焦之阳气消，而寒气独留于上，寒则血凝泣而脉不通矣，阴盛则脉大，血凝泣，故脉涩也，阳热去而寒独留，故中寒也。王芳侯曰：阴之生虚曰脉空虚，阴盛生寒曰血脉凝泣，盖里为阴而血脉为阴也。）帝曰：阴与阳并，血气以并，病形以成，刺之奈何？岐伯曰：刺此者取之经隧，取血于荣，取气于卫，用形哉，因四时多少高下。（阴与阳并者，谓表里上下阴阳相并也。血气以并者，血并于气，气并于血也。经隧，大络也。盖五脏之神志血气，生于胃腑水谷之精，胃之所出气血者，经隧也，经隧者，五脏六腑之大络也，故当取之经隧，以调其五脏焉。夫取之经隧，调其神也，取之荣卫，调其气也。用，以也，言又当以调其形。形者，皮肤肌肉。哉者，未尽之辞。盖言上守神，粗守形，神气固当调，而形之不可不用也，因时气之升降浮沉，而用之以多少高下，如曰以月生死为痏数，此多少之谓也，如春时俞在颈项，夏时在胸胁，秋时在肩背，冬时在腰股，高下之谓也。张兆璜曰：用，取也。形，肉也。心藏神，肺藏气，肝藏血，脾藏肉，肾藏志，而成此形，既已调之，神志气血，可不取之形哉，多少高下，皆取之于形。故曰：用形哉，因四时多少高下。）帝曰：血气以并，病形以成，阴阳相倾，补泻奈何？岐伯曰：泻实者，气盛乃内针，针与气俱内，以开其门，如利其户；针与气俱出，精气不伤，邪气乃下；外门不闭，以出其疾；摇大其道，如利其路。是谓大泻，必切而出，大气乃出。（内，叶讷。上节论先调其五脏之形神气血，此复论补泻其虚实焉。虚实者，谓并者为实，无者为虚，邪气盛则实，精气夺则虚，气盛者，谓所并之气，所受之邪盛也。盖候病气至而内针也，针与气俱内者，随正气而深之也，以开其门，利其户者，开其门而伏其精气于内也，针与气俱出者，同病气俱出也。《针经》云：客者，邪气也。在门者，邪循正气之所出入也，是以泻邪当先归伏其正气，而后引邪以出其门，则精气不伤而邪气乃下，故外门勿闭以出其邪，摇大其针孔，如利其所出之道路，是谓大泻。切，急也。屈，降也。大气，大邪之气也。此论泻邪之中，而兼用内正之法。）帝曰：补虚奈何？岐伯曰：持针勿置，以定其意，候呼内针，气入针出，针空四塞，精无从去，方实而疾出针，气入针出，热不得还，闭塞其门，邪气布散，精气乃得存，动气候时，近气不失，远气乃来，是谓追之。（空，叶孔。持针在手，勿置之意外，以定其迎随之意，候其呼出而内针，气出而针入，针空勿摇，使精气无从而去，候正气方实而疾出其针，使正气内入，而针即外出，则热邪不得还入于内，内之气门已闭，则邪气布散于外，而精气乃得存矣，针下动气，候时而至，使浅近之气，不散失于外，深远之气，来复于其间，是谓追而济之之法也。此补正之中，兼泻散其邪，盖邪之所腠，其正乃虚也。张兆璜曰：此先追实其正气，次散其邪，再候其时而使精气来复，迎之随之，得出入补泻之妙，而后能调其经焉。）帝曰：夫子言虚实者有十，生于五脏，五脏五脉耳，夫十二经脉，皆生其病，今夫子独言五脏，夫十二经脉者，皆络三百六十五节，节有病，必被经脉，经脉之病，皆有虚实，何以合之？（神志血气肉，五者各有虚实，故虚实有十，而皆生于五脏，三百六十五节，乃筋骨之会，十二经脉，支分三百六十五络，而皆络于节，节有病，必被及于经脉，盖言筋骨血脉，外内之相通耳。）岐伯曰：五脏者，故得六腑与为表里，经脉支节，各生虚实，其病所居，随而调之。（五脏者，内合五行，外合脉肉筋骨，故得六腑与为表里，以应十二经脉，故五者之虚实，止归于五脏，若经络支节，各生其虚实，则随其病处而调之。张兆璜曰：以五脏合六腑，以配十二经脉，支分三百六十五络，与皮肉筋骨，被及相连，今各随其病之所居而调之，血气脉肉筋骨，是仍归于五脏矣。）病在脉，调之血；病在血，调之络；病在气，调之卫；病在肉，调之分肉；病在筋，调之筋；病在骨，调之骨。（此言六脏所主之气血筋骨脉肉为病，各随其所在而调之。病在心包络所主之脉，即调之脉，在心脏所主之血，即调之络，在肺脏所主之气，即调之于卫，在脾脏所主之肉，即调之分肉，在肝脏所主之筋，即调之筋，在肾脏所主之骨，即调之骨。盖五脏者，五行之所生也，故先言其五脏，地之五行，化生六气，六气之中有二火，一合心脏之阳火，一合包络之阴火，共为六脏，得六腑与为表里，以应十二筋脉，以合血气脉肉筋骨。）燔针劫刺其下，及与急者，病在骨，焠针药熨。（燔，音烦。焠，叶翠，入声。上章论五脏之气不和，以致外合之血气筋骨为病，各随其处而调之，今复论风雨寒湿为病于脉肉筋骨之间，而各有取刺之法也。按：《灵枢·官针》曰：九曰焠刺。焠刺者，刺燔针则取痹也。又曰：刺寒痹之法，刺布衣者，以火焠之，刺大人者，以药熨之。盖阳受之风雨寒湿，客于脉肉筋骨之间，皆能为痹，故当以燔针劫刺其所病之下，而及与筋痹之急者，若病在骨，又当用焠针及药熨之。按：足太阳之筋病则项筋急，名曰仲春痹。足少阳之筋病，则腘筋急，名曰孟春痹。足阳明之筋病，则腹筋急，名曰季春痹。病手太阳则颈筋急，病手少阴则反折筋急，病手太阴则胁急，或为转筋，或为反折，或为瘈痓，或为卵缩，皆用燔针劫劫刺。再按：《针经》云：内有阴阳，外有阴阳。在外者皮肤为阳，筋骨为阴，病在阳者名曰风，病在阴者名曰痹，然皮肉筋骨，皆能为痹，故曰：燔针劫刺其下。而复提出其筋与骨焉。）病不知所痛，两跷为上。（痛而不知其所者，当取之跷脉也，按两跷脉，起于足踝上，入阴，上循胸里，故痛在跷脉之上者，不知痛处也。）身形有痛，九候莫病，则缪刺之。（此痹在于肌肉而不及于经脉者，当缪刺之。按：

《缪刺篇》曰：凡痹往来，行无常者。在分肉间，痛而刺之，左刺右，右刺左，病已止，不已复刺之如法。）痛在于左而右脉病者，巨刺之。（此言病在于经别者，当巨刺也。《缪刺篇》曰：邪客于经，左盛则右病，右盛则左病。亦有移易者，左痛未已，而右脉先痛，如此者，必巨刺之，巨，大也，《九针论》曰：八曰长针，取法于綦针，长七寸，主取深邪远痹者也，盖经脉在里而入深，故当用长大之针以取之。）必谨察其九候，针道备矣。（九候，三部九候也。九候外合九窍、内合九脏，循行于上中下之三部，皆五脏所生之血气也。此篇首论五脏所藏之神志血气，有虚有实，复总归于血气阴阳，复调之于皮肉筋骨，并取邪痹于身形跷脉之间，然必察其九候之脉，而知病之所正，调经之道，于斯为备矣。）

缪刺论篇第六十三

黄帝问曰：余闻缪刺，未得其意，何谓缪刺？（缪刺者，谓病在左而取之右，病在右而取之左，如纰缪也。）岐伯对曰：夫邪之客于形也，必先舍于皮毛，留而不去，入舍于孙脉，留而不去，入舍于络脉，留而不去，入舍于经脉，内连五脏，散于肠胃，阴阳俱感，五脏乃伤，此邪之从皮毛而入，极于五脏之次也，如此则治其经焉。（此先言邪气循序而入于经者，则当治其经也。夫经脉为里，支而横者为络，络之别者为孙，络脉外见于皮部，经脉内连于脏腑，邪之始客于形也，必先舍于皮毛，留而不去，则传入于孙络，盖从孙而络，络而经也。阴阳俱感者，谓皮毛气分为阳，经络血分为阴，言五脏之血气，外充于形身，有阴而有阳也。夫十二经脉，三阴者属脏络腑，三阳者属腑络脏，而云内连五脏，散于肠胃者，谓地之五行，以生人之五脏，三阴三阳之六气，亦由五行之所生，故凡论经脉，以五脏五行之气为主，而六腑为其合也。极，至也。次，处也。此言邪入于经，而至于五脏之次者，不缪刺也。）今邪客于皮毛，入舍于孙络，留而不去，闭塞不通，不得入于经，流溢于大络，而生奇病也。（此言邪入于大络者，当缪刺也。孙络者，孙脉也。孙络之脉别经者，亦三百六十五脉，并注于大络。大络者，脏腑之经隧也。《灵枢经》曰：胃之所出血气者，经隧也。经隧者，五脏六腑之大络也。闭塞不通者，络脉不通也。络脉闭塞，则皮肤孙络之邪，不得入于经而流溢于大络矣。奇病者，谓病气在左而证见于右，病气在右而证见于左，盖大络乃经脉之别，阳走阴而阴走阳者也。按：此论乃大络与皮肤孙络相通，胃腑所出之气血，从胃络而注于脏腑之大络，从大络而先行皮肤，先充络脉，从络脉而复入于经，以养五脏气，此胃气之所由出也，至于水谷所生之津液，以资养五脏之精者，由脾脏之转输也，是津液气血，皆由水谷之所生，胃腑之所出，而各有其道，故曰孙络三百六十五穴会，以溢奇邪，以通荣卫。又曰：肉分之间，溪谷之会，以行荣卫，以会大气。大气者，宗气也。是胃腑之宗气血气，有由经隧而先行于皮肤孙络之间，与荣卫交会者也。）夫邪客大络者，左注右，右注左，上下左右，与经相干，而布于四末，其气无常处，不入于经俞，命曰缪刺。（左注右而右注左者，因大络之左右互交，邪随络气而流注也。经，经隧也。言脏腑之大络，与胃之经隧相通，而布于四末，盖四肢乃为诸阳之本，阳明胃气之所生也，其气无常处者，布于四末，而散于脉外，不入于经俞，故命曰“缪刺”。《经脉篇》曰：手太阴之别，并太阴之经直入掌中，手少阴之别，循经入于心中。盖大络俱并经而行，故曰“与经相干”。）帝曰：愿闻缪刺，以左取右，以右取左，奈何，其与巨刺，何以别之？

（缪刺巨刺之病，皆左右相注，故问何以别之。）岐伯曰：邪客于经，左盛则右病，右盛则左病，亦有移易者，左痛未已，而右脉先病，如此者，必巨刺之，必中其经，非络脉也。故络病者，其痛与经脉缪处，故命曰缪刺。（此言邪客于经者，当巨刺也。巨，大也。谓当以长针取之，亦左取右而右取左也。夫大络之邪，由孙络之流注，故可浅刺络脉，以取大络之气。如邪在经者，当巨刺以取之，必中其经，非络脉之比也。经谓十二经之别，即《灵枢经》别篇之所谓足太阳之正，与足少阴之正为一合；足少阳之正，与足厥阴之正为二合；足阳明之正，与足太阴之正为三合；手太阳之正，与手少阴之正为四合；手少阳之正，与手厥阴之正为五合；手阳明之正，与手太阴之正为六合是也。此亦阴阳相贯，左右相交，是以左病则右盛，右病则左盛。亦有移易者，谓有病在阳经，而移入于阴经者，有病在阴经，而移入于阳经者，故左病未已，而右脉先病，如此者，必巨刺之，必中其经，非络脉也。络脉者，大络也。故络病者，其痛与经脉缪处，故命曰缪刺。按此节分别大络与经脉，各走其道，不相交通，然为病皆左注右而右注左，俱宜缪刺者也。故以巨刺之法，少分别之，故曰络病者，其痛与经脉缪处，故命曰缪刺。再按：《灵枢经》有《经脉》，论脏腑之十二经脉者也，有《经别篇》，即巨刺之经也，有十五大络，即缪刺之络也。在十二经脉，则曰盛则泻之，虚则补之，热则疾之，寒则留之，陷下则灸之，不盛不虚，以经取之，在十五大络，十二经别，未论其缪刺巨刺之法，故补论于诸刺篇之后，名曰《缪刺论》。当知《灵》、《素》二经，皆黄帝之典坟，而《素问》多有补《灵枢》之未尽者，圣人救世之婆心也。愚谓血气之生始，经脉之贯通，乃医学之根本，学者当合参《灵枢》，细心体会，不可以其刺而忽之。张兆璜曰：上古之法，首重针砭，次齐药食，故有讥丹溪为一代名流，不按针刺，针刺之道，医者不可不知。）帝曰：愿闻缪刺奈何？取之何如？岐伯曰：邪客于足少阴之络，令人卒心痛，暴胀胸胁支满，无积者，刺然骨之前出血，如食顷而已，不已左取右，右取左，病新发者，取五日已。（足少阴之络，名曰大钟，当踝后绕跟，别走太阳，其别者，并经上走于心包下，外贯腰脊，故邪客之，令人卒心痛，暴胀，胸胁支满。无积者，无盛血之结也。当刺然骨之前出血，如食顷而已，不已当缪取之，新病者，刺五日病已。）邪客于手少阳之络，令人喉痹，舌卷口干，心烦，臂外廉痛，手不及头，刺手中指次指爪甲上，去端如韭叶，各一痏，壮者立已，老者有顷已，左取右，右取左，此新病，数日已。（手少阳之别，名曰外关，去腕二寸，外绕臂，注胸中，合心主，夫手少阳乃三焦相火主气，注胸中而合，于心主包络，故邪客之，令人喉痹舌卷，口干心烦，脉循臂，故痛不能举也。当刺中指心包络之中冲，次指手少阳之关冲，去爪甲如韭叶许，各一痏。壮者之气盛，故立已，老者之气衰，故有顷。此言手少阳三焦之主气也，如不已者，乃左注右而右注左，当缪刺之。此为新病，当数日已，盖言邪始客于皮毛孙络，而流溢于大络者，非久病也。按：《灵枢·经脉篇》云：六经络，手阳明少阳之大络，起于五指间，上合肘中，饮酒者，卫气先行皮肤，先充络脉，络脉先盛。故卫气已平，营气乃满，而经脉大盛，是胃气之行于经隧者，布于四末，行于皮肤，而诸井穴，乃经气之所出，故皆取刺其井焉。）邪客于足厥阴之络，令人卒疝暴痛，刺足大指爪甲上与肉交者各一痏，男子立已，女子有顷已，左取右，右取左。（足厥阴之络，名曰蠡沟，去内踝五寸，别走少阳，其别者，经茎上睾，结于茎，故邪客之，令人卒疝暴痛，以其络上睾丸而结于阴茎也。当取足大指之大敦，在爪甲上与肉相交之处，左右各一痏，男子之血盛，故立已，女子之生，不足于血，故有顷。此言厥阴肝经之主血也，如不已，再缪取之。）邪客于足太阳之络，令人头项肩痛，刺足小指爪甲上与肉交者各一痏，立已，不已刺外踝下三痏，左取右，右取左，如食顷已。（足太阳之络，名曰飞扬，去踝七寸，别走少阴，足太阳为诸阳主气，其气上升于头项，故邪客于络，而致头项肩痛也。当取足小指之至阴穴，左右各一痏，如不已，取外踝下之络脉三痏，以缪刺之。）邪客于手阳明之络，令人气满胸中喘息，而支胠胸中热，刺手大指次指爪甲上，去端如韭叶，各一痏，左取右，右取左，如食顷已。（手阳明之络，名曰偏历，去腕三寸，别入太阴，故邪客之，令人气满胸中喘息，及支胠胸热，盖手太阴主气，以司呼吸，而脉循于胸中也。故当取手大指之少商，次指之商阳，各一痏，左取右，右取左，如食顷，其病即已。）邪客于臂掌之间，不可得屈，刺其踝后，先以指按之，痛乃刺之，以月生死为数，月生一日一痏，二日二痏，十五日十五痏，十六日十四痏。（臂掌之间，手厥阴之络也。厥阴之络，名曰内关，去腕二寸，出于两筋之间，循经以上，系于心包络，故当刺其腕踝之后，循臂而上，按其痛处乃刺之。以月生死为数，盖手厥阴心主主血脉，是谓得时而调之也，月晦初生曰朔，故一日为月生。）邪客于足阳跷之脉，令人目痛，从内眦始，刺外踝之下半寸所，各二痏，左刺右，右刺左，如行十里顷而已。（此言阳跷之脉，亦左右互交，会于睛明，所当缪刺者也。阳跷者，足太阳之别，起于足外踝下太阳之申脉穴，当踝后绕跟，以仆参为本，上外踝三寸，以跗阳为郄，循股胁，上肩髆，上人迎，挟口吻，至目内眦，会于足太阳之睛明穴，故邪客之，令人目痛，从内眦始也。当刺外踝下之仆参申脉，左右各二痏，如痛在左目者取之右，痛在右目者取之左，盖跷脉挟口吻，左右互交，而上于目内眦也。按：《灵枢·寒热》曰：足太阳有通项入于脑者，正属目本，名曰眼系，乃别阴跷阳跷。阴阳相交，阳入阴，阴入阳，交于目锐眦，是阴跷阳跷，左右交转于面，故病在上者，当缪取之下也。）人有所堕坠，恶血留内，腹中胀满，不得前后，先饮利药，此上伤厥阴之脉，下伤少阴之络，刺足内踝之下，然谷之前，血脉出血，刺足跗上动脉，不已，刺三毛上各一痏，见血立已，左刺右，右刺左，善悲惊不乐，刺如右方。（此言堕伤者，亦当用缪刺之法也。恶血留内，则气脉不通，是以腹中满胀。肝主疏泄，肾开窍于二阴，故不得前后也。先服利药，以去恶血，所谓先治其标也。夫堕坠者，有伤筋骨，筋即为肝，骨即为肾，是以上伤厥阴之脉，下伤少阴之络，当刺足内踝下厥阴之中封，然谷前少阴之络脉，血脉出血，以调其经，再刺足跗上阳明之动脉，以消腹胀，如不已，再刺三毛上肝经之大敦。盖堕坠者，伤筋骨与血，肝主筋而主血也。如悲惊不乐者，亦刺如前法。盖堕伤血脉筋骨，伤五脏外合之有形，悲惊不乐，伤五脏内藏之神志，皆当以针调之。张兆璜曰：神有余不足，志有余不足，皆调之于经，盖言用针之神妙，非则调之于有形也。）邪客于手阳明之络，令人耳聋时不闻音，刺手大指次指爪甲上，去端如韭叶，各一痏，立闻，不已，刺中指爪甲上与肉交者，立闻，其不时闻者，不可刺也。耳中生风者，亦刺之如此数，左刺右，右刺左。（手阳明之络，其别者入耳，合于宗脉，故邪客之，令人耳聋，时不闻音，谓有时闻而有时不闻也。盖邪客于络，络脉闭塞，则有时而不闻，脉气有时而通，则有时而闻矣，亦当取手太阴之少商，手阳明之商阳。盖耳者，宗脉之所聚也，宗脉出于阳明，而合于手太阴，故刺之立闻。如不已，刺中指心主之中冲，盖十二经脉，三百六十五络，皆上于面而走空窍，心主脉而开窍于耳也，其不时有闻者，乃内伤之聋证，非邪客于络，不可刺也。耳中生风者，耳鸣之如风生也，此邪在于络，从外窍而欲出，故刺之亦如此数。）凡痹往来行无常处者，在分肉间，痛而刺之，以月生死为数。用针者，随气盛衰，以为痏数。针过其日数则脱气，不及日数则气不泻，左刺右，右刺左，病已止，不已，复刺之如法。月生一日一痏，二日二痏，渐多之，十五日十五痏，十六日十四痏，渐少之。（此言邪痹于肌腠之气分者，亦当以缪取也。凡痹往来行无常处者，邪随气转，谓之行痹，故当于分肉间，随其痛处而取之。夫月始生，则血气始精，卫气始行，月郭满，则血气实，肌肉坚，月郭空，则肌肉减，经络虚，卫气去，形独居，是以邪客于手厥阴心主之血分，客于肌腠分肉之卫分，皆当以月生死盈亏而加减之。）邪客于足阳明之经令人鼽衄，上齿寒，刺足中指次指爪甲上，与肉交者各一痏，左刺右，右刺左。（此言经脉之有互交者，亦当以缪取也。经，谓阳明之经脉也。足阳明之脉，起于鼻交頞中，上入齿中，环绕唇下，左右相交于承浆，故邪客阳明之经而令人鼽衄上齿寒者，亦当以缪刺也。足阳明之脉，下入中指外间，其支者，别跗上，入大指间出其端，故当取中指间之内庭，大指次指间之厉兑，各一痏，而缪刺之。此言脏腑之经脉，如左右互交而为病于相交之上者，亦当左取右而右取左也。）邪客于足少阳之络，令人胁痛不得息，咳而汗出，刺足小指次指爪甲上，与肉交者各一痏，不得息立已，汗出立止，咳者温衣饮食，一日已，左刺右，右刺左，病立已，不已，复刺如法。（足少阳之络，名曰光明，去踝五寸，别走厥阴，下络足跗。一呼一吸曰息，肺所司也。足少阳厥阴之脉，并循于胁，厥阴之脉，上主肺，循喉咙，邪客于少阳之络，令人胁痛不得息者，阳邪而走于阴，络病而及于脉，盖阴阳经脉之相通也，足少阳所生病者汗出，上逆于肺则咳也。当刺足小指次指之窍阴穴，盖此穴在四指五指之间，故各刺一痏，其不得息，汗出立已。咳者，邪干肺也，故宜温衣，及温暖饮食，若形寒饮冷，是为重伤矣。）邪客于足少阴之络，令人嗌痛，不可内食，无故善怒，气上走贲上，刺足下中央之脉各三痏，凡六刺，立已。左刺右，右刺左，嗌中肿，不能内，唾时不能出唾者，刺然骨之前，出血立已，左刺右，右刺左。（内，叶讷。贲，音奔。此邪客于络而并于经者，亦当以缪取也。足少阴之络，其别者，并经上走于心包下，其经脉贯肝膈，循喉咙，其支者，从肺出络心，注胸中，邪客于络而并入于经，迫其心火上炎，故令人嗌痛，不可内食。上逆于肝膈，则无故善怒也。贲者，胃之贲门，肾气上通于胃，故气上走贲上，宜刺足下中央之涌泉，左右各三痏，凡六刺，立已。如甚至嗌中肿而唾亦不能出内者，此君相之火并炽也，当刺然谷前之络脉，出血立已，此邪客于络而并于经，经脉上络于心，络脉上走于心包下，先见经证，故先刺经脉之涌泉，后并见络证，故复刺然谷前之络脉，盖大络乃经脉之别，血气之相通者也。）邪客于足太阴之络，令人腰痛，引少腹控䏚，不可以仰息，刺腰尻之解，两胂之上，是腰俞，以月死生为痏数，发针立已，左刺右，右刺左。（足太阴之别，名曰公孙，去本节之后一寸，别走阳明，其别者，入络肠胃。王冰曰：足太阴之络，从髀合阳明，上贯尻骨中，与厥阴少阳，结于下髎，而循尻骨，内入腹，故邪客之，令人腰痛，引少腹控胁䏚也，络循于腹，故不可以仰息。腰尻骨间曰解，挟脊之肉曰胂，腰尻之解，两胂之上，是腰俞也。以日生死为痏数，发针立已，盖脾主肌肉，肌腠之间，乃卫气之出入，故以月为痏数。）**邪客于足太阳之络，令人拘挛背急，引胁而痛，刺之从项始，数脊椎，挟脊疾按之，应手如痛，刺之旁三痏，立已。**（此邪客于络而入于经者，即当取之经也。夫筋挛背急，引胁而痛，足太阳之经证也。故刺之当从项之大椎始，数脊椎而下，挟脊疾按之，应手如痛，即于脊骨之旁，刺之三痏，立已。盖十五大络，乃十二经脉之别，交相贯通者也，故邪客于络而为络病者，则缪取之，如邪客于络，转入于经而为经病者，即随经脉之痛处而取之也。）**邪客于足少阳之络，令人留于枢中痛，髀不可举，刺枢中以毫针，寒则久留针，以月死生为数，立已。**（此言邪留其处而为痛者，亦当随其痛处而取之也。枢中，髀枢之中，两髀厌分中，即环跳二穴。毫针取法于毫毛，长一寸六分，主寒热痛痹之在络者，故当以毫针刺枢中，寒则久留针以待阳热之气，至以月生死为数，立已。按：邪舍于络，有随络气而留行者，则缪取之，有客于络而转入于经者，有客于络而留其处者，皆随其痛处而刺之。盖邪气之无经常也，少阳主初生之气，故亦以月生死为痏数。）**治诸经刺之所过者，不病，则缪刺之。**（此复申明治诸经者，亦有缪刺之法也。经，经别也。足太阳之正，别入腘中，其一道下尻五寸，别入于肛，属于胱胱，散之肾，足少阴之正，至腘中，别走太阳而合，上至肾。足少阳之正，绕髀入毛际，合于厥阴，别者入季胁之间，循胸里属胆，散之上肝，足厥阴之正，别跗上，上至毛际，合于少阳。足阳明之正，上至髀，入于腹里属胃，散之脾，足太阴之正，上至髀，合于阳明。手太阳之正，指地别于肩解，入腋走心，系小肠。手少阴之正，别入渊腋两筋之间，属于心，上走喉咙，出于面，合目内眦，手太阳之正，指天别于巅，下走三焦，散于胸中。手心主之正，别下渊腋三寸，入胸中，别属三焦，手阳明之正，从手循膺乳，下走大肠，属于肺，上循喉咙。手太阴之正，别入渊腋少阴之前，入走肺，散之太阳，上出缺盆，复合阳明。此十二经之别脉，亦阳走阴而阴走阳者也。故治在诸经者巨刺之，如邪在所过者不病，是邪盛于左而病反在右，邪在于右而病反在左，或邪在于阳之经，而移易于阴经者，或在阴之经，而移易于阳经者，又当左取右而右取左也。按：以上十二经别，亦皆系于五脏，是以下文论邪客于五脏之间，引脉而痛者，当缪取之也。）**耳聋，刺手阳明，不已，刺其通脉出耳前者。**（此言经别之与经脉相通也。夫十二经正，乃十二经脉之别，道路虽分，其源流通贯，故刺经不已，当复刺其脉焉。通脉出于耳前者，谓手阳明之脉，上出于耳前，循禾髎迎香，而通于足阳明胃脉者，耳聋刺手阳明者，承上文而言邪客于手阳明之经而病耳聋者，则当治其经，如不已，此邪入于脉，即取耳前之脉以刺之，则其病立已矣。）**齿龋，刺手阳明，不已，刺其脉入齿中，立已。**（龋，音区。齿龋，齿痛也。此言邪客于手阳明之经别，而为齿痛者，则当取之经，如不已，此邪入于脉，即刺其入齿中之脉。举一经而十二经可类推矣，然独提手阳明者何也，手阳明之脉，交人中而左之右，右之左，如病在耳而取之耳，痛在齿而取之齿，是随其病之所在而取之，若病在上而取之下，又当以缪刺者也。上章论大络与经脉相通，此论经别与经脉相通。上章论邪客于足阳明之经，下节论缪传引上齿痛，皆病在上而取之下，所当缪刺，此论邪在于手阳明之脉，病在上而取之上者，不必缪刺，盖手足阳明之经，皆左右相交于人中承浆之间，言缪刺之证，不则大络之奇病，如十二经别，足阳跷之脉，及手足阳明二经，皆有缪刺之证，当知缪刺者，因经脉之左右互交而取之也。）**邪客于五脏之间，其病也，脉引而痛，时来时止，视其病，缪刺之，**

于手足爪甲上，视其脉，出其血，间日一刺，一刺不已，五刺已。（此邪客于五脏之间，而病及于经别也。盖十二经别，内散通于五脏，外交络于形身，故邪在五脏之间，其为病也，引脉而痛者，当取手足之井穴，随其所病之经而缪刺之，时来时止者，邪随气而或出或入也，视其脉者，视其皮部有血络者，即泻出之。间日一刺者，邪客之深也。五刺已者，五脏之气平也。张兆璜曰：以其时来时止，始知邪客于五脏之间。）缪传引上齿，齿唇寒痛，视其手背脉血者去之，足阳明中指爪甲上，一痏，手大指次指爪甲上，各一痏立已，左取右，右取左。（缪传者，谓手阳明之邪，缪传于足阳明之脉也。足阳明之脉，入上齿中，还出夹足，左右相交于承浆，此邪客于手阳明之经别，而缪传于足阳明之脉，致引入上齿而使齿唇寒痛，当先视其手背之脉，有留血者去之，以泻手阳明经别之邪，取足阳明中指之内庭，以泻上齿之痛，再刺手大指之少商，手次指之商阳，以泻手阳明经别之本病。此左右相交于承浆，而取刺在下，故当缪刺者也。此章论十二经别，与十二经脉相通，而手之阳明，又可通于足阳明者也。）邪客于手足少阴太阴，足阳明之络，此五络皆会于耳中，上络左角，五络俱竭，令人身脉皆动，而形无知也，其状若尸，或曰尸厥，刺其足大指内侧爪甲上，去端如韭叶，后刺足心，后刺足中指爪甲上，各一痏，后刺手大指内侧，去端如韭叶，后刺手心主少阴锐骨之端，各一痏，立已，不已，似竹管吹其两耳，鬄其左角之发，方一寸，燔治，饮以美酒一杯，不能饮者灌之，立已。（此申明诸脉生始出入之原。耳者宗脉之所聚也，所谓宗脉者，百脉之宗也，百脉皆始于足少阴肾，生于足阳明胃，输于足太阴脾，主于手少阴心，朝于手太阴肺，是以五脉之气，皆会于耳中。络左角者，肝主血而居左，其气直上于巅顶也。五络俱竭，则荣卫不行，故令人身脉振振而形无知也。其状若尸，或曰尸厥，盖人之所以生动者，藉气呴而血濡，血气不行，则其形若尸矣，刺足大指足太阴之隐白，刺足心足少阴之涌泉，刺足中指足阳明之厉兑，刺手大指手太阴之少商，刺手心主手少阴之神门，使血气疏通，其厥立已，如不已，用竹管吹其两耳，以通宗脉之气，鬄其左角之发，方一寸，燔治，饮以美酒一杯，不能饮者，灌之。盖发者，血所生也，充肤热肉，生毛发之血，肝所主也，肝居左，故鬄其左角之发以通荣血。酒者热谷之悍液也，卫者，水谷之悍气也，故饮酒者，随卫气先行皮肤，先充络脉，故饮以美酒一杯，以通卫气，荣卫运行，则其人立疏矣。此节复结大络之气，先行于皮肤，先充络脉，是以皮肤孙络之邪，不入于经，则流溢于大络而生奇病也。按《神农本经》，发者血之余，服之仍自还神化，盖血者神气也，中焦之汁，奉心神化赤而为血，故服之有仍归于神化之妙。曰方寸者，言其心所主也。灌者，欲其灌溉于四旁也。夫医者意也，以意逆之，思过半矣。）凡刺之数，先视其经脉，切而从之，审其虚实而调之，不调者经刺之，有痛而经不病者缪刺之，因视其皮部有血络者尽取之，此缪刺之数也。（此总结治法，又当先治其经脉也。数，几也。言凡刺之有几，而各有所取也。经脉者，脏腑之十二经脉，如江河之径道也。络脉者，如江河之支流。孙络者，如支流之更有支流也。经者，经别也，如江河之别道，江从此而通于河，河从此而通于江，此阴阳相合之道路，故又曰经正。络者，大络也，如江河之外，别有江河，而外与经脉之孙络相通，然而总归出于海。海之所以行云气于天下者，从大络而充于皮肤，海之潮汐，从经脉而流溢于支络，是以始受之邪，从皮肤而入于孙络，从孙络而入于络脉，从络脉而入于经脉，极于五脏，散于肠胃，故当先治其经脉，切而从之，审其虚实而调之，不调者，以经刺之，如身有痛而经脉不病者，此流溢于大络，所当缪刺者也。因视其皮部有血络者，尽取之，此缪刺之数也。王芳侯曰：邪气从外而入，正气从内而出，知其所出之道路，后能知邪入之浅深，故为根本之学。）

四时刺逆从论篇第六十四

厥阴有余病阴痹，不足病生热痹，滑则病狐疝风，涩则病少腹积气。（此论六气之内合于五脏也。曰厥阴、少阴、太阳、少阳，论六气之为病也。曰皮肉筋骨脉者，因六气而及于五脏之外合也。曰心肝脾肺肾者，因六气而及于五脏之次也。有余者，多气少血，不足者，血气皆少，滑者阳气盛，微有热，涩者多血少气，微有寒。痹者，闭也，血气留着于皮肉筋骨之间而为痛也。气病之谓疝，血病之谓积，盖气盛而生热，则为疝痛，血多而凝泣，故成积也。厥阴者，阴之极也，阴极而阳生，得中见少阳之火化，故有寒有热也。厥阴主春生风木之气，故首论厥阴焉。张兆璜问曰：厥阴止曰寒热，而以少阳病筋病肝者何也。曰：此论病在六气，而及于五脏者也，厥阴不从标本，从乎中也，从中者，以中气为化也。）少阴有余病皮痹隐轸，不足病肺痹，滑则病肺风疝，涩则病积溲血。太阴有余病肉痹寒中，不足病脾痹，滑则病痹风疝，涩则病积，心腹时满。阳明有余病脉痹，身时热，不足病心痹，滑则病心风疝，涩则病积时善惊。太阳有余病骨痹身重，不足病肾痹，滑则病肾风疝，涩则病积，善时巅疾。少阳有余病筋痹胁满，不足病肝痹，滑则病肝风疝，涩则病积，时筋急目痛。（三阴三阳，有多血少气者，有多气少血者，惟阳明血气皆多。盖血气之生于阳明也，荣血行于脉中，乃阳明水谷之精，上归于心，淫精于脉，脉气归于肺，肺朝百脉，输精于皮毛，毛脉合精，行气于腑，腑者，在外之皮肉筋骨也，腑精与神明相合，而通于五脏，气复归于权衡，此脉气之生始出入也。是以阳明之有余不足，则为脉痹心痹。心主脉而上归于肺，肺主皮毛，毛脉合精于皮肤之间，是以少阴之为皮痹肺痹也。脉气散于皮毛，复从太阴所主之肉，少阳所主之筋，太阳所主之骨，而内通于五脏，是以有余而在外，则为肉痹筋痹骨痹，不足而陷于内，则为脾痹肝痹肾痹矣，至气有余于内而为热，则为疝，血有余于内而为寒，则为积矣。故所谓风者，热所生也，所谓身重者，病在气也，所谓溲血腹满，善惊目痛者，病在血也，此三阴三阳所主之血气，生始出入，各有太过不及之为病也。愚按此章无问答之起句，乃伯承上章而言。）是故春气在经脉，夏气在孙络，长夏气在肌肉，秋气在皮肤，冬气在骨髓中。（此承上文而言脉气之随四时生长收藏，外出于皮肤，内通于五脏，环转之无端也。）帝曰：余愿闻其故。岐伯曰：春者天气始开，地气始泄，冻解冰释，水行经通，故人气在脉。夏者经满气溢，入孙络受血，皮肤充实。长夏者，经络皆盛，内溢肌中。秋者天气始收，腠理闭守塞，皮肤引急，冬者盖藏，血气在中，内着骨髓，通于五脏。（夫经脉为里，支而横者为络，络之别者为孙，是血气之从经脉而外溢于孙络，从孙络而充于皮肤，从皮肤而复内溢于肌中，从肌肉而着于骨髓，通于五脏，是脉气之散于脉外，而复内通于五脏也。夫天为阳，地为阴，阴阳合而血气始生，肾主冬令之水而为生气之原，阳明乃血气所生之府，故曰谷入于胃。脉道乃行，水入于经，而血乃成，然藉肾中之生气，戊癸合化，而后生此水谷之精微，故天气开，地气泄，冻解冰释，水行经通，肾脏之冬令，已得春生之气，而人气始在脉，是人气之通于天也，故曰春生夏长，秋收冬藏，是气之常也。人亦应之，以一日分为四时，朝则为春，日中为夏，日入为秋，夜半为冬，朝则人气始生，日中人气长，夕则人气收，夜半人气在脏，人与天地参也。愚按：《缪刺篇》论卫气先行皮肤，先充络脉，络脉先盛，故卫气已平，荣气乃满，而经脉大盛，是卫气之通于脉内也。此篇言血气之从经而络，从络而皮，复从皮肤肌肉而内着骨髓，通于五脏，是荣血之行于脉外也。当知荣行脉中，卫行脉外者，论通体之经脉也，至于血气之生始出入，营于脉中，渗于脉外，充肤热肉，生毫毛，内入于募原而通于脏腑，表里上下，无处不周，医者能洞悉血气之原流，而后能导邪病之寮却。故帝曰：经脉者，人之所以生，病之所以成，人之所以治，病之所以起，学之所始，工之所止也，粗之所易，上之所难也。习上乘者，可不于针刺诸篇，用心求之。）**是故邪气者，常随四时之气血而入客也，至其变化，不可为度，然必从其经气，辟除其邪，除其邪，则乱气不生。**（邪气者，在天六淫之邪也。四时之血气者，春气在经脉，夏气在孙络，长夏气在肌肉，秋气在皮肤，冬气在骨髓中也。至其变化，不可为度者，谓天有六淫之邪，而人有形层六气之化也。如邪留于外，则为皮肉筋骨之痹，合于内，则为心肝脾肺之痹矣。如留于气分则为疝，留于血分则为积矣。如身中之阳盛则为热，虚寒则为寒矣。此皆吾身中阴阳虚实之变化也，然必从其四时之经气，辟除其邪，则变乱之气不生矣。）**帝曰：逆四时而生乱气奈何？岐伯曰：春刺络脉，血气外溢，令人少气，春刺肌肉，血气环逆，令人上气，春刺筋骨，血气内着，令人腹胀。**（此言血气之随时环转，自有出入之度，不可使之妄行也。夫刺者，所以取气也，春气在经脉，而取之于络脉，则血气外溢，而令人少气矣，至于肌肉，则血气环逆，而令人上气矣。环逆者，逆其环转也，言血气之从经而络，从络而皮，从皮肤而复环转于肌中也，至于筋骨，则血气内着，而令人腹胀矣。王芳侯曰：此后添出“筋”字，盖以四时六气而言，则春主筋，而少阳主筋，以形层而言，则皮而肉，肉而筋，筋而骨也。）**夏刺经脉，血气乃竭，令人解㑊；夏刺肌肉，血气内却，令人善恐；夏刺筋骨，血气上逆，令人善怒。**（夏气盛长，而血气已外出于孙络矣，若再取之于经脉，则血气内竭，而令人懈惰也。血脉出于阳明，外溢于肌腠，夏气在孙络，而使之溢于肌中，则血气虚却于内矣。阳明脉虚，则恐如人将捕之。夏气浮长于上，而反逆之使下，则气郁不疏，而使人善怒也。“上逆”当作“下逆”。）**秋刺经脉，血气上逆，令人善忘；秋刺络脉，气不外行，令人卧不欲动；秋刺筋骨，血气内散，令人寒栗。**（秋令降收，而反令其生长，故使血气上逆，而令人善忘也。血气从络脉而充于皮肤，从皮肤而内溢于肌肉，秋刺络脉，则血气不外行于皮肤肌肉之间，故令人卧不欲动。盖肌肉者，脾所主也，脾病者，嗜卧不欲动，夫秋令始降，而反取之筋骨，使血气散于内，而令人寒栗矣。按：秋气在皮肤，长夏之气在肌肉，长夏者，夏秋之交也。此篇论经脉之气，从经脉而外出于孙络，从孙络而充于皮肤，从皮肤而内溢于肌中，从肌中而着于筋骨，是皮肤尚属出机，至肌肉始属回转之降令，故此章以肌肉主秋令者，从脉气之环转故也。）**冬刺经脉，血气皆脱，令人目不明；冬刺络脉，内气外泄，留为大痹；冬刺肌肉，阳气竭绝，令人善忘。**（冬主闭藏，以奉春生之气，应藏而反泄之，故使血气皆脱于内，而令人目不明。盖五脏之精，皆注于目而为之睛，冬者血气在中，内着骨髓，通于五脏，血气内脱，则五脏皆虚，故令人目不明也。冬刺络脉，则内气外泄，而留为大痹。大痹者，脏气虚而邪气痹于五脏也。

阳气生于阴中，出于肌腠，至冬令之时，复归于阴藏，冬刺肌肉，是取所藏之气于肌腠之外，故使阳气竭绝于内，而令人善忘也。）凡此四时刺者，大逆之病，不可不从也，反之则生乱气相淫病焉。（凡逆刺其四时之经气，则变生大病，故不可不从也。乱气，变乱之气也。相淫者，血气淫泆也。此言不从四时之气，则正气变乱而为病也。）故刺不知四时之经，病之所生，以从为逆，正气内乱，与精相薄。（此言邪气者，常随四时之气血而入客也。故不知四时之经，病之所生，以从为逆，使正气内乱，而邪与精相薄矣。此篇重在六经之气血，还转出入，宜顺而不宜逆，故上节先论正气为病，此始论其邪，下节复论其正气。）必审九候，正气不乱，精气不转。（此言知四时之逆从者，必审察其九候也。九候者，有天有地有人，在天主气，在地主血，在人主脉，知血气经脉出入之源流，则正气不致内乱，而精气不逆回矣。）帝曰：善。刺五脏，中心一日死，其动为噫。中肝五日死，其动为语。中肺三日死，其动为咳。中肾六日死，其动为嚏欠。中脾十日死，其动为吞。刺伤人五脏必死，其动则依其脏之所变候，知其死也。（刺五脏者，谓刺伤其五脏之气也。盖三阴三阳之六气，名合于皮肉筋骨脉，脉肉筋骨，内合于五脏。如病肺痹肺风，脾痹脾疝，则当取气于皮，取气于肉，不可逆刺以伤其脏真。故曰：刺伤人五脏必死，各依其藏之所变候，而知其死期。盖刺五脏，则动其脏气，动脏气，则变候见于外矣。按：五脏外合五时，六经上应六气。《诊要经终篇》以六气应五脏而终于六经，此篇以六经应四时而终于五脏，《诊要篇》以经脉之生于五脏，而外合于六经，此篇以经脉之本于六气，而内连于五脏，盖脉气之循于皮肉筋骨，内合五行，外合六气，外内之交，相生始出入者也。是以一篇之章句虽同，而旨意各别，学者宜分析体会，不可以其重而忽之。张兆璜曰：《诊要篇》论逆刺其脏气之所出，而中伤五脏，故曰：凡刺胸腹者，必避五脏。此篇论刺六经之内入而中伤五脏，故曰：内通五脏，刺五脏中心一日死。谓刺外合之皮肉筋骨脉，而不可中伤其脏也。）

标本病传论篇第六十五

黄帝问曰：病有标本，刺有逆从，奈何？（标本者，六气之化。病传者，五脏相传。此篇承上章而言六气为病，有四时之顺逆，而又有标本之逆从，五脏受伤，有刺中之死期，而又有病传之日数，是以《灵枢》原属二篇，本经合而为一，盖谓五脏六气，外内相合，始病在六气而不亟治之，则传入五脏而为不救之死证矣。）岐伯对曰：凡刺之方，必别阴阳，前后相应，逆从得施，标本相移。（阴阳者，三阴三阳之六气也。少阳标阳而本火，太阴标阴而本湿，少阴标阴而本热，太阳标阳而本寒，阳明标阳而本燥，厥阴标阴而本风。少阳太阴从本，少阴太阳，从本从标，阳明厥阴，不从标本，从乎中也。从本者，化生于本，从标本者，有标本之化，从中者，以中气为化也，前后相应者，有先病后病也，逆从得施者，有逆取而得者，有从取而得者，标本相移者，有取标而得者，有取本而得者。）故曰：有其在标而求之于标，有其在本而求之于本，有其在本而求之于标，有其在标而求之于本，故治有取标而得者，有取本而得者，有逆取而得者，有从取而得者，故知逆与从，正行无间，知标本者，万举万当，不知标本，是谓妄行。（“故曰”者，引《至真要大论》而言也，有其在标而求之于标者，谓病三阴三阳之六气，即于六经中求之以治标，有其在本而求之于本者，谓病风寒暑湿燥火，六淫之邪，即于六气中求之以治本，有其在本而求之于标者，如寒伤太阳，乃太阳之本病，而反得标阳之热化，即求之于标，而以凉药治其标热，有其在标而求之于本者，如病在少阴之标阴，而反得君火之本热，即求之于本，以急泻其火。故百病之起，有生于本者，有生于标者，有取本而得者，有取标而得者，有逆取而得者，有从取而得者，逆取而得者，谓寒者热之，热者寒之，结者散之，散者收之，留者攻之，燥者濡之，从取而得者。谓热因寒用，寒因热用，塞因塞用，通因通用，必伏其所主，而先其所因，其始则同，其终则异，可使破积，可使溃坚，可使气和，可使必已。）**夫阴阳逆从，标本之为道也，小而大，言一而知百病之害。**（阴阳逆从者，谓三阴三阳之气，有胜有复也。王冰曰：著之至也，言别阴阳，知逆顺，法明著，见精微，观其所举则小，循其所利则大，以斯明著，故言一而知百病之害。）**少而多，浅而博，可以言一而知百也。**（王冰曰：言少可以贯多，举浅可以料大者，何法之明，故非圣人之道，孰能至于是耶，故学之者，犹可以言一而知百病也。博，大也。）**以浅而知深，察近而知远，言标与本，易而勿及。**（王冰曰：虽事极深远，人非咫尺，略以浅近而悉贯之，然标本之道，虽易可为言，而世人识见，无能及者。）**治反为逆，治得为从。**（相反而治为逆治，相得而治为从治。相得者，如热与热相得，寒与寒相得也。）**先病而后逆者治其本，先逆而后病者治其本。**（逆者，胜克之气也。先病者，谓吾身中先有其病也。先逆先寒先热者，谓在天之六气也。先病而后逆者，如吾身中先有脾土之病，而后复感其风邪，重伤脾土，则当先治其脾土，而后治其风邪，如先感天之风邪，克伤中土，以致脾脏为病，是当先治其风邪，而后调其脾土。故曰：言标与本，易而勿损，察本与标，气可令调，明知胜复为万民式，天之道毕矣。）**先寒而后生病者治其本，先病而后生寒者治其本。**（先寒者，寒淫所胜也，以吾身感之而生病者，是当治其寒邪。如先病而后生寒者，当治其身之本病，而寒气自解矣。张兆璜曰：先寒者客气，生寒者同气。）**先热而后生病者治其本，先热而后生中满者治其标。**（先热者，热淫所胜也。以吾身感之而生病者，是当治其本热，如吾身感之而生中满者，又当治其中满，盖六淫之邪，始伤六气，若致中满，则病气入内，故当治其内。）**先病而后泄者治其本，先泄而后生他病者治其本，必且调之，乃治其他病。**（泄者，湿土之病也。他病者，如湿邪所胜，民病心痛耳聋之类。故当先治其虚泄，必且调之脾土，而后治其他病。）**先病而后生中满者治其标，先中满而后烦心者治其本，人有客气，有同气。**（《至真要大论》曰：诸胀腹大，皆属于热。如先病热而后生中满者，是当治其中满。如先病中满而湿热之气，上乘于心，以致心烦者，亦当治其中满，而烦自解矣。夫先热而后生中满者，感天之热淫而致生中满也，先病而后生中满者，病吾身中之热而生中满也。故曰：人有客气，有同气，客气者，谓在天之六气，同气者，谓吾身中亦有此六气，而与天气之相同也。）**小大不利治其标，小大利治其本。**（如中满而大小便不利者，当先利其二便，如小大便利者，仍治其中满，盖邪气入于腹内，必从二便而出。）**病发而有余，本而标之，先治其本，后治其标。病发而不足，标而本之，先治其标，后治其本。**（有余者，邪气之有余。不足者，正气之不足也。邪气者，风寒暑湿燥火，六淫之邪。正气者，三阴三阳之六气也。《六微旨大论》曰：少阳之上，火气治之；阳明之上，燥气治之；太阳之上，寒气治之；厥阴之上，风气治之；少阴之上，热气治之；太阴之上，湿气治之。所谓本也，本之下，气之标也。此皆以风寒暑湿燥火六气为本，而以三阴三阳之六气为标，故病发而有余者，此风寒暑湿之本气有余，故当先散其邪气，而后理其阴阳，如病发而不足，当先调其阴阳，而后治其本气，盖邪气盛则实精气夺则虚，是以邪气有余者，先散其邪气，精气不足者，先补其正虚，此标本之大纲领也。）**谨察间甚，以意调之，间者并行，甚者独行，先小大不利而后生病者治其本。**（间，去声。此言标本之间，而又当以意调其间甚也。夫邪之所凑，其正必虚，间者，谓邪正之有余不足。二者兼于其间，故当并行其治，盖以散邪之中，兼补其正，补正之内，兼散其邪。如偏甚者，则当独行其法，谓邪气甚者，竟泻其邪，正虚甚者，竟补其正，此为治之要道也。如先大小便不利而后生病者，当专治其小大二便，又无论其邪正之间甚矣。朱永年曰：间甚之中，又分缓急。）**夫病传者，**（夫者，承上接下之辞。按《灵枢·病传》曰：折毛发理，正气横倾，淫邪泮衍，血脉传溜，大气入脏，腹痛下淫，可以致死，不可以致生。大气者，即在天之六气，淫胜而太过者也。泮衍，散蔓而盛也。夫邪之中人，必先始于皮毛，次发于肉理，次入于络脉，此淫甚之气，故始于皮毛而使毛折，发于肉理而使正气横倾，泮衍于脉中而使血气流传，入于脏腑以成卒死之病。夫所谓标本者，感在天之六气，而病吾身中之阴阳，即入于腹内，以致中满者，在于募原膲理之气分，若淫邪泮衍于血脉之中，则入脏腑，为内所因矣，故曰：善治者治皮毛，其次治肌肤，其次治筋脉，其次治六腑，其次治五脏，治五脏者，半死半生也。）**心病，先心痛，一日而咳，三日胁支痛，五日闭塞不通，身痛体重，三日不已死，冬夜半，夏日中。**（心先痛者，病先发于心。咳者，一日而之肺。胁支痛者，三日而之肝。闭塞不通，身痛体重者，五日而之脾。此皆逆传其所胜，是以三日不已而死。心为火脏，冬之夜半者，水胜而火灭也。夏之日中者，亢极而自焚矣。）**肺病，喘咳，三日而胁支满痛，一日身重体痛，五日而胀，十日不已死，冬日入，夏日出。**（肺病喘咳者，病先发于肺，三日而之肝，则胁支满痛，一日而之脾，则身重体痛，五日而之胃则胀，再十日不已死。夫冬气收藏，夏气浮长，日出气始生，日入气收引，肺主气，故终于气之出入也。《系辞》曰：日月运行，一寒一暑，故只言冬夏者，重阴阳寒暑之气也。至如所传之日数，有一三五之奇，有二六十之偶，亦如六爻之有阴有阳也。王子律曰：日出为春，日中为夏，日入为秋，夜半为冬，以上有二节，四时之气已备。）**肝病，头目眩，胁支满，三日体重身痛，五日而胀，三日腰脊少腹痛，胫酸，三日不已死，冬日入，夏早食。**（病先发于肝，则头目眩胁支满，三日而之脾，则体重身痛，五日而之胃则胀，三日而之肾，则腰脊少腹痛，三日不已死。夏早食者，寅卯之时，木气绝而不生也，冬日入者，申酉之时，金气旺而木气绝也。）**脾病，身痛体重，一日而胀，二日少腹腰脊痛，胫酸，三日背胂筋痛，小便闭，十日不已死，冬人定，夏晏食。**（胂膂同。病先发于脾，则身痛体重，二日而之胃则胀，二日而之肾，则少腹腰脊痛胫酸，三日而之膀胱，则背胂筋痛小便闭，十日不已死。马莳曰：冬之人定在亥，谓土败而水胜也，夏之晏食在寅，木旺而土绝也。王冰曰：人定在申后二十五刻，晏食在寅后二十五刻。王子律曰：膀胱之脉循于背，足太阳主筋，故背胂筋痛。）**肾病，少腹腰脊痛，骺酸，三日背胂筋痛，小便闭，三日腹胀，三日两胁支痛，三日不已死，冬大晨，夏晏晡。**（病先发于肾，则少腹腰脊痛，三日而之膂膀胱则背胂筋痛，小便闭，三日而之胃则腹胀，三日而之肝，则两胁支痛，冬之大明在辰，土旺而木灭也，夏之晏晡在亥，水绝而不能生也。按：《灵枢·病传》曰：三日而上之心，三日而之小肠，是水乘其所胜之火脏火腑也。此节与灵枢之不同者，心乃君主之官，原不受邪，膀胱之气，上与阳明相合，水邪上乘，上焦不受，则还转于中焦，而留于阳明矣，阳明主秋金之令，故复传之肝木而死，下二节大意相同。王子律曰：《玉机真脏论》曰：肾因传之心，心即复反传而行之肺，此亦心不受邪，而复传之肺也。）**胃病胀满，五日少腹腰脊痛，骱酸，三日背胆筋痛，小便闭，五日身体重，六日不已死，冬夜半后，夏日昳。**（病先发于胃，故胀满，五日而之肾，则少腹腰脊痛胫酸，三日而之膂膀胱，则背胆筋痛，小便闭，五日而之脾，则身体重，再六日不已而死，冬夜半后者，土败而水胜也。夏日昳者，乃阳明所主之时，土绝而不能生也。按：《灵枢经》曰：五日而上之心，二日不已死。此言五日身体重者，亦心不受邪而还之脾，水行乘土，腑邪传脏而死。徐东屏曰：一者数之始，十者数之终，阳数起于一，阴数起于二，三日死者，死于生数之始也，六日死者，终于成数之始，十日死者，终于成数之终，是有终其所始，而终其所终者，有死于其所不胜者，有死于本气生之时者，此皆阴阳终始之微妙。）**膀胱病，小便闭，五日少腹胀，腰脊痛，骱酸，一日腹胀，一日身体痛，二日不已死，冬鸡鸣，夏下晡。**（此亦腑邪传脏，水泛土败而死，病先发于膀胱，则小便闭。五日而之肾，则少腹胀，腰脊痛。一日而之胃，则腹胀。一日而之脾，则身体痛。冬鸡鸣在丑，乃少阳太阳生气之时，气绝而不能生也。夏下晡，乃阳明生气之时，阳明之气亦绝矣。董帷园曰：风乃百病之长，大气，风气也，风木之邪，故独乘胃土，而行涣膀胱之水液。）**诸病以次是相传，如是者，皆有死期，不可刺，间一脏止，及至三四脏者，乃可刺也。**（以上诸病，如是相胜克而传者，皆有速死之期，非刺之可能救也。或间一脏相传而止，不复再传别脏者，乃可刺也。假如心病传肝，肺病传脾，此乃子行乘母，至肝脏脾脏而止，不复再胜克相传于他脏者，可刺也。假如心病传脾，肺病传肾，乃母行乘子，得母藏之生气，不死之证也。如心病传肾，肺病传心，肝脏传肺，此从所不胜来者，为微邪，乃可刺也。金西铭曰：五脏相传，止可间二脏三脏，经言四脏者，或脏传之于腑，而后传于他脏，腑亦可以名脏也。）

黄帝内经素问集注卷之八上

钱塘张志聪隐庵集注
同学徐开先振公参订
门人 金绍文西铭 倪昌大仲宣 校正

天元纪大论篇第六十六

（此篇总论五运主岁，六气司天，皆本乎天之运化，故曰元纪大论。）

黄帝问曰：天有五行御五位，以生寒暑燥湿风。（天有五行者，丹黅苍素元之五气也。五位、五方之位，地之五行也。寒暑燥湿风火，天之六气也。盖言天之五气，经于十干之分，十干之气，以化地之五行，地之五行，以生天之六气。）人有五脏化五气，以生喜怒忧思恐。（五脏，五行之所生也。五气，五行之气，风热湿燥寒也。喜怒忧思恐，五脏之神志也。夫在天为气，在地成形，形气相感，而万物化生，人本乎地之五行而成此形，以有形之五脏，化五气，生五志，而复通乎天气。）论言五运相袭而皆治之，终期之日，周而复始，余已知之矣，愿闻其与三阴三阳之候，奈何合之？（论，谓《六节脏象》诸论也。五运者，甲己岁为土运，乙庚岁为金运，丙辛岁为水运，丁壬岁为木运，戊癸岁为火运。三阴三阳者，子午之岁，少阴主之，丑未之岁，太阴主之，寅申之岁，少阳主之，卯酉之岁，阳明主之，辰戌之岁，太阳主之，巳亥之岁，厥阴治之。帝言五运之气，递相沿袭，而一岁皆为之主治，终期年之三百六十五日，周而复始，其与三阴三阳之主岁相合，何以候之。徐振公曰：五运独主一岁，三阴三阳之主岁，有司天在泉，间气客气，故曰："五运相袭而皆治之"。）鬼臾区稽首再拜对曰：昭乎哉问也！夫五运阴阳者，天地之道也，万物之纲纪，变化之父母，生杀之本始，神明之府也，可不通乎。（天之十干，运化地之五行，地之五行，上呈三阴三阳之六气，故曰"五运阴阳者，天地之道也"。王冰曰：道，谓生化之道。纲纪，谓生长化收藏之纲纪也。父母，谓万物形之先也。本始，谓生杀皆因而有之也。夫有形禀气，而不为五运阴阳之所摄者，未之有也，所以造化不极，为万物生化之元始者何哉，以其是神明之府故也，然合散不测，生化无穷，非神明运为，无能尔也。）故物生谓之化，物极谓之变，阴阳不测谓之神，神用无方谓之圣。（《六微旨大论》曰：物之生从于化，物之极由乎变，变化之相薄，成败之所由也。《五常政大论》曰：气始而生化，气散而有形，气布而蕃育，气终而象变，阴阳者，天地之道也，阴中有阳，阳中有阴，莫可穷测，用施于四时，变化乎万物，无可矩量者也。孔子曰：知变化之道者，其知神之所为乎。金西铭曰：神以运用言，圣以功业言。）夫变化之为用也。（用，功用也。言阴阳不测之变化，在天地之间，生成万物，功用最大。金西铭曰：用者，神用之无方，即所谓圣也。）在天为玄。（元，幽远也。天道幽远，变化无穷。）**在人为道。**（道，里路也。凡日用事物之间，莫不有天地自然之理。）**在地为化。**（化，生化也。化育万物，皆由地之生成。）**化生五味。**（五味，五行之所生也。万物之有情有性者，莫不具五运之气味。《五运行大论》曰：化生气。）**道生智。**（能循乎天理之自然，则是非邪正自然分别而用无不周也。张兆璜曰：心之灵明曰智，乃人之神明也。）**玄生神。**（王冰曰：元远幽深，故生神也，神之为用，触遇元通，因物化成，无不应也。倪仲宣曰：先从天而人，人而地，复从地而人，人而天。）**神在天为风，在地为木，在天为热，在地为火，在天为湿，在地为土，在天为燥，在地为金，在天为寒，在地为水，故在天为气，在地成形，形气相感，而化生万物矣。**（风寒热燥湿，天之阴阳也，木火土金水，地之阴阳也，故在天为气，在地成形，形气相感，而万物化生。）**然天地者，万物之上下也。**（天覆地载，万物化生于其间。）**左右者，阴阳之道路也。**（阴阳之气，左右旋转之不息。徐振公曰：左右者，间气也。）**水火者，阴阳之征兆也。**（征，验也。兆，见也。天一生水，地二生火，火为阳，水为阴，言阴阳不可见，而水火为阴阳之征验。徐振公曰：水火，即阴阳也，先天止有水火，至后天而始备五行。）**金木者，生成之终始也。**（木主春令，其气生长而生万物，金主秋令，其气收敛而成万物，故为生成之始终。金西铭曰：上下左右，天地之六合也，水火木金，阴阳之四时也。）**气有多少，形有盛衰，上下相召，而损益彰矣。**（在天为气，而气有多少，在地成形，而形有盛衰，上下相感，而太过不及之气，昭然彰著矣。）**帝曰：愿闻五运之主时也何如。**（时，四时也。谓木运主春，火运主夏，土运主长夏，金运主秋，水运主冬。）**鬼臾区曰：五气运行，各终期日，非独主时也。**（言五运之气，各终期年之三百六十五日，终而复始，非独主于时也。徐振公曰：五运主时，乃四时寒热温凉之气，主岁者，五行太过不及之年。）**帝曰：请闻其所谓也。鬼臾区曰：臣积考太始天元册文曰：太虚寥廓，肇基化元。**（《天元册》，乃太古之文，所以纪天真元气运行之书也。太虚，谓空元之境，大气之所充，神明之官府也。寥廓，空大无际之谓。肇，始基，立也。化原，造化之本原也。）**万物资始，五运终天。**（五运，木火土金水运也。终天者，日日行一度，五运各主一岁，终周天之三百六十五度，四分度之一也，万物藉化元而始生，五行终天运而无已。易曰：大哉乾元，万物资始。）**布气真灵，总统坤元。**（真灵者，人与万物也。总统坤元者，地居天之中，天包乎地之外也。易曰：至哉坤元，万物资生。）**九星悬朗，七曜周旋。**（九星者，天蓬，天芮，天冲，天辅，天禽，天心，天任，天柱，天英。九星悬朗于天，下应九州之分也。七曜者，日月五星，《虞书》谓之七政。周，谓周天之度。旋，谓左循天度而行。）**曰阴曰阳，曰柔曰刚。**（易曰：立天之道，曰阴与阳，立地之道，曰柔与刚。）**幽显既位，寒暑弛张。**（阳主昼，阴主夜，幽显既位者，阴阳定位也，寒暑弛张者，寒暑往来也。易曰：日月运行，一寒一暑。）**生生化化，品物咸章。**（易曰：云行雨施，品物流形。又曰：天地氤氲，万物化醇。此所以生生不息，化化无穷，而品物咸章矣。）**臣斯十世，此之谓也。**（十世，言自祖传习至今，于兹十世矣。所谓积考《太始天元册》文者，此之谓也。）**帝曰：善。何谓气有多少，形有盛衰？鬼臾区曰：阴阳之气，各有多少，故曰三阴三阳也，形有盛衰，谓五行之治，各有太过不及也。**（太阳少阳少阴，运行先天而主有余，阳明太阴厥阴运行后天而主不足，此三阴三阳之气有多少也。形，谓五行之有形也。五形之治，各有太过不及者，谓五运之主岁，如诸壬年之木运太过，则诸丁年之木运不及矣，诸戊年之火运太过，诸癸年之火运不及矣，诸甲年之土运太过，诸己年之土运不及矣，诸庚年之金运太过，诸乙年之金运不及矣，诸丙年之水运太过，诸辛年之水运不及矣。）**故其始也，有余而往，不及随之，不足而往，有余从之，知迎知随，气可与期。**（始者，谓天干始于甲，地支始于子，如甲年之土运太过，则乙年之金运不足随之，子年之少阴有余，则丑年之太阴不足随之，所谓有余而往，不足随之也。如乙年之金运不及，则丙年之水运有余从之，丑年之太阴不足，则寅年之少阳有余从之，所谓不足而往，有余从之也。迎，往也。随，来也。知岁运之往来，则太过不及之气，可与之相期而定矣。）**应天为天府，承岁为岁直，三合为治。**（此承上下而言六十岁之中，又有天符岁会三合主岁，此为平气之年，无太过不及者也。所谓天符者，土运之岁，上见太阴；火运之岁，上见少阳少阴；金运之岁，上见阳明；木运之岁，上见厥阴；水运之岁，上见太阳，乃五运之气，与司天之气相合，故为天符。直，会也。谓木运临卯，火运临午，土运临四季，金运临酉，水运临子，乃地支之主岁，与五运之主岁，五行之气，正值会合，故曰岁合。三合者，谓司天之气，五运之气，主岁之气，三者相合，又名太乙天符，此皆平气之年，无太过不及者也。俱详注六微旨大论。）**帝曰：上下相召奈何？鬼臾区曰：寒暑燥湿风火，天之阴阳也，三阴三阳上奉之，木火土金水火，地之阴阳也，生长化收藏下应之。**（寒暑燥湿风火，天之六气也。太阳之上，寒气主之；少阴之上，热气主之；阳明之上，燥气主之；太阴之上，湿气主之；厥阴之上，风气主之；少阳之上，火气主之，是三阴三阳，上奉天之六气也。木火土金水火，地之五行也，在春主木而主生，在夏主火而主长，长夏主土而主化，在秋主金而主收，在冬主水而主藏，是以生长化收藏下应之。盖天之五气，运化地之五行，地之五行，上呈天之六气，是以上下相感召，而三阴三阳之气，天地之所共有，故下文曰：天有阴阳，地亦有阴阳。倪仲宣曰：木火火，地之三阳也；金水土，地之三阴也；二之气君火，三之气相火，地亦有三阴三阳之六气，故曰：木火土金水火，地之阴阳也。）**天以阳生阴长，地以阳杀阴藏。**（岁半以上，天气主之，是春夏者，天之阴阳也，故天以阳生阴长。岁半以下，地气主之，是秋冬者，地之阴阳也，故地以阳杀阴藏。张玉师曰：司天之气，主上半岁，在泉之气，主下半岁，故曰"岁半以上，天气主之，岁半以下，地气主之"，然司天之气，始于地之左，在泉之气，本乎天之右，天地之气，互相感召，而共主一岁，又非独天主上半岁，而地主下半岁也。）**天有阴阳，地亦有阴阳，木火土金水火，地之阴阳也，生长化收藏，故阳中有阴，阴中有阳。**（此申明地亦有三阴三阳之气也。风寒暑湿燥火，三阴三阳上奉之，是天有阴阳也。木火土金水火，生长化收藏下应之，是地有阴阳也。夫天为阳，而天有三阴三阳之气，是阳中有阴也，地为阴，地有三阴三阳之气，是阴中有阳也。玉师曰：此二句，启下文之天五地六，天六地五。）**所以欲知天地之阴阳者，应天之气，动而不息，故五岁，而右迁，应地之气，静而守位，故六期而环会。**（应天之气者，丹黅苍素元之气也。动而不息，五岁而右迁者，自甲而乙，乙而丙，丙而丁，丁而戊，五运之气已终，而复起五运也。应地之气者，木火土金水火之气也，静而守位，六期而环会者，自子而丑，丑而寅，六岁已周，至午岁而复起少阴也。）**动静相召，上下相**

临，阴阳相错，而变由生也。（动静相召者，天地之气相感也，上下相临者，天之五气，下御地之五行，地之木火土金水火，上临天之六气，是以天五地六，天六地五，阴阳交错，而变生三十年之一纪，六十岁之一周也。按：天之五气，经于十干之分，运化地之五行，是天五地五也，地之木火土金水火，分主十二支之位，子午少阴君火司天，丑未太阴湿土司天，寅申少阳相火司天，卯酉阳明燥金司天，辰戌太阳寒水司天，巳亥厥阴风木司天，是地六天六也。是以上文云应天之气，五岁而右迁，应地之气，六期而环会，下文云，周天气者，六期为一备，终地纪者，五岁为一周。）帝曰：上下周纪，其有数乎？鬼臾区曰：天以六为节，地以五为制，周天气者，六期为一备，终地纪者，五岁为一周，君火以明，相火以位。（上下周纪者，天干地支，五六相合，凡三十岁为一纪，六十岁为一周也。天以六为节者，以三阴三阳为节度也。地以五为制者，以五行之位为制度也。周天气者，子属少阴君火司天，丑属太阴湿土司天，寅属少阳相火司天，卯属阳明燥金司天，辰属太阳寒水司天，巳属厥阴风木司天，六期为三阴三阳之一备。终地纪者，甲主土运，乙主金运，丙主水运，丁主木运，戊主火运，五岁为五运之一周。是以君火以明而在天，相火以位而在下，盖言地以一火而成五行，天以二火而成六气也。玉师曰：地之十二支，上应司天之气，天之十干，下合地之五行。）五六相合，而七百二十气为一纪，凡三十岁，千四百四十气凡六十岁而为一周，不及太过，斯皆见矣。（十五日为一气，五运六气相合而主岁，一岁凡二十四气，计七百二十气为一纪。纪，小会也。盖以五六为三十，六五亦为三十，故以三十岁为一会，自甲子而终于癸亥，凡六十岁为一周，其太过不及之气，于此皆可见矣。）帝曰：夫子之言，上终天气，下毕地纪，可谓悉矣，余愿闻而藏之，上以治民，下以治身，使百姓昭著，上下和亲，德泽下流，子孙无忧，传之后世，无有终时，可得闻乎？（此以下，复申明五运六气之主岁，周而复始，循环无端，使天下万世，子孙黎民，知天地阴阳之数，不罹灾眚之患，此皆圣人忧民之心，德泽下流之不穷也。）鬼臾区曰：至数之机，迫迮以微，其来可见，其往可追，敬之者昌，慢之者亡，无道行私，必得夭殃，谨奉天道，请言真要。（至数者，太过不及之定数也。机者，先期而动也。迫，近。迮，起也。言气机之动甚微，能追思已往之气，则其来者可知，如敬畏者，则灾眚可避，忽慢者，必罹夭殃。无道，谓不修养生之道。行私，谓放纵嗜欲也。真要，至真之要道也。）帝曰：善言始者，必会于终，善言近者，必知其远，是则至数极而道不惑，所谓明矣，愿夫子推而次之，令有条理，简而不匮，久而不绝，易用难忘，为之纲纪，至数之要，愿尽闻之。（此言阴阳之道，自始至终，由近至远，简而明，易而难，有条有理，有纪有纲。）鬼臾区曰：昭乎哉问！明乎哉道，如鼓之应桴，响之应声也。（言阴阳之道，昭也，明也。能明乎斯道，如桴鼓声响，未有不相应者矣。）臣闻之，甲己之岁，土运统之，乙庚之岁，金运统之，丙辛之岁，水运统之，丁壬之岁木运统之，戊癸之岁，火运统之。（运，化运也。甲己合化土，乙庚合化金，丙辛合化水，丁壬合化木，戊癸合化火，统者，五运相袭而皆治之也。）帝曰：其于三阴三阳合之奈何？鬼臾区曰：子午之岁，上见少阴；丑未之岁，上见太阴；寅申之岁，上见少阳；卯酉之岁，上见阳明；辰戌之岁，上见太阳；巳亥之岁，上见厥阴。少阴所谓标也，厥阴所谓终也。

（合者，以五运而合六气，以天干而合地支也。标，高也。子午为少阴君火，君为尊，故以少阴为始，而标见于上，厥阴为阴之尽，故以厥阴为终，阴极而一阳之子又复矣。）厥阴之上，风气主之；少阴之上，热气主之；太阴之上，湿气主之；少阳之上，相火主之；阳明之上，燥气主之；太阳之上，寒气主之。所谓本也，是谓六元。（风寒暑湿燥火，在天之六气也。三阴三阳，合于地之十二支，而上奉天之六气。是以天气为本，而三阴三阳为标，故下文曰：本之下，中之见也，见之下，气之标也。六元者，谓天有此三阴三阳之六气，地亦有此三阴三阳之六气。天地浑元，上下相召，是以六气司天，而六气在泉也。）帝曰：光乎哉道，明乎哉论，请著之玉版，藏之金匮，署曰天元纪。（著之玉版，藏之金匮，垂永久，示贵重也。）

五运行大论篇第六十七

（此篇分论天之五气，地之五行，布五方之政令，化生五脏五体，皆五者之运行，故曰“五运行论”。）

黄帝坐明堂，始正天纲，临观八极，考建五常。（天纲，天之度数也。八极，地之八方也。五常，五行政令之常也。）请天师而问之曰：论言天地之动静，神明为之纪，阴阳之升降，寒暑彰其兆。（神明者，日月斗星也。纪者，以日月纪度，星斗定位也。寒暑者，阴阳之征兆也。）余闻五运之数于夫子，夫子之所言，正五气之各主岁尔，首甲定运，余因论之。鬼臾区曰：土主甲己，金主乙庚，水主丙辛，木主丁壬，火主戊癸。子午之上，少阴主之；丑未之上，太阴主之；寅申之上，少阳主之；卯酉之上，阳明主之；辰戌之上，太阳主之；巳亥之上，厥阴主之。不合阴阳，其故何也？（余闻五运之数于夫子者，言五运之气，以论于六节脏象论中矣。余因论之，鬼臾区复以五运六气相合主岁而论者，即上篇《天元纪大论》也。不合阴阳者，五运六气之阴阳，不相合也。）岐伯曰：是明道也。此天地之阴阳也，夫数之可数者，人中之阴阳也，然所合，数之可得者也。夫阴阳者，数之可十，推之可百，数之可千，推之可万，天地阴阳者，不可以数推，以象之谓也。（三“数”字，叶素。三“数”字，上声。伯言鬼臾区所论，五运六气相合而主治者，是明天地阴阳之道也。夫数之可数者，人中之阴阳也。所谓人中之阴阳者，其生五，其气三，三而成天，三而成地，三而成人，三而三之，合则为九，九分为九野，九野为九脏，以应天六六之节，此人中之阴阳，与天地相合，其所合之数，可得而数者也。若夫天地之阴阳者，数之可十可百，推之可万可千，难以数推，止可以象推之。象者，即下文之丹黅苍素元之天象，南面北面之图象是也。）帝曰：愿闻其所始也。岐伯曰：昭乎哉问也！臣览《太始天元册》文，丹天之气，经于牛女戊分；黅天之气，经于心尾己分；苍天之气，经于危室柳鬼；素天之气，经于亢氐昴毕；玄天之气，经于张翼娄胃。所谓戊己分者，奎壁角轸，则天地之门户也。夫候之所始，道之所生，不可不通也。（黅，居吟切。此言五行之化运，始于五方之天象也。丹，赤色，火之气也。牛女在癸度，经于牛女戊分，戊癸合而化火也。黅，黄色，土之气也。心尾在甲度，经于心尾己分，甲己合而化土也。苍，青色，木之气也。危室在壬度，柳鬼在丁度，丁壬合而化木也。素，白色，金之气也。亢氐在乙度，昴毕在庚度，乙庚合而化金也。元，黑色，水之气也。张翼在丙度，娄胃在辛度，丙辛合而化水也。戊己居中宫，为天地之门户。《遁甲经》曰：六戊为天门，六己为地户。在奎壁角轸之分，奎壁在乾方，角轸在巽方，此五气化五行之始，乃天地阴阳，道之所生，不可不通也。张玉师曰：在天氤氲之气色，故见丹黅素苍元，在地成五行之形，则为青黄赤白黑矣。）帝曰：善。论言天地者，万物之上下，左右者，阴阳之道路，未知其所谓也？（此复论六气之上下左右也。司天在上，在泉在下，万物化生于其间，故天地为万物之上下，左右者，间气也，间气者纪步，故为阴阳之道路。徐振公曰：五六相合而后成岁，故论《五运篇》中而兼论六气。）岐伯曰：所谓上下者，岁上下见，阴阳之所在也。（此言司天在泉之上下也，如子午岁少阴在上，则阳明在下矣；丑未岁太阴在上，则太阳在下矣；寅申岁少阳在上，则厥阴在下矣；卯酉岁阳明在上，则少阴在下矣；辰戌岁太阳在上，则太阴在下矣；巳亥岁厥阴在上，则少阳在下矣。此三阴三阳上下之所在也。）左右者，诸上见厥阴，左少阴，右太阳；见少阴，左太阴，右厥阴；见太阴，左少阳，右少阴；见少阳，左阳明，右太阴；见阳明，左太阳，右少阳；见太阳，左厥阴，右阳明。所谓面北而定其位，言其见也。（此言在上之左右也。在东为左，在西为右。诸，凡也。谓凡见厥阴在上，则少阴在左，太阳在右；见少阴在上，则太阴在左，厥阴在右；见太阴在上，则少阳在左，少阴在右；见少阳在上，则阳明在左，太阴在右；见阳明在上，则太阳在左，少阳在右；见太阳在上，则厥阴在左，阳明在右。盖以图象向南，人面北以观之，言其所见之图象，而命其上下左右之定位也。玉师曰：上章以厥阴为终，此论厥阴为始，盖阴阳之道，自始至终，终而复始。）帝曰：何谓下？岐伯曰：厥阴在上，则少阳在下，左阳明，右太阴；少阴在上，则阳明在下，左太阳，右少阳；太阴在上，则太阳在下，左厥阴，右阳明；少阳在上，则厥阴在下，左少阴，右太阳；阳明在上，则少阴在下，左太阴，右厥阴；太阳在上，则太阴在下，左少阳，右少阴。所谓面南而命其位，言其见也。（此言在下之左右也，如巳亥岁厥阴在上，则少阳在下矣。而阳明在少阳之左，太阴在少阳之右，如子午岁少阴在上，则阳明在下矣。而太阳在阳明之左，少阳在阳明之右，如丑未岁太阴在上，则太阳在下矣。而厥阴在太阳之左，阳明在太阳之右，如寅申岁少阳在上，则厥阴在下矣。而少阴在厥阴之左，太阳在厥阴之右，如卯酉岁阳明在上，则少阴在下矣。而太阴在少阴之左，厥阴在少阴之右，如辰戌岁太阳在上，则太阴在下矣。而少阳在太阴之左，少阴在太阴之右。盖以图象向北，人面南以观之，以所见之上下左右，而命其位，故曰：言其见也。详后图象。金西铭曰：上下之左右，皆以东为左，西为右，故面南面北以观之，若止南面而观，如在下之气左行，则在上之气右转矣。故下文曰：上者右行，下者左行。）上下相遘，寒暑相临，气相得则和，不相得则病。（相临者，谓加临之六气也。此总结上文而言，司天在泉之气，则上下相遇，左右间气之气，则四时加临。如太阳寒水之气，加临于上半岁，则少阴少阳暑热之气，加临于下半岁矣，如暑热之气，加临于上半岁，则寒水之气，加临于下半岁矣，举寒暑而六气自序，盖以上下主岁，上下左右六气纪时，如与时相得则和，与时相逆则病矣。）帝曰：气相得而病者何也？岐伯曰：以下临上，不当位也。（此言加临之六气，与主时之六气，有相得而不相得也。气相得者，如少阴君火之气，与少阳相火之气相合，君臣之相得也。君位在上，臣位在下，如君火加临于相火之上为顺，相火加临于君火之上，是为下临上，不当其位也。《六微旨大论》曰：君位臣则顺，臣位君则逆，逆则其病近，其害速，顺则其病远，其害微。所谓二火也，盖举此君臣之上下加临而言，则六气之顺逆，可类推矣。）帝曰：动静何如？岐伯曰：上者右行，下者左行，左右周天，余而复会也。（此复申明司天在泉之气，六期而环会也。动静者，天地之道也。在上者司天，在下者纪地，如子年少阴在上，则阳明在下矣，周天之三百六十五日，则在上者右行于太阴，在下者左行于太阳也，上下左右，周司天之六岁，尚余午未申酉戌亥之六岁，又环转而复会也。上节之所谓面南面北者，盖以左皆在东，左皆在西，此以图象无分南北，平以观之，是在下者左行，则在上者右行矣，总以六气之图推看。）帝曰：余闻鬼臾区曰：应地者静，今夫子乃言下者左行，不知其所谓也，愿闻何以生之乎？（静者，地之体也。生，谓动之所生。玉师曰：动生于静，故曰生。）岐伯曰：天地动静，五行迁复，虽鬼臾区其上候而已，犹不能遍明。（天地动静，谓司天在泉之气，绕地而环转也。五行迁复，谓五运相袭，周而复始也。其上，谓臾区其上至于十世，止能占候其天之动象，地之静形，犹不能遍明天地阴阳之运行也。）夫变化之用，天垂象，地成形，七曜纬虚，五行丽地。地者，所以载生成之形类也。虚者，所以列应天之精气也。形精之动，犹根本之与枝叶也。仰观其象，虽远可知也。（此言地居天之中，天包乎地之外，是以在上之天气右旋，在地下之气左转也。变化之用者，谓天地阴阳之运动也，在天无形而垂象，在地有形而成形。七曜，日月五星也。纬虚者，经纬于太虚之间，亦绕地而环转也。五行，五方五气之所生而成形者。丽，章著也。地者，所以载生成之物类也。精者，天乙所生之精水也。应天之精气者，在天为气，在下为水，水应天而天连水也。形谓地之体，静而不动者也，形精之动者，谓地下在泉之气旋转，犹根本不动而枝叶动摇，然根气又与枝叶之相通也。仰观其天象，见日月五星之绕地右旋，道虽深远，可得而知矣。玉师曰：用者动之体。）帝曰：地之为下，否乎？岐伯曰：地为人之下，太虚之中者也。帝曰：冯乎？岐伯曰：大气举之也。（冯，叶凭。地之为下者，谓天居上而地居下也。太虚者，虚元之气也。言地居太虚之中，大气举之，无所冯依者也。按：《天文志》云：言天体者三家，一曰浑天，二曰周髀，三曰宣夜。宣夜绝无师说，不知其状如何。周髀之卫，以为天似覆盆，盖以斗极为中，中高而四边下，日月旁行绕之。日近而见之为昼，日远而不见为夜。蔡邕以为考验，天象多所违失。浑天说曰：天之形状，似鸟卵，地居其中，天包地，外犹卵之裹黄，圆如弹丸，故曰浑天。言其形体浑浑然也。其术以为天半覆地上，半在地下，其天居地上见者，一百八十二度半强，地下亦然。北极出地上三十六度，南极入地下亦三十六度，而嵩高正当天之中极，是浑天之说，本之《素问》者也。夫《素问》乃三坟之一，三坟者，伏羲神农黄帝之书也。故自易而下，莫大乎《素问》，今质诸千古以上之书，而征验于千古之下，是天地阴阳之道，幽远难明，非天生之至圣，孰能知之？故学者能于此中用心参究，则六十年之中，万物之变化，民病之死生，未有不如桴鼓声响之相应也。）燥以干之，暑以蒸之，风以动之，湿以润之，寒以坚之，火以温之，故风寒在下，燥热在上，湿气在中，火游行其间，寒暑六入，故令虚而生化也。（此言六气之游行于天地上下之间也。风寒暑湿燥火，在天无形之气也。干蒸动润坚温，在地有形之征也。天包乎地，是以在天之上，在泉之下，在地之中，八极之外，六合之内，无所不至。盖言太虚之气，不唯包乎地之外，而通贯乎地之中也。寒水在下，而风从地水中生，故风寒在下，燥乃乾金之气。热乃太阳之火，故燥热在上。土位中央，故湿气在中。火乃太极中之元阳，即天之阳气，故游行于上下之间。易曰：日月运行，一寒一暑。寒暑往来，而六者之气，皆入于地中，故令有形之地，受无形之虚气，而生化万物也。朱永年曰：肝肾在下，心肺居上，土位中央，三焦之火游行于上下之间，人与天地参也。）**故燥胜则地干，暑胜则地热，风胜则地动，湿胜则地泥，寒胜则地裂，火胜则地固矣。**（此复结上文六入之义。）**帝曰：天地之气，何以候之？岐伯曰：天地之气，胜复之作，不形于诊也。脉法曰：天地之变，无以脉诊，此之谓也。**（天地之气者，五运六气也。胜复之作者，淫胜郁复也。言气运之变而为民病者，非诊候之可知也。盖每岁有司天之六气，有主岁之五运，有间气之加临，有四时之主气，人在天地气交之中，一气不和，即为民病，是天地四时之气而为民病者，不能以脉诊，而别某气之不和也。再按：《平脉篇》曰：伏气之病，以意候之。今月之内，欲有伏气，假令旧有伏气，当须脉之，盖天地之气淫胜，则所不胜之气郁伏矣，民感之而为病者，亦郁伏于内，而不形于诊也，故欲知伏气之病，当以意候之，候今月之内，有何气之不和，则知民有伏气之病矣。郁伏之气复发，而民病始作，然后发见于脉，故曰：假令旧有伏气，当须脉之。此与暴感风寒暑湿之邪，而卒病伤寒中风，即见于脉诊者之不同。故曰：天地之气，无以脉诊，此之谓也。）**帝曰：间气如何？**（间气者，加临之六气也。以上之左右，下之左右，兼于其间，共为六气，故曰间气。每一气加临于四时之中，各主六十日，故曰间气者。纪步，步者，以六十日零八十七刻半为一步也。）**岐伯曰：随气所在，期于左右。**（《六微旨论》曰：天枢之上，天气主之，天枢之下，地气主之。又曰：加者，地气也，中者，天气也。盖以在下之气左转，在上之气右旋，各主六十日以终一岁。故曰：随气所在，期于左右。谓随在上在下之气之所在，而期于左右之旋转也。如子年少阴在上，则阳明在下矣；少阴在上，则厥阴在左，太阴在右；阳明在下，则太阳在左，少阳在右。盖以地之左转而主初气，故以太阳主正月朔日之寅初一刻为始，次厥阴，次少阴，以司天之气终三气，而主岁半以上，次太阴，次少阳，次阳明，以在泉之气终六气，而主岁半以下，各加临六十日，以终一岁也，六气环转相同。徐振公曰：司天之气，始于地而终于天，在泉之气，始于天而终于地，此地天升降之妙用也。）**帝曰：期之奈何？岐伯曰：从其气则和，违其气则病。**（间气者，加临之客气也。而一岁之中，又有主时之六气，如主从其客则和，主违其客则病矣。如子午岁初之气，系太阳寒水加临，主气系厥阴风木，如寒胜其风为从，风胜其寒则逆。故《下经》曰：主胜逆，客胜从，六气皆然。）**不当其位者病。**（不当其位者，即上文之所谓以下临上也。）**迭移其位者病。**（如初之气，太阳寒水加临而反热，三之气，少阴君火加临而反寒，本位之气，互相更迭，气之反也，故为民病，六气皆然。）**失守其位者危。**（失守其位，谓失守其所主之本位也。如丑未岁太阴司天，则初之客气主气，并主厥阴风木，而清肃之气，乘所不胜而侮之，是金气失守其位矣。至五之气，阳明秋金主气，而本位反虚，风木之子气复雠，火热烁金，则为病甚危，所言侮反受邪，此之谓也。玉师曰：金不失守其位，则金气不虚矣，金气不虚，自有所生之水气制火，失守，则母子皆虚，故曰危。）**尺寸反者死。**（南政北政之岁，有寸不应，尺不应之分，如应不应者而反应之，是为尺寸相反。）**阴阳交者死。**（南政北政之岁，有左右尺寸之不应，盖左为阳，右为阴，寸为阳，尺为阴，如阴阳交相应者死。）先立其年，以知其气，左右应见，然后乃可以言死生之逆顺。（此总结六气之加临，先立其主气之年，以知其司天在泉之气，则间气之应见于左右，或从或违，然后乃可以言死生之顺逆。）帝曰：寒暑燥湿风火，在人合之奈何，其于万物，何以化生？（此节论天地之气，而合于人民万物。）岐伯曰：东方生风，风生木，木生酸，酸生肝，肝生筋，筋生心。（五方生天之五气，五气生地之五行，五行生五味而生五脏，五脏生外合之五体，盖人秉天地五方之气味而生成者也。）其在天为玄，在人为道，在地为化，化生五味，道生智，玄生神，化生气，神在天为风，在地为木，在体为筋，在气为柔，在脏为肝。（此言阴阳不测之变化，运行于天地人之间，为元，为道，为化，为有形之五行五体五脏，皆神用无方之妙用也。柔者，风木之气柔软也。）其性为暄，其德为和，其用为动，其色为苍，其化为荣，其虫毛，其政为散，其令宣发，其变摧拉，其眚为陨，其味为酸，其志为怒，怒伤肝，悲胜怒，风伤肝，燥胜风，酸伤筋，辛胜酸。（性者，五行之性也。德化者，气之祥也。政令者，气之章也。变眚者，气之易也。用者，体之动也。毛虫，木森森之气也。夫天有五行，御五位以生寒暑燥湿风，人有五脏，化五气以生喜怒忧思恐，是人秉五气五味所生，而复伤于五气五志，犹水之所以载舟，而亦所以覆舟也。是以上古之人，饮食有节，起居有常，顺天地之变易，以和调其阴阳，故能苛疾不起，而常保其天命，今时之人，能知岁运之变迁，避胜复之灾眚，不唯可以治人，而亦可以养生，推而广之，可以救斯民于万世，功莫大焉。）南方生热，热生火，火生苦，苦生心，心生血，血生脾，其在天为热，在地为火，在体为脉，在气为息，在脏为心，其性为暑，其德为显，其用为躁，其色为赤，其化为茂，其虫羽，其政为明，其令郁蒸，其变炎烁，其眚燔焫，其味为苦，其志为喜，喜伤心，恐胜喜，热伤气，寒胜热，苦伤气，咸胜苦。（息者，火气之蕃盛也。显，明也。燥，火之动象也。其虫羽者，火化之游行于虚空上下也。郁，盛。蒸，热也。炎燥燔焫，热之极也，极则变，变则为灾眚矣。）中央生湿，湿生土，土生甘，甘生脾，脾生肉，肉生肺，其在天为湿，在地为土，在体为肉，在气为充，在脏为脾，其性静兼，其德为濡，其用为化，其色为黄，其化为盈，其虫倮，其政为谧，其令云雨，其变动注，其眚淫溃，其味为甘，其志为思，思伤脾，怒胜思，湿伤肉，风胜湿，甘伤脾，酸胜甘。（充者，土气充贯于四旁也。静者，土之性。兼者，土王四季，兼有寒热温凉之四气也。濡，润也。化生万物，土之用也。盈，充满也。倮虫，肉体之虫，土所生也。谧，静也。云雨者，在地为土，在天为湿，湿气上升而为云为雨也。动，不静也。动注淫溃，湿之极也。）西方生燥，燥生金，金生辛，辛生肺，肺生皮毛，皮毛生肾，其在天为燥，在地为金，在体为皮毛，在气为成，在脏为肺，其性为凉，其德为清，其用为固，其色为白，其化为敛，其虫介，其政为劲，其令雾露，其变肃杀，其眚苍落，其味为辛，其志为忧，忧伤肺，喜胜忧，热伤皮毛，寒胜热，辛伤皮毛，苦胜辛。（成者，万物感秋气而成也。固者，坚金之用也。敛，收敛也。介，甲也，外被介甲，金之象也。劲，坚锐也。肃杀者，物过盛而当杀，于时为金，又兵象也。苍，老也。落者，肃杀盛而陨落也。按：在春曰风伤肝，在夏曰热伤气，在长夏曰湿伤肉，在冬曰寒伤血，谓四时之本气自伤也。在秋曰热伤皮毛，为所胜之气伤也。盖言五脏之有受伤于四时之本气者，抑亦有受伤于所胜之气者，举一脏之不同，而可以类推于五脏也。玉师曰：秋承夏热，变炎烁为清凉，如炎热未静，则为热气所伤。）北方生寒，寒生水，水生咸，咸生肾，肾生骨髓，髓生肝，其在天为寒，在地为水，在体为骨，在气为坚，在脏为肾，其性为凛，其德为寒，其用为□，其色为黑，其化为肃，其虫鳞，其政为静，其令□□，其变凝冽，其眚冰雹，其味为咸，其志为恐，恐伤肾，思胜恐，寒伤血，燥胜寒，咸伤血，甘胜咸。（坚者，寒气之化也。凛，寒凛也。肃，静也。静者，水之政令也。鳞虫，水所生也。凝冽，寒之极也。冰雹，水之变也。按：在春曰风伤肝，在长夏曰湿伤肉，是自伤其本体也，在夏曰热伤气，在冬曰寒伤血，谓伤其所胜也，亦举二脏之不同，而可类推于五脏耶。玉师曰：火热为阳，气为阳，寒水为阴，血为阴，亦阴阳之自伤也。）五气更立，各有所先，非其位则邪，当其位则正。（五气，五方之气也。更立，四时之更换也。各有所先者，如春之风，夏之热，秋之凉，冬之寒，各先应期而至也。各当其所主之位，四时之正气也。如冬时应寒而反热，夏时应热而反寒，非其所主之位则邪。邪者，为万物之贼害也。上节之不当其位，谓客气加临之位，此节之位，谓四时主气之位。）帝曰：病生之变何如？岐伯曰：气相得则微，不相得则甚。（此论四时之气，而变生民病也，如五气各得其位，其病则微，不相得而非其本位，则其病甚矣。）帝曰：主岁如何？岐伯曰：气有余，则制己所胜而侮所不胜其不及，则己所不胜侮而乘之，己所胜轻而侮之。（此复论五运主岁之有太过不及也。如岁木太过，则制己所胜之土气，而侮所不胜之金气，如不及，则己所不胜之金气，侮我而乘之，己所胜之土气，来轻我而侮之。五运皆同，周而复始。）侮反受邪，侮而受邪，寡于畏也。帝曰：善。（此言乘侮而反受其复也。，如岁木不及，则所不胜之金气侮而乘之，而金反自虚其位矣，至秋令之时，金气虚而反受水之子气来复，则火热烁金，所谓侮反受邪也，侮而受邪，因木气不及，而金气又能制木，寡于畏之故也。此篇论五运之气，主岁主时，而兼论六气之上下左右，盖五六相合而后成岁也，故篇名“五运行”，而末结五运之太过不及。）

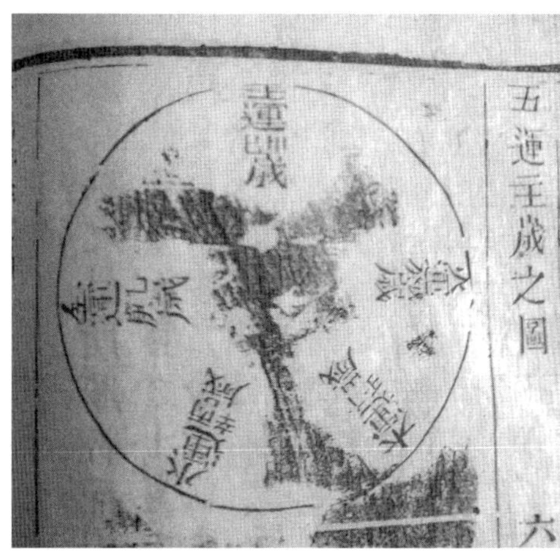

五运主岁之图

五阳年主太过　五阴年主不及

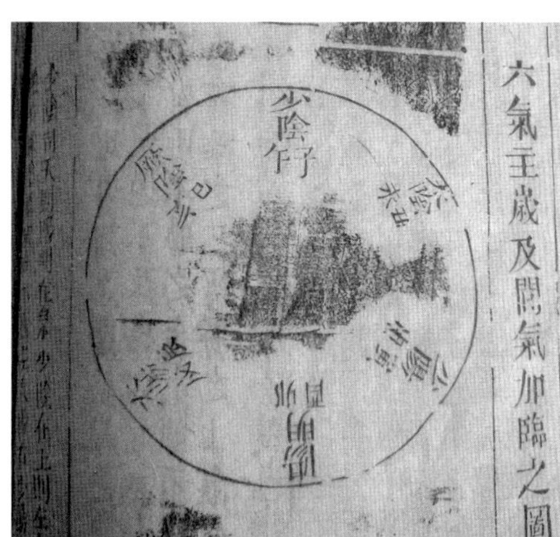

六气主岁及间气加临之图

少阴司天则阳明在泉，少阴在上则左太阴右厥阴，阳明在下则左太阳右少阳，上下主岁左右主时六期环转周而复始。

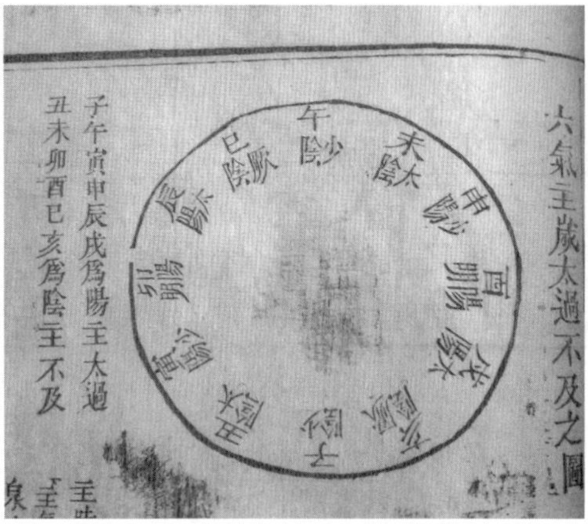

六气主岁太过不及之图

子午寅申辰戌为阳主太过，丑未卯

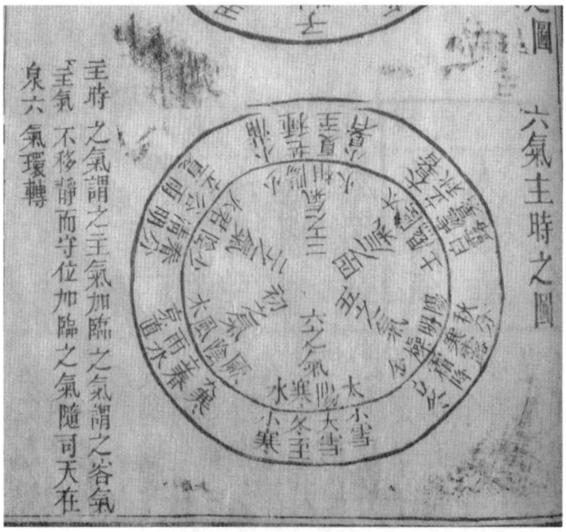

六气主时之图

酉巳亥为阴主不及。　　主时之气谓之主气，加临之气谓之客气，主气不移，静而守位，加临之气，随司天在泉，六气环转。

六气主岁主时及间气加临之总图

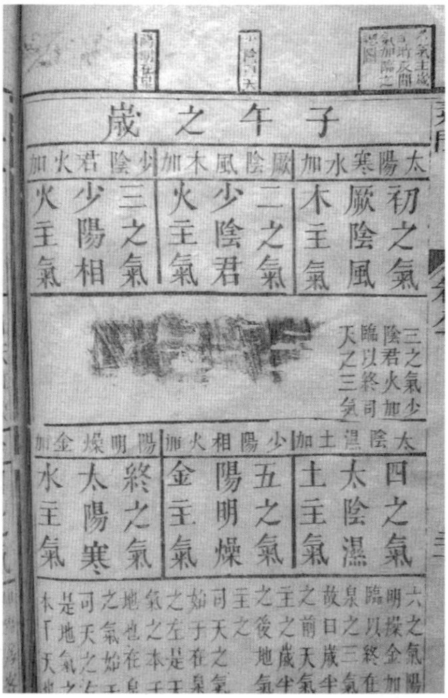

少阴司天，阳明在泉

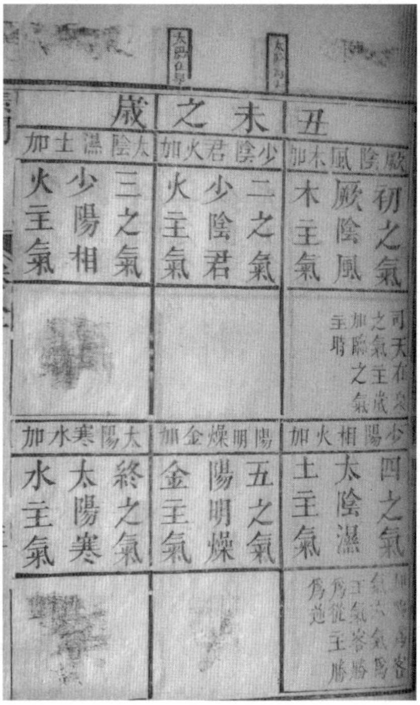

太阴司天，太阳在泉

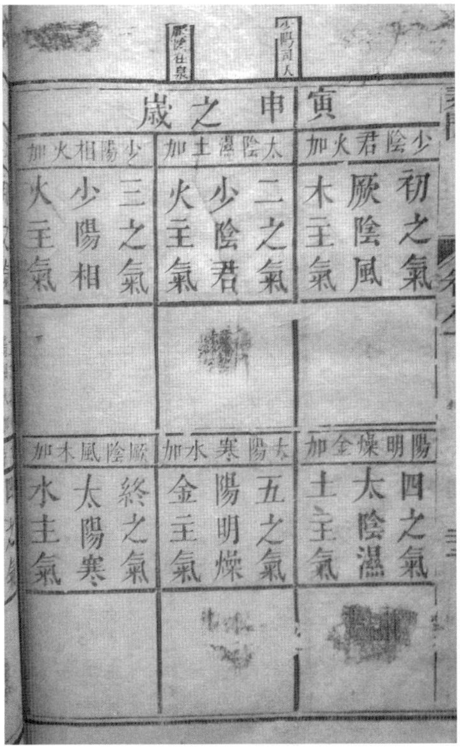

少陽司天 厥陰在泉

寅申之歲

客氣加臨	氣	主氣
少陰君火加	初之氣	厥陰風木主氣
太陰濕土加	二之氣	少陰君火主氣
少陽相火加	三之氣	少陽相火主氣
陽明燥金加	四之氣	太陰濕土主氣
太陽寒水加	五之氣	陽明燥金主氣
厥陰風木加	終之氣	太陽寒水主氣

少阳司天，厥阴在泉

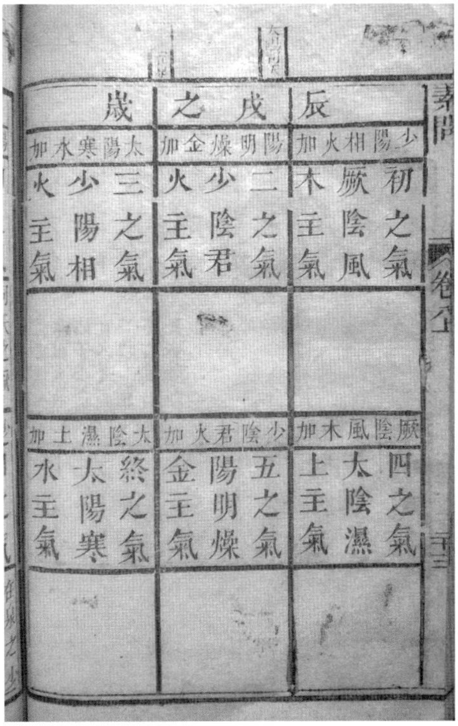

太陽司天 太陰在泉

辰戌之歲

客氣加臨	氣	主氣
少陽相火加	初之氣	厥陰風木主氣
陽明燥金加	二之氣	少陰君火主氣
太陽寒水加	三之氣	少陽相火主氣
厥陰風木加	四之氣	太陰濕土主氣
少陰君火加	五之氣	陽明燥金主氣
太陰濕土加	終之氣	太陽寒水主氣

太阳司天，太阴在泉

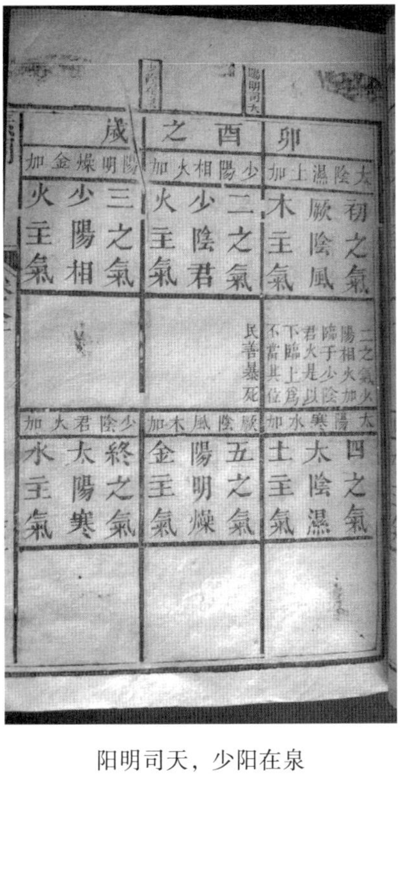

陽明司天 少陽在泉

卯酉之歲

客氣加臨	氣	主氣
太陰濕土加	初之氣	厥陰風木主氣
少陽相火加	二之氣	少陰君火主氣
陽明燥金加	三之氣	少陽相火主氣
太陽寒水加	四之氣	太陰濕土主氣
厥陰風木加	五之氣	陽明燥金主氣
少陰君火加	終之氣	太陽寒水主氣

二之氣少陽相火加臨于少陰君火是以下臨上爲不當其位民善暴死

阳明司天，少阳在泉

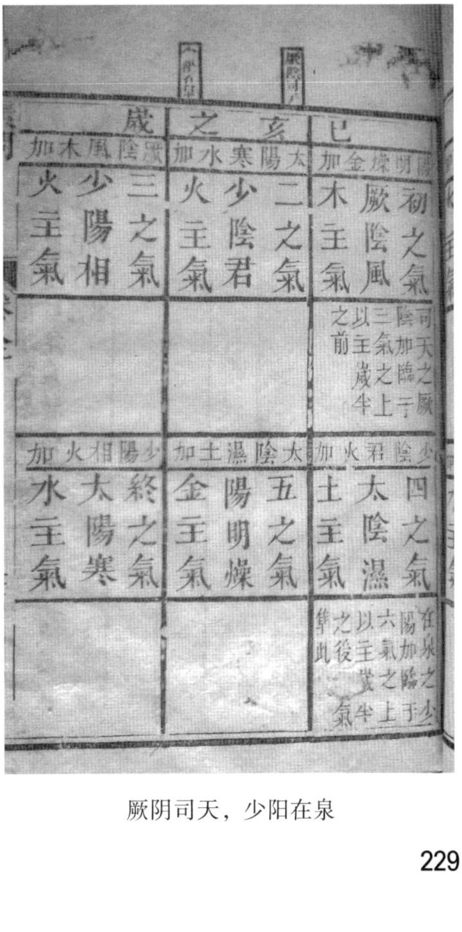

厥陰司天 少陽在泉

巳亥之歲

客氣加臨	氣	主氣
陽明燥金加	初之氣	厥陰風木主氣
太陽寒水加	二之氣	少陰君火主氣
厥陰風木加	三之氣	少陽相火主氣
少陰君火加	四之氣	太陰濕土主氣
太陰濕土加	五之氣	陽明燥金主氣
少陽相火加	終之氣	太陽寒水主氣

司天之厥陰加臨于三氣之上以主歲半之前

在泉之少陽加臨于六氣之上以主歲半之後氣[illegible]

厥阴司天，少阳在泉

（岁运七篇，总以前项图象推之，其五运六气，司天在泉，间气加临，主时主岁，总括于中矣。再以天时民病，合而推之，已了然在目，不必多赘也。）

六微旨大论篇第六十八

（此篇分论六节应天，六节应地，主岁主时及加临之六气，故曰“六微旨大论”，言阴阳之数，其旨甚微。）

黄帝问曰：呜呼远哉！天之道也，如迎浮云，若视深渊，视深渊，尚可测，迎浮云，莫知其极。（天之道者，阴阳之道也，言阴阳之道，高远而渊深也。夫有形者尚可测，在天之为气者，莫知其极也。张玉师曰：天包乎地，六气绕地环转，故不曰在地而曰在泉，视深渊尚可测者，喻六气之在泉也。）夫子数言谨奉天道，余闻而藏之，心私异之，不知其所谓也。愿夫子溢志，尽言其事，令终不灭，久而不绝，天之道可得闻乎？岐伯稽首再拜对曰：明乎哉问！天之道也，此因天之序，盛衰之时也。（天之道者，天之阴阳也，因天之序者，天以六为节，因六气而环序也。盛衰者，六气之有太过不及也。）帝曰：愿闻天道，六六之节盛衰何也？岐伯曰：上下有位，左右有纪，故少阳之右，阳明治之；阳明之右，太阳治之；太阳之右，厥阴治之；厥阴之右，少阴治之；少阴之右，太阴治之；太阴之右，少阳治之，此所谓气之标，盖南面而待也。故曰：因天之序，盛衰之时，移光定位，正立而待，此之谓也。（六六者，谓司天之三阴三阳，上合天之六气也。上下有位者，言少阴在上，则阳明在下；太阴在上，则太阳在下；少阳在上，则厥阴在下；阳明在上，则少阴在下；太阳在上，则太阴在下；厥阴在上，则少阳在下，六期环转，而各有上下之定位也。左右有纪者，如少阴在上，则厥阴在左，太阴在右；太阴在上，则少阴在左，少阳在右；少阳在上，则太阳在左，阳明在右；阳明在上，则少阳在左，太阳在右；太阳在上，则阳明在左，厥阴在右；厥阴在上，则太阳在左，少阴在右，各随气之在上，而有左右之定纪也。故少阳之右，阳明治之；阳明之右，太阳治之，盖以右位之阴阳，转迁于上而主岁也。气之标者，标见于上也，夫天气右旋，故南面观之，而待其循序环转也。移光者，日月运行也。以日行一周天，以定一气之位，正立，正南面而立也。）少阳之上，火气治之，中见厥阴；阳明之上，燥气治之，中见太阴；太阳之上，寒气治之，中见少阴；厥阴之上，风气治之，中见少阳；少阴之上，热气治之，中见太阳；太阴之上，湿气治之，中见阳明。所谓本也，本之下，中之见也，见之下，气之标也。（此言三阴三阳，有六气之化，有上下之本标，有中见之标本也。风寒暑湿燥火，天之阴阳也，三阴三阳上奉之，故以天气为本而在上，以三阴三阳之气标见于下也。）本标不同，气应异象。（此言三阴三阳之六气，虽上下相应，而各有不同也。少阴标阴而本热，太阳标阳而本寒，是本标之不同也。少阴太阳，从本从标，太阴少阳，从本，阳明厥阴，不从标本，从乎中也，故有从本而得者，有从标而得者，有从标本而得者，有从中见而得者，是气应之异象也。）帝曰：其有至而至，有至而不至，有至而太过，何也？岐伯曰：至而至者和，至而不至，来气不及也，未至而至，来气有余也。（此论三阴三阳之主岁，而各有太过不及也。至而至者，此平气之年，无太过不及四时之气，应期而至，气之和平也。如春应温而寒，夏应热而尚温，此应至而不至，来气之不及也。如未至春而先温，未至夏而先热，此未应至而先至，来气之有余也。按：《天元正纪大论》曰：凡此阳明太阴厥阴司天之政，气化运行后天，太阳少阳少阴司天之政，气化运行先天，盖不及之岁，则司天之气，后天时而至，有余之岁，则司天之气，先天时而至，又阳年主实，阴年主虚，其天符岁会之年，是为平气，无太过不及者也。）**帝曰：至而不至，未至而至如何？岐伯曰：应则顺，否则逆，逆则变生，变则病。**（不及之岁，应至而不至，有余之岁，应未至而至，是为应则顺，如不及之岁，反未至而至，有余之岁，反至而不至，是为否则逆，逆则变生，变则为民之灾病矣。）**帝曰：善，请言其应。岐伯曰：物生其应也，气脉其应也。**（请言其应者，谓应太过不及之气也。物生其应者，如厥阴司天，毛虫静，羽虫育，少阳司天，草木早荣，太阴司天，万物以荣，此生物以应司天之候也。气脉其应者，如太阳司天，寒临太虚，阳气不令，阳明司天，阳专其令，炎暑大行，太阴司天，阴专其政，阳气退避，又厥阴之至其脉弦，少阴之至其脉钩，太阴之至其脉沉，少阳之至大而浮，阳明之至短而涩，太阳之至大而长，此皆气脉其应也。）**帝曰：善。愿闻地理之应六节气位何如？岐伯曰：显明之右，君火之位也，君火之右，退行一步，相火治之；复行一步，土气治之；复行一步，金气治之；复行一步，水气治之；复行一步，木气治之；复行一步，君火治之。**（此论六节应地而主时也。节，度也。气位，六气所主之步位也。显明者，寅正立春节候，乃初之气也。显明之右，乃少阴君火之位，主二之气也。退行一步者，从右而退转一位也。君火之右，乃少阳相火之位，主三之气也，复行一步者，复行一位也，复行一位，乃太阴湿土，主四之气也，复行一位，乃阳明燥金，主五之气也，复行一位，乃太阳寒水，主六之气也，复行一位，乃厥阴风木，主初之气也，复行一位，乃少阴君火之所主，周而复始也。金西铭曰：君火为尊，故以少阴为始。）**相火之下，水气承之，水位之下，土气承之，土位之下，风气承之，风位之下，金气承之，金位之下，火气承之，君火之下，阴精承之。帝曰：何也？岐伯曰：亢则害，承乃制，制则生化，外列盛衰，害则败乱，生化大病。**（上节论六气相生以主时，此论六气承制而生化。盖五行之中，有生有化，有制有克，如无承制而亢极，则为害，有制克则生化矣。治，主也。谓六气定位，而各有所主也。承者，谓承奉其上而制之也。阴精者，天一所生之精水也。如木位之下，乃阳明燥金，太阳寒水，母子之气以承之，母气制之，则子气生化其木矣。如金位之下，乃君相二火，太阴湿土母子之气承之，母气克之，则子气生化其金矣。土位之下，乃厥阴风木，君相二火，母子之气以承之，木制其土，则火气生化矣。余三气相同，是为制则生化也。如火亢而无水以承之，则火炎铄金，而水之生原绝矣，无水以制火，则火愈亢矣。如水亢而无土以承之，则水滥火灭，而土之母气绝矣，无土以制水，则水愈亢矣。是以亢则为五行之贼害，寒则生化承制之气，皆为败乱，而生化大病矣。外列盛衰者，谓外列主岁之气，有盛有衰，如主岁之气，与主时之气，交相亢极，则为害更甚。故曰：害则败乱，生化大病。金西铭曰：主岁之气太过，则己亢而侮所不胜，如不及，则为所胜之气亢而侮之。）**帝曰：盛衰何如？岐伯曰：非其位则邪，当其位则正，邪则变甚，正则微。**（此承上文而言太过不及之岁，而有盛衰之气也。非其位者，谓气来有余，则制己所胜而侮所不胜，此岁气之盛也。气来不及，则己所不胜侮而乘之，己所胜轻而侮之，此岁气之衰也。此皆不守本位，而交相乘侮，则邪僻内生矣。当其位者，乃平气之年，无太过不及之乘侮，而各当其本位，此气之正也，邪则变甚，正则变微。张玉师曰：地理之应，论主时而及于主岁，司天之气，以主岁而及于主时。）帝曰：何谓当位？岐伯曰：木运临卯，火运临午，土运临四季，金运临酉，水运临子，所谓岁会，气之平也。帝曰：非其位何如？岐伯曰，岁不与会也。（此言平气之岁，而无盛衰也。木运临卯，丁卯岁也；火运临午，戊午岁也；土运临四季，甲辰甲戌己丑己未岁也；金运临酉，乙酉岁也；水运临子，丙子岁也。会，合也。以天干之化运，与地支之主岁相合，故为岁会。此平气之年也。如非岁会之年，则有太过不及之相承，是为不当其位矣。）帝曰：土运之岁，上见太阴；火运之岁，上见少阳少阴；金运之岁，上见阳明；木运之岁，上见厥阴；水运之岁，上见太阳，奈何？岐伯曰：天与之会也，故《天元册》曰“天符”。（此言司天之气，与五运之气相合，是为天符。上见者，谓司天之气，见于岁运之上也。土运之岁，上见太阴；己丑己未岁也，火运之岁，上见少阳；戊寅戊甲岁也，上见少阴；戊子戊午岁也，金运之岁，上见阳明；乙卯乙酉岁也，木运之岁，上见厥阴；丁巳丁亥岁也，水运之岁，上见太阳；丙辰丙戌岁也。此司天之气，与五运之气相合，故名曰天符。）天符岁会何如？岐伯曰：太乙天符之会也。（如天符与岁会相合，是名太乙天符，乃戊午己丑己未乙酉四岁。此乃司天之气，五运之气，主岁之气，三者相合，故又名曰三合。）帝曰：其贵贱何如？岐伯曰：天符为执法，岁会为行令，太乙天符为贵人。（王冰曰：执法犹相辅，行令犹方伯，贵人犹君主。）帝曰：邪之中也奈何？岐伯曰：中执法者，其病速而危；中行令者，其病徐而持；中贵人者，其病暴而死。（王冰曰：执法，官人之准绳。目为邪僻，故病速而危。方伯无执法之权，故无速害，而病能自持。贵人义无凌犯，故病则暴而死。）帝曰：位之易也何如？岐伯曰：君位臣则顺，臣位君则逆，逆则其病近，其害速，顺则其病远，其害微，所谓二火也。（地理之应六节，乃主时之六气，不易之位也，然又有加临之六时，随司天在泉，六期环转，故曰位之易也。如少阴君火，加临于少阳相火之上，是为君位臣则顺，如少阳相火，加临于少阴君火之上，是为臣位君则逆，所谓二火之顺逆也。徐振公曰：类而推之，余四气亦有母子之分，如母加于子为顺，子加于母为逆。张玉师曰：此节起下文加临之六气。）帝曰：善。愿闻其步何如？岐伯曰：所谓步者，六十度而有奇，故二十四步，积盈百刻而成日也。（此论加临之六气也。步，位也。以一气各主六十日，零八十七刻半，故为六十度而有奇。四岁之中，共计二十四步，每步气盈八十七刻半，共积盈二千一百刻，以二千刻分为四岁之气盈五日，尚积盈一百刻，而成有余之一日也。）帝曰：六气应五行之变何如？岐伯曰：位有终始，气有初中，上下不同，求之亦异也。（此论加临之六气，与主时之气相应，而各有不同也。五行者，谓厥阴风木主初气，君相二火主二气三气，太阴湿土主四气，阳明燥金主五气，太阳寒水主六气，此主时之五行，守定位而不移者也。如加临之六气，应主时之五行，则更变不同矣。位有终始者，谓主时之六位，始于厥阴，终于太阳，有一定之本位也。气有初中者，谓加临之六气，始于地之初气，而终于天之中气也。上下不同者，谓客气加于上，主气主于下，应各不同，是以求之亦异也。）帝曰：求之奈何？岐伯曰：天气始于甲，地气始于子，子甲相合，命曰岁立，谨候其时，气可与期。（天干之气始于甲，地支之气始于子，子甲相合而岁立矣，先立其岁，以候其时，则加临之六气，可与之相期而定矣。）帝曰：愿闻其岁，六气始终，早晏何如？（其岁者，谓其一岁之中，有加临之六气也。始终者，始于一刻，终于八十七刻半也。早晏者，如卯子辰岁，天气始于一刻，气之早也，如寅未亥岁，天气始于七十六刻，气之晏也。）岐伯曰：明乎哉问也！甲子之岁，初之气，天数始于水下一刻，终于八十七刻半；二之气，始于八十七刻六分，终于七十五刻；三之气，始于七十六刻，终于六十二刻半；四之气，始于六十二刻六分，终于五十刻；五之气，始于五十一刻，终于三十七刻半；六之气，始于三十七刻六分，终于二十五刻。所谓初六，天之数也。（天数者，以一岁之日数，应周天之三百六十五度四分度之一也。初之气，始于寅正朔日子初之水下一刻，终于六十日零八十七刻半，六气共计三百六十日零五百二十五刻，是三百六十五日零二十五刻，此初之六气，应天之数也。）乙丑岁，初之气，天数始于二十六刻，终于一十二刻半；二之气，始于一十二刻六分，终于水下百刻；三之气，始于一刻，终于八十七刻半；四之气，始于八十七刻六分，终于七十五刻；五之气，始于七十六刻，终于六十二刻半；六之气，始于六十二刻六分，终于五十刻。所谓六二，天之数也。（乙丑岁，初之气，始于甲子岁三百六十六日之二十六刻，终于六十一日之一十二刻半，计六十日零八十一刻半，六气共计，三百六十五日零三十五刻。所谓六气之二，以应天之数也。）丙寅岁，初之气，天数始于五十一刻，终于三十七刻半；二之气，始于三十七刻六分，终于二十五刻；三之气，始于二十六刻，终于一十二刻半；四之气，始于一十二刻六分，终于水下百刻；五之气，始于一刻，终于八十七刻半；六之气，始于八十七刻六分，终于七十五刻。所谓六三，天之数也。（丙寅岁，初之气，始于前二岁，七百三十一日之五十一刻。终之气，终于一千九十六日之七十五刻，计三百六十五日零二十五刻，所谓三岁之六气也。）丁卯岁，初之气，天数始于七十六刻，终于六十二刻半；二之气，始于六十二刻六分，终于五十刻；三之气，始于五十一刻，终于二十七刻半；四之气，始于三十七刻六分，终于二十五刻；五之气，始于二十六刻，终于一十二刻半；六之气，始于一十二刻六分，终于水下百刻。所谓六四，天之数也。次戊辰岁，初之气，复始于一刻，常如是而已，周而复始。（丁卯岁，初之气，始于一千九十六日之七十五刻，终于一千四百六十一日之水下百刻，是每年各三百六十五日零二十五刻，四年共计一千四百六十日，又积盈百刻而成一日也。每年计朔虚六日，气盈五日零二十五刻，二十岁中之气盈朔虚，共积余二百二十五日，是以三岁一闰，五岁再闰，十有九岁七闰，而除三日之有奇也。）帝曰：愿闻其岁候何如？岐伯曰：悉乎哉问也！日行一周天，气始于一刻；日行再周天，气始于二十六刻；日行三行天，气始于五十一刻；日行四周天，气始于七十六刻；日行五周天，气复始于一刻，所谓一纪也。（上节论六气之纪步，此复论一岁之气，以应周天之数焉。周天三百六十五度四分度之一，一日绕地一周而过一度，每岁计三百六十五日零二十五刻，是日行一岁一周天，而复行于再周也，四岁共积盈百刻而为一纪。）是故寅午戌岁气会同，卯未亥岁气会同，辰申子岁气会同，巳酉丑岁气会同，终而复始。（此言天数之与地支会同，是以四岁而为一纪。寅午戌岁，皆主日行三周，天气始于五十一刻；卯未亥岁，皆主日行四周，天气始于七十六刻；辰申子岁，皆主日行一周，天气始于一刻；巳酉丑岁，皆主日行三周，天数始二十六刻，四会而地支已周，终而复始。）帝曰：愿闻其用也？岐伯曰：言天者求之本，言地者求之位，言人者求之气交。（用者，阴阳升降之为用也。本者，天以风寒暑湿燥火之六气为本。位者，三阴三阳之步位也。气交者，天地阴阳之气，上下出入之相交也。）帝曰：何谓气交？岐伯曰：上下之位气交之中，人之居也。故曰：天枢之上，天气主之；天枢之下，地气主之；气交之分，人气从之，万物由之，此之谓也。（分，叶问。上下之位，天地定位也。天枢之上下者，言天包乎地，地居天之中也。人与万物，生于天地气交之中，人气从之而生长壮老已，万物由之而生长化收藏。）帝曰：何谓初中？岐伯曰：初凡三十度而有奇，中气同法。帝曰：初中何也？岐伯曰：所以分天地也。帝曰：愿卒闻之。岐伯曰：初者，地气也；中者，天气也。（此申明天地阴阳之气交也。夫岁半之前，天气主之，而司天之初气，又始于地之左，岁半之后，地气主之，而在泉之初气，又始于天之右，是上下之相交也。而一气之内，又有初中之分，有奇者，各主三十日零四十三刻七分五厘，地主初气，天主中气，是一气之中，而又有天地阴阳之交会，故曰：阴中有阳，阳中有阴。张玉师曰：司天在泉之气，皆始于地之初气，而终于天之中气，故曰：初者地气也。又司天之气，始于地之左，而地中有天，在泉之气，始于司天之右，而天中有地，皆气交之妙用。）帝曰：其升降何如？岐伯曰：气之升降，天地之更用也。帝曰：愿闻其用何如？岐伯曰：升已而降，降者谓天，降已而升，升者谓地，天气下降，气流于地，地气上升，气腾于天，故高下相召，升降相因，而变作矣。（天气主降，然由升而降，是所降之气，从地之升，地气主升，然由降而升，是所升之气，从天之降，此天地更用之妙也。天气流于地，地气腾于天，高天下地之气，交相感召，因升而降，因降而升，升降相因，而变化作矣。）帝曰：善。寒湿相遘，燥热相临，风火相值，其有闻乎？岐伯曰：气有胜复，胜复之作，有德有化，有用有变，变则邪气居之。（此论六气临御于天地上下之间，有胜复之作，有德化之常，有灾眚之变，人与万物生于天地气交之中，莫不由阴阳出入之变化，而为之生长老已，能出于天地之外，而不为造化之所终始者，其惟真人乎。遘，谓六气之遇合。临，谓六气之加临。值，谓六气之直岁。胜复，淫胜郁复也。德化者，气之祥。用者，体之动。变者，复之纪。邪者，变易之气也。玉师曰：此节统论六气之旨，至精微而至广大。）帝曰：何谓邪乎？岐伯曰：夫物之生从于化，物之极由乎变，变化之相薄，成败之所由也。（《五常政大论》曰：气始而生化，气终而象变，是以生长收藏，物之成也，灾眚变易，物之败也。故人与万物，生长于阴阳变化之内，而成败倚伏于其中。）故气有往复，用有迟速，四者之有，而化而变，风之来也。（气有往复，谓天地之气，有升有降也。用有迟速，谓阴阳出入，有迟有速也。风者，天地之动气，能生长万物，而亦能害万物者也。玉师曰：至而不至，来气之迟也，未至而至，来气之速也。迟速者，谓阴阳六气，有太过不及之用，故下文曰：因盛衰之变耳。）帝曰：迟速往复，风所由生，而化而变，故因盛衰之变耳，成败倚伏游乎中，何也？岐伯曰：成败倚伏生乎动，动而不已，则变作矣。（动者，升降出入之不息也。万物之成败，由阴阳之变化，是以成败之机，倚伏于变化之中。）帝曰：有期乎？岐伯曰：不生不化，静之期也。（如不生不化，静而后已，盖言天地之气，动而不息者也。）帝曰：不生化乎？（言有不生不化之期乎。）岐伯曰：出入废，则神机化灭；升降息，则气立孤危。（此复申明天地开辟，而未有不运动生化者也。出入，阖辟也。机，枢机也。神机者，阴阳不测之变化也，夫阖辟犹户扇，枢即转牡，盖舍枢则不能阖辟，舍阖辟则无从转枢，是以出入废，则神机之化灭矣。升降，寒暑之往来也。夫阴阳升降，皆出乎地，天包乎地之外，是以升降息，在外之气孤危，孤则不生矣。《下经》曰：根于外者，命曰气化，气止则化绝，根于中者，命曰神机，神去则机息。）故非出入，则无以生长壮老已；非升降，则无以生长化收藏。是以升降出入，无器不用。（已，死也。生长壮老已，指动物而言，生长化收藏，指植物而言，凡有形者谓之器，言人与万物，生于天地气交之中，有生长老已，皆由乎升降出入之气化，是以无器不有此升降出入。）故器者，生化之宇，器散则分之，生化息矣，故无不出入，无不升降。（凡有形之物，无不感此天地四方之气，而生而化。故器者，乃生化之宇，器散，则阳归于天，阴归于地，而生化息矣，故万物无不有此升降出入，亦由成败而后已。）化有小大，期有远近。（此言天地之气化动静，又有小大远近之分焉。如朝菌不知晦朔，蟪蛄不知春秋，此化之小者也；冥灵大椿，以千百岁为春，千百岁为秋，此化之大者也。夫天地之气，阳动阴静，昼动夜静，此期之近者也；天开于子，地辟于丑，天地开辟，动而不息，至戌亥而复天地浑元，静而不动，此期之远者也。）四者之有，而贵常守，反常则灾害至矣。故曰：无形无患，此之谓也。（言人生于天地之间，有此升降出入之气，而贵常守此形，常怀忧患，如反常，则灾害并至，故曰无形无患，谓能出于天地之间，脱履形骸之外，而后能无患。）帝曰：善。有不生化乎？岐伯曰：悉乎哉问也！与道合同，惟真人也。帝曰：善。（言生于天地之间，而不为造化之所囿者，其惟真人乎！真人者，提挈天地，把握阴阳，寿敝天地之外，而无有终时，是不与天地之同动静者也。）

气交变大论篇第六十九

（五运主岁有太过不及之气交，有胜复之变易，故以名篇。）

黄帝问曰：五运更治，上应天期，阴阳往复，寒暑迎随，真邪相薄，内外分离，六经波荡，五气倾移，太过不及，专胜兼并，愿言其始，而有常名，可得闻乎？（五运更治者，五运相袭而更治之也。上应天期者，每运主期年之三百六十五日，上应周天之三百六十五度也。阴阳往复者，有余而往，不足随之，不足而往，有余随之也。迎随，往来也。真邪相薄者，有德化之祥，有变易之气也。内外，表里也。六经，三阴三阳之六经。五气，五脏之气也。此言民感胜复之气而为病也，专胜兼并者，太过不及之岁，所胜之气专胜，有胜复之气兼并，如委和之纪，是谓胜生，其果枣李，其谷稷稻，其味酸辛，其色白苍，其畜火鸡，其音角商是也。始者，天气始于甲，地气始于子，子甲相合而岁运立矣。）岐伯稽首再拜对曰：昭乎哉问也！是明道也，此上帝所贵，先师传之，臣虽不敏，往闻其旨。（言道由师传，不假自得。）帝曰：余闻得其人不教，是谓失道，传非其人，慢泄天宝，余诚菲德，未足以受至道，然而众子哀其不终，愿夫子保于无穷，流于无极，余司其事，则而行之，奈何？（修道之谓教。易曰：苟非其人，道不虚行。垂教后世，以保子孙黎民于无穷无极者，大圣之业也。事，阴阳通变之事。则，法也。）岐伯曰：请遂言之也。《上经》曰：夫道者，上知天文，下知地理，中知人事，可以常久，此之谓也。（《上经》谓上世先师所传之经，能知天地人三才之道，可通于无穷，究于无极也。）帝曰：何谓也？岐伯曰：本气位也。位天者，天文也；位地者，地理也；通于人气之变化者，人事也。故太过者先天，不及者后天，所谓治化，而人应之也。（气位者，五运六气，各有司天纪地主岁主时之定位也。天位者，在天之呈象也。位地者，地理之应六节也。人居天地气交之中，随四时阴阳之变化者，人事也。故运气之太过者，四时之气，先天时而至，岁运之不及者，四时之气，后天时而至，此岁运之变化，而人应之也。金西铭曰：苍黅丹素元，天之象也；风寒暑湿燥火，天之气也。）帝曰：五运之化，太过何如？岐伯曰：岁木太过，风气流行，脾土受邪，民病飧泄，食减，体重，烦冤，肠鸣，腹支满，上应岁星，岁木太过，则制胜其土气，故民应之而为脾病也，飧泄食减，肠鸣腹满，皆脾土之病，脾主肌肉四肢，故体重烦冤者，土伤而不能制水，水气上乘于心也，上应岁星，光芒倍大，岁星、木星也，木运太过，诸壬岁也，甚则忽忽善怒，眩冒巅疾。（此言淫胜太甚，则反自伤也。善怒，肝志之病也。厥阴与督脉会于巅，故眩冒巅疾。）化气不政，生气独治，云物飞动，草木不宁，甚而摇落，反胁痛而吐甚，冲阳绝者死不治，上应太白星。（化气，土气也。风木太过，是以化气不能章其政令。生气，木气也。风胜则动，是以在上之云物飞动，在下之草木不宁。反胁痛而吐甚者，淫极而反招损也。食气入胃，散精于肝，肝气虚逆，故吐甚也。冲阳，胃脉也。木淫而土气已绝，故为不治之死证。上应太白星明，太白，金星也。盖岁运太过，畏星失色，而兼其母，岁木太过，则镇星失色，而火之荧惑亦无光矣，荧惑失明，故太白得见而复胜其木，此交相承制，自然之理也。）岁火太过，炎暑流行，金肺受邪，民病疟，少气，咳喘，血溢，血泄注下，嗌燥，耳聋中，热肩背热，上应荧惑星。（火胜则克金，故金肺受邪，痎疟，暑热病也。壮火食气，故少气，肺受火热，故喘咳也。肺朝百脉，阳脉伤，则血溢于上，阴脉伤，则血泄于下也。肺乃水之生源，嗌燥者，火热烁金也。肾开窍于耳，水源已竭，则肾虚而耳聋矣。中热者，热淫于内也。肩背者，肺之俞也。荧惑，火星也。火气胜，故上应荧惑，光芒倍大，火运太过，诸戊运也。）甚则胸中痛，胁支满，胁痛，膺背肩胛间痛，两臂内痛，身热，骨痛，而为浸淫。（此亢极而心火自伤也。膺胸之内，心主之宫城也，背为阳，心为阳中之太阳，故胸中膺背肩胛间痛。手少阴心脉出胁下，循臑内，下肘中，循臂内后廉，是以胁支满痛，两臂内痛。身热骨痛者，火亢而水亦伤也。浸淫，火热疮也。《脏气法时论》曰：心痛者，胸中痛，胁支满，胁下痛，膺背肩胛间痛，两臂内痛。《金匮要略》曰：譬如浸淫疮，从口流向四肢者可治，从四肢流来入口者不可治。）收气不行，长气独明，雨水霜寒，上应辰星。（此金气郁而水气复也，收气，金气也。长气，火气也。雨水霜寒，寒水之气复也。上应辰星当明，辰星，水星也。）上临少阴少阳，火燔焫，冰泉涸，物焦槁。（上临者，司天之气，上临岁运，所谓天符之岁也。戊子戊午岁，上临少阴；戊寅戊申岁，下临少阳。司天与岁运相合，火气更甚，故水泉涸而物焦枯也。按诸阳年主太过，故止有戊子戊午戊寅戊申，及丙辰丙戌，有司天上临，与岁运相合，其余木金土岁，无上临也。）**病反谵妄狂越，喘咳息鸣，下甚，血溢泄不已，太渊绝者死不治，上应荧惑星。**（病反者，火亢极而反自伤也。谵妄狂越，热极之变证也。喘咳息鸣者，火上炎而铄金也。心主血脉，下甚，则迫血下泄而不已也。太渊，肺金之俞穴也。火亢极而金气已绝，故为不治之死证。上应荧惑，光芒倍大，荧惑，火星也。）**岁土太过，雨湿流行，肾水受邪，民病腹痛，清厥，意不乐，体重，烦冤，上应镇星。**（在地为土，在天为湿，故岁土太过，雨湿流行。《六元正纪大论》曰：太阴所至为云雨，盖湿土之气，上升而为云为雨也。腹痛，谓大腹小腹作痛，乃肾脏之病，土胜而水伤也。《脏气法时论》曰：肾病者身重，肾虚者大腹小腹痛，清厥意不乐。清，冷厥，逆也。肾为生气之原，肾气受邪，故手足厥冷也。意之所存谓之志，肾藏志，志不舒，故意不乐也。人之行动，藉气呴而血濡，肾乃血气之生原，故体重，烦冤者，水不能济火也。岁土太过，故上应镇星增明，镇星，土星也。土运太过，诸甲岁也。）**甚则肌肉萎，足萎不收，行善瘈，脚下痛，饮发，中满，食减，四肢不举，变生得位。**（肌肉四肢，脾土之所主也。饮者，脾气不能转输，而为痰饮水饮也。中满食减，土虚而不能主化也。此淫胜太甚，则反虚其本位而自伤也，故于四季月之十八日，土气得位之时，而反变生此病。张玉师曰：以中土而可类推于他脏，如金病在秋，水病在冬，反病在于本位之时。）**脏气伏，化气独治之，泉涌河衍，涸泽生鱼，风雨大至，土崩溃，鳞见于陆，病腹满，溏泄，肠鸣，反下甚而太溪绝者，死不治，上应岁星。**（脏气，水气也。化气，土气也。土胜则制水，是以脏气伏也。泉涌可衍，涸泽生鱼，湿淫太过也。风雨大至，木气来复也。土崩溃，鳞见于陆，土败而水泛也。腹满、溏泄、肠鸣，脾土之虚证也。太溪，肾脉也。反下甚而太溪绝者，土败而水反下甚也，水泛甚则肾气绝矣，上应岁星倍明木反胜也。）**岁金太过，燥气流行，肝木受邪，民病两胁下少腹痛，目赤痛，眦疡，耳无所闻，肃杀而甚，则体重烦冤，胸痛引背，两胁满，且痛引少腹，上应太白星。**（岁金太过，燥气流行，则肝木受病矣。两胁下少腹痛，肝病也。肝开窍于目，故目痛眦疡。肝虚，则耳无所闻也。《脏气法时论》曰。肝病者，两胁下痛引少腹，虚则目䀮䀮无所见，耳无所闻。体重者，肃杀而甚，无生动之气也。烦冤者，肝气逆而不舒也。本经曰：肾虚、脾虚、肝虚，皆令人体重烦冤。《玉机真脏论》曰：肝脉不及，则令人胸痛引背，下则两胁支满。太白，金星也。金气胜，故上应太白增光，金运太过，诸庚岁也。张玉师曰：上节之两胁下少腹痛，病肝脏之气也；下节复言两胁满，且痛引少腹者，病肝脏之经脉也，盖运气与脏气相合，是以太过不及之气，先病脏气，而后及于经脉，与四时所感风寒暑湿之邪，先从皮毛而入于经脉，从经脉而入于脏腑者之不同也。）**甚则喘咳逆气，肩背痛，尻阴股膝髀腨胻足皆病，上应荧惑星。**（肃杀太甚，则金气自虚，而火气来复也。喘咳逆气，肺病也。肺俞在肩背，故肩背痛，尻阴股膝髀胻皆病者，金气虚而下及于所生之水脏也。夫金淫太过，则反虚其本位，金虚不能生水，则火无所畏，而得以复之矣，故上应荧惑增光。）**收气峻，生气下，草木敛，苍干凋陨，病反暴痛胠胁，不可反侧，咳逆甚而血溢，太冲绝者死不治，上应太白星。**（收气，金气也。生气，木气也。收气峻利，而生气下伏，是以草木敛而苍干凋落矣，暴痛胠胁。不可反侧者，肝胆病也。肝脉贯肺中，故咳逆甚。肝主藏血，故血溢也。太冲，肝之俞脉也。金气强甚，上应太白增光。按上节之所谓燥气流行，民病两岁下少腹痛者，谓岁运之太过于岁半以下，故至夏而火气得以复之，此复言收气峻，病反暴痛胠胁者，复淫胜于岁半以下也。秋冬乃金水当令之时，故至太冲脉绝，五运之气同义。张玉师曰：岁木太过，无金气之复，则曰生气独治，谓独主其一岁也，在岁金太过，至秋而复胜，故曰收气峻，在秋冬之时，春阳之生气已下，故曰生气下。句法字法，各有不同，俱宜着眼。）**岁水太过，寒气流行，邪害心火，民病身热，烦心，躁悸，阴厥，上下中寒，谵妄，心痛，寒气早至，上应辰星。**（水运太过，寒气流行，故邪害心火。寒气上乘，迫其火气外炎，故身热心烦心悸者，水气上凌于心也。躁者，火气不交于阴也。阴气寒甚，故厥逆于上。上下中寒者，三焦之火衰也。心神不宁，故谵妄也。寒主冬令，此岁气流行，故寒气早至。辰星，水星也。水气太甚，故上应辰星倍明，岁水太过，诸丙岁也。）**甚则腹大胫肿，喘咳，寝汗出，憎风，大雨至，埃雾朦郁，上应镇星。**（此水淫甚而自伤，所谓满招损也。《脏气法时论》曰：肾病者腹大胫肿，喘咳，寝汗出，憎风。盖水邪泛溢，土不能制之，则腹大胫肿。水气上逆，则喘咳也。太阳之气，生于水中而主于肤表，水泛则源竭，太阳之气，无从资生，表阳虚，故汗出憎风也。大雨至，埃雾朦郁，水淫而土气复也。《六元正纪大论》曰：太阴所至为湿生，终为注雨。埃雾朦郁者，土之湿气上蒸也。土气复，故上应镇星倍明。）**上临太阳，雨冰雪霜不时降，湿气变物，病反满腹肠鸣溏泄，食不化，渴而妄冒，神门绝者死不治，上应荧惑辰星。**（上临太阳者，寒水司天之气，加临于上，乃丙辰丙戌二岁，即天符岁也。寒水交盛，是以雨冰雪霜不时降。冰雪者，寒水之变易也。雨水下降，则土湿而物变，民病腹满肠鸣溏泄。食不化者，皆水泛土败之证也。脾土不能转输其津液，故渴。湿气冒明，故妄冒也。神门，心脉也。水气甚强，故上应荧惑失色，辰星倍明。）**帝曰：善。其不及何如？岐伯曰：悉乎哉问也！岁木不及，燥乃大行，生气失应，草木晚荣，肃杀而甚，则刚木辟著，柔萎苍干，上应太白星。**（岁气不及，则己所不胜侮而乘之，是以主岁之木运不及，则金之燥气大行。木之生气失时而应，是以草木晚荣。辟，刑也。著，着也。肃杀之气太甚，故虽坚刚之木，亦受其刑伤，而柔萎者则苍干矣，金气反胜，故上应太白增光，木运不及，六丁岁也。）**民病中清胠胁痛，少腹痛，肠鸣溏泄，凉雨时至，上应太白星，其谷苍。**（中清者，清凉之气乘于中，而中气冷也。胁痛少腹痛，肝木病也。食气入胃，散精于肝，行气于筋，肝气虚逆，而更兼中清，故腹鸣溏泄也。金气清凉，故凉雨时至。金能生水也，金气胜，故上应太白光芒倍大。夫五谷受在地五行之气，而生长化收藏者也，木受金制，故其谷色苍。）**上临阳明，生气失政，草木再荣，化气乃急，上应太白镇星，其主苍早。**（阳明燥金，临于司天之上，乃丁卯丁酉二岁，所谓天刑岁也。岁木不及，而又上临金气，是以木之生气失政，草木受金刑而再荣。木不及则不能制土，故化气乃急。金土之气胜，上应太白镇星光明。木受金制，故主苍色早见。即制则生化之义，按诸阴年主不及，故止有丁卯丁酉，及己巳己亥辛丑辛未岁，其诸癸诸乙岁，无曰天之合胜也。张玉师曰：化气乃急，故草木得以再荣。）**复则炎暑流火，湿性燥，柔脆，草木焦槁，下体再生，华实齐化，病寒热疮疡，疿胗痈痤，上应荧惑太白，其谷白坚。**（脆，音翠。疿，音肺。胗疹同。痤，才何切。复者，母郁而子复也。火，大火。流，下也。夏秋之交，大火西流，暑热铄金矣，长夏湿土主气，因暑热而湿性反燥，故万物柔脆，草木焦槁。火主长气，故下体再生。夫夏主华而秋主成实，火制其金，是以华实齐化。寒热疮疡痈胗，皆暑热病也。上应荧惑增光，太白减耀，其谷白坚。坚，实也。盖秋主收成，因火制之，故早实也。）**白露早降，收杀气行，寒雨害物，虫食甘黄，脾土受邪，赤气后化，心气晚治，上胜肺金，白气乃屈，其谷不成，咳而鼽，上应荧惑太白星。**（此复论上临阳明之岁，金气用事，故至夏秋之交，白露早降，收杀气行，而火复在后也。盖不及之岁，所胜之气妄行，而反自虚其位，故复气得以胜之，今上临阳明，金气原盛，金气盛，则金之子气亦能胜火，木之子欲复之，而金之子能胜之，是以赤气后化也。寒雨，寒水之气，金之子也。长气后发，而收藏之令早行，故万物为之贼害，而其谷不成也。虫感雨湿之气而生，夏秋之交，土气用事，而反为寒雨所胜，是以虫食甘黄，而脾土受邪也。肺开窍于鼻，故咳而鼽，鼽者，鼻流清涕也。上应荧惑复耀，太白减明。张玉师曰：阳明燥金司天，则少阴君火主终之气，故赤气后化，而白气始屈也。其谷不成，当与其谷白坚对看，盖火主长气，金主收成，上节火制其金，是以华实齐化，其谷坚成，此收杀气盛，寒雨早行，而长气后发，四时失序，故其谷不成也。如云其谷苍，其谷白坚，其谷丹，其谷黅，其谷坚芒，其谷秬，其主黅谷，皆当在成物上论；如云其谷不成，元谷不成，苍谷乃损，秀而不实，其谷不登，斯在败上论也。）**岁火不及，寒乃大行，长政不用，物荣而下，凝惨而甚，则阳气不化，乃折荣美，上应辰星。**（岁火不及，水反胜之，故寒乃大行，而长政不用也。夫万物得长气而荣美，夏长之气，被寒折于上，故物荣而下。凝惨，阴寒之气也。太阳之气生于寒水之中，如凝惨太甚，则阳气不生化矣，万物得阳气而荣，阳气不化，而荣美乃折矣。上句言寒胜于上，则长气不能上荣，下句言寒凝于下，则阳气不能施化于上，水气胜，当上应辰星增耀。岁火不及，六癸岁也。）**民病胸中痛，胁支满，两胁痛，膺背肩髀间，及两臂内痛，郁冒朦昧，心痛，暴喑，胸腹大，胁下与腰背相引而痛，甚则屈不能伸，髋髀如别，上应荧惑辰星，其谷丹。**（火运不及，寒乃胜之，则阳气不能施化，故为此诸痛。所谓寒胜为痛，痹也。郁冒朦昧，寒湿之气冒明也。水寒乘心，故心痛。心主言，故暴喑也。夫太阳主诸阳之气，生于寒水之中，寒淫太甚，则生阳自虚，屈不能伸者，其病在筋，太阳主筋，阳气虚，不能养筋故也。太阳气之为病，腰似折，髀不可以曲，腘如结，踹如别，是为踝厥，上应荧惑失色，辰星倍明，火受其制，故其谷丹。）**复则埃郁，大雨且至，黑气乃辱，病鹜溏腹满，食饮不下，寒中，肠鸣泄注，腹痛，暴挛，痿痹，足不任身，上应镇星辰星，玄谷不成。**（此水淫甚而土气复也。埃，土。郁，蒸也。湿土之气，郁蒸于上，是以大雨且至，所谓地气生而为云为雨也。《六元正纪大论》曰：太阴所至为湿生，终为注雨。黑气，水气也。辱，下也。土气复而水气乃伏也。鹜溏腹满，足不任身，皆寒湿之证，盖水寒太甚，而又湿土复之，故为此诸病也。上应镇星增明，辰星减耀，寒湿相胜，而无燥热之化，是以元谷不成。）**岁土不及，风乃大行，化气不令，草木茂荣，飘扬而甚，秀而不实，上应岁星。**（土运不及，木反胜之，故风乃大行，而土之化气，不能章其政令也。风主生物，土主成物，故草木虽茂荣，而多不成实也。上应岁星增光，土运不及，六己岁也。）**民病飧泄霍乱，体重腹痛，筋骨繇复，肌肉瞤酸，善怒，脏气举事，蛰虫早附，咸病寒中，上应岁星镇星，其谷黅。**（瞤，动也。飧泄霍乱，体重腹痛，肌肉瞤酸，皆风木伤土之病。繇摇同。《根结篇》曰：所谓骨徭者，摇故也。筋骨摇动，乃厥阴少阳之病，风木太过，故筋骨复摇而善怒也。土气不及，则木无所制，故脏气举事，而蛰虫早归附也。咸病寒中者，水寒上乘，而火土衰也。上应岁星增光，镇星失色，土受其制，故其谷黅。）**复则收政严峻，名木苍凋，胸胁暴痛，下引少腹，善太息，虫食甘黄，气客于脾，黅谷乃减，民食少失味，苍谷乃损，上应太白岁星。**（土弱木亢，金乃复之，故收政严峻，而名木苍凋。病胸胁暴痛，下引少腹，肝木之病也。《灵枢经》曰：胆病者，善太息。盖木郁则胆气不舒，故太息以伸出之，虫感寒湿之气而生。气，水气也。虫食甘黄，气客于脾，水侵土也，盖土运不及，而脏气举事，故金虽复之，而子亦随之。金气复，则苍谷乃损，水气胜，则黅谷乃减，民食少失味矣。上应太白增光。）**上临厥阴，流水不冰，蛰虫来见，脏气不用，白乃不复，上应岁星，民乃康。**（上临厥阴，己巳己亥岁也。厥阴在上，则少阳在下，是以流水不冰，蛰虫不藏，而脏气不用，谓岁半以下，得少阳之火，而冬令不寒也。岁运之木，虽不务其德，而乘侮其土，然值厥阴司天，木气不虚，故白乃不复。上应岁星增光，按：胜气在于岁半以前，复气在于岁半以后。秋冬之时，木气已平，金气不复，故民乃得康矣。当知胜气妄行，反自虚其本位，而子母皆虚，故复气得以复之，如本气不虚，则子气亦实，复气亦畏其子而不敢复矣。）**岁金不及，炎火乃行，生气乃用，长气专胜，庶物以茂，燥烁以行，上应荧惑星。**（金运不及，则所胜之火气乃行，金不能制木，故木之生气乃用。火之长气专胜，生长之气盛，故庶物以茂。火气专胜，故燥烁以行。上应荧惑光芒倍大，岁金不及，六乙岁也。）**民病肩背瞀重，鼽嚏，血便注下，收气乃后，上应太白星，其谷坚芒。**（瞀，音务。嚏，音啻。肺俞在肩背，故民病肩背。低目俯首曰瞀。《经脉篇》曰：肺是动，则病缺盆中痛，甚则交两手而瞀。鼽嚏，肺病也。血便注下，火迫血液下注也。金受其制，是以收气至秋深而后乃行，上应太白失色。收气乃后，故其谷后成。坚芒，成实也。）**复则寒雨暴至，乃零，冰雹霜雪杀物，阴厥且格，阳反上行，头脑户痛，延及脑顶发热，上应辰星，丹谷不成，民病口疮，甚则心痛。**（金弱火亢，水乃复之，故寒雨暴至，继以冰雹杀物，乃寒水之变也。厥，逆。格，招也。秋冬之时，阳气应收藏于阴脏，因寒气厥逆，且格阳于外，致阳反上行，而头脑户痛，延及脑顶发热。上应辰星倍明。水胜其长气，是以丹谷不成。水寒之气上乘，迫其心火外炎，故民病口疮，甚则心痛。）**岁水不及，湿乃大行，长气反用，其化乃速，暑雨数至，上应镇星。**（数，音朔。水运不及，土乃胜之，故湿气大行。水弱而不能制火，故长气反用。火土合化，故土之化气乃速，而暑雨数至。《六元政纪大论》曰：太阴所至为化，为云雨。上应镇星倍明，水运不及，六癸岁也。）**民病腹满，身重濡泄，寒疡流水，腰股痛发，腘腨股膝不便，烦冤，足痿，清厥，脚下痛，甚则跗肿，脏气不政，肾气不衡，上应辰星，其谷秬。**（湿土太过，伤及肾阴，故为此诸病。《灵枢经》曰：阳气有余，荣气不行，乃发为痈；阴阳不通，两热相搏，乃化为脓。又曰：寒邪客于经络之中，不得复反，则为痈肿。此寒毒而无热化，故发为寒疡，流水而无脓也。寒气上凌，故烦冤也。水之脏气，不能章其政令，水藏之肾气，不得平衡。上应辰星失色。秬，黑黍也。土制其水，故秬谷得成。）**上临太阴，则大寒数举，蛰虫早藏，地积坚冰，阳光不治，民病寒疾于下，甚则腹满浮肿，上应镇星，其主黅谷。**（司天之气，上临太阴，乃辛丑辛未岁也。太阴湿土司天，则太阳寒水在泉，是以大寒数举，而蛰虫早藏也。寒气数举，故阳光不治于上。寒水在泉，故民病寒疾于下，甚则腹满浮肿者，湿淫太过，而脾土受伤也。上应镇星增耀，下主黅谷有成。）复则大风暴发，草偃木零，生长不鲜，面色时变，筋骨并辟，肉瞤瘛，目视䀮䀮，物疏璺，肌肉胗发，气并膈中，痛于心腹，黄气乃损，其谷不登，上应岁星。（璺，音问。水弱土胜，木后复之，故大风暴发，草偃木落，而生长不鲜泽也。阳明属土，所主在面，故面色时变。辟，刑伤也。阳明主润宗筋，诸筋皆属于骨，阳明之中土气伤，是以筋骨并辟也。瞤瞤瘛，动掣也。䀮䀮者，眼目不明，因风胜而伤血也。物裂曰璺，物因风而破裂也。胗，疹也。风气入于膈中，在上则痛于心，在下则痛于腹也。土主成物，土气伤，故其谷不登。上应岁星光芒倍大。）帝曰：善。愿闻其时也。（谓四时亦有五运之胜复也。《至真要大论》曰：初气终三气，天气主之，胜之常也。四气至终气，地气主之，复之常也。盖五运主岁所胜之气，在岁半以前，所复之气，在岁半以后，若夫四时之胜复，随所主之时以胜之，亦随所主之时以复之，与岁运之不同，故帝有此问。）岐伯曰：悉哉问也。木不及，春有鸣条律畅之化，则秋有雾露清凉之政；春有惨凄残贼之胜，则夏有炎暑燔烁之复。其眚东，其脏肝，其病内舍胠胁，外在关节。（一岁之中，有岁运之胜复，有四时之胜复，知岁与时，而运始详悉，故伯曰悉哉问也。木不及则金当胜之，如春有鸣条律畅之化，则秋有雾露清凉之政，此各守四时之本位，无胜无复，气之和者也。如春有惨凄残贼之胜，则夏有炎暑燔烁之复，其灾眚当主于东方，其脏在肝，其病内舍胠胁，肝之分也，外在关节，肝主筋也，余四时同义。张玉师曰：不及，谓岁运之不及，岁运不及，必有胜有复，如得时气之和，则无胜复矣。）火不及，夏有炳明光显之化，则冬有严肃霜寒之政；夏有惨凄凝冽之胜，则不时有埃昏大雨之复。其眚南，其脏心，其病内舍膺胁，外在经络。（水不胜火，则火有明显之德化矣。无胜则无复，冬得以章其寒肃之政令矣。不时，四时也。埃昏大雨之复，土复水也。其灾眚当主在南方，其脏为心，其病内舍膺胁，膺胸之内，心之分也，外在经络，心主血脉也。）土不及，四维有埃云润泽之化，则春有鸣条鼓拆之政；四维发振拉飘腾之变，则秋有肃杀霖霪之复。其眚四维，其脏脾，其病内舍心腹，外在肌肉四肢。（埃云润泽，土之德化也，鸣条鼓拆，木之政令也。此气之和平，无胜复也。振拉飘腾，木淫而胜土也。肃杀霖霪，秋金之复也。土王四时，故曰四维，曰不时。心者，胃脘之分。腹者，脾土之郛郭也。徐振公曰：四维者，乾坤艮巽之方，盖东南西北，水火木金之正位，土王四季月，故在四维。）金不及，夏有光显郁蒸之令，则冬有严凝整肃之应；夏有炎烁燔燎之变，则秋有冰雹霜雪之复。其眚西，其脏肺，病内舍膺胁肩背，外在皮毛。（雹，音薄。光显郁蒸，火之化也。《六元正纪大论》曰：少阳所至为火生，终为蒸溽，此德化之常也。膺胸之内，肺之分也。胁内，乃云门天府之分，肺脉之所出。肩背，肺俞之分。皮毛，肺所主也。）水不及，四维有湍润埃云之化，则不时有和风生发之应；四维发埃昏骤注之变，则不时有飘荡振拉之复。其眚北，其脏肾，其病内舍腰脊骨髓，外在溪谷踹膝。（水不及则土胜之，湍润埃云，土之德化也。和风生发，木之和气也。埃昏骤注，土之淫胜也。飘荡振拉，风木之复也。腰脊者，肾之府。骨髓者，肾所主。溪谷者，骨所属。踹膝者，肾脉之所循也。）夫五运之政，犹权衡也，高者抑之，下者举之，化者应之，变者复之，此长生化成收藏之理，气之常也，失常，则天地四塞矣。（夫五运阴阳之政令，犹权衡之平，高而亢者，必有所抑，因太过也；卑而下者，必有所举，因不及也。德化者，四时应之。变易者，随时复之。此生长化收藏之理，四时之常气也，失常则天地四时之气，皆闭塞矣。）故曰：天地之动静，神明为之纪，阴阳之往复，寒暑彰其兆，此之谓也。（应天之气，动而不息，应地之气，静而守位，神明者，九星悬朗，七曜周旋也。此承上文而言盛衰胜复，即天地之动静，生长化收藏即阴阳之往复，动静不可见，有神明之纪可察，阴阳不可测，有寒暑之兆可知，此天地阴阳之道也。）帝曰：夫子之言五气之变，四时之应，可谓悉矣，夫气之动乱，触遇而作，发无常会，卒然灾合，何以期之？岐伯曰：天地之动变，固不常在，而德化政令灾变，不同其候也。帝曰：何谓也？岐伯曰：东方生风，风生木，其德敷和，其化生荣，其政舒启，其令风，其变振发，其灾散落。南方生热，热生火，其德彰显，其化蕃茂，其政明曜，其令热，其变销烁，其灾燔焫。中央生湿，湿生土，其德溽蒸，其化丰备，其政安静，其令湿，其变骤注，其灾霖溃。西方生燥，燥生金，其德清洁，其化紧敛，其政劲切，其令燥，其变肃杀，其灾苍陨。北方生寒，寒生水，其德凄沧，其化清谧，其政凝肃其令寒，其变凛冽，其灾冰雹霜雪。是以察其动也，有德有化，有政有令，有变有灾，而物由之，而人应之也。（此节复论五运四时之气，有德化之常，有灾眚之变，必察其动而后知之。盖言太过之岁有淫胜，不及之岁有胜复，此岁运之常，可与之期者也。然五运之气，生于五方，五方之气，合于四时，在岁运虽有淫胜郁复之变，在四时又有德化政令之和，与岁运不同其候也，故必察其气之动也，是德是化，是政是令，是变是灾，万物由之而或成或败，人应之而或病或康，此气运之有岁有时，有常有变，又不能于先期而必者也。）帝曰：夫子之言岁候，其太过不及，而上应五星，今夫德化政令，灾眚变易，非常而有也，卒然而动，其亦为之变乎？（此承上文而言岁运之太过不及，必上应五星，今云德化政令，灾眚变易，又非一定常有之气，如卒然而为德化政令，卒然而为灾眚变易，其于五星亦为之变乎。）岐伯曰：承天而行之，故无妄动，无不应也。卒然而动者，气之交变也，其不应焉，故曰应常不应卒，此之谓也。（此言五星之应岁运，而不应时气之卒变也。承天者，谓五运之气，上承天干之化运。承天运而行之，故无妄动，无不上应于五星也。卒然而动者，乃四时气交之变也，其不上应于五星焉，故曰应常不应卒，此之谓也。常者，谓五运主岁，有太过不及之气，有淫胜郁复之常。卒者，谓五方四时之气，卒然而为德化政令，卒然而为灾眚变易也。张玉师曰：四时之气，生于五方，五方之气，在地五行之气也，因时气而变岁气者，地气之变易天气也。）帝曰：其应奈何？岐伯曰：各从其气化也。（气化者，五运之化气也，甲己运化土，乙庚运化金，丙辛运化水，丁壬运化木，戊癸运化火，五阳年主太过，五阴年主不及，而各上应乎天之五行。）帝曰：其行之徐疾逆顺何如？（谓五星之行徐行疾，顺行逆行也。）岐伯曰：以道留久，逆守而小，是谓省下。（道，五星所行之道路也。留久，稽留而延久也。逆守，逆而不进，守其度也。小者，光芒不露也。省下，谓察其分野之下，君民之有德有过也。）以道而去去而速来，曲而过之，是谓省遗过也。（谓既去而复速来，委曲逡巡而过其度也。省遗过，谓省察有未尽，而复省其所遗之过失也。）**久留而环，或离或附，是谓议灾与其德也。**（久留者，守其位而不去也。环，回环旋转也，或离或附，欲去不去也。议灾与德者，谓君民之有过者，议降之以灾，有德者，议降之以福也。）**应近则小，应远则大。**（应，谓祸福之应。远近，谓分野之远近也。）**芒而大，倍常之一其化甚，大常之二，其眚即也，小常之一其化减，小常之二，是谓临视，省下之过与其德也，德者福之，过者伐之。**（芒，五星之光芒也。化，谓淫胜郁复之气化也。如胜复之气盛，则上应之星光，倍常而大，胜复之气减，则上应之光芒，倍常而小，若光芒之大，倍于平常之二，其灾眚即至也，若小于平常之二倍，是谓临视，谓临上而视下，省察其君民之有德者，降之以福，有过者，伐之以灾。玉师曰：居高视卑，故临视之星，小常之二。）**是以象之见也，高而远则小，下而近则大，故大则喜怒迩，小则祸福远。**（星高而远，则星之象小，星下而近，则星之象大。喜怒者，星象之有喜有怒也，君民有德，星象喜之，君民有过，星象怒之。祸福者，所降之祸福也。光芒倍大，其眚即也。留守而小，欲君民之省过也。首言星象之大小，应分野之远近，次言星象之大小，因胜复之甚减，末言星象之大小，应祸福之疾迟。）**岁运太过，则运星北越。**（运星北越，谓十二年天符之岁运，气之更盛者也。运星，主岁之星。北越，谓越出本度而近于北也。北乃太乙所居之宫，北越而与天枢相合，故又名曰太乙天符。）**运气相得，则各行其道。**（运气相得者，谓木运临卯，火运临午，土运临四季，金运临酉，水运临子，此运气与岁气相得，乃平气之年，是以运星各自行其本度，而无侵凌之盛强。）**故岁运太过，畏星失色而兼其母，不及，则色兼其所不胜。**（此承上文而言，如岁运太过，则主岁之星，不守其度，而侵侮其所不胜，是以畏星失色也。如岁木太过，则岁星乘所不胜之土，而镇星失色矣。如岁土太过，则镇星乘所不胜之水，而辰星失色矣。兼其母者，谓畏星之母，亦兼失其色，盖畏星之母，即胜星之子，谓亢则害，而不能生化其子气也。如不及之岁，则所不胜之星，亦兼见其色。如岁木不及，则所胜之太白增光，而所不胜之土气无畏，其镇星亦兼见其色矣，五运相同。）**肖者瞿瞿，莫知其妙，闵闵之当，孰者为良。**（肖，取法也。瞿瞿，却顾貌，谓取法星象之吉凶，莫能知其微妙。闵闵，多忧也。忧瞻星象喜怒燥泽之当，当以孰法为良，盖甚言其星象之不易占也。）**妄行无征，示畏侯王。**（不求良法，而妄言占象，则所言之吉凶，皆无征验矣，反以祸福之说，而示畏于侯王，此言天官家之不学无术。）**帝曰：其灾应何如？岐伯曰：亦各从其化也，故时至有盛衰，凌犯有逆顺，留守有多少，形见有善恶，宿属有胜负，征应有吉凶矣。**（灾应，谓五星之变，下应民物之灾眚，各从其五运之气化也。五星之应时而至，有盛有衰，彼此凌犯，有顺有逆，留守之日，有多有少，所见之象，有喜润之善，有忧怒之恶，五宿之属，有胜星之胜，有畏星之负，下应于君民，有福德之吉，有灾病之凶。）**帝曰：其善恶何谓也？岐伯曰：有喜有怒，有忧有丧，有泽有燥，此象之常也，必谨察之。**（王冰曰：五星之见也，从夜深见之，人见之喜，星之喜也；见之畏，星之怒也；光色微曜，乍明乍暗，星之忧也；光色迥然，不彰不莹，不与众同，星之丧也；光色圆明，不盈不缩，怡然莹然，星之喜也；光色勃然，临人芒彩满溢，其象凛然，星之怒也。泽，光润也。燥，干枯也。班固曰：五行精气，其成形在地，则结为木火土金水。其成象在天，则木合岁星居东，火合荧惑居南，金合太白居西，水合辰星居北，土合镇星居中央；分旺四时，则春木，夏火，秋金，冬水，各王七十二日，土王四季，辰戌丑未之月各十八日，合之为三百六十日；其为色也，则木青、火赤、金白、水黑、土黄；其为分野，各有归度，旺相休废，其色不同，旺则光芒，相则内实，休则光芒无角，不动摇废则光少，色白园者丧，赤园者兵，青园者夏水，黑园者疾多死，黄园者吉，白角者哭泣之声，赤角者犯我城，黑角者水行穷兵。太史公曰：五星同色，天下偃兵，百姓安宁五谷蕃昌，春风秋雨，冬寒夏暑，日不食朔，月不食望，是为有道之国，必有圣人在乎其位也。）帝曰：六者高下异乎？岐伯曰：象见高下，其应一也，故人亦应之。（此言六者之象，虽高远而小，下近而大，其应一也，故人应之而为吉凶祸福，亦无有分别也。）帝曰：善。其德化政令之动静损益皆何如？岐伯曰：夫德化政令灾变，不能相加也。（王冰曰：天地动静，阴阳往复，以德报德，以化报化，政令灾眚，及动复亦然，故曰不能相加也。）胜复盛衰，不能相多也。（王冰曰：胜盛复盛，胜微复微，故曰不能相多也。）往来大小，不能相过也。（太过为大年，不及为小年，有余而往，不足随之，不足而往，有余从之，故曰不能相过也。）用之升降，不能相无也。（用，谓阴阳气之为用也。天地阴阳之气，升已而降，降已而升，寒往则暑来，暑往则寒来故曰不能相无也。）各从其动而复之耳。（谓胜复之往来，阴阳之升降，各从其气之动而复之。《六微旨大论》曰：成败倚伏生乎动，动而不已，则变作矣。）帝曰：其病生何如？岐伯曰：德化者，气之祥，政令者，气之章，变易者，复之纪，灾眚者，伤之始。（此言病生于变易也，岁气之有德有化，乃气之和祥也，有政有令，乃气之彰著也。变易者报复之纪。灾眚者，乃民病所伤之始。）气相胜者和，不相胜者病，重感于邪则甚也。（气，谓变易之气。按：《六节脏象论》曰：变至则病，所胜则微，所不胜则甚。因而重感于邪则死矣，故非其时则微，当其时则甚也。盖谓春时变长夏之气，长夏变冬气，冬变夏热之气，夏变秋气，秋变春气，所谓得五行时之胜，乃时气相胜变气，故为和平。如岁木不及，岁金太过，春时反变为肃杀。如岁火不及，岁水太过，夏时而反寒气流行，是时气与变气不相胜则病矣。故非其所胜之时则微，当其所胜之时则甚也，重感于邪者，谓四时不正之邪也。）帝曰：善。所谓精光之论，大圣之业，宣明大道，通于无穷，究于无极也。余闻之，善言天者，必应于人；善言古者，必验于今；善言气者，必彰于物；善言应者，同天地之化；善言化言变者，通神明之理，非夫子孰能言至道欤！（精光之论，论神明之理也。大圣之业，通于无穷者，上以治民，下以治身，德泽下流，传之后世，无有终时也。易曰：知变化之道者，其知神之所为乎。）乃择良兆而藏之灵室，每旦读之，命曰气交变。非斋戒不敢发，慎传也。（灵室，灵兰秘室。盖天地阴阳之道，上帝之贵也，非斋戒不敢发，敬谨之至，恐传非其人，慢泄天宝也。）

五常政大论篇第七十

（言五运有政令之常，有常而后有变。）

黄帝问曰：太虚寥廓，五运回薄，衰盛不同，损益相从，愿闻平气，何如而名？何如而纪也？（太虚，谓空冥之境。寥廓，幽远也。回薄，旋转也。盛衰，太过不及也。有盛衰，则损益相从矣。平气，乃岁会之纪，气之平者也。徐振公曰：五运之始，苍黅丹素元之气，氤氲于大虚之间，故曰：太虚寥廓，五运回薄。）岐伯对曰：昭乎哉问也！木曰敷和，火曰升明，土曰备化，金曰审平，水曰静顺。（此言五运之平气而各有纪名也。东方生风，风生木，木得其平，则敷布阳和之气以生万物；火性炎上，其德显明；土主化物，而周备于四方；金主肃杀，得其和平，不妄刑也；水体清静，性柔而顺。）帝曰：其不及奈何？岐伯曰：木曰委和，火曰伏明，土曰卑监，金曰从革，水曰涸流。（此言五运不及，而各有纪名也。木气不及，则不能敷布阳和而痿弱矣。火气不及，则光明之令不升而下伏矣。土气不及，则卑下坚守，而不能周备于四方矣。金性本刚，不及，则从火化而变革矣。水气不及，则源流干涸矣。）帝曰：太过何谓？岐伯曰：木曰发生，火曰赫曦，土曰敦阜，金曰坚成，水曰流衍。（五运太过，亦各有纪名也。木气有余，发生盛也。赫曦，光明显盛之象。敦，厚。阜，高也。金体坚刚，用能成物。衍，满而溢也。）帝曰：三气之纪，愿闻其候。岐伯曰：悉乎哉问也！敷和之纪，木德周行，阳舒阴布，五化宣平，其气端，其性随，其用曲直，其化生荣，其类草木，其政发散，其候温和，其令风，其脏肝，肝其畏清，其主目，其谷麻，其果李，其实核，其应春，其虫毛，其畜犬，其色苍，其养筋，其病里急支满，其味酸，其音角，其物中坚，其数八。（纪，年也。三气，谓平气之与太过不及也。木之平运，是为敷和，木德周行，则阳气舒而阴气布，盖生长化收藏之五气，先由生气之宣布，生气和，则五气皆平矣。端，正直也。随，柔顺也。曲直，木之体用也。生荣，木之生化也。类，物类也。发生散蔓，木布之政也。温和，春之候也。在天之风气，木之号令也。其在脏为肝，畏清者，木畏金也。在窍为目，在谷为麻，麻体象木，其色苍也。在果为李，色青而味酸也，核内有仁仁分两片，木之生原也。毛虫，如草木之森丛，而生于草木者也。犬性勇往直前，感春生怒发之气也。肝主筋，故其养在筋。里急支满，肝之病也。角，木音也。木生于水，为坚多心，故其物主中坚。八者，木之成数也。）升明之纪，正阳而治，德施周普，五化均衡其气高，其性速，其用燔灼，其化蕃茂，其类火，其政明曜，其候炎暑，其令热，其脏心，心其畏寒，其主舌，其谷麦，其果杏，其实络，其应夏，其虫羽，其畜马，其色赤，其养血，其病瞤瘛，其味苦，其音徵，其物脉，其数七。（火位南方，故正阳而治。火主阳气，故德施周普，阳和之气四布，五化俱以均平，皆感火之化也。火气炎上，故其气高。火性动急，故性速也。烧炙曰燔灼，火之用也。万物蕃茂，夏长之化也。凡在地之火，皆与之同类。明曜，火布之政也。炎暑，夏之候也。在地为热，火之令也。在脏为心，心其畏寒，火畏水也。心开窍于舌。麦乃夏成之谷也。杏色赤而味苦。络者，果实之脉络也。羽虫飞翔而上，感火气之生也。马属午，火之畜也。心主血脉，故其养在血。瞤瘛，动掣也，经脉感火气而缩急也，徵，火之音。苦，火之味。脉，物之脉络也。七，火之成数也。）备化之纪，气协天休，德流四政，五化齐修，其气平，其性顺，其用高下，其化丰满，其类土，其政安静，其候溽蒸，其令湿，其脏脾，脾其畏风，其主口，其谷稷，其果枣，其实肉，其应长夏，其虫倮，其畜牛，其色黄，其养肉，其病痞，其味甘，其音宫，其物肤，其数五。（协，合也。天主生，地主成，土气和平，合天之休美而化生万物也，土德流于四方而五化齐修矣。平夷，土之气。柔顺，土之性也。高下者，土之体。或高或下，或备其化，土之用也。丰厚满溢，湿土之化也。五方五土，与之同类，安静而化，土之政也。溽蒸，长夏之候也。在天为湿，土之令也。其在脏主脾，畏风者，木乃土之胜也。脾开窍于口，稷，黅谷也。枣色黄而味甘。肉，果实之肉也。倮虫，肉体之虫。牛，土之畜也。脾主肌肉，故其养在肉。痞者，脾病于中，而上下之气不交也。宫音，中土之音。肤，物之肤肉也。五乃土之生数。《六元正纪大论》曰：土常以生也。）审平之纪，收而不争，杀而无犯，五化宣明，其气洁，其性刚，其用散落，其化坚敛，其类金，其政劲肃，其候清切，其令燥，其脏肺，肺其畏热，其主鼻，其谷稻，其果桃，其实壳，其应秋，其虫介，其畜鸡，其色白，其养皮毛，其病咳，其味辛，其音商，其物外坚，其数九。（金，兵象也。金气和平，故收而不争，天地之气，春生秋杀，杀而无犯，不残害于物也。金气清肃，故五化得之，咸有宣明。洁白，金之气也。刚坚，金之性也。万物散落，金之用也。其气收敛，秋之化也。五金之类，与之同类，坚劲肃清，金之政也。清切，秋之候也。在天为燥，金之令也。其脏为肺，肺畏热者，金畏火也。肺开窍在鼻。稻，乃秋成之谷也。桃，色白而有毛，肺之果也。坚壳之实，介甲之虫，皆感坚刚之气而生也。鸡性善斗，感肃杀之气也。肺主皮毛，故其养在皮毛。咳者，肺之病也。商主西方之音。辛乃金之味也。其于万物，咸如实壳虫介之外坚，九乃金之成数也。）静顺之纪，藏而勿害，治而善下，五化咸整，其气明，其性下，其用沃衍，其化凝坚，其类水，其政流演，其候凝肃，其令寒，其脏肾，肾其畏湿，其主二阴，其谷豆，其果栗，其实濡，其应冬，其虫鳞，其畜彘，其色黑，其养骨髓，其病厥，其味咸，其音羽，其物濡，其数六。（水之平运，是谓静顺，夫万物得生长之气而茂盛，水运和平，故虽主脏而不害于物也。整，齐也。平治而善下，故五气感之而咸整也。天一生水，故其气高明。水性就下，故性下也。沃，灌溉也。衍，满溢也。万物凝坚，脏气之化也。大地之水，与之同类，流演不竭，水之政也。凝肃，冬之候也。在天为寒，水之令也。在脏为肾，肾其畏湿，水畏土也。肾开窍于二阴，豆乃水之谷也。栗色黑味咸，肾之果也。濡者，实中之有津液者也。鳞虫、水中之所生。彘，豕也。肾主骨髓，故其养在骨髓。厥，逆也，盖肾为生气之原，故病则手足厥冷也。羽音属水。六乃水之成数也。）故生而勿杀，长而勿罚，化而勿制，收而勿害，藏而勿抑，是谓平气。（是以木运之岁，得生气而无金气之肃杀；火运之岁，得长气而无水气之克罚；土运之岁，得化气而无木气之制胜；金运之岁，得收气而无火气之贼害；木运之岁，得脏气而无土气之遏抑，是谓平气之岁也。）委和之纪，是谓胜生，生气不政，化气乃扬，长气自平，收令乃早，凉雨时降，风云并兴，草木晚荣，苍干凋落，物秀而实，肤肉内充，其气敛，其用聚，其动緛戾拘缓，其发惊骇，其脏肝，其果枣李，其实核壳，其谷稷稻，其味酸辛，其色白苍其畜犬鸡，其虫毛介，其主雾露凄沧，其声角商，其病摇动注恐，从金化也。少角与判商同，上角与正角同，上商与正商同，其病支废痈肿疮疡，其甘虫，邪伤肝也；上宫与正宫同，萧飋肃杀，则炎赫沸腾，眚于三，所谓复也，其主飞蠹蛆雉，乃为雷霆。（緛，音软。戾，音利。飋，音瑟。木运不及，是谓委和，则所胜之气，胜其生气矣。金气胜，则木之生气，不能章其政令矣，木政不章，则土气无畏，而化气乃扬，木衰则火气不盛，故长气自平，金气盛，故收令乃早也。凉为金化，风为木化，云雨为土化，此以木运不及，故兼有金土之化也。生气不政，故草木晚荣。收令乃早，故苍干刑落。化气与秋成之气专令，是以物秀而实，肤肉内充。收敛，金之气也。生聚，木之用也。动者，病机动于内。发者，证发于外也。緛，短缩也。戾，了戾也。拘，拘急也，缓不收也，皆筋之为病也。《金匮真言》曰：东方肝木，其病发惊骇，其脏主肝，其果之枣李，实之核壳，谷之稷稻，味之酸辛，色之苍白，畜之犬鸡，虫之毛介，声之角商，因木运不及，故兼从金土之化也，其主雾露凄沧，金之胜也，其病摇动注恐，肝之病也，此从金化故也。判，半也。少角与判商同者，总谓六丁年木运不及之岁也。角乃木音，木运不及，故主少角。金兼用事，故半与商金同其化也。上角与正角同者，乃丁巳丁亥二岁，上见厥阴司天，岁木不及，而得司天之助，故与敷和之正角同也。上商与正商同者，乃丁卯丁酉二岁，上临阳明司天故曰上商，木运不及，半商同化，而又值阳明司天，则金全用事，与审平之正商相同也，故其病肢废痈肿疮疡，其甘虫，皆金气盛而邪伤肝也。上宫与正宫同者，乃丁丑丁未二岁，上临太阴司天，故曰上宫，岁木不及，化气乃扬，而又得司天之助，是土得以自专，与备化之纪相同，故上宫与正宫同也，萧飋肃杀，金淫甚也，炎赫沸腾，火来复也。其灾眚当主于东方之震位。所谓复也，蠹生于木，飞乃火象，言主复者，乃木中所生之火也。蛆乃蝇之子，蛆入灰中，脱化为蝇，蝇喜暖恶寒，昼飞夜伏，雉为离禽，皆火复之气化也。雷之迅者曰霆，木郁极而火绕之，其气则为雷霆，故易曰：震为雷。）伏明之纪，是谓胜长，长气不宣，脏气反布，收气自政，化令乃衡，寒清数举，暑令乃薄，承化物生，生而不长，成实而稚，遇化已老，阳气屈伏，蛰虫早藏，其气郁，其用暴，其动彰伏变易，其发痛，其脏心，其果栗桃，其实络濡，其谷豆稻，其味苦咸，其色玄丹，其畜马彘，其虫羽鳞，其主冰雪霜寒，其声徵羽，其病昏惑悲忘，从水化也。少徵与少羽同，上商与正商同，邪伤心也，凝惨溧冽，则暴雨霖霪，眚于九，其主骤注，雷霆震惊，沉黔淫雨。（黔，音阴。火运不及，则水胜其长，是以火之长气不宣，而火之脏气反布，火气伏明，则金无所畏，故收气得自主其政。火不及，则所生之土气不盛，是以化令平衡，寒清数举，暑令乃薄，水胜火也。承土之化气平衡，故物得以生，长气不宣，故生而不长，生而不长故稚小即已成实，遇长夏之化气即老矣。寒清数举，故阳气屈伏。脏气用事，故蛰虫早藏。其气郁，水制其火也。其用暴，火性欲发也。彰者，火之政令也。彰伏则变易而为寒矣，故其发为痛，盖寒胜则痛也。其脏主心，其果之栗桃，实之络濡，谷之豆稻，味之苦咸，色之元丹，畜之马彘，虫之羽鳞，声之徵羽，皆火运不及，故兼从金水之化也。冰雪霜，寒水之变易也。昏惑悲忘、心神不足也。因从水化，而心火受亏也。少徵与少羽同者，总谓六癸岁也。徵为火音，火运不及，故曰少徵。水兼用事，故少徵与小羽同其化也。上商与正商同者，乃癸卯癸酉二岁，上临阳明司天，故曰上商。金无所畏，而又得司天之助，是火运之纪，而行审平之政，故上商之岁，与正商之气同也。金水兼胜，邪伤心也。凝惨栗冽，寒淫甚也。暴雨霖霪，土来复也。灾眚当在离位之南方。沉黔，阴云蔽日也。骤注淫雨，土之变也。雷霆震惊，火郁发也。）卑监之纪，是谓减化，化气不令，生政独彰，长气整，雨乃愆，收气平，风寒并兴，草木荣美，秀而不实，成而粃也，其气散，其用静定，其动疡涌分溃痈肿，其发濡滞，其脏脾，其果李栗，其实濡核，其谷豆麻，其味酸甘，其色苍黄，其畜牛犬，其虫倮毛，其主飘怒振发，其声宫角，其病留满痞塞，从木化也，少宫与少角同，上宫与正宫同，上角与正角同，其病飧泄，邪伤脾也，振拉飘扬，则苍干散落，其眚四维，其主败折虎狼，清气乃用，生政乃辱。（土运不及，则化气乃减，木反胜之，是以化气不能施其令，而生政独彰也。木火相生，故长气整。化气不令，故雨乃愆期。土气不及，故收气自平。木水专令，故风寒并兴。生气章而长气整，故草木荣美。化气不令，故虽秀而不实，成而粃也。发散，木之气。静定，土之用也。疡涌诸证，逆于肉理，乃生痈肿也。濡滞，水乘土病也。其脏在脾，其果李栗，其实濡核，其谷豆麻，其味酸甘，其色苍黄，其畜牛犬，其虫倮毛，其声宫角，因土运不及，故兼从水木之化也。飘怒振发，木气胜也。留满痞塞，脾气伤也。少宫与少角同者，总谓六已岁也。宫为土音，土运不及，是为少宫。木兼用事，故少宫与少角同其化也。上宫与正宫同者，乃己丑己未二岁，上临太阴湿土司天，故曰上宫。土运不及，而得司天之助，是少宫之纪，行备化之气，故与正宫相同也。上角与正角同者，谓己巳己亥二岁，上临厥阴司天，故曰上角。少宫少角之纪，而角得司天之助，木反独专，故与正角之岁相同也。其病飧泄，邪伤脾也。振拉飘扬，木淫甚也。苍干凋落，金复木也。其灾眚当在四维，乃乾坤艮巽之方也。散折，金之用也。虎狼，西方之兽也。辱屈也，金气复而生政始辱。）从革之纪，是谓折收，收气乃后，生气乃扬，长化合德，火政乃宣，庶物以蕃，其气扬，其用躁切，其动铿禁瞀厥，其发咳喘，其脏肺，其果李杏，其实壳络，其谷麻麦，其味苦辛，其色白丹，其畜鸡羊，其虫介羽，其主明曜炎烁，其声商徵，其病嚏咳鼽衄，从火化也，少商与少徵同，上商与正商同，上角与正角同，邪伤肺也，炎光赫烈，则冰雪霜雹，眚于七，其主鳞伏彘鼠，脏气早至，乃生大寒。（金运不及，则收政乃折矣。收气在后，则木无所畏，而生气乃扬。长化合德，故庶物以蕃。升扬，火之气也。躁切，金之用也。金主声，铿禁者，声不出也。瞀，肺是动病也。厥，气上逆也。咳喘，火刑肺也。其脏主肺，其果之李杏，实之壳络，谷之麻麦，味之苦辛，色之白丹，畜之鸡羊，虫之介羽，声之商徵，皆金运不及，而兼木火之化也。明曜炎烁，火之胜也。嚏咳鼽衄，金之病也。少商与少徵同者，总谓六乙岁也。商主金音，金运不及，故为少商。火兼用事，故少徵同其化也。上商与正商同者，乃乙卯乙酉二岁，上临阳明司天，故曰上商。金运不及，而得司天之助，则金气平而不为火胜。与审平之气相同，故上商与正商同也。上角与正角同者，乃乙巳乙亥二岁，上临厥阴司天，故曰上角。生气乃扬，而又得司天之助，故与正角之岁相同也。水火相胜，故邪伤肺也。炎光赫烈，火淫甚也。冰雪霜雹，水来复也。其灾眚是兑之西方。其主鳞伏彘鼠，皆水之虫兽也。脏气早至，故乃生大寒。）涸流之纪，是谓反阳，藏令不举，化气乃昌，长气宣布，蛰虫不藏，土润，水泉减，草木条茂，荣秀满盛，其气滞，其用渗泄，其动坚止，其发燥槁，其脏肾，其果枣杏，其实濡肉，其谷黍稷，其味甘咸，其色黅玄，其畜彘牛，其虫鳞倮，其主埃郁昏翳，其声羽宫，其病痿厥坚下，从土化也，少羽与少宫同，上宫与正宫同，其病癃闭，邪伤肾也，埃昏骤雨，则振拉摧拔，眚于一其主毛显狐貉，变化不藏。（水寒不及，阳反胜之，水之藏令不举，土之化令乃昌，水令不举，则火无所畏，故长气得以宣布。阳热反盛，是以蛰虫不藏。土润，水泉减，土胜水也。草木条茂，荣秀满盈，得长化之气也。濡滞，土之气也。渗泄，水之用也。其动坚止，土制水而成积也。其发燥槁，阴液虚也。其脏为肾，其果之枣杏，实之濡肉，谷之黍稷，味之甘咸，色之黅元，畜之彘牛，虫之鳞倮，声之羽宫，因水运不及，故兼从火土之化也。埃郁昏翳，土之胜也。痿厥坚下，肾之病也。此水运不及，而反从土化也。少羽与少宫同者，总谓六辛岁也，羽为水音，水运不及，故曰少羽。土兼用事，故与少宫同化也。上宫与正宫同者，谓辛丑辛未二岁，上临太阴司天，故曰上宫。土兼用事，而又得司天之助，故少羽之纪，反与正宫之岁相同也。癃闭，邪伤肾而肾气不化也。埃昏骤雨，土淫甚也。振拉摧拔，木气复也。其灾眚当在坎之北方。毛乃丛聚之象，感春森之气而生，狐貉以毛显而为裘，故其主狐貉。《尔雅》曰：狐、犬兽也，善变化。《管子》曰：狐白应阴阳之变。）故乘危而行，不速而至，暴疟无德，灾反及之，微者复微，甚者复甚，气之常也。（此总结上文，而言五运不及，则所胜之气，乘危而行，不速而至，惟淫胜而无和祥之德，以致子来复雠，灾反及之，胜微则复微，胜甚则复甚，此胜复之常气也。）发生之纪，是谓启陈，土疏泄，苍气达，阳和布化，阴气乃随，生气淳化，万物以荣，其化生，其气美，其政散，其令条舒，其动掉眩巅疾，其德鸣靡启坼，其变振拉摧拔，其谷麻稻，其畜鸡犬，其果李桃，其色青黄白，其味酸甘辛，其象春，其经足厥阴少阳，其脏肝脾，其虫毛介，其物中坚外坚，其病怒，太角与上商同，上徵则其气逆，其病吐利，不务其德，则收气复，秋气劲切，甚则肃杀，清气大至，草木凋零，邪乃伤肝。（岁木太过，是谓发生。启，开。陈，布也。布散阳和，发生万物之象也。土得其制化，故主疏泄。苍气，木气也。厥阴之上，风木治之，是以阳和布化于上，而阴气乃随于下也。生气有余，故万物感之而荣茂芳美。发散，木之政也。条舒，阳和之令也。掉眩巅疾，风气淫于上也。鸣，风木声也。靡，散也。启坼，即发陈之义。应春之气也，振拉摧拔，风之变易也。其谷之麻稻，畜之鸡犬，果之李桃，色之青黄白，味之酸甘辛，虫之毛介，物之中坚外坚，因木气太盛，彼此交相承制而生化也。其象应春，其经合于足厥阴肝，足少阳胆，其脏应于肝脾，其病怒，肝气盛也。太角与上商同者，谓气之太过，自有承制，有承制则有生化，如太角之岁，木运太过，则金气承之，而所生之谷为稻麻，所生之果为李桃，其畜鸡犬，其虫毛介，皆感木金之气而生化，与上商之岁相同也。盖诸壬岁无阳明之上临，故曰太角与上商同，如有阳明司天，则当云上商与正角同，盖言虽无司天之上临，而有自然之承制也。上徵者，谓司天上临少阴君火，少阳相火，乃壬子壬午壬寅壬申四岁，木运有余，而上临火气，子居母上，则其气逆，逆于上则吐，逆于下则利也。木淫太过，则金气来复，秋气劲切，甚则肃杀，草木凋零，邪乃伤肝。）赫曦之纪，是谓蕃茂，阴气内化，阳气外荣，炎暑施化，物得以昌，其化长，其气高，其政动，其令明显，其动炎灼，妄扰，其德暄暑郁蒸，其变炎烈沸腾，其谷麦豆，其畜羊彘，其果杏栗，其色赤白玄，其味苦辛咸，其象夏，其经手少阴太阳，手厥阴少阳，其脏心肺，其虫羽鳞，其物脉濡，其病笑疟疮疡血流，狂妄目赤，上羽与正徵同，其收齐，其病痓，上徵而收气后也，暴烈其政，脏气乃复，时见凝惨，甚则雨水霜雹切寒，邪伤心也。（岁火太过，是谓赫曦。长气盛，故草木蕃茂。少阴之上，君火主之，故阴气内化，阳气外荣，炎暑施化，司夏令也。物得以昌，受长气也。夏主长，故其化长。火气升故其气高。火性动，故其政动。火光明，故其令明。炎灼妄扰者，手足燥扰也。暄暑郁蒸，气之和祥也。炎烈沸腾，极则变易也。其谷之麦豆，畜之羊彘，果之杏栗，虫之羽鳞，物之脉濡，色之赤白玄，味之苦辛咸，交相承制而生化也。其象应夏，其经合于手少阴心，手太阳小肠，手厥阴心包络，手少阳三焦四经。其脏心者，火脏也。合于肺者，即五脏生成篇之所谓肺之合皮也。其荣毛也。其主心也之义，五脏皆然。《灵枢经》曰：心气实则笑不休。《本经》曰：夏伤于暑，秋必痎疟。疮疡血流，狂妄目赤，皆火热之为病也。上羽者，上临太阳寒水司天，乃戊辰戊戌二岁，火运太过，得水制之，则火气已平，故与升明正徵之相同也。火气平而金不受伤，故其收气得与生长化气之相平也。上羽之岁，乃太阳司天，痓者，太阳之为病也。上徵者，上临君相二火，乃戊子戊午戊寅戊申四岁，火热更甚，故收气乃后，暴烈其政，火淫甚也。水气复之，故时见凝惨，甚则雨水冰雹，而心乃受伤也。）敦阜之纪，是谓广化，厚德清静，顺长以盈，至阴内实，物化充成，烟埃朦郁，见于厚土，大雨时行，湿气乃用，燥政乃辟，其化圆，其气丰，其政静，其令周备，其动濡积并稸，其德柔润重淖，其变震惊飘骤崩溃，其谷稷麻，其畜牛犬，其果枣李，其色黅玄苍，其味甘咸酸，其象长夏，其经足太阴阳明，其脏脾肾，其虫倮毛，其物肌核，其病腹满，四肢不举，大风迅至，邪伤脾也。（土运太过，是谓敦阜。土气盛而化气布于四方，故为广化。厚德清静，土之体也。顺长以盈，火土合化也。太阴之上，湿土主之，故至阴内实，物化充成，盖太阴为阴中之至阴，阴气内实，而后化成万物于外。烟埃朦郁，土之气也。厚土者，见于山陵之间也。大雨时行，湿气上蒸，终为注雨也。辟，避也。夏秋之交，湿土主令，湿气盛，是以秋之燥气乃辟。圆，圆遍也。丰，盈充也。静者土之政。周备，土之令也。稸，聚也。湿则濡滞而成积聚也。柔润重淖，土之德也。震惊崩溃，气之变也。其谷之稷麻，畜之牛犬，虫之倮毛，果之枣李，色之黅元苍，味之甘咸酸，皆交相承制而生化也。其经合于足太阴脾，足阳明胃，其脏合于脾肾，其腹满四肢不举，水湿之为病也。土气太过，风乃复之，则脾反受伤矣。）坚成之纪，是谓收引，天气洁，地气明，阳气随阴治化，燥行其政，物以司成，收气繁布，化洽不终，其化成，其气削，其政肃，其令锐切，其动暴折疡疰，其德雾露萧飔，其变肃杀凋零，其谷稻黍，其畜鸡马，其果桃杏，其色白青丹，其味辛酸苦，其象秋，其经手太阴阳明，其脏肺肝，其虫介羽，其物壳络，其病喘喝胸凭仰息，上徵与正商同，其生齐，其病咳，政暴变，则名木不荣，柔脆焦首，长气斯救，大火流，炎烁且至，蔓将槁，邪伤肺也。（岁金太过，名曰坚成。秋令主收，是谓收引，天气洁，地气明，金气清也。阳明之上，燥气主之，是以阴金治化于上，而阳明之气，在下随之。秋主收成，故燥行其政。物以司成，秋主收而长夏主化，收气早布，是以化洽不终。成者，秋之化。削者，金之气也。肃者，金之政。锐切，金之令也。暴折，筋受其伤。疡疰，皮肤之疾也。雾露萧飔，气之祥也。肃杀凋零，气之变也。其谷之稻黍，畜之鸡马，果之桃杏，虫之介羽，物之壳络，色之白青丹，味之辛酸苦，交相承制而生化也。其象应秋。其经合于手太阴肺，手阳明大肠，其脏合于肺肝，其病喘喝胸凭仰息，金气太盛，而肺气实也。上徵者，上临少阴少阳二火，乃庚子庚午庚寅庚申四岁。金气太过，得火制之，金气已平，故与审平之正商相同也。金气平，故木之生气不屈，得与四气齐等。其病咳，火伤肺也。肃杀太甚，则草木受伤，长气来复以救之，是以大火西流，而肺反受伤也。）流衍之纪，是谓封藏，寒司物化，天气严凝，藏政以布，长令不扬，其化凛，其气坚，其政谧，其令流注，其动漂泄沃涌，其德凝惨寒雰，其变冰雪霜雹，其谷豆稷，其畜彘牛，其果栗枣，其色黑丹黅，其味咸苦甘，其象冬，其经足少阴太阳，其脏肾心，其虫鳞倮，其物濡满，其病胀，上羽而长气不化也，政过则化气大举，而埃昏气交，大雨时降，邪伤肾也。（谧，音密。雹，音薄。水运太过，是为流衍。冬主闭藏，故谓封藏。寒气司化，故天气严凝。水政以布，故火令不扬。凛冽，寒之化也。坚凝，寒之气也。谧，安静也。流注，水之性也。漂泄沃涌，水注之为病也。凝惨寒雰，寒气之和者也。冰雪霜雹，寒极而变易也。其谷之豆稷，畜之彘牛，果之栗枣，虫之鳞倮，物之濡满，色之黑丹黅，味之咸苦甘，皆交相承制而生化也。其象应冬，其经合于足少阴肾，足太阳膀胱，其脏合于肾心。其病胀者，水盛而乘土也。上羽者，谓上临太阳寒水司天，乃丙辰丙戌二岁，水气太盛，故火气不能施化也。水政太过，则土来复之。埃昏，湿气上蒸也。气交者，湿气上升而为云，天气下降而为雨也。大雨时降，肾反受邪。）故曰：不恒其德，则所胜来复，政恒其德，则所胜同化，此之谓也。（此总结五运之气，如恃强而不恒其德，则所胜之气来复，所谓侮反受邪，寡于畏也。如政令和平，各守其理，则所胜之气同化矣。同化者，即春有鸣条律畅之化，则秋有雾露清凉之政是也。按上章论五运之气有余而往，不足随之，不足而往，有余从之，太过不及，为民病物变，上应五星，故曰“气交变大论”。此篇论五运主岁，有平气，有太过，有不及，各主果谷虫畜，草木生物，数声色味，生长收藏，皆五行政令之常，故曰“五常政大论”。运气七篇，大略相同，而各有条理，学者各宜体认。）帝曰：天不足西北，左寒而右凉，地不满东南，右热而左温，其故何也？（夫天有阴阳，地有阴阳，故论天之五运，而复论地之四方。左寒右凉，左热右温者，从后天之卦象也，盖后天之卦，离南坎北，震东兑西，以天地开辟而后有四方也。）岐伯曰：阴阳之气，高下之理，太少之异也。（阴阳之气者，谓四方有寒热之气。高下之形者，谓地土有高下之形。太少者，四象也。因四方之气象而各有异也。）东南方，阳也，阳者其精降于下，故右热而左温。西北方，阴也，阴者其精奉于上，故左寒而右凉。是以地有高下，气有温凉，高者气寒，下者气热。（精者，即天一所生之精水也。天气包乎下，精气通于天，故《阴阳应象大论》曰：天有精，地有形。盖天为阳而精为阴，阴阳上下之环转也，故精降于下，则阳气升于上，是以右热而左温，阴精奉于上，则阳气藏于下，故左寒而右凉，西北势高，东南地陷，故高者气寒，下者气热。）故适寒凉者胀，之温热者疮，下之则胀已，汗之则疮已，此腠理开闭之常，太少之异耳。（此复论精气之从中而上下升降者也。适，从也。适生于寒凉之方，阴气上奉，则阳气下藏，故多胀，所谓藏寒生满病也。之，往也。往处于温热之方，阴气下降，则阳气上升，故多疮，所谓痛痒疮疡，皆属于火也。故下之则阴精降而阳气自升，故胀者已。汗乃阴液，汗之则阴液升而阳气自降，故疮者愈此精气出入于肌腠之间。上下升降，一阖一开，乃自然之常理，人生于天地气交之中，有四方寒热之异当从其气而调之，自然苛疾不起。按：精气上下环转，包乎地之外也，燥以干之，暑以蒸之，风以动之，湿以润之，寒以坚之，火以温之，此精气之贯乎中也。以上二节，当与五运行大论合参。）帝曰：其于寿夭何如？岐伯曰：阴精所奉其人寿，阳精所降其人夭。（阴精所奉之处，则元气固藏，故人多寿。阳精所降之方，则元阳外泄，故人多夭。

曰阴精，曰阳精，当知地有精而天有精，盖在地为阴，在天则为阳也。）帝曰：善。其病也，治之奈何？岐伯曰：西北之气，散而寒之，东南之气，收而温之，所谓同病异治也。（西北气寒，寒固于外，则热郁于内，故宜散其外寒，凉其内热，东南气热，则阳气外泄，里气虚寒，故宜收其元阳，温其中冷，所谓为病虽同，而治法则异也。）故曰：气寒气凉，治以寒凉，行水渍之，气温气热，治以温热，强其内守，必同其气，可使平也，假者反之。（西北之气寒凉，则人之阳热遏郁于内，故当治以寒凉。行水渍之者，用汤液浸渍以取汗开其腠理，以使阳气通畅。东南之气温热，则人之腠理开而阳气外弛，故当治以温热。强其元阳固守于内，是闭者开之，开者闭之，气之升长者，收而藏之，气之收藏者，成而散之，必使其气之和同而始平也。如西北之人，病寒邪而假热者，又当治以温热。如东南之人，病热邪而假寒者，又当治以寒凉，所谓假者反之。张玉师曰：上节论四方之正气，末句言四方之邪气。）帝曰：善。一州之气，生化寿夭不同，其故何也？岐伯曰：高下之理，地势使然也，崇高则阴气治之，污下则阳气治之，阳胜者先天，阴胜者后天，此地理之常，生化之道也。（此复论一方之气，而亦有阴阳寒热之不同也。如山陵高阜之地，则多阴寒；污下卑湿之地，则多阳热。阳胜者，四时之气先天时而至；阴胜者，四时之气后天时而至。盖寒暑往来，皆从地之出也，此地理高下后薄之分，阴阳出入之常也。生化之道者，谓生长化收藏之气，阳气治之，气多生长，阴气治之，气多收藏。徐振公曰：此节论中土而兼于四方。）帝曰：其有寿夭乎？岐伯曰：高者其气寿，下者其气夭，地之小大异也。小者小异，大者大异。（高者其气收藏，故多寿；下者其气发越，故多夭。一州之气，有大小之异也，高下之小者小异，大者大异，异谓寿夭之异。）故治病者，必明天道地理，阴阳更胜，气之先后，人之寿夭生化之期，乃可以知人之形气矣。（天道者，天之化运也。地理者，地之四方也。阴阳更胜者，五运六气之有太过不及，有淫胜郁复也。气之先后者，太过者先天，不及者后天，污下者先天，高厚者后天也，明人之寿夭，气之生化，乃可以知人之形气矣。《灵枢经》曰：形与气相任则寿，不相任则夭；皮与肉相果则寿，不相果则夭；血气经络，胜形则寿，不胜形则夭；形充而皮肤缓者则寿，形充而皮肤急者则夭；平人而气胜形者寿，病而形肉脱，气胜形者死，形胜气者危矣。）帝曰：善。其岁有不病，而脏气不应不用者何也？岐伯曰：天气制之，气有所从也。（此下三节，论天有五运，地有五方，而又有司天在泉之六气，交相承制者也。岁有不病者，不因天之五运，地之五方而为病也。脏气者，五脏之气，应合五运五行。不应不用者，不应五运之用也，此因司天之气制之，而人之脏气从之也。按：司天在上，在泉在下，五运之气，运化于中。此节论五运主岁，有司天之气以制之，而反上从天化，下节论司天在泉之气，主生育虫类，而五运有相胜制，以致不育不成，后节论五运之气，主生化蓄育，而少阳在泉，则寒毒不生，阳明在泉，则湿毒不生，太阴在泉，则燥毒不生，乃上中下之交相贯通，五六之互为承制，理数之自然也。）帝曰：愿卒闻之？岐伯曰：少阳司天，火气下临，肺气上从，白起金用，草木眚，火见燔焫，革金且耗，大暑以行，咳嚏鼽衄，鼻窒，口疡，寒热胕肿。（按：金平之纪，其脏肺，其色白，其类金，皆五运五行之用也。上从者，因司天之气下临，畏其胜制而从之也。盖五运之气，根于中而运于外，司天之气，位于上而临于下，肺气上从，白起金用，皆上从司天之气，而不为五运之所用。

金用于上，则草木眚于下，金从火化，则变革而且耗，咳嚏鼽衄鼻窒，皆肺病也。尸疡寒热胕肿，火热证也，此金之运气，而反从火化者也。此论运气上从天化与天刑岁运，少有分别。）风行于地，尘沙飞扬，心痛，胃脘痛，厥逆，膈不通，其主暴速。（少阳司天，则厥阴在泉，故风行于地。风胜则动，故尘沙飞扬。《灵枢经》曰：厥阴心包络所生病者，心痛烦心。胃脘痛者，木克土也。土位中央，中膈不通，则上下厥逆也。风气迅速，故其主暴速。按此章重在天气制之，脏气上从，有司天则有在泉，故兼论其在泉之气。）阳明司天，燥气下临，肝气上从，苍起木用而立，土乃眚，凄沧数至，木伐草萎，胁痛目赤，掉振鼓栗，筋痿不能久立。（立者，木之体也。盖言五行之体在地，而其用上从于天，木从天化，故下为土眚。金气下临，故木伐草萎。胁痛目赤，振掉筋痿，皆肝木之病。）暴热至，土乃暑，阳气郁发，小便变，寒热如疟，甚则心痛，火行于槁，流水不冰，蛰虫乃见。（阳明司天，则少阴君火在泉，故暴热至而土乃暑也。郁，长也。阳热甚，故小便变而寒热如疟，所谓夏伤于暑，秋必痎疟也。心痛者，火淫于内也。槁，草木枯槁也。谓火行于草木枯槁之时，故流水不冰，而蛰虫不藏也。张玉师曰：在泉之气，主岁半以后，故先言长夏之土，土而秋，秋而冬也。）太阳司天，寒气下临，心气上从，而火且明，丹起，金乃眚，寒清时举，胜则水冰，火气高明，心热烦，嗌干善渴，鼽嚏，喜悲数欠，热气妄行，寒乃复，霜不时降，善忘，甚则心痛。（火者，火之体。明者，火之用也。寒气下临，脏气上从，火性炎上，水性润下，是以火性高明于上，而水寒冰凝于下也。夫在地为水，在天为寒，火气妄行于上，故霜寒以复之。心热烦嗌干善渴，火炎于上也。肺者心之盖，鼽嚏善悲，火热烁金也。火为阳，水为阴，数欠者，阳引而上，阴引而下也。善忘者，寒复而神气伤也。）土乃润，水丰衍，寒客至，沉阴化，湿气变物，水饮内稸，中满不食，皮㾽肉苛，筋脉不利，甚则胕肿，身后痈。（㾽，音顽。太阳司天，则太阴湿土在泉，故土乃润，水丰衍者，土能制水也。按：辰戌之岁，太阳司天，则寒水之客气，加临于三之气。湿土之主气，主于四之气，故曰寒客至。沉阴化，谓长夏之交，水湿相合，无火土之长化，是以湿气变物也。稸，积蓄。㾽，痹也。水饮中满，皮痹肉苛，皆水湿之为病也。身后痈者，痈发于背也。《本经》曰：诸痈肿者，寒气之变也。太阳寒水主气，而经脉循于背，故为身后肿。）厥阴司天，风气下临，脾气上从，而土且隆，黄起，水乃眚，土用革，体重肌肉萎，食减口爽，风行太虚，云物摇动，目转耳鸣。（土平之纪，其类土，其脏脾，其色黄，土且隆者，土体丰厚于下也。黄起者，土用上从于天也。土从水化，则受其胜制，故土用变革，而为体重食减之脾病也。目转耳鸣，风淫于上也。张玉师曰：风行太虚，土用革者，谓风斯在上，而土格于下也。胜则水冰，火气高明者，谓火气上炎，而水凝于下也。盖五行之体在地，而五行之气在天，故虽司天下临，脏气上从，而五行又各有从上从下之性，故有下临上从之太过者，有风下黄起之气交者。）火纵其暴，地乃暑，大暑消铄，赤沃下，蛰虫数见，流水不冰，其发机速。（厥阴风木司天，则少阳相火在泉，木火相生，故火纵其暴，地乃暑者，太阴湿土，亦暑热也。赤沃下者，虽沃若之木叶，亦焦赤而下落矣。至冬令严藏之时，而蛰虫不见，流水不冰，火性速而少阳主枢，故其发机速。玉师曰：火从其暴，地乃暑，长夏之时也，赤沃下，秋令也，盖亦从夏而秋，秋而冬也。）少阴司天，热气下临，肺气上从，白起金用，草木眚，喘呕寒热，嚏，鼽衄，鼻窒，大暑流行，甚则疮疡燔灼，金烁石流。（草木眚，大暑流行，热甚于春夏也。金烁石流，热淫于秋冬也。意言司天之气，虽主岁半以前，而又统司一岁，在泉之气，止司岁半以后，故曰风行于地。曰土乃暑，曰湿气变物，皆从长夏而起运也。）地乃燥，凄沧数至，胁痛，善太息，肃杀行，草木变。（少阴司天，则阳明燥金在泉，故地乃燥，凄沧数至，清肃之气也。胁痛、善太息，肝胆之病也。肃杀行，则草木变。）太阴司天，湿气下临，肾气上从，黑起水变，埃冒云雨，胸中不利，阴痿，气大衰而不起不用，当其时，反腰脽痛，动转不便也，厥逆。（黑起水变，用行而体变也。埃冒云雨，湿土之气化也。胸中不利，水气上乘也。阴痿者，肾气衰于下也。夫阳气生于肾阴，而运用于肤表，肾气大衰，故阳气不起不用，阳气不起，则手足为之厥逆。当其冬令之时，肾脏主气，而反腰脽痛，动转不便，因肾气上从，而大衰于下也。）地乃藏阴，大寒且至，蛰虫早附，心下痞痛，地裂冰坚，少腹痛，时害于食，乘金则止，水增味乃咸，行水减也。（太阴司天，则太阳寒水在泉，故地乃藏阴，而蛰虫早附也。心下痞者，上下水火之气不交也。地裂冰坚者，寒水之变易也。少腹病者，肾病于下也。时害于食者，水上乘土也。夫肾为本，肺为末，皆积水也。乘金则止者，水气上乘于肺则止耳。夫心气通于舌，心和则知五味，水增味乃咸者，水盛而上乘于心也，此水气太过之为病，故行水则病减也。以上论五运之气，因天气制之，而五脏五行之气，反从之而上同天化也。张介宾曰：五行各有所制，制气相加，则受制者，不得不应，应则反从其化而为用矣，如热甚者，燥必随之，此金之从火也。燥甚者，风必随之，此木之从金也。风甚者，尘霾随之，此土之从木也。湿蒸甚者，霖注随之，此水之从土也。阴凝甚者，雷电随之，此火之从水也。故易曰：云从龙，风从虎。夫龙得东方木气，故云从之。云者，土气也。虎得西方金气，故风从之。风者，木气也。此承制相从之理，不可不知。）

帝曰：岁有胎运不育，治之不全，何气使然？岐伯曰：六气五类，有相胜制也，同者盛之，异者衰之，此天地之道，生化之常也。（此论司天在泉之六气，主胎育虫类，而五运有相胜制，是以所主之不全也。五类者，五运之气，与五行生物之同类也。如五运六气之相同者，则所主之生物蕃盛，如五运六气之相异者，则所主之生物衰微，此天地之道，生化之常也。玉师曰：异则有胜制，故主衰微。）故厥阴司天，毛虫静，羽虫育，介虫不成。（厥阴司天，则少阳在泉，故主毛虫静而羽虫育。静，谓安静而能长成。育，生育也。介虫不成，谓癸巳癸亥岁，受火运之胜制，而金类之虫不成也。按毛虫三百六十，而麟为之长，羽虫三百六十，而凤为之长，倮虫三百六十，而人为之长，鳞虫三百六十，而龙为之长，介虫三百六十，而龟为之长，五类之虫，于天地之生物备矣。玉师曰：司天之气，主岁半以前，故主静而长成，在泉之气，主岁半以后，故始生育也。）在泉，毛虫育，倮虫耗，羽虫不育。（厥阴在泉，故主毛虫育，木胜土，故主倮虫耗。下文曰：地气制已胜是也。羽虫不成，谓丙寅丙申岁，受水运之胜制，故火类之虫不育。）少阴司天，羽虫静，介虫育，毛虫不成。（少阴司天，则阳明在泉，故主羽虫静而介虫育，毛虫不成。谓庚子庚午岁，受金运之胜制，是以木类之虫不成。）在泉，羽虫育，介虫耗不育。（少阴在泉，故主羽虫育地气制己胜，故主介虫耗。少阴在泉，乃阳明司天之岁，如癸卯癸酉岁，受火运之胜制，当至介虫不育，故曰介虫耗不育。盖谓耗则所胜微，不育则胜制甚。故下文曰：诸乘所不成之运则甚，谓受五运之所乘制，以致不育不成，乃胜制之甚者也。）**太阴司天，倮虫静，鳞虫育，羽虫不成。**（太阴司天，则太阳在泉，故主倮虫静，而鳞虫育，如辛丑辛未岁，受水运之胜制，则火类之虫不成。）**在泉，倮虫育，鳞虫不成。**（太阴在泉，故主倮虫育，制己所胜，当主鳞虫耗。如甲辰甲戌岁，受土运之胜制，当主鳞虫不成。按太阴湿土司天，太阳寒水在泉，寒湿相合，而无生长之气，故不曰耗，而总曰不成。金西铭曰：鳞虫生育于岁半以前，不能长成于岁半以后。）**少阳司天，羽虫静，毛虫育，倮虫不成。**（少阳司天，则厥阴在泉，故主羽虫静而毛虫育，倮虫不成者，谓壬寅壬申岁，受木运之胜制，而土类不成也。）**在泉，羽虫育，介虫耗，毛虫不育。**（少阳在泉，故主羽虫育，制己所胜，故主介虫耗。如乙巳乙亥岁，受金运之胜制，则木类之虫不育。）**阳明司天，介虫静，羽虫育，介虫不成。**（阳明司天，则少阴在泉，故主介虫静而羽虫育。如癸卯癸酉岁，受火运之胜制，则金类之虫不成。）**在泉，介虫育，毛虫耗，羽虫不成。**（阳明在泉，故主介虫育，制己所胜，故主毛虫耗。如逢丙子丙午岁，受水运之胜制，则火类之虫不成。）**太阳司天，鳞虫静，倮虫育。**（太阳司天，则太阴在泉，故主鳞虫静而倮虫育。）**在泉，鳞虫耗，倮虫不育。**（太阳寒水在泉，乃太阴湿土司天，水湿合化，则土不能制水矣。耗，散也。鳞虫耗者，土崩溃而鳞见于陆也。如丁丑丁未岁，受木运之胜制，则土类之虫不成。）**诸乘所不成之运则甚也。**（此总结上文，而言诸乘所不成之运气，则胜制之甚也。金西铭曰：经文止曰"不成"，今师疏出运气有相胜制，恐与经义不合欤。曰：参究经旨，贵在精微，若云顺文训释，何异糠粕中尘垢。诚观厥阴司天，则胜己之虫不成；少阴太阴司天，则生我之虫不成；少阳司天，则我生之虫不成；阳明司天，则曰介虫静。又曰：介虫不成，奚既静而又不成耶。太阳司天，不曰某虫不成，要知太阴少阴司天，亦可以我生之虫不成，少阳司天，亦可以生我之虫不成，阳明司天，逢岁运之胜制，故虽育而不成，太阳司天，或值天符之岁，则无不成之虫，六气之中，皆可互相推转，书不尽言，言不尽意，当于错综中求之，其义自得。再按：《六元正纪大论》曰：五运之化，或从天气而逆地气，或从地气而逆天气。如戊寅戊申岁，以火运而值少阳司天，是从天气而逆地气矣。如癸巳癸亥岁，以火运而值少阳在泉，是从地气而逆天气矣。从天气，则无有不成之虫，逆地气，则当介虫不育，从地气，则当羽虫育，逆天气，则当介虫不成，以五运之从逆，合六十年推之，五类之不育不成始备。）**故气主有所制，岁立有所生。**（气主者，谓五运为五气之主。岁立者，谓岁半以前，天气主之，岁半以后，地气主之。司天在泉之六气以立岁，六气有所生，而五运有所制，故有不育不成。）**地气制己胜，天气制胜己，天制色，地制形，五类衰盛，各随其气之所宜也，故有胎孕不育，治之不全，此气之常也。**（地气制己胜者，如厥阴在泉，倮虫耗；少阴在泉，介虫耗，制己所胜之虫类，故曰"地制形"。《六元正纪大论》曰：天气不足，地气随之，地气不足，天气随之，运居于中而常先也。是五运之气，运化于天地之中，而常先胜于司天在泉之气者也。上文曰少阳司天，火气下临，白起金用，阳明司天，燥气下临，苍起白用，是司天之气，又能制胜己之运气，而使白起丹起苍起黄起，故曰天制色，此皆五运六气之各有制，各有胜，各有生，各有成，五类衰盛，各随其气之所宜，故有胎孕不育，治之不全，此胜制之常也。）**所谓中根也，根于外者亦五，故生化之别，有五气五味五色五类五宜也。**（此言五运之气，根于中而生化气味色类之于外也。夫苍黅丹素元之气，经于五方之分，生化五行，以应生长化收藏之五气，故所谓中根也。犹根本之于枝叶，根于中而生发于外也，根于外者，谓天地阴阳之气，以生育草木昆虫，而草木昆虫，皆有五者之气味色类，仍本于五行之所生，故曰生化之别，有五气五味也。五类五宜者，谓五类之虫，各有五行气之所宜也。玉师曰：天之五气，生化五行，地之五行，复生三阴三阳之六气，是以司天在泉，生育虫类仍本于五气之所化。）帝曰：何谓也？岐伯曰：根于中者，命曰神机。神去则机息。根于外者，命曰气立。气止则化绝。故各有制，各有胜，各有生，各有成。故曰不知年之所加，气之同异不足以言生化，此之谓也。（此复申明五运之气，运化于天地之中，司天在泉之气，循行于天地之外，各有制胜，有生成，交相承制者也。神者，阴阳不测之谓。机者，五运之旋机也。神在天为风，在地为木，在天为热，在地为火，在天为湿，在地为土，在天为燥，在地为金，在天为寒，在地为水，出入于天地之间，而为生物之生长壮老已，故曰根于中者，命曰神机，神去则机息矣。气立者，谓天地阴阳之气，上下升降，为万物之生长化收藏，故曰根于外者，名曰气立，气止则化绝矣。此天地五行之气，升降出入，动而不息，各有胜制，各有收成，万物由之，人气从之，故不知五运六气之临御，太过不及之异同，不足以言生化矣。按：上文曰岁立，此节曰气立，盖谓司天在泉之气以立岁也，六气包乎地之外，而通贯于地之中，故曰根于外。）帝曰：气始而生化，气散而有形，气布而蕃育，气终而象变，其致一也，然而五味所资，生化有薄厚，成熟有少多，终始不同，其故何也？岐伯曰：地气制之也，非天不生，地不长也。（此论五运之气，主生化万物，而受在泉之气以制之，非天地之不生长也。气，谓五运之化气，气始而生化者，得生气也；气散而有形者，得长气也；气布而蕃育者，得化气也；气终而象变者，感收藏之气，物极而变成也。此五运之气，主生长化收藏，自始至终，其致一也。资，助也。夫化生五味，五味所资者，以五运所化之味，而反资助其地气也。盖言五运之气，主生化，而因地气以制之，是以生化有厚薄，成熟有多少也。倪仲宣曰：地气制之，谓在泉之六气也，天地之气，乃阴阳寒暑之气。故曰，非天不生，地不长也。）帝曰：愿闻其道。岐伯曰：寒热燥湿，不同其化也，故少阳在泉，寒毒不生，其味辛，其治苦酸，其谷苍丹。（寒热燥湿，乃司天在泉之六气，与五运不同其化，是以五运所主之生化蕃育，因地气以制之，致有厚薄多少也。毒，独也。谓独寒独热之物类，则有偏胜之毒气矣。少阳相火在泉，故寒毒之类不生，寒热不同其化矣。如辛巳辛亥岁，寒水化运，值少阳在泉，地气制之，以致寒毒不生，乃地气制胜其化运也。夫五色五味，五运之所主也，如少阳司天，则白起金用，是色从天制，所谓天制色也。少阳在泉，其味辛，是味从地制，所谓地制形也，此化运之色味，因司天在泉之胜制，畏而从之，故曰五味所资，谓化运之五味，反资助其地气也。治，主治也。少阳在泉，则厥阴司天，故所主之苦酸，其谷主苍丹者成熟，从天地之气，而不从运化也。按：审平之纪，其色白，其味辛，如值少阳司天，则白色反从天化，少阳在泉，则辛味反资地气，是天地之气，胜制其运气也，如厥阴司天，介虫不成，厥阴在泉，羽虫不育，是五运之气，胜制其司天在泉也。故曰：各有制，各有胜，各有生，各有成。谓五运六气，各有生成，如逢胜制，则不生不成矣。）阳明在泉，湿毒不生，其味酸，其气湿，其治辛苦甘，其谷丹素。（阳明燥金在泉，是以湿毒之物类不生。酸，木味也。敷和之纪，其色苍，其味酸，如值壬子壬午之岁，阳明在泉，地气制之，而木运之味，反从地化，故其味主酸，夫阳明不从标本，从中见太阴湿土之化，故其气主湿，所主之味辛苦甘，亦兼从土化也。其谷主丹素者成熟，从司天在泉之气化，下篇所谓岁谷是也。）**太阳在泉，热毒不生，其味苦，其治淡咸，其谷黅秬。**（太阳寒水在泉，故热毒之类不生，寒热不同其化也，如癸丑癸未岁，火主化运，火畏水制，而火味反资从其地气，故其味苦，淡附于甘，故所主之味淡咸，其谷主黄元者成熟。）**厥阴在泉，清毒不生，其味甘，其治酸苦，其谷苍赤，其气专，其味正。**（厥阴在泉，则清毒不生，土畏木制，故其味甘，其所主之味酸苦，其谷主苍赤者成熟。专，主也。正，中也。谓厥阴不从标本，从中见少阳之火化，而在泉之气味，又从中见所主之苦热，故其气专，其味正。玉师曰：阳明所至为清劲，厥阴从中见之火化，是以清毒不生，故下文曰：气专则辛化而俱治。）**少阴在泉，寒毒不生，其味辛，其治辛苦甘，其谷白丹。**（少阴君火在泉，是以寒毒不生。金畏火制，故其味辛。少阴在下，则阳明在上，阳明之上，燥气治之，中见太阴，阳明从中见湿土之化，故所主之味辛苦甘，兼从中见之土味也，其谷主白丹者成熟。）**太阴在泉，燥毒不生，其味咸，其气热，其治甘咸，其谷黅秬。**（太阴湿土在泉，是以燥毒之物类不生。水畏土制，故其味咸。太阴在下，则太阳在上，故其气热，谓太阳之从本从标，味从地化，而气从天化也，其所主之味甘咸，其谷主黅秬者成熟。）**化淳则咸守，气专则辛化而俱治。**（此复申明五味所资其化气者，因胜制而从之也。化淳者，谓阳明从中见湿土之化，燥湿相合，故其化淳一。金从土化，故味之咸者，守而勿敢泛溢，畏太阴之制也。气专者，厥阴从中见少阳之主气，故味之辛者，与甘酸苦味俱主之，盖辛受火制，制则从火化也。夫寒热燥湿，在泉之六气也，酸苦甘辛咸，五运之五味也，以燥湿之化淳则咸守，相火之气专则辛化，盖因地气制之，而味归气化也。玉师曰：味归气化，则从在泉之寒热燥湿，而生长化收藏之气，不能始终一致，是以生化有厚薄，成熟有多少。）**故曰：补上下者从之，治上下者逆之，以所在寒热盛衰而调之。故曰：上取下取，内取外取，以求其过能毒者以厚药，不胜毒者以薄药，此之谓也。**（上下，谓司天在泉之气。补，助。从，顺也。如少阳在泉，则厥阴司天，当用苦酸之味以补之，盖助其上下之气也。治，平治也。逆，反也。如司天之气，风淫所胜，平以辛凉，热淫所胜，平以咸寒。如诸气在泉，寒淫于内，治以甘热，火淫于内，治以咸冷。谓淫胜之气，又当反逆以平之，故以所在之寒热盛衰而调之，谓盛则治之，衰则补之，则上下之气和调矣。夫司天在泉之气，升降于上下，五运之气，出入于外内，各求其有过者，取而治之，能胜其毒者，治以厚药，不能胜毒者，以薄药，此治岁运之法也。徐振公曰：能以大寒之药治热淫，大热之药治热病，是能胜其毒者也。）**气反者，病在上，取之下，病在下，取之上，病在右，旁取之。**（气反者，谓上下外内之病气相反也。如下胜而上反病者，当取之下，上胜而下反病者，当取之上，外胜而内反病者，当取之外旁。《至真要大论》曰：上胜而下俱病者，以地名之，下胜而上俱病者，以天名之。即此义也。）**治热以寒，温而行之，治寒以热，凉而行之，治温以清，冷而行之，治清以温，热而行之，故消之削之，吐之下之，补之泻之，久新同法。**（治热以寒，温而行之者，盖寒性与热气不合，故当温而行之，所谓寒因热用，热因寒用，其始则同，其终则异，可使破积，可使溃坚，可使气和，可使必已，此反治之法也。治温以清，冷而行之，治清以温，热而行之，此正治之法也。盖竟以清冷治温热，以温热治清冷，所谓逆者正治是也。消之削之，内取外取也；吐之下之，上取下取也；补之泻之，补上补下，治上治下也。久者，谓伏气之病。新者，感而即发也。）**帝曰：病在中而不实不坚，且聚且散，奈何？岐伯曰：悉乎哉问也！无积者求其脏虚则补之，药以祛之，食以随之行水渍之，和其中外，可使毕已。**（此论五运之气为病，而有治之之法也。病在中者，根于中也。不实不坚，且聚且散者，神机之出入于外内也。如敷和之纪，其藏肝，其病里急，支满，备化之纪，其脏脾，其病痞，盖五运之气，内合五脏，故无积者，当求其脏也。脏气虚，则补之，先用药以祛其邪，随用食以养其正，行水渍之以取汗，和其中外，使邪从外出，可使毕已矣。玉师曰：积者，邪积于五脏之间，无积，则邪干脏气，故当求其脏。）**帝曰：有毒无毒，服有约乎？岐伯曰：病有久新，方有大小，有毒无毒，固宜常制矣。大毒治病，十去其六；常毒治病，十去其七；小毒治病，十去其八；无毒治病，十去其九；谷肉果菜，食养尽之，无使过之，伤其正也，不尽，行复如法。**（食，叶寺。约，规则也。病有久新者，谓病之能毒不能胜毒也。方有大小者，谓有可以厚药，止可以薄药也。毒者，有大寒大热，及燥湿偏胜之毒气，故止可攻疾，中病即止，过则伤正矣。是以大毒之药治病，病去其六，即止后服。常毒治病，病去其七即止之。小毒治病，病去其八即止之。即无毒之药，亦不可太过，所谓久而增气，物化之常也，气增而久，天之由也。《脏气法时论》曰：毒药攻邪，五谷为养，五果为助，五畜为益，五菜为充，气味合而服之，以补精益气，故以药石治病，谷肉食养，使病尽去之，又无使过之，伤其正也，如病不尽，复以药石治养如前法。）**必先岁气，无伐天和，无盛盛，无虚虚，而遗人夭殃，无致邪，无失正，绝人长命。**（必先知岁运之盛衰，衰则补之，盛则泻之，补则从之，泻则逆之，无伐天运之中和，无盛盛，无虚虚，而遗人夭殃，邪则祛之，正则养之，无绝人长命。）**帝曰：其久病者，有气从不康，病去而瘠，奈何？岐伯曰：昭乎哉，圣人之问也！化不可代，时不可违，夫经络以通，血气以从，复其不足，与众齐同，养之和之，静以待时，谨守其气，无使倾移，其形乃彰，生气以长，命曰圣王。故《大要》曰：无代化，无违时，必养必和，待其来复，此之谓也。帝曰：善。**（此论人之形体，亦由气运之所资养者也，夫神去则机息，气止则化绝，神气之不可不调养也，然而神气犹主人，形骸若器宇，形与神俱，而后可终其天年，是形之不可不调养也。气从者，谓神气已调。不康而瘠，谓身不康而形尚瘦也。化，谓五运之化气。代，更代也。时，谓六气之主时。违，逆也。如敷和之纪，其藏肝，其养筋，升明之纪，其藏心，其养血。备化之纪，其藏脾，其养肉。审平之纪，其藏肺，其养皮毛。静顺之纪，其藏肾，其养骨髓，是形之皮肉筋骨，皆由化运之所资养，不可更代者也。又如春气养筋，夏气养血脉，长夏气养肌肉，秋气养皮毛，冬气养骨髓，是形之皮肉筋骨，又皆由四时气之所养，而时不可违也，脉络者，所以行气血而荣阴阳。血者，神气也。如经络以通，血气以从，复其神气之不足，而与无病者之相同，是神气已复，但身不康健而形尚瘦瘠，故当存养其神，和调其气，静以待时，谨守其气，无使倾移，其形得时化之养，渐乃彰著矣，此气运养身之大要也。愚谓伏羲、神农、黄帝，乃治世之圣人，出世之真人，如曰养之和之，静以待时，谨守其气，无使倾移，其形乃彰，生气以长，命曰圣王，皆治世语，盖欲使世人顺天地之和，以养此身形神气。如曰：上古有真人者，中古有至人者，盖谓此真之易失而不易得也。如曰：圣人为无为之事，乐恬憺之能，从欲快志于虚无之守，故寿命无穷，与天地终，此圣人之治身也。盖谓治世之圣贤，能修此身，自能寿敝天地，无有终时，好道之士，当知生此天地气交之中，宜顺时调养此神气，苟此真不失，亦能归于真人，若妄为世外之事，犹恐堕落旁门。）

六元正纪大论篇第七十一

（此篇论六气主司天于上，在泉于下，五运六气运化于中，间气纪步，为加临之六气以主时，五六相合以三十年为一纪，再纪而为一周，故名“六元正纪大论”。）

黄帝问曰：六化六变，胜复淫治，甘苦辛咸酸淡先后，余知之矣。（六化，谓司天在泉，各有六气之化。六变，谓胜制之变也。胜复者，谓五运之气，亦复其岁，有相胜制，而治之不全也。甘苦辛咸酸淡，谓五味所资，生化有厚薄，成熟有多少，先后之各有制，各有胜，各有生，各有成也。此承上章而言司天在泉之气，胜制其五运，五运之气，制胜其司天在泉，今欲调之正味，使气运和平，上下合德，无相夺伦，天地升降，不失其宜，五运宣行，勿乖其政，盖尽人事以救天地之淫邪，故谓之“正纪大论”。）**夫五运之化，或从五气，或逆天气或从天气而逆地气，或从地气而逆天气，或相得，或不相得，余未能明其事，欲通天之纪，从地之理，和其运，调其化，使上下合德，无相夺伦，天地升降，不失其宜，五运宣行，勿乖其政，调之正味，从逆奈何？**（五运，谓五行之化运。或从五气者，谓敷和升明审平静顺之纪，五运和平，与六气无犯也。或逆天气者，如丙子丙午岁，火运司天，而行水运，甲辰甲戌岁，水运司天而行土运也。或从天气，或从地气者，太过而从天化者三，不及而同天化者亦三，太过而同地化者三，不及而同地化者亦三，凡此二十四岁，与天地相符，与地气相合也。或逆地气，或逆天气者，除天符岁会之年，而与司天在泉之气不相合也。或相得或不相得者，谓四时之气，如风温春化同，热曛夏化同，清露秋化同，云雨长夏化同，冰雪冬化同，此客气与时气之相得也，如主气不足，客反胜之，是客气与时气之不相得也。通天之纪，从地之理，使上下合德，无相夺伦者，使司天在泉之气，上下和平也。天地升降，不失其宜者，升已而降，降已而升，天地之更用，无失其宜也。和其运，调其化，使五运宣行，勿乖其政者，调和五运之气，宣行德化，勿乖其政令也。夫五运六气，有德化政令之和祥，必有淫胜郁复之变易，今欲使气运和平，须以五味折之资之，益之抑之，故曰调之正味，盖在天为气，在地为味，以味而调其气也。从逆者，谓资之益之者从之，折之抑之者当逆取也。张玉师曰：以上五篇，论天地气运，有自然之盛衰，此下二篇，论用人力以调其不和，故此篇曰“正纪”，下篇曰“至真”。）**岐伯稽首再拜对曰：昭乎哉问也！此天地之纲纪，变化之渊源，非圣帝孰能穷其至理欤，臣虽不敏，请陈其道，令终不灭，久而不易。**（五运阴阳者，天地之道也，万物之纲纪，变化之父母，生杀之本始，神明之府也。令，善也。谓能调其气运，得令终而无殄灭之患，垂永久而无变易之灾。）**帝曰：愿夫子推而次之，从其类序，分其部主，别其宗司，昭其气数，明其政化，可得闻乎？岐伯曰：先立其年，以明其气，金木水火土，运行之数，寒暑燥湿风火，临御之化，则天道可见，民气可调，阴阳卷舒，近而无惑，数之可数者，请遂言之。**（类者，甲乙类天干，子午类地支。天干始于甲，地支始于子，各有其序，所谓先立其年是也。部主者，厥阴之上，风气主之，少阴之上，热气主之，以六气为六部，各主岁而主时也。

宗司者，谓五运五行，为运气之宗主。正化者，热化寒化，雨化风化，所谓以明其气是也。运行之数者，五运相袭而皆治之，终期之日，周而复始，临御之化者，六气有司天之上临，有在泉之下御，有四时之主气，有加临之客气也，明其气数，则天道可见，民气可调，阴阳卷舒，近而无惑矣。）

帝曰：太阳之政奈何？岐伯曰：辰戌之纪也。（辰戌岁主太阳司天。）

太阳（司天）　太角（化运）　太阴（在泉）　壬辰壬戌（壬为阳年，岁木太过，故主太角。）

其运风，其化鸣紊启坼，其变振拉摧拔，其病眩掉目瞑。（紊，音文。坼，音册。此节专论太角之化运，后节始论司天在泉，及间气加临之六气。鸣，风木声。紊，繁盛也。启坼，木发而开坼也。风木太过，故其变振拉摧拔，眩掉目瞑，皆风木之为病。倪仲宣曰：五运内合五脏，病在肝，故证见于目，后五运仿此。）

太角（初正）　少徵　太宫　少商　太羽（终）

（《灵枢经》曰：天地之间，六合之内，不离于五。又曰：五者音也。音者，冬夏之分，分于子午，阴与阳别，寒与热争，是五音主子午之二至，卯酉之二分，土位中宫，而分王于四季，故五音合五行之化运，按木火土金水，后天之五行也，天地开辟，而五方五时，皆属后天之气，故以太角木运为首为正，次太徵，次太宫太商太羽，五运相袭，终期之日，周而复始，此五音之主岁也。初者岁之首，终者岁之终，以角下注初字，羽下注终字者，盖每岁仍以角木主春，徵火主夏，商金主秋，羽水主冬，土居中宫而主长夏，此五音之主时也。故其运风，其化鸣紊启坼，其运热，其化喧暑郁燠，此论主岁之运，统司一岁之气，而四时又有春之温，夏之热，秋之凉，冬之寒，故曰风温春化同，热曛夏化同，燥清秋化同，冰雪冬化同，此主岁之气，与时气之相得也。如水运之岁，至夏而热，火运之岁，至冬而寒，又如水运之岁，至夏而寒，火运之岁，至冬而热，或从岁运，或从四时，此岁气与时气之不相得也。甲丙戊庚壬五阳年主太，乙丁己辛癸五阴年主少，以丁壬木运为初正，故以壬辰壬戌太阳司天之岁为运首，次丁卯丁酉之少角，壬寅壬申之太角，自太而少，少而太，从壬而丁，丁而壬，皆以木运为首，水运为末以主岁，木运为初，水运为终以主时。张玉师曰：司天在泉之六气，总归于阴阳精气，似属先天之水火，五运之化，始于丹黅苍素元之气，经于五方之分，盖天地开辟，而后分五方五时，故五运属后天之五行。）

太阳　太徵　太阴　戊辰戊戌同正徵。（戊癸化火，戊为阳年，主火运太过，故为太徵。火运太盛，而寒水上临，火得承制，则炎烁已平，而无亢盛之害，故与正徵之岁相同。正徵之岁，乃火运临午，所谓岁会，气之平也。金西铭曰：午属少阴君火，火运临午，是二火相合，其热更盛，而反为平岁者，何也？曰：此论地支之主岁，与运气相合，故曰岁会，非司天之上临也。岁有十二辰，子午为经，卯酉为纬，阴中有阳，阳中有阴，主岁亦然，故木运临卯，火运临午，金运临酉，水运临子，以运气上临于岁辰，非司天上临于运气也。午者，盛阳之阴也，阳盛而阴气加之，故为平岁，如水运临子，阴盛而一阳承之，皆得承制之为平也，卯酉亦然。）

其运热，其化喧暑郁燠，其变炎烈沸腾，其病热郁。（热者，火之气。喧暑郁燠，火之化也。火运太过，故其变炎烈沸腾。郁，郁蒸也。火热太过，故为热郁之病。玉师曰：火运上临太阳，故热郁。）

太徵（戊）　少宫（己）　太商（庚）　少羽（辛终）　少角（丁初）

（戊主火运太过，故为太徵，以太徵居上

者，尊主岁之气也。四时之气，始于角木，故从丁之少角生戊火，火生己土，土生庚金，金生辛水，从少而太，太而少，自上而下，下而复上也，余运仿此。）

太阳　太宫　太阴　甲辰岁会，甲戌岁会。（甲属阳土，故为太宫。土运临四季，为岁会。四季者，辰戌丑未岁也。）

其运阴埃，其化柔润重泽，其变震惊飘骤，其病湿下重。（云雨昏暝埃，乃湿土之气，故其运阴埃。后节曰，其运阴雨，柔润重泽，土之化也，土运太过，故其变震惊飘骤，湿重，脾病也。）

太宫（甲）　少商（乙）　太羽（丙终）　太角（壬初）　少徵

（从壬之太角，起初运以主春，角生癸火，火生甲土，土生乙金，金生丙水，盖从壬而癸，复从癸而甲也。）

太阳　太商　太阴　庚辰　庚戌

其运凉，其化雾露萧飋，其变肃杀凋零，其病燥，背瞀胸满。（庚主金运太过，故为太商。商主秋金，故其运凉，其化萧飋。金气太盛，故其变肃杀凋零。燥背胸满，皆肺部之病，肺俞在肩背，胸中乃肺之宫城。瞀，目垂貌。《经脉篇》曰：肺是动病，甚则交两手而瞀，皆太盛而目伤也。）

太商（庚）　少羽（辛终）　少角（丁初）　太徵（戊）　少宫（己）

（丁接上节所终之丙，辛接下节初起之壬，五运之十干，皆连续不断。）

太阳　太羽　太阴　丙辰丙戌天符。（辰戌太阳寒水司天，丙乃水运，与司天之气相合，故为天符。）

其运寒，其化凝惨栗冽，其变冰雪霜雹，其病大寒留于溪谷。（寒者，水之气，凝惨栗冽，水令之化也。水运太过，故其变冰雪霜雹，变，盛极而变易也。肾主骨，大寒留于溪谷者，溪谷属骨，运气与脏气相合而为病也。）

太羽（丙终）　太角（壬初）　少徵（癸）　太宫（甲）　少商（乙）

（主岁之气，太过者三年，皆从壬起，壬癸甲乙丙，不及者三年，皆从丁起，丁戊己庚辛，俱横以观之，六岁一周而复起也。主时之气，阳年从壬起初，而终于丙，阴年从丁起初，而终于辛，俱竖以观之，一太一少，而递相沿袭，因以主岁之气，提出于上，故止于角下注初，羽下注终，当知每岁皆应角木主春，癥火主夏，商金主秋，羽水主冬，若另立一主时之图，是皆以角为首也。学者以意会之，容易了然，不必多赘图象。玉师曰：司天之气，以间气主时，乃加临之客气也，五运之气，以余气主时，乃四时之主气也。）

凡此太阳司天之政，气化运行先天，天气肃，地气静，寒临太虚，阳气不令，水土合德，上应辰星镇星，其谷玄黅，其政肃，其令徐，寒政大举，泽无阳焰，则火发待时，少阳中治，时雨乃涯，止极雨散，还于太阴，云朝北极，湿化乃布，泽流万物，寒敷于上，雷动于下，寒湿之气，持于气交，民病寒湿，发肌肉萎，足痿不收，濡泻血溢。（此统论六气之主岁而主时也。主岁者，司天在泉。主时者，主气客气。六气虽各有分部，而司天之气，又为一岁之主，故曰：凡此太阳司天之政，气化运行先天。夫子午寅申辰戌为六阳年，气主太过，丑未卯酉巳亥为六阴年，气主不及，凡主岁主时之气，太过之年，皆先天时而至，不及之年，皆后天时而至，故曰运太过，则其至先，运不及，则其至后。太阳寒水司天，故天气肃。太阴湿土在泉，故地气静。寒临太虚，故阳气不能章其政令。水土合德，故上应辰星镇星。其谷主元黅者成熟，感司天在泉之气，所谓岁谷是也。肃者，天之政。徐者，地之令也。泽无阳焰者，谓阴中之生阳，为寒水所抑，盖二之气，乃少阴君火主气，因寒政大举，故必待时而后发。待时者，至五之气，少阴间气司令而后发。此言四时之主气，而为司天之所胜也。少阳中治者，少阳相火主三之气，而又为寒水加临，是以时雨乃涯，此言四时之主气，而为加临客气之所胜也。岁半之前，天气主之，岁半之后，地气主之，而加临之三气主寒水，四之主气属太阴，是以寒水之气，至三气止，而交于四气之太阴也。太阴所至为云雨，雨朝北极者，在泉之气，运化于上也，泽流万物者，湿土之气，周备于下也。寒敷于上者，太阳寒水之在上也。雷动于下者，少阴之火气，在太阴之右，至五气而始发也。寒湿之气，持于气交者，上下交互也。民病肉萎濡泻诸证，皆寒湿之气，发而为病也。此节总论太阳司天，太阴在泉，有四时之主气，有加临之客气，以五常政论之图象推之，六气之次序，了然在目矣。）**初之气，地气迁，气乃大温，草乃早荣，民乃厉，温病乃作，身热头痛，呕吐，肌腠疮疡。**（此分论加临之间气，间气者纪步，而初气始于少阳。地气迁者，谓上年在泉之终气，而交于今岁司天之初气也。岁前之终气，乃少阴君火，今岁之初气，乃少阳相火，二火相交，故气大温，草乃早荣者，长气盛也。春始交而大温，故民病厉，温病乃作，为身热头痛，呕吐疮疡。）**二之气，大凉反至，民乃惨，草乃遇寒，火气遂抑，民病气郁中满，寒乃始。**（二之气，阳明金气加临，故大凉反至，化炎热为清凉于岁半之前，故云"反"。民乃惨者，寒凉之气，在于气交之中。草乃遇寒者，寒气之在下也，中下寒凉，而上临之火气始抑，盖谓司天间气，皆从下而上也。气郁中满者，阳气遏抑于内也。寒乃始者，谓司天之寒气，自二之气乃始，此司天之气，又为间气之所胜也。）**三之气，天政布，寒气行，雨乃降，民病寒，反热中，痈疽，注下，心热瞀闷，不治者死。**（司天寒水之气，加临于三气，故其时天政乃布，而寒气行，雨乃降也。夏时应热，而反为寒气加临，故民病寒而内反热也。痈疽瞀闷，皆火郁之病，勿治将自焚矣。）**四之气，风湿交争，风化为雨，乃长乃化乃成，民病大热少气，肌肉萎，足痿，注下赤白。**（加临之气，乃厥阴风木，四之主气，乃太阴湿土，是以风湿交争。风化为雨者，加临之气，从时而化也。夏秋之交，湿土主气，故乃长乃化乃成，盖夏主长，秋主成，而长夏主化也。民病大热少气者，风热之病也。肉萎足痿者，湿土之气也。注下赤白者，湿热之交感也。按以上论司天之气，及主时之气，皆为加临客气之所胜，此论加临之风木，又从湿土之气化而为雨，是主客之气，互相盛衰，书不尽言，言不尽意，欲明岁运之精微，又当随时审气，随气论时，若固执于文言，何异按图索骥也。张玉师曰：风木之气旺于春，今加临于四气，是为秋金所制，故从时气之化。）**五之气，阳复化，草乃长乃化乃成，民乃舒。**（二气之少阴君火，为寒凉所加，至五气而复治，故阳气复化，即所谓泽无阳焰，火发待时，而雷动于下也。火气复化，故草乃长，湿土之气，主岁半以下，故乃化，五之主气，系阳明秋金，故乃成，火郁发之，故民乃舒。）**终之气，地气正，湿令行，阴凝太虚，埃昏郊野，民乃惨凄，寒风以至，反者孕乃死。**（在泉之气，临于终气，故地气正而湿令行。阴凝太虚者，太阴之气，运于上也。埃昏郊野者，湿土之化，布于下也。民乃惨凄者，阴湿之气，行于中也。易曰：至哉坤元，资生万物。土主化育倮虫，而人为倮虫之长，如寒风以至，是土为风木反胜，故主胎孕不成。此谓非时之邪，而胜主时之气，与至真要大论之湿司于地，热反胜之，大义相同。张玉师曰：太阳终三之气，而雨乃降，是司天寒水之降于下也。太阴主终之气，而阴凝太虚，是在泉湿气之布于上也，上下之气，互相交感者也。故曰：岁半之前，天气主之，岁半之后，地气主之，上下交互，气交主之，岁纪毕矣。当知司天之气，始于下而主于上，在泉之气，始于上而主于下，上者下行，下者上行，又非上者上而下者下也。）**故岁宜苦以燥之温之。**（苦乃火味，火能温寒，苦能胜湿，凡此太阳司天之岁，乃寒湿主气，故宜燥之以胜湿，温之以胜寒，所谓调之正味而使上下合德也。下文曰食宜同法。）**必折其郁气，先资其化源。**（化源者，谓五运为六气之生源。折其郁气者，折其致郁之气也。如太徵之岁，太阳司天，则火运受郁矣；太羽之岁，太阴在泉，则水运受郁矣。故当燥之以折太阴之土气，温之以折太阳之寒邪，六气同义。玉师曰：下文云，五运之气，郁极复岁，即此郁也。）**抑其运气，扶其不胜，无使暴过而生其疾。**（凡此太阳司天之岁，运气皆主太过，故当抑其淫胜之气，而扶其所不胜，如太角之岁，风木淫胜，则土受其制矣，是当抑其风木之胜，扶其土之不胜。如太徵之岁，火运太过，则金气受其制矣，是当抑其火之太过，扶其金之不胜，所谓和其运，调其化，无致暴过，而致生民疾也。后少阳少阴岁相同。）**食岁谷以全其真，避虚邪以安其正。**（岁谷者，元黅之谷，感司天在泉之气而成熟，食之以全天地之元真。虚邪者，谓反胜其间气之邪，如太阳司天之岁，初之气乃少阳相火，而寒反胜之，是寒邪淫胜其初气矣。二之气乃阳明燥金，而热反胜之，是热邪淫制其二气矣。四之气乃厥阴风木，而清反胜之，是燥邪制胜其四气矣。五之气乃少阴君火，而寒反胜之，是热邪制胜其五气矣。是谓四畏，必谨察之，故曰食间谷以辟虚邪，邪去则正自安矣。）**适气同异，多少制之，同寒湿者燥热化，异寒湿者燥湿化，故同者多之，异者少之。**（此论五运之气，与司天在泉，各有同异，而气味之多少，亦各有所制也。适，酌也，酌其气之同异而制之也。同寒湿者，谓太羽太宫主运，是与司天在泉之寒湿相同，故当多用燥热之气味以制化，盖用燥以制湿，用热以化寒也，如太徵太角太商主运，是与寒湿之气各异，又当少用燥湿之气以化之，盖用湿以滋燥热之气，用燥以制风木之邪，同者气盛，故宜多之，异者气孤，故少制之也。）**用寒远寒，用凉远凉，用温远温，用热远热，食宜同法，有假者反常，反是者病，所谓时也。**（此论司天在泉，及间气加临之六气，各有寒热温凉之宜，而又当无犯者也。如太阳司天，是当用热以温之，而初之气，乃少阳相火用事，又当远此少阳之热，而后可用热也。如少阴在泉，是当用寒以清之，而四之气，值太阳寒水用事，又当远此太阳之寒，而后可用寒也。温凉同义，药食同法，所谓时与六位是也。有假者反常，是谓邪气反胜，又不必远寒而远热矣。如太阳寒水司天，初之气乃少阳相火，而天气反寒，是当用热而不必远热矣。如少阴君火在泉，四之气乃太阳寒水，而天气反热，是当用寒而不必远寒矣。所谓天气反时，则可依时是也。反是者皆为民病，所谓加临之时气也。此篇论调其正味，以和气运之不和，如以苦燥之温之，所以治司天在泉之太过也；折其郁气者，折司天在泉之胜气也；抑其运气者，抑运气之太过也；食岁谷以全其真者，全天地之真气也；避虚邪以安其正者，安纪步之正气也；适气同异者，酌五运六气之异同也；用寒远寒，用热远热者，调上下左右之六气也；假者反之，逆治四时不正之气也。盖天地阴阳之气，有德化之祥，有政令之章，有胜复之作，有变易之灾，人居天地气交之中，能和其运，调其化，使上下合德，无相夺伦，五运宣行，勿乖其政，安其屈伏，以平为期，庶暴过不生，苛疾不起，此圣人随时养生之大道也。）

帝曰：善。阳明之政奈何？岐伯曰：卯酉之纪也。（卯酉，阳明司天。）

阳明　少角　少阴　清热胜复同。

（丁主少角，则木运不及，故金之清气胜之。有胜必有复，火来复之，故为清热胜复同者，谓清热之气，与风气同其运也。）同正商。（岁木不及，而上临阳明，所谓上商与正商同。）丁卯岁会。（木运临卯，是为岁会。）丁酉，其运风清热。（不及之运，常兼胜复之气。风，运气也。清，胜气也。热，复气也。少运皆同。）

少角（初正）　太徵　少宫　太商　少羽（终）

（岁以木为首，故为初正，从丁起少角，丁生戊火，火生己土，土生庚金，金生辛水而终。）

阳明　少徵　少阴　寒雨胜复同。（寒者，寒水之气。雨者，湿土之气。寒胜少徵，土来复之。）同正商。（伏明之纪，上商与正商同。）癸卯癸酉，（癸主少徵，卯酉主阳明司天，少阴在泉。）其运热寒雨。（运气为热，胜气为寒，复气为雨。）

少徵　太宫　少商　太羽（终）　太角（初）

（从壬起太角，而生少徵之癸水，水生甲土，土生乙金，金生丙水而终。）

阳明少宫　少阴　风凉胜复同。（土运不及，风反胜之，清凉之金气来复。）己卯己酉，（甲己化土，甲主土运太过，己主土运不及。）其运雨风凉，（太阴所至为云雨，雨乃土之运气，风为胜气，清为复气，因运气不及，故胜复之气同其化。）

少宫　太商　少羽（终）　少角（初）　太徵

从丁而起少角，丁生戊火，火生己土，土生庚金，金生辛水而终。

阳明　少商　少阴　热寒胜复同。（热胜少商，寒气来复。）同正商（从革之纪，上商与正商同。）乙卯天符。（乙主金运，卯酉阳明燥金司天，运气与司天之气相合，是名天符。）乙酉岁会。太乙天符。（金运临酉，是为岁会。金运之岁，上见阳明，是为天符。岁会合天符，名曰太乙天符，又名曰三合。三合者，司天运气年辰三者之相合。）其运凉热寒。（运气为凉，胜气为热，复气为寒。）

少商　太羽（终）　太角（初）　少徵　太宫

从太角起壬木而生徵，徵生太宫，宫生少商，商生太羽而终。

阳明　少羽　少阴　雨风胜复同。（雨乃胜气，风乃复气。）辛卯少宫同。（辛主水运不及，而土得以乘之，故宫音半同其化。按：木运不及，乃阳明之辛卯辛酉，太阴之辛丑辛未，厥阴之辛巳辛亥，太阴司天之岁，乃太阳在泉，水得助而旺，厥阴司天之岁，木气上临，土受木之制，辛酉岁乃金水相生之年辰，故只言辛卯岁也。夫五音皆有不及，而独言宫音者，以土位中宫，而乘于四气也，故曰五运之气，根于中而运于外，根于中者，根于中宫之土，而运化于四方也。）辛酉辛卯，其运寒雨风。（寒为运气，雨为胜气，风乃复气。）

少羽（终）　少角（初）　太徵　少宫　太商

（提少角少羽于上者，论主岁之气也，太少之岁，皆以角为始而羽为终，角下注初，羽下注终者，论主时之气也，一太一少，皆以角为始而羽为终，后四气准此。）

凡此阳明司天之政，气化运行后天。（卯酉主岁运不及，凡司天在泉，主气客气，皆后天时而至。）天气急，地气明。（阳明司天，则少阴在泉，金令在上，故天气劲急，君火在下，故地气光明。）阳专其令，炎暑大行，物燥以坚。（阳明在上，君火在下，故阳热盛而物燥坚。）淳风乃治，风燥横运，流于气交，多阳少阴，云趋雨府，湿化乃敷，燥极而泽。（主时之初气，乃厥阴风木，凡太过之岁，客气盛而多从客气，不及之岁，客气弱而兼从主气，是以淳风乃治，从初气风木之化也。阳明燥金司天，厥阴风木主气，故风燥横运，流于气交。横者，谓主客之气，交相纵横。气交者，终于岁半之前，而交于岁半之后也。二气之主客，乃君相二火，三气之主客，乃阳明少阳，故多阳少阴。云趋雨府者，土之湿气，蒸而为云，天气降而为雨，盖四之气，乃太阴湿土主气，太阳寒水加临，故曰：云趋雨府，湿化乃敷。司天之燥金，终三之气，而交于四气之寒水湿土，是以燥极而泽。）其谷白丹。（感司天在泉之气而成熟者，所谓岁谷是也。）间谷命太者。（间谷者，感左右之间气而成熟。间气者，在司天在泉左右之四气也。如阳明在上，则左太阳，右少阳，阳明主少，而太阳少阳主太，故曰间谷命太者，盖言在左右之太者为间谷也。太阳之下，是为厥阴，少阳之下，是为太阴，感此四气而成者，是谓间谷，只言在上之太，而不言在下之二气者，盖数之始，起于上而终于下，故举此在上之太，而在下之二气可知矣。以五常政大论之圆图轮转观之，则六气之太少，了然在目矣。玉师曰：不及之岁，而曰间谷命太者，则太过之岁，又当云间谷命少者，如太阳在上，则左厥阴，右阳明，太阳主太，而左右之厥阴阳明主少，书不尽言，学者当引而伸之。）其耗白甲品羽。（此言五类之虫，感司天在泉之气，而少有生育也。耗，少也，散也。曰“白”、曰“文”、曰“品”者，谓感司天之气；不过文彩品格之虫，少有生育，非若运化之蕃息也。如金运之岁，其虫介，概言三百六十之介虫，皆感金运而生，今感司天之金气，止白甲者生，而余色之介虫不育也。倪仲宣曰：六气只言少而不言太，又不及于太阴，何也？曰：太过者其气暴，不及者其气徐，如运气太过，有相胜制，则胎孕不育，治之不全，故不言其太也。又如厥阴阳明司天，皆感生长收成之气，故胎运易于生成。如太阴司天，则寒水在泉，水湿相合，全无生长之气，则虫类艰于孕育，故不言及太阴也。如上章论太阳在泉，倮虫不育，太阴在泉，鳞虫不成，即此意也。此句盖言五类之虫，皆感五运之气而生，如敷和之纪，其虫毛，发生委和之纪，其虫毛介，虽岁运有太过不及，而皆生息蕃振，如感司天之气，不过少有生育，若运气太过，有相胜制，并其不生不育矣。故曰“耗”者，言所育既少，又不能生聚而耗散也。此注当与上章岁有胎孕不育节合看。）金火合德，上应太白荧惑，其政切，其令暴，蛰虫乃见，流水不冰，民病咳，嗌塞，寒热发暴，振栗癃闭。（金火合德，上应太白荧惑光明。清切者，金之政。急暴者，火之令。君火在泉，是以蛰虫不藏，流水不冰。民病嗌塞振栗诸证，皆感燥热之气而为病也。）清先而劲，毛虫乃死，热后而暴，介虫乃殃。（清先而劲者，言司天之气，盛于岁半以前。热后而暴，谓在泉之气，淫于岁半以后。毛虫死，介虫殃者，又受司天在泉之胜制而死也。故曰：各有胜，各有制，各有生，各有成。谓五运六气，各有生成，各有胜制，五运之胜，能制其六气，而六气之胜，又能制其五运，制则不生不育，或不静而死也，故止于阳明节列此四句，盖欲使后学知运气之互相胜制，类而推之。）其发躁，胜复之作，扰而大乱，清热之气，持于气交。（阳明少阴之气皆主躁，故其发躁，如火胜金于岁半之前，则水复火于岁半之后，是以胜复作，而岁时之气大乱矣。气交者，司天在泉之气，上下相交。玉师曰：持于气交，则无胜复。）初之气，地气迁，阴始凝，气始肃，水乃冰，寒雨化，其病中热胀，面目浮肿，善眠，鼽衄，嚏欠，呕，小便黄赤，甚则淋。（地气迁者，谓岁前在泉之终气，交更于今之初气，余运仿此，夫卯酉岁初之客气，乃太阴湿土，故阴凝而雨化，下文曰：厥阴所至为风生，终为肃。气始肃者，谓主时之初气，乃厥阴也。阴凝于外，则阳郁于内，故民病热胀便赤诸证。面目浮肿善眠者，湿土之为病也。鼽衄嚏欠呕者，风木之气也。）**二之气，阳乃布，民乃舒，物乃生荣，厉大至，民善暴死。**（二之主客，乃君相二火，阳气得以敷布，故民乃舒，物得长气而生荣，如厉大至，则民善暴死，盖谓二火相交，臣位君上故也。）**三之气，天政布，凉乃行，燥热交合，燥极而泽，民病寒热。**（司天之金气加临，故天政布，凉乃行。三之主气，乃少阳相火，故燥热交合。三气终而交于四气之寒水湿土，故燥极而泽，燥湿水火相交，故民病寒热。）**四之气，寒雨降，病暴仆，振栗谵妄，少气嗌干，引饮，及为心痛，痈肿疮疡，疟寒之疾，骨痿血便。**（四之加临客气，乃太阳寒水，主气乃太阴湿土，故寒雨降。岁半以后，乃少阴君火主气，反为寒湿相加，故民病振栗谵妄。嗌干便血等证，皆因寒凝于外，火郁于内故也。经云：诸禁鼓栗，如丧神守，皆属于火。及为心痛者，乃寒邪内凌君火也。经云：邪在心，则病心痛，时眩仆。又曰：诸痈肿筋挛骨痛，此寒气之肿也。）**五之气，春令反行，草乃生荣，民气和。**（厥阴风木加临于五气，故春令反行。草得生气，故乃生荣。少阴之郁，得木气而舒达，故民气和。）**终之气，阳气布，候反温，蛰虫来见，流水不冰，民乃康平，其病温。**（少阴君火之气，加临于终气，故在泉之阳气，得以舒布，而冬之时候反温。冬气温暖，故蛰虫不藏，流水不冰。地气舒畅，故民乃康平。其有灾眚。当主病温，所谓冬温病也，冬温之病，与伤寒大异。玉师曰：冬伤于寒，今感温热而为病，故与伤寒异。）**故食岁谷以安其气，食间谷以去其邪。**（岁谷者，白丹之谷，感天地之气而生。气者，元真之气也。间谷者，感间气而生，如初之气宜食白黅，二之气宜食白丹，四之气宜食丹元，五之气宜食丹苍之谷。邪者，反胜其间气之邪。）**岁宜以咸以苦以辛，汗之清之散之。**（宜咸以清君火之热，宜辛以润阳明之燥，宜苦以泄内郁之火，汗之以解在外之寒，清之以消内入之邪，散之以解冬温之气。）**安其运气，无使受邪。**（运气不及，故宜安之，无使邪胜。）**折其郁气，资其化源。**（折其司天在泉之气，以资五运之化源。）**以寒热轻重少多其制，同热者多天化，同清者多地化。**（寒以清在地之火热，热以制司天之燥金，同者多之，异者少之。故以寒热之轻重，而少多其制，如少徵少角之运，同少阴之热者，多以天化之清凉以制之；如少商少宫少羽之运，同阳明之清者，多以地化之火热以制之。天化者，燥金之清凉。地化者，在泉之火热。按：《至真要大论》曰：风淫所胜，平以清凉。是风同热化，当以清凉平之。）**用凉远凉，用热远热，用寒远寒，用温远温，食宜同法，有假者反之，此其道也。反是者，乱天地之经，扰阴阳之纪也。**（阳明清凉之气司天，是宜用温热矣。如二之气乃君相二火，又当远此六十日而用温热，少阴君火之气在泉，是宜用寒凉矣。如四之主客乃寒水湿土，又当远此六十日而后可用寒凉。有假者，谓四时之寒热温凉，非司天在泉及间气之正气，又当反逆以治之。此调和天地阴阳之道也，反此者，乱司天在泉之经常，扰间气阴阳之纪步。）

帝曰：善。少阳之政奈何？岐伯曰：寅申之纪也。

少阳　太角　厥阴　壬寅壬申，其运风鼓，其化鸣紊启坼，其变振拉摧拔，其病掉眩，支胁惊骇。（壬主木运太过，寅申少阳司天，厥阴在泉，运气与太阳太角相同，但其病少异，盖木与水土相合，其病在血分，木与风火相合，其病在气分。《本经》曰：诸风眩掉，皆属于肝。又曰：东方肝木，其病发惊骇。）

太角（初正）　少徵　太宫　少商　太羽（终）

少阳　太徵　厥阴　戊寅天符。戊申天符。（戊主火运太过，火运之岁，上见少阳，天与之会，故《天元册》曰“天符”。）其运暑，其化暄嚣郁燠，其变炎烈沸腾。（盛之极也。）其病上热郁，血溢血泄，心痛。（火运上临少阳，故为此诸病。）

太徵　少宫　太商　少羽（终）　少角（初）

少阳　太宫　厥阴　甲寅甲申，其运阴雨，其化柔润重泽，其变震惊飘骤。（柔者土之德。润泽，湿之化也。太阴所至为雷霆，骤注烈风，气变之常也。）其病体重，胕肿，痞饮。（感大宫之运而为脾病也。按太过之运气有三，三五十五，为民病少有异同，盖以司天在泉之气化少异故耳，学者以意会之。）

太宫　少商　太羽（终）　太角（初）　少徵

少阳　太商　厥阴　庚寅庚申，同正商。（岁金太过，而司天之火制之，则金气已平，故与正商之岁同。）其运凉，其化雾露清切。（金气和平，故曰清切。）其变肃杀凋零，其病肩背胸中。（肺脉出胸中，俞在肩背。）

太商　少羽（终）　少角（初）　太徵　少宫

少阳　太羽　厥阴　丙寅丙申，其运寒肃，其化凝惨栗冽，其变冰雪霜雹。（皆太羽之运化。）其病寒浮肿。（寒水之病。）

太羽（终）　太角（初）　少徵　太宫　少商

凡此少阳司天之政，气化运行先天。（寅申岁主太过，六气皆先天时而至。）天气正。（此申明天地阴阳之气，交相感召，所谓上下交互，气交主之，岁纪毕矣。夫苍黅丹素元之气，化生地之五行，地之五行，上呈天之六气，故曰寒暑燥湿风火，天之阴阳也。三阴三阳上奉之，是三阴三阳在下，而六气之在上也，是以少阳之上，火气治之，中见厥阴；厥阴之上，风气治之，中见少阳。正，中也。天气正者，谓少阳司天，而气化行于气交之中，盖以三阴三阳在下，故虽主司天，而气下行于中也。下节厥阴司天，而曰地气正者，谓少阳在泉之气，而亦行于中，盖少阳为厥阴之中见也。再按：厥阴不从标本，从中见少阳之化，故凡此厥阴之政，诸同正岁，气化运行同天，谓厥阴同少阳天气正地气正之诸岁，而厥阴之气，运行同少阳天气之在中。盖以少阳司天，则厥阴在中；少阳在泉，则地气在中，少阳为厥阴之中见也。厥阴在泉，则地气在中；厥阴司天，则天气亦在中，谓厥阴从中见少阳之化也。能明乎司天在泉及左右间气，再于上下气交中求之，斯得运化之微妙。）地气扰。（厥阴在泉，故地气扰。下文曰：厥阴所至为挠动，为迎随，行令之常也。）风及暴举，木偃沙飞，炎火乃流。（火风之气也。）阴行阳化，雨乃时应。（谓厥阴之气上行，而从少阳之化。故雨乃时应，盖少阳所至为火生，终为蒸溽，此德化之常也。）火木同德，上应荧惑岁星。（上应二星倍明。）其谷丹苍。（感司天在泉之气而成熟者。）其政严，其令扰。（严者，火之政。扰者，风之令也。）故风热参布，云物沸腾，太阴横流，寒乃时至，凉雨并起。（风热参布者，少阳厥阴之气，交相参合，而布于气交之中。云物沸腾者，地气上升也。太阴横流，凉雨并起者，蒸溽而为雨也。按：厥阴风木，上从司天之化，故太阴湿土从之，即风气下临，黄起土用之义，畏其胜制而从之也。）民病寒中，外发疮疡，内为泄满，故圣人遇之，和而不争，往复之作，民病寒热，疟泄，聋瞑，呕吐，上怫肿色变。（风热之气在外，则寒湿之气在内，是以外发疮疡，内为寒中泄满，故圣人遇此之候，和其寒热，而不使外内交争，往复出入也。如外内往复交作，则为寒热之疟。泄聋呕吐者，风热之气乘于内也。上怫肿色变者，寒湿之气乘于外也。）初之气，地气迁，风胜乃摇，寒乃去，候乃大温，草木早荣，寒来不杀，温病乃起，其病气怫于上，血溢目赤，咳逆头痛，血崩胁满，肤腠中疮。（杀，叶帅。初之间气，乃少阴君火，主气乃厥阴风木，是以风摇候温，草木得生长之气而早荣也。杀，降也。少阳司天，而又值君火主气，故虽有时气之寒来，而不能杀二火之温热也。血溢目赤，咳逆肤疮等证，皆风火之为病也。）二之气，火反郁，白埃四起，云趋雨府，风不胜湿，雨乃零，民乃康，其病热郁于上，咳逆呕吐，疮发于中，胸胁不利，头痛身热，昏愦脓疮。（二之客气，乃太阴湿土，是以司天之火气反郁，而白埃四起，云趋雨府，皆湿土之气化也。厥阴风气，虽上从少阳，而亦不能胜其雨湿，风火气盛，得阴湿以和之，故民乃康，其有灾眚，则病热郁呕吐，昏愦脓疮诸证，皆因阴湿凝于外，而火热郁于内也。）三之气，天政布，炎暑至，少阳临上，雨乃涯，民病热中，聋瞑血溢脓疮，咳呕鼽衄，渴，嚏欠喉痹，目赤，善暴死。（司天之气，上临于三气，故天政布，主时之气，亦属少阳，故炎暑至，雨乃涯者，太阴横流也。民病热中，血溢鼽衄嚏欠诸证，感风火之气也。二火相交，风热并至，故善暴死。）四之气，凉乃至，炎暑间化，白露降，民气和平，其病满，身重。（加临间气，乃阳明清凉之气，故凉乃至。白露降，少阳之火，与风热之气，交于气交之中，故炎暑间化。风热主岁，而遇此清凉，故民气和平。其病满身重者，感主时湿土之气也。）五之气，阳乃去，寒乃来，雨乃降，气门乃闭，刚木早凋，民避寒邪，君子周密。（五之间气，乃太阳寒水，故阳热去而寒乃来。以秋冬之交，而行闭藏之冬令，故气门乃闭，宜周密以避寒邪。曰圣人，曰君子，盖言圣贤之随时调养，以和其气，是以暴过不生，苛疾不起。）终之气，地气正，风乃至，万物反生，霜雾以行，其病关闭不禁，心痛，阳气不藏而咳。（厥阴风木主终气，故风乃至。地气正者，厥阴从中见少阳之化也。万物遇生气而反生，地气反上升而霜雾以行，以闭藏之时，而反行发生之令，故其病关闭不禁。心痛者，肾气上乘于心也。夫肺主气，而肾为生气之原，故肾为本，肺为末，阳气至冬而归藏于肾脏，今反上乘于肺，故咳。）抑其运气，赞所不胜，必折其郁气，先取化源，暴过不生，苛疾不起。（运气太过，故当抑之，所不胜者，如壬年角运太过，则土气不胜，戊年火运太过，则金气不胜，故宜抑其太过，赞助其所不胜。折其郁气者，如庚寅庚申岁，少阳司天，则商运受郁矣，甲寅甲申岁，厥阴在泉，则宫运受郁矣，是当折其致郁之气，先取二运之化源，折抑其太过，赞助其不胜，是以暴过不生，苛疾不起。暴者，谓太宫太商之运气主太过，而反受其郁，故其过暴，暴者为病甚。故曰“苛”。）故岁宜咸辛，宜酸，渗之泄之，渍之发之。（宜咸以制少阳之火，宜辛以胜风木之邪。厥阴从少阳之火化，是子泄其母气矣，故又宜用酸以补之。渍者，上古用汤液浸渍以取汗。渗之泄之者，以清火热之在中。渍之发之者，以散风邪之外袭。）观气寒温，以调其过，同风热者多寒化，异风热者少寒化。（寒温者，谓五运之寒温也。如太角太徵之岁，运气与司天在泉之风热相同者，多用寒凉以清之。

如太宫太商太羽之岁，运气与司天在泉之气异者，则少之。食药同法。）用热远热，用温远温，用寒远寒，用凉远凉，食宜同法，此其道也，有假者反之，反是者，病之阶也。（张玉师曰：按太阳司天，太阴在泉，则先云用寒远寒，用凉远凉；少阳司天，厥阴在泉，则先云用热远热，用温远温。盖言岁运寒热之药食，当远此司天在泉，远者，勿犯也。）

帝曰：善。太阴之政奈何？岐伯曰：丑未之纪也。

太阴　少角　太阳　清热胜复同。（少角主木运不及，故清气胜之。有胜必有复，故热以复之，清热胜复之气，与本运同其化。）同正宫。（《五常政大论》曰：委和之纪，上宫与正宫同。）丁丑丁未，其运风清热。（风乃运气，清乃胜气，热乃复气，三气同其运。愚按太过之运言病，不及之运不言病，盖太过者暴，不及者徐。）

少角（初正）　太徵　少宫　太商　少羽（终）

太阴　少徵　太阳　寒雨胜复同。（火运不及，寒反胜之，土雨来复。）癸丑癸未，其运热寒雨。

少徵　太宫　少商　太羽（终）　太角（初）

太阴　少宫　太阳　风清胜复同。（注义同前。）同正宫。（《五常政大论》曰：上宫与正宫同。）己丑太一天符。己未太一天符。（土运临四季，是为岁会。土运之岁，上见太阴，是为天符。天符合岁会，是为太一天符。）其运雨风清。

少宫　太商　少羽（终）　少角（初）　太徵

太阴　少商　太阳　热寒胜复同。乙丑乙未，其运凉热寒。（疏义同前。）

少商　太羽（终）　太角（初）　少徵　太宫

太阴　少羽　太阳　雨风胜复同，同正宫。（《五常政大论》云：涸流之纪，上宫与正宫同。）

辛丑辛未，其运寒雨风。

少羽（终）　少角（初）　太徵　少宫　太商

凡此太阴司天之政，气化运行后天，阴专其政，阳气退避，大风时起，天气下降，地气上腾，原野昏霿，白埃四起，云奔南极，寒雨数至，物成于差夏，民病寒湿，腹满，身䐜愤胕肿，痞逆，寒厥拘急，湿寒合德，黄黑埃昏，流行气交，上应镇星辰星，其政肃，其令寂，其谷黅玄。（霿，音蒙。数，叶朔。太阴司天，寒水在泉，故阴专其政。阳气退避，土令不及，风反胜之，天地之寒湿气交，是以原野昏霿，寒雨数至也。差夏，长夏之时，秋之交也。民病腹满诸证，皆感寒湿之气而成。寒湿合德，是以黄黑埃昏，流行气交，上应辰镇二星明耀。肃者，土之政。寂者，水之令。黅元之谷，感司天在泉之气而成。）故阴凝于上，寒积于下，寒水胜火，则为冰雹，阳光不治，杀气乃行。（太阴之湿气凝于上，太阳之寒气积于下，寒水胜火，则为冰雹，即所谓火郁之发，山川冰雪是也。阳气在上，为阴凝所胜，则肃杀之气乃行，此言上下阴阳之气也。）故有余宜高，不及宜下，有余宜晚，不及宜早，土之利，气之化也，民气亦从之。（此言五方之地土，各有高下厚薄之不同也，故岁气有余，地土宜高厚，岁气不及，地土宜卑下，盖太过之气宜缓，不及之气宜先，地土高厚，气缓于出，地之下者，气易于升也。气有余，宜至之迟，气不及，宜至之早，此地利之有高下，气至之有早晏，而民气亦从之。愚按：此论上下阴阳之气者，谓天包乎地之外也，地土之有高下者，地居乎天之中也，气至之有早晏者，气贯乎地之内也，人气从之者，人由乎气交之中也，此当与五常政大论合看。）间谷命其太也。（注见前。）初之气，地气迁，寒乃去，春气正，风乃来，生布万物以荣，民气条舒，风湿相薄，雨乃后，民病血溢，筋络拘强，关节不利，身重筋痿。（初之主客，皆风气所司，是以岁前之地气迁，冬令之寒乃去，而春气正，风乃来，生荣万物，民气条舒，主客之气，与司天之气相薄，故雨乃后至也。民病血溢筋痿诸证，皆感风湿之气所致。）二之气，大火正，物承化，民乃和，其病温厉大行，远近咸若，湿蒸相薄，雨乃时降。（二之主客，乃君相二火，故大火盛，火土合德，故物承化，民乃和。湿热气盛，是以温厉大行，土气周备于四方，故远近咸若。）三之气，天政布，湿气降，地气腾，雨乃时降，寒乃随之，感于寒湿，则民病身重胕肿，胸腹满。（司天之气，临于三气，寒湿之气，行于气交。）四之气，畏火临，溽蒸化，地气腾，天气痞隔，寒风晓暮，蒸热相薄，草木凝烟，湿化不流，则白露阴布，以成秋令，民病腠理热，血暴溢，疟，心腹满热，胪胀，甚则胕肿。（四之客气，乃少阳相火，寒水司地，故畏火之加临，四之主气，乃太阴湿土，湿热相合，则溽蒸化而地气上腾，阴湿之气，与火气不相合，是以天气痞隔，湿化不流于下，则白露阴布，以成秋令。寒风，太阳寒水之气也。民病满胀等证，乃寒湿热三气杂至合而为病也。）五之气，惨令已行，寒露下，霜乃早降，草木黄落，寒气及体，君子周密，民病皮腠。（五气之主客，皆阳明清凉之气，故其候寒冷。收藏之令早行，故君子周密。阳明之气主肌，故病在皮腠。）终之气，寒大举，湿大化，霜乃积，阴乃凝，水坚冰，阳光不治，感于寒，则病人关节禁固，腰脽痛，寒湿推于气交而为疾也。（五之主客，乃在泉寒水之气，故寒大举。寒湿之气，上下相交，故湿大化。霜积阴凝，湿之化也。冰坚阳伏，寒之令也。肾为冬藏而主骨，关节禁固，骨节不利也。腰脽者，肾之府也。寒湿推于气交，谓天地之气，上下相推，人在气交之中而为病也。此句照应前民气亦从之句。）必折其郁气而取化源，益其岁气，无使邪胜。（岁运不及，故当益之。邪气者，即己所不胜之气也。）食岁谷以全其真，食间谷以保其精。（真精者，乃天乙所生之真元，即精与气耳，故曰真曰精。）故岁宜以苦燥之温之，甚者发之泄之，不发不泄，则湿气外溢，肉溃皮拆，而水血交流，必赞其阳火，令御甚寒，从气异同，少多其判也，同寒者以热化，同湿者以燥化，异者少之，同者多之。（苦乃火味，故能燥湿而温寒。判者，分也。）用凉远凉，用寒远寒，用温远温，用热远热，食宜同法，假者反之，此其道也，反是者病也。

帝曰：善。少阴之政奈何？岐伯曰：子午之纪也。

少阴　太角　阳明　壬子壬午，其运风鼓，其化鸣紊启拆，其变振拉摧拔，其病支满。（与诸太过角运相同。）

太角（初正）　少徵　太宫　少商　太羽（终）

少阴　太徵　阳明　戊子天符。（火运之岁，上见少阴。）戊午太一天符。（火运临午，火运之岁，上见少阴。）其运炎暑，其化暄曜郁燠，其变炎烈沸腾，其病上热血溢。（与前太徵运同。）

太徵　少宫　太商　少羽（终）　少角（初）

少阴　太宫　阳明　甲子甲午，其运阴雨，其化柔顺时雨，其变震惊飘骤，其病中满身重。（与前太宫运同。）

太宫　少商　太羽（终）　太角（初）　少徵

少阴　太商　阳明　庚子庚午同正商。（《五常政大论》曰：坚成之纪，上徵与正商同。）其运凉劲，其化雾露萧飋，其变肃杀凋零，其病下清。（运气与诸太商同。其病下清者，感秋金之气也。）

太商　少羽（终）　少角（初）　太徵　少宫

少阴　太羽　阳明　丙子岁会。（水运临子。）丙午，其运寒，其化凝惨凓冽，其变冰雪霜雹，其病寒下。（感寒水气。）

太羽（终）　太角（初）　少徵　太宫　少商

凡此少阴司天之政，气化运行先天，地气肃，天气明，寒交暑，热加燥，云弛雨府，湿化乃行，时雨乃降，金火合德，上应荧惑太白，其政明，其令切，其谷丹白，水火寒热，持于气交而为病始也。（太过之岁，气运皆先天时而至，燥金在泉，故地气肃。君火在天，故天气明。岁前之终气，乃少阳相火，今岁之初气，乃太阳寒水，故为寒交暑，而水火寒热，持于气交而为病始也。君火在上，燥金在下，故曰热加燥。云弛雨府，湿化乃行，时雨乃降，即少阳临土雨乃涯之义。金火合德，上应荧惑太白光明。明者，火之政。切者，金之令也。其谷丹白，感金火之气而成熟者。）热病生于上，清病生于下，寒热凌犯而争于中，民病咳喘，血溢血泄，鼽嚏，目赤眦疡，寒厥入胃，心痛腰痛，腹大，嗌干，肿上。（寒热凌犯者，司天在泉之气，交相犯而争于中也。咳喘血溢鼽嚏，目赤眦疡，嗌干肿上，热病生于上也。血泄寒厥，清病生于下也。入胃心痛腰痛腹大，寒热交争于中而为病也。）初之气，地气迁，燥将去，寒乃始，蛰复藏，水乃冰，霜复降，风乃至阳气郁，民反周密，关节禁固，腰脽痛，炎暑将起，中外疮疡。（初之客气，乃太阳寒水，故岁前之燥热将去而寒乃始。蛰虫复藏，冰霜复结也。初之时气，乃厥阴风木，故风乃至，阳春之气郁，而民反周密。太阳主筋而为肾之府，故关节禁固而腰脽痛。时交于二气之君火，故炎暑将至。金西铭曰：前后用二将字者，谓寒热之气交也。）二之气，阳气布，风乃行，春气以正，万物应荣，寒气时至，民乃和，其病淋，目瞑目赤，气郁于上而热。（二之主气，合司天之君火，客气乃厥阴风木，故阳气布而风乃行，春气始正，万物应生长之气以荣。按少阴之上，君火主之，少阴标阴而本热，二气三气皆君火司令，而曰寒气时至者，少阴从本从标也，寒热气交，故民乃和。其病淋目瞑者，寒气之为病也。经云：阳盛则瞋目，阴盛则瞑目。目赤者，君火之气也。气郁于上而热者，寒气上乘也。）三之气，天政布，大火行，庶类蕃鲜，寒气时至，民病气厥心痛，寒热更作，咳喘目赤。（三之主气，乃君相二火，故天政布，大火行，众类得长气而蕃鲜。在下之寒气时至，故民病气厥心痛，盖君火在上，阴寒在下，寒气厥逆凌心，则心痛而寒热更作；乘于肺，则为咳喘，盖肺乃心之盖，而又下交于肾也；迫其君火上炎，则目赤。）四之气，溽暑至，大雨时行，寒热互至，民病寒热，嗌干，黄瘅，鼽衄，饮发。（四之主客，乃湿土主气，湿热气交，故溽暑至，大雨时行，寒热互至也。民病嗌干黄瘅诸证，皆感温热之气。）五之气，畏火临，暑反至，阳乃化，万物乃生乃长荣，民乃康，其病温。（岁半以下，及五之主气，皆属阳明，而少阳相火加之，故畏长气上临。间气司令，故暑反至，阳乃化。万物得长气而生荣，凉热之气合化，故民乃康。其有灾眚，感温热而为温病。）终之气，燥令行，余火内格，肿于上，咳喘，甚则血溢，寒气数举，则霧雾翳，病生皮腠，内合于胁下，连少腹而作，寒中，地将易也。（终气乃阳明燥金司令，故燥令行，气交之余热内格，而为咳喘血溢诸证。寒水主时，故寒气数举，舍于皮腠而为病也。夫地支始于子而对于午，六气已终，则在泉之气，将易而交于丑未矣。金西铭曰：此句照应前二将字，后之甲子甲午。）必抑其运气，资其岁胜，折其郁发，先取化源，无使暴过而生其病也。（运气太过，故当抑之，而资其岁之所不胜。郁发者，谓五运之气，郁极乃发也。）食岁谷以全真气，食间谷以辟虚邪。（虚邪，不正之邪也。能保其精，则邪自辟矣。）岁宜咸以软之，而调其上，甚则以苦发之，以酸收之，而安其下，甚则以苦泄之。（咸从水化，故能软坚，以调和在上之君火，甚则以苦发其火郁。金气主收，故宜酸收以安其下，甚则以苦泄其燥。）适气同异而多少之，同天气者，以寒清化，同地气者，以温热化。（同司天之热气，宜以寒清。同在泉之清凉者，宜用温热。）用热远热，用凉远凉，用温远温，用寒远寒，食宜同法，有假则反，此其道也，反是者病作矣。

帝曰：善。厥阴之政奈何？岐伯曰：巳亥之纪也。

厥阴　少角　少阳　清热胜复同，同正角。（《五常政大论》曰：委和之纪，上角与正角同。）丁巳天符。丁亥天符。（木运之岁，上见厥阴。）其运风清热。

少角（初正）　太徵　少宫　太商　少羽（终）

厥阴　少徵　少阳　寒雨胜复同。癸巳癸亥，其运热寒雨。

少徵　太宫　少商　太羽（终）　太角（初）

厥阴　少宫　少阳　风清胜复同，同正角。（《五常政大论》曰：卑监之纪，上角与正角同。）己巳己亥，其运雨风清。

少宫　太商　少羽（终）　少角（初）　太徵

厥阴　少商　少阳　热寒胜复同，同正角。（《五常政大论》曰：从革之纪，上角与正角同。）乙巳乙亥，其运凉热寒。

少商（乙）　太羽（丙终）　太角（壬初）　少徵（癸）　太宫（甲，合前注会意。）

厥阴　少羽　少阳　雨风胜复同，辛巳辛亥，其运寒雨风。（雨风胜复之气，与风运同化，皆非本年正化，所谓：邪化日也，不及之运同。）

少羽（辛终）　少角（丁初）　太徵（戊）　少宫（己）　太商（庚，始于丁而终于辛。）

凡此厥阴司天之政，气化运行后天。（不及之岁，气运皆后天时而至。）诸同正岁，气化运气同天。（此言厥阴少阳标本之相合也。少阳司天，则天气正，少阳在泉，则地气正，谓厥阴同少阳之诸正岁，如厥阴在泉，则厥阴之气，同少阳司天之运行，厥阴司天，则少阳之气，同厥阴司天之运行，故曰：风生高远，炎热从之。盖厥阴少阳，标本相合，而厥阴又从少阳之气化也。）天气扰，地气正，风生高远，炎热从之，云趋雨府，湿化乃行，风火同德，上应岁星荧惑，其政挠，其令速，其谷苍丹，间谷言太者，其耗文角品羽，风燥火热，胜复更作，蛰虫来见，流水不冰，热病行于上，风病行于上，风燥胜复形于中。（风性动摇，故天气扰。少阳之气运行于中，故地气正。风气在天，故风生高远。少阳之气，上与厥阴相合，故炎热从之。云趋雨府，湿化乃行者，从风火之胜制也。风火同归于正，故曰同德。上应岁星荧惑光明。挠者风之政，速者火之令也。苍丹之谷，感司天在泉之气而成熟者。间谷者，言左之少阴而下，右之太阳而下，感左右之间气而成。文角品羽，感司天在泉之气而生育者，不过文品之毛虫羽虫，又不能生聚而耗散也。胜复更作者，谓炎热从之于上，而复相乘于气交之中也。蛰虫来见，流水不冰，相火之在泉也。感风气则病行于上，感热气则病行于下，风燥胜复相乘，则形见于气交之中。愚谓行于上，行于下，又曰形于中，而不曰病，盖谓风火之气，行于上下，而复交于中也。炎热从之于上者，子从母也。胜复更作者，厥阴之气，复下归于正也。故厥阴在泉，则地气正，今厥阴司天，而天气亦正，斯谓之诸同正岁。）初之气，寒始肃杀，气方至，民病寒于右之下。（初之气，乃阳明清金司令，故寒始肃，而杀气方至，民病寒于右之下，谓阳明之间气，在在泉少阳之右也。）二之气，寒不去，华雪水冰，杀气施化，霜乃降，名草上焦，寒雨数至，阳复化，民病热于中。（二之间气，乃太阳寒水，是以寒不去而霜乃降。二之主气，乃少阴君火，而寒水加临于上，是以名草上焦，而阳复化于下也。民病热中者，君火之气，为寒气郁于内也。）三之气，天政布，风乃时举，民病泣出，耳鸣掉眩。（三之气，乃司天之风气主令，是以天政布，风乃时举，民病泣出耳鸣掉眩，乃风病行于上也。）四之气，溽暑湿热相薄，争于左之上，民病黄瘅而为胕肿。（四之客气，乃少阴君火，主气乃太阴湿土，是以溽暑湿热相薄。争于左之上者，谓少阴在司天厥阴之左也。按：厥阴司天之间气，始于下之阳明，而交于太阳，少阳在泉之间气，始于上之少阴，而交于太阴。故民病寒于右之下者，盖从下而上也，争于左之上者，谓从上而下也，是以间谷言太者，言在上左右之少阴太阳，而及于太阴阳明，所谓数之始起于上而终于下也。故曰：食间谷以保其精，谓保四气主时之精气也。又曰：食间谷以避虚邪，谓避左右间气之虚邪也，盖能保其精，则能避其邪矣，民病黄瘅胕肿，皆湿热之为病。）五之气，燥湿更胜，沉阴乃布，寒气及体，风雨乃行。（五之客气，乃太阴湿土，主气乃阳明燥金，是以燥湿更胜，沉阴布而寒及体者，二气并主清寒也，太阴所至终为雨，阳明所主为凄鸣，故风雨乃行。）终之气，畏火司令，阳乃大化，蛰虫出见，流水不冰，地气大发，草乃生，人乃舒，其病温厉。（终之主气，乃太阳寒水，而相火加临于上，故畏火司令，客胜其主，是以阳气大化，流水不冰。少阳在泉之气大发，草感生长之气而生，人感温暖之气而舒，其病温厉者，所谓冬温病也。）必折其郁气，资其化源，赞其运气，无使邪胜。（化源者，五运乃六气之生源，如少宫之运，厥阴司天，则土气受郁矣，少商之运，少阳在泉，则金气受郁矣，故当折其致郁之气，以资五运之化源。以上六气相同，岁运不及，故当赞助其运气，无使所不胜之邪胜之，以上不及之三气相同。）岁宜辛以调上，以咸调下，畏火之气，无妄犯之。（辛从金化，以调风木之胜。咸从水化，以调火热之淫。厥阴不从标本，从中见少阳之火化，是一岁之中，皆火司令，故当畏火之气，无妄犯之。）用温远温，用热远热，用凉远凉，用寒远寒，食宜同法，有假反常，此之道也，反是者病。（厥阴司气以温，用温无犯，少阳司气以热，用热无犯，食宜同法者，药食并宜也。）

帝曰：善。夫子言，可谓悉矣，然

何以明其应乎？岐伯曰：昭乎哉问也！夫六气者，行有次，止有位，故常以正月朔日，平旦视之，睹其位，而知其所在矣。（此言司天在泉之气，六期环转，而各有定位也。行有次者，少阳之右，阳明治之；阳明之右，太阳治之；太阳之右，厥阴治之；厥阴之右，少阴治之；少阴之右，太阴治之；太阴之右，少阳治之，六气终期，而六期环会也。止有位者，上下有位，左右有纪，一气各主六十日有奇也。以正月朔日平旦视之者，盖以寅为岁之首，朔为月之首，寅为日之首，而起初气也，睹其司天在泉之定位，则知六气之所在矣。）运有余，其至先，运不及，其至后，此天之道气之常也，运非有余，非不足，是谓正岁，其至当其时也。（运，谓六气之化运。如子午寅申辰戌六岁主有余，其主岁主时之气，皆先天时而至，如丑未卯酉巳亥六岁主不及，其主岁至时之气，皆后天时而至。正岁，谓岁会之纪，非太过，非不及，其气应时而至也。）帝曰：胜复之气，其常在也，灾眚时至，候也奈何？岐伯曰：非气化者，是谓灾也。（此论五运之胜复而为灾眚者，何以候之。非气化者，谓非运气之化也，如丁卯丁酉岁，其运风清热，风乃少角之气化，其清热乃胜复之气，此邪化也，是谓灾眚。徐振公曰：此篇论司天在上，在泉在下，而运化于中，故此节论司天在泉之中，而兼论其运气。）帝曰：天地之数，终始奈何？岐伯曰：悉乎哉问也，是明道也。数之始，起于上而终于下，岁半之前，天气主之，岁半之后，地气主之，上下交互，气交主之，岁纪毕矣，故曰位时气月可知乎，所谓气也。（天，谓司天。地，谓在泉。道，谓天地阴阳之道。数之始起于上者，谓数之始于一而起于天一也。终于下者，谓天数之始于一而终于地六也。岁半之前，岁半之后者，谓天地之气，上下有位也。气交者，谓天地之气，上下相交也。位，谓司天在泉，及左右间气之六位，气月，谓一气之各主两月也。愚谓司天在泉之六气，总属天一所生之真元。真元者，精气也，气为阳，精为阴，一阴一阳，化生太少之四象，而共为六气也，天包乎地之外，故不曰在地而曰在泉，精通乎天之上，故曰天有精也。六气循天而环转，故六期而环会，复通贯乎地之中，故上下交互也。故曰：食岁谷以全其真，食间谷以保其精。真者，元真之气。精者，天一之精。是以上文曰：此天之道，气之常也。）帝曰：余司其事，则而行之，不合其数，何也？岐伯曰：气用有多少，化洽有盛衰，衰盛多少，同其化也。帝曰：愿闻同化，何如？岐伯曰：风温，春化同；热曛昏火，夏化同，胜与复同；燥清烟露，秋化同；云雨昏瞑埃，长夏化同；寒气霜雪冰，冬化同，此天地五运六气之化，更用盛衰之常也。（此论五运六气，有同化之盛衰，是以有不合也。不合其数者，不合六气之数也。气用有多少者，谓六气之用，有有余不足也。化洽有盛衰者，谓五运之化，有太过不及也。风热寒燥者，言阴阳之六气也。春夏秋冬者，言角徵宫商羽，主岁而主时也。风温春化同者，厥阴与角运同化也。热曛夏化同者，少阴少阳，与徵运同化也。胜与复同者，谓五运之胜与复气，亦与六气之相同也。如清金胜角木，其胜气即与阳明同，炎火复秋金，其复气即与少阴少阳同也。此天地五运六气之化，更用盛衰之常，是以有不合也。如风温之多，合春化之盛，是气运同其化矣。若六气之少，合五运之盛，五运之衰合六气之多，此盛衰更用而不合矣。此节论六气主岁主时之多少，又当审五运主岁主时之盛衰，合而推之，斯得气运之微妙。）帝曰：五运行同天化者，命曰天符，余知之矣，愿闻同地化者何谓也。岐伯曰：太过而同天化者三，不及而同天化者亦三，太过而同地化者三，不及而同地化者亦三，此凡二十四岁也。帝曰：愿闻其所谓也。岐伯曰：甲辰甲戌，太宫下加太阴；壬寅壬申，太角下加厥阴；庚子庚午，太商下加阳明，如是者三。（此太过而同地化者三运，合六气计六岁。）癸巳癸亥，少徵下加少阳；辛丑辛未，少羽下加太阳；癸卯癸酉，少徵下加少阴，如是者三。（此不及而同地化者三运，合六气计六年。）戊子戊午，太徵上临少阴；戊寅戊申，太徵上临少阳；丙辰丙戌，太羽上临太阳，如是者三。（此太过而同天化者三运，合六气计六年。）丁巳丁亥，少角上临厥阴；乙卯乙酉，少商上临阳明；己丑己未，少宫上临太阴，如是者三。（此不及而同天化者三运，合六气计六年。）除此二十四岁，则不加不临也。（言此二十四岁，则上下加临，余三十六岁，则不加不临也。）帝曰：加者何谓？岐伯曰：太过而加同天符，不及而加同岁会也。（此言太过而同地化者，与天符相同，不及而同地化者，与岁会相同。）帝曰：临者何谓？岐伯曰：太过不及，皆曰天符，而变行有多少，病形有微甚，生死有早晏耳。（言太过不及之十二岁，皆曰天符，然内有变行多少之分焉，多少者，即太过不及之变也。太过者暴，不及者徐，暴者为病甚，徐者为病持，故有微甚死生之分焉。按：马注引执法行令贵人而言，然此节单论天符之有太过不及，前篇分别天符岁会太一天符，与此不相符合。）帝曰：夫子言用寒远寒，用热远热，余未知其然也，愿闻何谓远？岐伯曰：热无犯热，寒无犯寒，从者和，逆者病，不可不敬畏而远之，所谓时兴六位也。（兴，起也。此总言一岁之中，有应时而起之六位，各主六十日零八十七刻半，各有寒热温凉之四气，皆宜远而无犯之。如初之气，天气尚寒，是宜用热，时值少阳相火司令，又当远此一位而无犯也；如二之气，天气已温，是宜用凉，时值太阳寒水司令，又当远此一位而用凉也，每岁之六气皆然。从则和，逆则病，不可不敬畏而远之。）帝曰：温凉何如？岐伯曰：司气以热，用热无犯，司气以寒，用寒无犯，司气以凉，用凉无犯，司气以温，用温无犯，间气同其主无犯，异其主则小犯之，是谓四畏，必谨察之。（此分论司天在泉及间气之无犯也。如少阴在上，司气以热，而用热者，又当远此少阴之热而无犯也。如阳明在泉，司气以凉，而用凉者，又当远此阳明之凉而无犯也。余气皆然。如间气与司天在泉之主气相同者，不可犯，与主气异者，则小犯之。假如少阳司天，初气乃少阴君火，是与司天之气相同，无犯其热。如少阴在泉，四之气乃太阳寒水，是与主气相异，可少用热而小犯之。是谓寒热温凉之四畏，不可不谨察也。）帝曰：善。其犯者何如？岐伯曰：天气反时，则可依时，及胜其主则可犯，以平为期，而不可过，是谓邪气反胜者。（天气反时者，如司气以热，而天气反凉，是当依时而用温矣。如司气以热，而寒反胜之，又可用热而犯主气之热矣。然只以气平为期，不可过用，以伤司气之元真，是谓邪气反胜者，则可犯也。）故曰：无失天信，无逆气宜，无翼其胜，无赞其复，是谓至治。（天信，谓气之应时而至者，无差失而妄犯之。六气各有所宜而不可逆，有胜气，又宜折之而无翼其胜，有复气，又当抑之而无赞其复，调之正味，使上下合德，无相夺伦，五运和平，勿乖其政，是谓主治。）帝曰：善。五运气行，主岁之纪，其有常数乎？岐伯曰：臣请次之。（此章与上章大义相同。前以太阳为始，序三阳三阴之六气，以角运为初，序角徵宫商羽之五音，而年岁有所不齐也，故今以天干始于甲，地支始于子，从甲子而至癸巳，三十岁而为一纪，复从甲午而至癸亥，六十岁而为一周，斯岁运始顺，故复次之。）

甲子　甲午岁

上少阴火，中太宫土运，下阳明金，热化二，（天一生水，地六成之；地二生火，天七成之；天三生木，地八成之；地四生金，天九成之；天五生土，地十成之。天干始于甲，地支始于子，故其数从生始。）雨化五，（此运居其中，太过者其数成，不及者其数生，雨为土化，土常以生，故其数五。）燥化四，（乃己卯己酉也，己主不及，故其数生。）所谓正化日也，（无胜复之邪化，故为正化。所谓日者，以一运统主一岁，而五运又以角木为初，羽水为终，各分主七十二日有奇也。）其化上咸寒，中苦热，下酸热，所谓药食宜也。（上，谓司天。下，谓在泉。中，谓化运。君火司天，故宜咸寒以制化。太阴湿土运化于中，故宜苦以燥湿。热以温阴，阳明清凉在泉，故宜酸以助收。热以温凉，药食并相宜也。此即上章宜苦燥之温之，食宜同法之义，余岁俱仿此。）

乙丑　乙未岁

上太阴土，中少商金运，下太阳水，热化寒化胜复同，所谓邪气化日也。（不及之运有胜复，金运不及，火热胜之，金之子寒水来复，有胜复之邪气，故为邪化。所谓日者，谓胜气在胜彼所主之七十二日，复气在复我所司之七十二日。此即上章清热胜复同，其运风清热之义，余不及岁俱准此。）灾七宫，（按九宫分野，七乃兑宫，金运不及，为热寒胜复，故主灾眚在于兑之西方。上章以太过之岁而主民病，此以不及之岁而言灾眚，盖太过之气暴，不及之气徐，病甚而灾微也。）湿化五，（乙主不及，故其数生。按乙运不及，则丑未之司天在泉，亦主不及，气运之同也。）清化四，（运不及，故其数生，余不及岁俱准此。）寒化六，（乃庚辰庚戌也，庚主太过，故其数成。）所谓正化日也，（湿化五，清化四，寒化六，皆主正化，无胜复之邪气也。五运之气，又各分主七十二日，司天在泉之气，各主六十日而有奇。）其化上苦热，中酸和，下甘热，所谓药食宜也。（金气主收，故宜酸以收之。和者，谓五运之气，虽各主一岁，而一岁之中，又有生长化收藏之五运，故又宜五味以和之。甘为土味，能制化寒水。）

丙寅　丙申岁

上少阳相火，中太羽水运，下厥阴木，火化二，（火临于上，水承制之，故主不及。）寒化六，（运太过，故其数成，余太过运俱准此。）风化三，（乃辛巳辛亥也，巳亥主不及，故其数生。）所谓正化日也，其化上咸寒，中咸温，下辛温，所谓药食宜也，（水运主咸，而以咸助之，后之化运，多用和助之味，所谓折其郁气，资其化源也。）

丁卯　丁酉岁

上阳明金，中少角木运，下少阴火，清化热化胜复同，所谓邪气化日也，（清主胜气，热乃复气。）灾三宫，（三宫，主震分野之东方也。）燥化九，（委和之纪，上商与正商同，故主成。盖木运不及，金气胜之，今又燥化临于上，则金气盛矣。）风化三，热化七，（壬子壬午也，子午主太过，故其数成。）所谓正化日也。（其化上苦小温，中辛和，下咸寒，所谓药食宜也。）

戊辰　戊戌岁

上太阳水，中太徵火运，下太阴土，寒化六，（辰戌主太过，故其数成。）热化七，湿化五，（癸丑癸未也，丑未主不及，故其数生。）所谓正化日也，其化上苦温，中甘和，下甘温，药食宜也。

己巳　己亥岁

上厥阴木，中少宫土运，下少阳相

火，风化清化胜复同，所谓邪气化日也，灾五宫，（乃中央土宫。）风化三，（巳亥主不及，故其数生。）湿化五，火化七，（乃戊寅戊申也，寅申主太过，故其数成。）所谓正化日也，其化上辛凉，中甘和，下咸寒，所谓药食宜也。

庚午　庚子岁

上少阴火，中太商金运，下阳明金，热化七，（子午主太过，故其数成。）清化九，（金运太过。）燥化九，（乃乙卯乙酉也，从革之纪。上商与正商同，故主成，盖金气不及，而得运化之助，故与正商相同而盛也。）所谓正化日也，其化上咸寒，中辛温，下酸温，所谓药食宜也。

辛未　辛丑岁

上太阴土，中少羽水运，下太阳水，雨化风化胜复同，所谓邪气化日也，灾一宫，（乃北方坎位。）雨化五，（丑未主不及，故其数生。）寒化一，（在化运主不及，故其数生，在在泉乃丙辰丙戌也。辰戌乃太阳之水，合丙之化运而始生，故其数一。）所谓正化日也，其化上苦热，中苦和，下苦热，所谓药食宜也。

壬申　壬寅岁

上少阳相火，中太角木运，下厥阴木，火化二，（壬申壬寅为同天符，故其数生，天主生也。）风化八，（在中运主角木太过，故其数成，在在泉乃丁巳丁亥也。委和之纪，上角与正角同，故主成，盖木气不及，而得运化之助，则木气盛矣，故其数八。）所谓正化日也，其化上咸寒，中酸和，下辛凉，所谓药食宜也。

癸酉　癸卯岁

上阳明金，中少徵火运，下少阴火，寒化雨化胜复同，所谓邪气化日也，灾九宫，（乃南方离位。）燥化九，（伏明之纪，上商与正商同，故主成。盖火运不及，收气自政，而又上临于司天，则其气盛矣。）热化二，（在中运主不及，故其数二，在在泉乃戊子戊午，属天符之岁，故其数生，盖天生而地成也。）正化日也，其化上苦小温，中咸温，下咸寒，药食宜也。

甲戌　甲辰岁

上太阳水，中太宫土运，下太阴土，寒化六，（辰戌主太过，故其数成。按：土盛而不胜水者，乃岁会之年，气之平也，故无胜复。）湿化五，（在中运，土常以生，在在泉乃己丑己未，丑未主不及，故其数生。）正化日也，其化上苦热，中苦温，下苦温，药食宜也。

乙亥　乙巳岁

上厥阴木，中少商金运，下少阳相火，热化寒化胜复同，邪气化日也，灾七宫，风化八，（从革之纪，上角与正角同，故主成。盖金运不及，生气乃扬，而又上临于司天，则木气盛矣。）清化四，火化二，（乃庚寅庚申也，当主成数，疑误故阙。）正化度也，（度者，谓所主之时度也。）其化上辛凉，中酸和，下咸寒，药食宜也。

丙子　丙午岁

上少阴火，中太羽水运，下阳明金，热化二，（火司于上，水承制之，故主不及。）寒化六，清化四，（乃辛卯辛酉也，卯酉主不及，故其数生。）正化度也，其化上咸寒，中咸热，下酸温，药食宜也。

丁丑　丁未岁

上太阴土，中少角木运，下太阳水，清化热化胜复同，邪气化度也，灾三宫，雨化五，（丑未主不及，故其数生。）风化三，寒化一，（乃壬辰壬戌也，辰戌之水，合于水而始生，故其数一。按：天一始生之水曰天癸，然太阳之水，上合丙之化气，壬之生气，而不与辛癸相合，盖辛与丙合，壬与癸合也。倪仲宣曰：寒水在泉，土制于上，故主不及。玉师曰：土应胜水，有木制其中。）正化度也，其化上苦温，中辛温，下甘热，药食宜也。

戊寅　戊申岁

上少阳相火，中太徵火运，下厥阴木，火化七。（寅申太徵，皆主火运太过，故其数成。）风化三，（乃癸巳癸亥也，巳亥主不及，故其数生。）正化度也，其化上咸寒，中甘和，下辛凉，药食宜也。

己卯　己酉岁

上阳明金，中少宫土运，下少阴火，风化清化胜复同，邪气化度也，灾五宫，清化九，（金不及而土运生之，故其气盛。）雨化五，热化七，（乃甲子甲午也，子午主太过，故其数成。）正化度也，其化上苦小温，中甘和，下咸寒，药食宜也。

庚辰　庚戌岁

上太阳水，中太商金运，下太阴土，寒化一，（土制其水，故主不及。）清化九，雨化五，（乃乙丑乙未也，丑未主不及，故其数生。）正化度也，其化上苦热，中辛温，下甘热，药食宜也。

辛巳　辛亥岁

上厥阴木，中少羽水运，下少阳相火，雨化风化胜复同，邪气化度也，灾一宫，风化三，（巳亥主不及，故其数生。）寒化一，火化七，（乃丙寅丙申也，寅申主太过，故其数成。）正化度也，其化上辛凉，中苦和，下咸寒，药食宜也。

壬午　壬子岁

上少阴火，中太角木运，下阳明金，热化二，（受壬水之制，故主不及。）风化八，清化四，（乃丁卯丁酉也，卯酉主不及，故其数生。）正化度也，其化上咸寒，中酸凉，下酸温，药食宜也。

癸未　癸丑岁

上太阴土，中少徵火运，下太阳水，寒化雨化胜复同，邪气化度也，灾九宫，雨化五，（丑未主不及，故其数生。）火化二，寒化一，（乃戊辰戊戌也，水受土制，故主不及。）正化度也，其化上苦温，中咸温，下甘热，药食宜也。

甲申　甲寅岁

上少阳相火，中太宫土运，下厥阴木，火化二，（寅申主太过，其数成，疑误故阙。）雨化五，风化八，（乃己巳己亥也，上角与正角同，故主成。盖卑监之纪，化气不令，生政独彰，而又与巳亥相合，则木气盛矣，故其数八。）正化度也，其化上咸寒，中咸和，下辛凉，药食宜也。

乙酉　乙卯岁

上阳明金，中少商金运，下少阴火，热化寒化胜复同，邪气化度也，灾七宫，燥化四，（卯酉主不及，故其数生。）清化四，热化二，（乃庚子庚午也，同天符岁，故其数生。）正化度也，其化上苦小温，中苦和，下咸寒，药食宜也。

丙戌　丙辰岁

上太阳水，中太羽水运，下太阴土，寒化六，（辰戌太羽，皆主太过，故其数成。）雨化五，（乃辛丑辛未也，丑未主不及，故其数生。）正化度也，其化上苦热，中咸温，下甘热，药食宜也。

丁亥　丁巳岁

上厥阴木，中少角木运，下少阳相火，清化热化胜复同，邪气化度也，灾三宫，风化三，（己亥少角皆主木运不及，故其数生。）火化七，（乃壬寅壬申也，寅申主太过，故其数成。）正化度也，其化上辛凉，中辛和，下咸寒，药食宜也。

戊子　戊午岁

上少阴火，中太徵火运，下阳明金，热化七，（子午太徵，皆主太过，故其数成。）清化九，（乃癸卯癸酉也，伏明之纪，上商与正商同，故主成。盖长气不宣，收气自政，而又与卯酉相合，则金气盛矣，故其数九。）正化度也，其化上咸寒，中甘寒，下酸温，药食宜也。

己丑　己未岁

上太阴土，中少宫土运，下太阳水，风化清化胜复同，邪气化度也，灾五宫，雨化五，（丑未少宫，皆主不及，故其数生。）寒化一，（乃甲辰甲戌也，土盛则水衰，故主不及。）正化度也，其化上苦热，中甘和，下甘热，药食宜也。

庚寅　庚申岁

上少阳相火，中太商金运，下厥阴木，火化七。（寅申主太过，故其数成。）清化九，风化三，（乃乙巳乙亥也，巳亥主不及，故其数生。）正化度也，其化上咸寒，中辛温，下辛凉，药食宜也。

辛卯　辛酉岁

上阳明金，中少羽水运，下少阴火，雨化风化胜复同，邪气化度也，灾一宫，清化九，（涸流之纪，少羽与少宫同，故其数成。盖藏令不举，化气乃昌，土盛生金，则金气盛矣。）寒化一，热化七，（乃丙子丙午也，子午主太过，故其数成。）正化度也，其化上苦小温，中苦和，下咸寒，药食宜也。

壬辰　壬戌岁

上太阳水，中太角木运，下太阴土，寒化六，（辰戌主太过，故其数成。）风化八，雨化五，（乃丁丑丁未也，丑未主不及，故其数生。）正化度也，其化上苦温，中酸温，下甘温，药食宜也。

癸巳　癸亥岁

上厥阴木，中少徵火运，下少阳相火，寒化雨化胜复同，邪气化度也，灾九宫，风化八，（天干终于癸，地支终于亥，故其数成。）火化二，（在化运主少徵，故其数二，在在泉乃戊寅戊申也。岁主天符，故其数生。）正化度也，其化上辛凉，中咸和，下咸寒，药食宜也。

（以上司天在泉之生数成数，诸家以子丑申卯辰巳为对化，从标主成，午未寅酉戌亥为正化，从本主生，惟张介宾疑为不热，言《内经》诸篇，并无正对之说，止本篇后文云，太过者其数成，不及者其数生此但欲因生成之数，以明气化之微盛耳，故其言生者不言成，言成者不言生，皆各有深义存焉，似不可以强分也。然欲明各年生成之义者，当以上中下三气合而观之，以察其盛衰之象，庶得《本经》之义。愚按：本经之所分太过不及，在天干以甲丙戊庚壬主太过，乙丁己辛癸主不及，在地支以子午寅申辰戌主太过，卯酉巳亥丑未主不及，今复以子午卯酉之中，又分出太过不及，是与经旨相违，而不与蛇足矣。且甲子为六十岁之首，子既属对化，主成，不当云热化二矣；次庚午为正化，主生，又不当为热化七矣。再按：卯酉之对化五年，乃九九九四九，奚以卯之对化主四年，而酉之正化止一年耶。又如己亥之风化五年，乃三八三三八，再查寅申岁厥阴在泉之风化五年，乃三八三八三，十年合而论之，当主生数五，成数五，又奚三居六而八居四耶？此皆不明经义，强为臆说，贻误后人。愚仍以子午卯酉之太过不及，兼以上中下之生克，五运六气之相资，参疏于上，其间或有未尽，以待后贤参补可也。）

凡此定期之纪，胜复正化，皆有常数，不可不察，故知其要者，一言而终，不知其要，流散无穷，此之谓也。（定期之纪，谓天干始于甲，地支始于子，子甲相合，三十岁而为一纪，六十岁而成一周。胜复者，不及之年。正化者，太过之纪，皆有经常不易之数。要者，总属阴阳之盛衰耳。）帝曰：善。五运之气，亦复岁乎。（此论五运之化，受司天在泉之胜制，郁极乃发，以报复其岁气，故曰折其郁气，资其化源，盖谓岁气胜制其化运，当以所胜之味折之，而勿使其郁复也。如丁卯丁酉岁，少商木运，而上临阳明，则木气郁矣；戊辰戊戌岁，太徵火运，而上临太阳则火气郁矣；己巳己亥岁，少宫土运，而上临厥阴，则土气郁矣；庚子庚午岁，太商金运，而上临少阴，则金气郁矣；辛丑辛未岁，少羽水运，而上临太阴，则水气郁矣，庚寅庚申岁，太商金运，而相火司天，则金气郁矣。又如乙巳乙亥岁，少商金运，而相火在泉，则金气郁矣；壬子壬午岁，太角木运，而阳明在泉，则木气郁矣；癸丑癸未岁，少徵火运，而太阳在泉，则火气郁矣；甲寅甲申岁，太宫土运，而厥阴在泉，则土气郁矣；乙卯乙酉岁，少商金运，而君火在泉，则金气郁矣；丙辰丙戌岁，太羽水运，而太阴在泉，则水气郁矣。凡此十二运中，有太有少，并受司天在泉之郁而后复，故曰：太过者暴，不及者徐。）岐伯曰：郁极乃发，待时而作也。（待时而作者，土郁发于四之气，金郁发于五之气，水郁发于二火前后，火郁发于四之气，惟木发而无时也。）帝曰：请问其所谓也？岐伯曰：五常之气，太过不及，其发异也。帝曰：愿卒闻之。岐伯曰：太过者暴，不及者徐，暴者为病甚，徐者为病持。（太过之运受郁，其发暴，不及之运受郁，其发徐。持者，能主持而不甚也，即所谓持于春持于秋之意。）帝曰：太过不及，其数何如？岐伯曰：太过者其数成，不及者其数生，土常以生也。（初生之气微，故主不及，已成之数盛，故主太过。天一生水，地六成之；地二生火，天七成之；天三生木，地八成之；地四生金，天九成之；天五生土，地十成之。五行之气，皆感天生地成，地成天生，此《河图》数也。土常以生者，土位中央，感天干而始化，天地之气，皆本于五而终于九，此《洛书》数也。故曰：天地之间，不离于五，人亦应之。王龙溪曰：五行有气有质，皆藉于土，如天一生水，水之气也，一得五而为六，水之质始成，《洛书》所陈九畴，皆帝王治天下之大经大法，每畴之首，不过以数起之。倪仲宣曰：土位中央，其数五，合天之生数五，得五而成十，天地之数，在五之中。）帝曰：其发也何如？岐伯曰：土郁之发，岩谷震惊，雷殷气交，埃昏黄黑，化为白气，飘骤高深，击石飞空，洪水乃从，川流漫衍，田牧土驹，化气乃敷，善为时雨，始生始长，始化始成，故民病心腹胀，肠鸣而为数后，甚则心痛胁䐜，呕吐霍乱，饮发注下，胕肿身重，云奔雨府，霞拥朝阳，山泽埃昏，其乃发也，以其四气，云横天山，浮游生灭，怫之先兆。（此言五郁之发，有天地山川之变象，有草木虫兽之兆征，有民病之灾眚，有寒热之变更，观其发而知其复也。雷者，火之气。三之气主火，四之气主土，故殷殷然之雷，在土之下，火土相合，而发于三气四气之交，白乃金之气，土舒而金化也。高深，高山深谷之间。田牧土驹者，盖因洪水泛衍，如驹之土块，散牧于田野之间。始者，谓土受天干之始化，土气复，而生长化收藏之气，咸从土化也。民病腹胀肠鸣诸证，皆感土气而发。其气四者，发于夏秋之交，四之气也，太阴所至为云雨，浮游朝生暮死，感湿气而化生。湿土之气，上蒸而为云横天山，下化而浮游生灭，此怫郁欲发之先兆也。怫，郁也。按此五郁之发，与《气交变论》之郁复不同，气交篇之复，即上章之所谓清热胜复同，其运风清热，盖因主岁之运不及，所胜之气胜之，而子气为母复仇，乃运气之自相胜复也。此章之所谓复岁者，即上文之所谓折其郁气，资其化源，盖五运之气居其中，上受司天之胜，下受在泉之制，无分太过不及，咸受其郁而复发也，故其所发者，即所郁之本气，非子为母复也，是以复气与民病各有不同，学者俱宜体析。）金郁之发，天洁地明，风清气切，大凉乃举，草树浮烟，燥气以行，霿雾数起，杀气来至，草木苍干，金乃有声，故民病咳逆，心胁满引少腹，善暴痛，不可反侧，嗌干，面尘，色恶，山泽焦枯，土凝霜卤，怫乃发也，其气五，夜零白露，林莽声凄，怫之兆也。（霿，音蒙。数，叶朔。明，洁清切，金之令也。凉燥杀气，金之气也。此所郁之金气复发，而政令复行也。咳逆嗌干，肺之病也。《灵枢经》曰：足少阳是动，病心胁痛，不能转侧，甚则面有微尘，体无膏泽。又曰：肝是动，则病腰痛嗌干，面尘脱色，盖金气复而肝木病也。土凝霜卤者，言土凝如霜之盐，即芒硝火硝是也。其气五者，发于五之气也。夜雪白露，言露浓之如雪。林莽声凄，声在树间，此秋声也。金之郁气，欲发之先兆也。）水郁之发，阳气乃辟，阴气暴举，大寒乃至，川泽严凝，寒雰结为霜雪，甚则黄黑昏翳，流行气交，乃为霜杀，水乃见祥，故民病寒客心痛，腰脽痛，大关节不利，屈伸不便，善厥逆痞坚腹满，阳光不治，空积沉阴，白埃昏暝，而乃发也，其气二火前后，太虚深玄，气犹麻散，微见而隐，色黑微黄，怫之先兆也。（辟，避也。气交，乃夏秋之交，相火之后也。霜杀，寒结为霜而杀物也。祥，怪异也。腰脽，肾之府也。关节屈伸，乃筋骨之病，肾主骨而筋属于节也。厥逆痞坚腹满者，阳气下藏，中气塞也。君火主二之气，相火主三之气，其气发于二火之前后也，气犹麻散者，寒凝之气，感火气而欲散也。）木郁之发，太虚埃昏，云物以扰，大风乃至，屋发折木，木有变，故民病胃脘当心而痛，上肢两胁，膈咽不通，食饮不下，甚则耳鸣眩转，目不识人，善暴僵仆，太虚苍埃，天山一色，或气浊色，黄黑郁若，横云不起雨而乃发也，其气无常，长川草偃，柔叶呈阴，松吟高山，虎啸岩岫，怫之先兆也。（太虚埃昏，木气发而埃土飞扬。云物以扰，风之动也。屋发折木，郁怒之大发也。民病胃脘咽膈，食饮不下，木胜而土伤也。上肢两胁，耳鸣眩转仆不识人，风气之为病也。天山一色，皆苍色也。浊色，埃土昏翳也。按：土郁曰黄黑埃郁，水郁曰黄黑昏翳，木郁曰黄黑郁若，盖言天元地黄，天地之气色，交相拂郁也。横云不起雨者，风行天上，密云不雨也。风乃天地四方之气，故所发无常。松吟高山，风之声也。虎啸岩岫，虎啸则风生，风从虎也，此木郁将发之先兆也。）火郁之发，太虚曛翳，大明不彰，炎火行，大暑至，山泽燔燎，材木流津，广厦腾烟，土浮霜卤，止水乃减，蔓草焦黄，风行惑言，湿化乃后，故民病少气，疮疡痈肿，胁腹胸背，面目四肢，䐜愤胪胀，疡痱呕逆，瘛疭骨痛，节乃有动，注下温疟，腹中暴痛，血溢流注，精液乃少，目赤心热，甚则瞀闷懊憹，善暴死，刻终大温，汗濡玄府，其乃发也，其气四，动复则静，阳极反阴，湿令乃化，乃成，华发水凝，山川冰雪，焰阳午泽，怫之先兆也。（大明，日月之光明也。火郁发而曛翳于上，则日月之明不彰。土浮霜卤者，水湿之气，受郁热上蒸而成，如霜之卤也。惑言者，嘻嘻嗃嗃，形容其风自火出也。

风火相合，是以阴湿之气，在后乃化。民病痈肿诸证，皆火热盛而精血伤也。少气者，火为气之贼也。瞀闷，肺气病也。火甚精伤，故善暴死。刻终者，谓一气分主六十日零八十七刻半，如三气之终，而大温将发于四之气也。元府，汗空也。动复则静，阳极反阴者，少阴所至为热生，终为寒，少阴之从本从标也。湿令乃化乃成者，少阳所至为火生，终为蒸溽也。水凝冰雪，寒之胜也。光华之气，发于水凝，焰阳之热，生于午泽，山泽通气也。此二火之气，受寒气之郁极而复将发也。按：五行之中有二火，阳火以明而在天，阴火以位而在地，华发水凝者，阳火之将发也，焰阳午泽者，阴火之欲复也，阳火由水中而生，阴火从地泽而发。）**有怫之应，而后报也，皆观其极，而乃发也，木发无时，水随火也。**（报，复也。如华发水凝，焰阳午泽，怫之应也。阳极反阴，山川冰雪，郁之极也。风气行于四时，是以木发无时，水发于二火前后，故水随火也。按：戊癸化火，火生于水泽之中，水火之相合也，是以华发水凝，水随火发。）**谨候其时，病可与期，失时反岁，五气不行，生化收藏，政无恒也。**（谨候其时，则病可期而知，亦可以先期而调之。失时，失五音六气所主之时。反岁，逆司天在泉之岁气，不能使之上下合德，无相夺伦，五气不行者，不能使五运宣行，致乖其生化收藏之常政矣。）**帝曰：水发而雹雪，土发而飘骤，木发而毁折，金发而清明，火发而曛昧，何气使然？岐伯曰：气有多少，发有微甚，微者当其气，甚者兼其下，征其下气，而见可知也。**（此申明五运之郁，受六气之胜制也。按：《六微旨大论》曰：愿闻地理之应六节气位何如？岐伯曰：显明之右，君火之位也，君火之右，退行一步，相火治之；复行一步，土气治之；复行一步，金气治之；复行一步，水气治之；复行一步，木气治之；复行一步，君火治之；相火之下，水气治之；水位之下，土气承之；土位之下，风气承之；风位之下，金气承之；金位之下，火气承之；君火之下，阴精承之。此言六气之有定位，各有承制之在下。故曰：征其下气，而见可知。言征其六气在下之承制，则所见水发之雹雪，土发之飘骤可知矣。气有多少者，五运之气，有太过不及也。发有征甚者，有徐有暴也。当其气者，当其本气而自发也。兼其下者，水发而兼土之雹雪，土发而兼木之飘骤，木发而兼金之毁折，金发而兼火之清明，火发而兼水之曛昧，盖分别此章之复，乃受六气之郁，非五运之自相胜复也。）**帝曰：善。五气之发，不当位者，何也？岐伯曰：命其差。帝曰：差有数乎？岐伯曰：后皆三十度而有奇也。**（差，音雌。位，谓五运所主之时。命，令也。差，参差也。言五运之发，不当其本位而发者，乃所行之政令有差也，如水位于冬，而所发在于二火前之正月二月，土位于长夏，而所发在于四气之七月八月；金位于秋，而所发在于五气之九月十月；火位于夏，而所发在于四气之七月八月，皆后发三十日而有奇，盖郁极而后乃发，是以去本位之少迟。）

帝曰：气至而先后者何？岐伯曰：运太过则其至先，运不及则其至后，此候之常也。帝曰：当时而至者何也？岐伯曰：非太过，非不及，则至当时，非是者眚也。（此论五运主时之有太过不及也。气，谓四时之气，运，谓五运之化，五运各主七十二日有奇，运太过则其气至先，运不及则其气至后，此时候之常也。非太过，非不及，则气至当时，非是者，则生长化收藏之气不应，而为四时之灾眚矣。）**帝曰：善。气有非时而化者，何也？岐伯曰：太过者当其时，不及者归其已胜也。**（此论六气主时之有太过不及也。六气各主六十日有奇，如清肃之气行于春，炎热之气行于秋，凝寒之气行于夏，溽蒸之气行于冬，是谓非时而化。盖太过者，当其时而各司寒热温凉之气，不及者，归其已胜，己胜者，谓归于胜己之气，即非时之化也。前章论五运六气之主岁而有盛衰，此复论五运六气之主时，而亦有太过不及。）帝曰：四时之气，至有早晏高下左右，其候何如？岐伯曰：行有逆顺，至有迟速，故太过者化先天，不及者化后天。帝曰：愿闻其行，何谓也？岐伯曰：春气西行，夏气北行，秋气东行，冬气南行，故春气始于下，秋气始于上，夏气始于中，冬气始于标，春气始于左，秋气始于右，冬气始于后，夏气始于前，此四时正化之常。故至高之地，冬气常在，至下之地，春气常在，必谨察之。帝曰：善。（此论四时之气，而有太过不及也。早晏者，先天而至，后天而至也。顺者，春气西行，夏气北行，秋气东行，冬气南行。逆者，反顺为逆也，春气生于东，故从东而西行，夏气发于南，故从南而北行，秋气始于西，故从西而东行，冬气本于北，故从北而南行，此四时之应四方也。故春气至下而升，秋气从上而降，夏火之气，由中而布于四旁，冬藏之气，从表而归于内腑，左东右西，前离后坎，此四时之有高下左右，乃正化之常也。故至高之地，冬气常在，谓收藏之气，从高而下，自外而内也；至下之地，春气常在，谓生长之气，自下而升，从内而外也。上节论五运六气之太过不及，以应四时之早晏，此论四时气之迟速，以应五运六气之盛衰。）黄帝问曰：五运六气之应，见六化之正，六变之纪，何如？岐伯对曰：夫六气正纪，有化有变，有胜有复，有用有病，不同其候，帝欲何乎？帝曰：愿尽闻之。（此论五运六气之主时，而各有德化政令，胜复变病之常。夫前章之所谓初之气二之气者，论加临之客气，乃六期环转，各有不同，此复论四时之主气，有春之木，夏之火，秋之金，冬之水，各主七十二日有奇，又有初气之厥阴，二气之少阴，三气之少阳，四气之太阴，五气之阳明，六气之太阳，各主六十日零八十七刻半，此四时不易之气，有寒热温凉生长收藏之政令，故曰“常”。）岐伯曰：请遂言之。夫气之所至也，厥阴所至为和平，少阴所至为暄，太阴所至为埃溽，少阳所至为炎暑，阳明所至为清劲，太阳所至为寒雰，时化之常也。（气之所至，谓四时有五运六气之所至也。春气舒迟，故为和平。暄，春晚也，又温暖也。盖少阴虽主君火而本寒，故主于寒热之交，以司温和之气。此节盖以厥阴风木主春，少阳炎暑主夏，阳明清凉主秋，太阳寒水主冬，此四时气化之常也，故以太阴转列于少阳之前者，谓土气分旺于四季，先从春夏始也。此首论六气之中，有五运，五运之中有四时。）厥阴所至为风府，为璺启；少阴所至为火府，为舒荣；太阴所至为雨府，为员盈；少阳所至为热府，为行出；阳明所至为司杀府，为庚苍；太阳所至为寒府，为归藏，司化之常也。（璺，音问。府者，各有所司也。璺启，开坼也。舒荣，舒展而荣华也。员盈，周备也。夏气始于中，行出者，从中而出于外也。庚，更也，草木至秋而更变也。归藏者，万物至冬而归藏也。此三阴三阳，各有风寒湿热之所司，而为璺启舒荣之化，故为司化之常。）厥阴所至为生，为风摇，少阴所至为荣，为形见，太阴所至为化，为云雨，少阳所至为长，为蕃鲜，阳明所至为收，为雾露，太阳所至为藏，为周密，气化之常也。（生长化收藏，五时之气也，风摇形见，气之化也，故为气化之常。）厥阴所至为风生，终为肃，少阴所至为热生，中为寒，太阴所至为湿生，终为注雨，少阳所至为火生，终为蒸溽，阳明所至为燥生，终为凉，太阳所至为寒生，中为温，德化之常也。（肃，肃杀也。风能生万物，而终为肃杀之气。盖四时皆有风气，故能生长万物，而亦能收杀也。少阴太阳，为水火阴阳之主，太阳标阳而本寒，少阴标阴而本热，少阴之上，热气治之，中见太阳，太阳之上，寒气治之，中见少阴，阴阳标本，互换于中，故中寒而中温也。太阴湿土之气，上蒸而为云为雨，故终为注雨。少阳相火，生于地泽，故终为溽蒸。阳明燥金，终为清凉。生者，谓六气所生之德，而为凉为肃，德之化也。）厥阴所至为毛化，少阴所至为羽化，太阴所至为倮化，少阳所至为羽化，阳明所至为介化，太阳所至为鳞化，德化之常也。（五类之虫，感五运六气而生育，故为德化之常也。）厥阴所至为生化，少阴所至为荣化，太阴所至为濡化，少阳所至为茂化，阳明所至为坚化，太阳所至为藏化，布政之常也。（生茂坚藏，乃六气之政，而宣布于四时。）厥阴所至为飘怒大凉，少阴所至为太暄寒，太阴所至为雷霆骤注，列风，少阳所至为飘风，燔燎霜凝，阳明所至为散落温，太阳所至为寒雪冰雹，白埃，气变之常也。（飘怒，风之变，凉乃金气承之。大暄，火之甚。寒乃阴精承之，雷霆骤注，湿土之变，极则风气承之。飘风者，风自火出也。燔燎，炎之甚，极则水气承之。散落，肃杀之甚，温乃火气承之。寒雪冰雹，寒之甚也，极则土气承之。盖气极则变，变则害，承乃制。）厥阴所至为挠动，为迎随；少阴所至为高明，焰为曛；太阴所至为沉阴，为白埃，为晦暝；少阴所至为光显，为彤云，为曛；阳明所至为烟埃，为霜，为劲切，为凄鸣；太阳所至为刚固，为坚芒，为立，令行之常也。（迎随，往来也。彤云者，泽气上蒸而为云也。凄鸣，金有声也。刚固坚芒，乃寒凝冰坚之象。此六气之令，行于四时之常也。）厥阴所至为里急；少阴所至为疡胗，身热；太阴所至，为积饮痞隔；少阳所至为嚏呕，为疮疡；阳明所至为浮虚；太阳所至为屈伸不利，病之常也。（此春病之常也。里急，逆气上升也。厥阴主春，春气始于下而上，故为里急。阳明主秋，秋气始于上，故为浮虚。火生于木，风火相煽，故为身热疮疡。土位中央，而分旺于四季，故四时为痞稸中满之病。太阳主筋，为风气所伤，故緛短而屈伸不利。）厥阴所至为支痛；少阴所至为惊惑，恶寒战栗谵妄；太阴所至为稸满；少阳所至为惊躁，瞀昧暴病；阳明所至为鼽，尻阴股膝髀腨胻足病；太阳所至为腰痛，病之常也。（稸，音畜。瞀，音务。尻，音敲。此夏病之常也。）厥阴所至为緛戾；少阴所至为悲妄衄衊；太阴所至为中满，霍乱吐下；少阳所至为喉痹，耳鸣呕涌；阳明所至为胁痛皴揭；太阳所至为寝汗痉，病之常也。（緛，音软。戾，叶利。衊，音蔑。皴，音逡。此秋病之常也。緛，缩也。戾，了戾也。即转出小便之关戾，厥阴主利前阴，而脉络阴器，为燥金所伤，故戾緛不利。皴，皱也。以燥而遇燥，故皮为皴揭。）厥阴所至为胁痛呕泄；少阴所至为语笑；太阴所至为重胕肿；少阳所至为暴注，瞤瘛暴死；阳明所至为鼽嚏；太阳所至为流泄，禁止，病之常也。（此冬病之常也。心主言而喜为心志，君火为冬令之寒水所迫，则心气实而语笑不休。以上四时诸病，有因于六气者，有因于四时者，学者引而伸之，以意会之，其义自得。此论四时之五运六气，有德有化，有政有令，有变有病。）凡此十二变者，报德以德，报化以化，报政以政，报令以令，气高则高，气下则下，气后则后，气前则前，气中则中，气外则外，位之常也。（报德以德，报化以化者，即所谓春有鸣条律畅之化，则秋有雾露清凉之政，盖无胜则无复也。气高则高，气下则下者，谓春气始于下，则五运六气，皆主厥阴之风木；秋气始于上，则五运六气，皆属阳明之燥金；夏气始于前，则五运六气，皆主少阳之炎暑；冬气始于后，则五运六气，皆属太阳之凝寒。此四时六气，皆有定位之常，非若客气之环转也。此复结上文之义。）故风胜则动，火胜则肿，燥胜则干，寒胜则浮，湿胜则濡泄，甚则水闭胕肿，随气所在，以言其变耳。（首问五运六气之应，而上章独论六气之变，故复论其五运焉。风热燥寒，四时之气也，以湿土而列于四时之后者，谓土旺四季，先春夏而后秋冬也，随气所在者，随四时之气，而言五运之胜耳。在者，言风气在春，热气在夏，燥气在秋，寒气在冬，湿气在于四季，各主七十二日有奇。）帝曰：愿闻其用也？岐伯曰：夫六气之用，各归不胜而为化，故太阴雨化，施于太阳，太阳寒化，施于少阴，少阴热化，施于阳明，阳明燥化，施于厥阴，厥阴风化，施于太阴，各命其所在以征之也。（此论五行胜化之为用也，命其所在而征之者。太阴之气，在于长夏，太阳之气在于冬，少阴之气在于夏，阳明之气在于秋，厥阴之气在于春。如冬有雨化，以征太阴之胜；夏有寒化，以徵太阳之胜，此与春胜长夏，长夏胜冬之义相同。徐振公曰：此即帝所问之有胜有复，在六气为胜复，在四时为胜化。）帝曰：自得其位，何如？岐伯曰：自得其位，常化也。帝曰：愿闻所在也？岐伯曰：命其位而方月可知也。（自得其位者，四时之六气，各自司其本位，此时化之常也。厥阴位于正月二月，少阴位于三月四月，各命其位而方之月，则可知六气之所在矣。）帝曰：六位之气，盈虚何如？岐伯曰：太少异也。太者之至徐而常，少者暴而亡。（此言主时之六气，亦有盛有虚，乃随岁运之太少也。岁运太过，则六位之气盈，岁运不及，则六位之气虚，盖太过之气，来徐而长，不及之气，来疾而短，故曰少者暴而亡。金西铭曰：太过之气，先天时而至，故徐而长，不及之气，后天时而至，故暴而短，譬如人之后至，则疾行而趋走矣。）帝曰：天地之气，盈虚何如？岐伯曰：天气不足，地气随之，地气不足，天气从之，运居其中而常先也，恶所不胜，归所同和，随运归从，而生其病也，故上胜则天气降而下，下胜则地气迁而上，多少而差其分，微者小差，甚者大差，甚则位易气交，易则大变生而病作矣。《大要》曰：甚纪五分，微纪七分，其差可见，此之谓也。（恶，去声。差，叶雌。此论主时之六气，亦有天地盈虚之分，而上下相胜也。岁半以上，天气主之，岁半以下，地气主之，运居于天地之中，常先天地之气而为之胜，故曰：随运归从，而生其病。谓天地之气，归从运气，而彼此相胜也。气交，谓三气四气之交。如天气不足，地气随之，则四之土气，先交于三气之火。如地气不足，天气随之，则三之火气，先交于四气之土。此火土子母相合，谓之归所同和，乃胜之微者也，微者小差，小差者，在天之纪，仍居七分，而三分交于地，在地之纪，仍居七分，而三分交于天，此上下气交，不为民病者也。恶所不胜者，恶己所不胜之气也。太阳寒化，施于少阴，阳明燥化，施于厥阴，此下胜则地气迁而上。厥阴风化，施于太阴，少阴火化，施于阳明，此上胜则天气降而下，乃胜之甚者也。甚者大差，大差者，在天之纪居五分，而五分直降于下，在地之纪居五分，而五分反迁于上，故曰：甚则位易，气交易，则大变生而病作矣。位易者，谓越三气四气之位，而初气二气，行于五位六位，五气六气，行于初位二位。此所不胜之气胜之，故曰：恶所不胜，越其位而加之，故曰“大变”。如归所同和，则不越位矣。）帝曰：善。论言热无犯热，寒无犯寒，余欲不远寒，不远热，奈何？岐伯曰：悉乎哉问也，发表不远热，攻里不远寒。帝曰：不发不攻，而犯寒犯热，何如？岐伯曰：寒热内贼，其病益甚。帝曰：愿闻无病者何如？岐伯曰：无者生之，有者甚之。帝曰：生者何如？岐伯曰：不远热，则热至，不远寒，则寒至，寒至则坚痞腹满，痛急下利之病生矣，热至则身热吐下霍乱，痈疽疮疡，瞀郁注下，瞤瘛肿胀，呕，鼽衄头痛，骨节变，肉痛，血溢血泄，淋闭之病生矣。帝曰：治之奈何？岐伯曰：时必顺之，犯者，治以胜也。（此言主时之六气亦当远寒而远热者也。按前章之所谓热无犯热，寒无犯寒者，论司天在泉，及加临之六气，此章论主时之六气，亦有寒热温凉之分，故帝复有此问。辛甘发散为阳，故有病而应发散者，即当远热而不远热矣。酸苦涌泄为阴，如有病而应攻里者，即当远寒而不远寒矣。如虽病而不宜发表攻里，若妄犯之，则寒热内贼，其病益甚。若无病而不远热，不远寒者，则坚痞腹满，身热吐下之病生矣。时，谓四时。治以胜者，如犯热则以所胜之寒治之，如犯寒则以所胜之热治之。张玉师曰：后之病生，与前章之客气，总论亦可。）黄帝问曰：妇人重身，毒之何如？岐伯曰：有故无殒，亦无殒也。帝曰：愿闻其故何谓也？岐伯曰：大积大聚，其可犯也，衰其大半而止，过者死。（此言胎孕积聚，亦有阴阳寒热之分，所当远寒而远热者也。重身，谓妊娠而身重。毒者，大寒大热之药也。娠妇始结胎之一月二月，乃木气司养，三月四月主火，五月六月主土，七月八月主金，九月十月主水，至太阳而五行已周，阴阳水火分，而成后天之形身矣。然未生之前，五行之气，各有盛有虚，有胜有郁，宜以寒热温凉顺逆而调之，设或有病，而欲不远寒，不远热，亦无伤于胎气，所谓有故无殒，然亦无过之而致殒也。即如大积大聚，乃属脏腑之五行，尚其可犯寒而犯热者也，若过犯之则死，寒热温凉，是谓四畏，可不慎诸。此节大有关于治道，学者宜细心体会。附论：七月所生小儿能育，而亦多长寿者，盖七月乃肺藏司养，肺属天而主气主血，天一生水，感天地之气而生，故育。九月十月，乃少阴太阳所主，皆感阴阳水火而生。若夫八月乃阳明大肠主气，感阳明之府气而生，故虽生而不育。）帝曰：善。郁之甚者，治之奈何？岐伯曰：木郁达之，火郁发之，土郁夺之，金郁泄之，水郁折之，然调其气，过者折之，以其畏也，所谓泻之。帝曰：假者何如？岐伯曰：有假其气，则无禁也，所谓主气不足，客气胜也。（此言四时之郁，而有调治之法也。郁之甚者，太阴施于太阳，则水郁矣。太阳施于少阴，则火郁矣。少阴施于阳明，则金郁矣。阳明施于厥阴，则木郁矣。厥阴施于太阴，则土郁矣。调治之法，木郁则舒达之，火郁则发散之，土郁则疏夺之，金郁则泄利之，水郁则折流之，然调其所胜之气，太过者折之，以其畏而无复也。所谓泻之，谓泻其胜气也。假者，非长夏胜冬，冬胜夏，夏胜秋，秋胜春，春胜长夏，乃主气不足，客气胜也。如厥阴风木主春，而值阳明金气加临；君相二火主夏，而值太阳寒水加临；长夏湿土主气，而值厥阴风木加临；阳明金气主秋，而值二火之气加临；太阳寒水主冬，而值太阴土气加临，有假其气，竟以寒热治客气之胜，而主气之寒热，则无禁也。按：此篇所谓“六元正纪大论”者，六气谓之六元，五运亦感天元而化，首数章论六气之主岁，而五运化于其中，各有盛有虚，有胜有复，末章论六气之主时，随运归从，上下胜制，有胜有郁而无复，善养生者，皆当随时调养，以参天地之和，施于天下，流于无穷，乃调变之大关目也。）帝曰：至哉圣人之道，天地大化，运行之节，临御之纪，阴阳之政，寒暑之令，非夫子孰能通之，请藏之灵兰之室，署曰“六元正纪”，非斋戒不敢，示慎传也。

刺法论篇第七十二（佚）

本病论篇第七十三（佚）

黄帝内经素问集注卷之八下

钱塘张志聪隐庵集注

同学 徐桢东屏 王逊子律 参订

门人朱轮卫公校正

至真要大论篇第七十四

(此篇论六气司天，六气在泉，有正化，有胜复，有主客，有邪胜。至真者谓司天在泉之精气，乃天一之真元。要者谓司岁备物以平治其民病，无伤天地之至真，乃养生之至要也。)

黄帝问曰：五气交合，盈虚更作，余知之矣，六气分治，司天地者，其至何如？(此承上章而言五运六气，互相交合，各有太过不及，彼此胜制，已详论于前矣，今欲分论六气之司天在泉，其气至之何如也。)岐伯再拜对曰：明乎哉问也！天地之大纪，人神之通应也。(王冰曰：天地变化，人神运为，中外虽殊，其通应则一也。)帝曰：愿闻上合昭昭，下合冥冥奈何？岐伯曰：此道之所生，工之所疑也。(昭昭，合天道之明显。冥冥，合在泉之幽深。道之所生，其生惟一，工不知其要，则流散无穷，故多疑也。)帝曰：愿闻其道也。岐伯曰：厥阴司天，其化以风；少阴司天，其化以热；太阴司天，其化以湿；少阳司天，其化以火；阳明司天，其化以燥；太阳司天其化以寒，以所临脏位，命其病者也。(风寒暑湿燥火，天之六气也。三阴三阳上奉之，故六气为司天之化。临脏位者，天气上临，而下合人之脏位，随六气之所伤，而命其病也。按：此篇重在司岁备物，以五味六气，举抑补泻，以平治天地之不和，故首提其病焉。)帝曰：地化奈何？岐伯曰：司天同候，间气皆然。帝曰：间气何谓？岐伯曰：司左右者，是谓间气也。帝曰：何以异之？岐伯曰：主岁者纪岁，间气者纪步也。(此言六气司天，而环绕于地下，故与司天同候，从左右而环转，是以间气皆然，但司天在泉之气纪岁，间气纪步之不同也。)帝曰：善。岁主奈何？岐伯曰：厥阴司天为风化，在泉为酸化，司气为苍化，间气为动化。少阴司天为热化，在泉为苦化，不司气化，居气为灼化。太阴司天为湿化，在泉为甘化，司气为黅化，间气为柔化。少阳司天为火化，在泉为苦化，司气为丹化，间气为明化。阳明司天为燥化，在泉为辛化，司气为素化，间气为清化。太阳司天为寒化，在泉为咸化，司气为玄化，间气为藏化。故治病者，必明六化分治，五味五色所生，五脏所宜，乃可以言盈虚病生之绪也。(主岁者，谓六气之各主一岁。风寒暑湿燥火，乃在天之六气，故为司天之化。《天元纪大论》曰：在地为化，化生五味。故在地为味化。司气者，司五运之气化。五运者，五行之气也。感天之苍黅丹素元之五色，而化生地之五行，是以司气为苍为丹为黅为素为元，君火以明而在天，故不司在地之火化。所谓居气者，言少阴不司气化，在六气之中，自有所居之上下，即下章之南政居南，北政居北也，间气之为动为灼，为柔为明，为清为藏者，六气之用也。此论六气之司天在泉，及化运间气之分治，皆有盛有虚而为民病，治病者或从岁气，或随运气以备物，以所生之五味五色，合五脏之所宜，乃可以言五运六化之盈虚，病生之端绪也。）**帝曰：厥阴在泉而酸化，先余知之矣，风化之行也何如？岐伯曰：风行于地，所谓本也。余气同法，本乎天者，天之气也，本乎地者，地之气也，天地合气，六节分而万物化生矣。故曰：谨候气宜，无失病机，此之谓也。**（此言司天在泉，俱以六气为本，六气绕地环转，而上下周行，又非气司天化而味主地化也，六气之本于上者，即为天之气，本乎下者，即为地之气，天地合气，六节分而万物化生，故谨候六气之所宜，无失五行之病机，斯得至真之为道。王子律曰：四时六步，皆有风气。）**帝曰：其主病何如？岐伯曰：司岁备物，则无遗主矣。帝曰：先岁物何也？岐伯曰：天地之专精也。帝曰：司岁者何如？岐伯曰：司气者主岁同，然有余不足也。帝曰：非司岁物何谓也？岐伯曰：散也。故质同而异等也，气味有薄厚，性用有躁静，治保有多少，力化有浅深，此之谓也。**（主病，谓主治病之药物。司岁备物，谓从六气五运以备之，如少阴少阳二火司岁，则当收附子姜桂之热物；如阳明燥金司岁，则当收桑皮苍术之燥物；如厥阴风气主岁，则当收防风羌活之风物；如太阳寒水司岁，则当收芩通大黄之寒物；如太阴土气司岁，则当收山药黄精之类甘平甘温之品，及苍丹黅素元之谷，所谓药食宜也，此皆得天地之专精，故先取岁物，谓先备司岁之物。即上章之所谓食岁谷以全其真，盖食天地之精，以养吾身之真也。司气，谓五运之气，五运虽与主岁相同，然又有太过不及之分，太过之岁，则物力厚，不及之岁，则物力浅薄矣，若非气运司岁之物，则气散而力薄，故形质虽同，而气味有浅深厚薄之异。治保有多少者，谓治病保真之药食，或宜多用而宜少用也。按中古之世，不能司岁备物，用炮制以代天地之助，如制附子曰炮，制苍术桑皮曰炒，盖以火助火，而以燥助燥也，近有制附子水煮曰阴制，制桑皮以蜜拌曰润燥，是犹用鹰犬而去其爪牙，则驱之搏蹇兔而不能，又安望韩卢之技哉。）**帝曰：岁主脏害何谓？岐伯曰：以所不胜命之，则其要也。**（此论五运之气，受司天在泉之胜制。岁主者，谓六气之主岁。脏，五脏也。盖言五脏内属五行，而外合五运，五运之气，受胜制之所伤，则病入五脏而为害矣。如少商金运，而值二火司天，少宫土运，而值厥阴在泉，此皆运气之所不胜，而受胜气之所胜制，故以所不胜命之，则岁主脏害之要可知矣。命，名也。）**帝曰：治之奈何？岐伯曰：上淫于下，所胜平之，外淫于内，所胜治之。**（上淫于下者，谓司天之气，淫胜其在下之运气，当以所胜平之。如少商金运，而火热上临，宜平以咸寒，佐以苦甘，外淫于内者，在泉之气，淫胜其在内之五运，当以所胜治之。如少宫土运，而风木下淫，宜治以辛凉，佐以苦甘。按司天在泉之气根于外，五运之化根于中，故曰外淫于内。下章平天气曰平，治在泉曰治，又诸气在泉曰淫于内。）**帝曰：善。平气何如？岐伯曰：谨察阴阳所在而调之，以平为期，正者正治，反者反治。**（平气，谓无上下之胜制，运气之和平也。甲丙戊庚壬为阳运，乙丁己辛癸为阴运，阴阳二运，有太过不及之分，故谨察阴阳所在而调之，以平为期。正者正治，谓太过之岁，当抑其胜气，扶其不胜，反者反治，谓不及之运，为所不胜之气反胜，当反佐以取之。）帝曰：夫子言察阴阳所在而调之，论言人迎与寸口，相应若引绳，小大齐等，命曰平，阴之所在，寸口何如？岐伯曰：视岁南北，可知之矣。帝曰：愿卒闻之。（此承上文以申明少阴之所在也。五运之中，少阴不司气化，随六气之阴阳，而上下左右，故曰阴之所在何如。圣人南面而立，前曰广明，后曰太冲，太冲之地，名曰少阴，少阴之上，名曰太阳，盖太冲，坎位也，广明，离位也，少阴主天一之坎水，而上为太阳之离火，是以北政之岁，随三阴而在坎，南政之岁，从三阳而在离，故有应不应之分焉。所谓南北者，阴阳也，五运之中，戊癸化火，以戊癸年为南政，甲乙丙丁己庚辛壬为北政。五运之政，有南有北，少阴之气，有阴有阳，是以随之而上下也。寸尺，血脉也，血乃中焦之汁，流溢于下而为精，奉心神化赤而为血，故脉始于足少阴肾，而主于手少阴心，是以诊寸尺之阴阳，以征少阴之上下。）岐伯曰：北政之岁，少阴在泉，则寸口不应；厥阴在泉，则右不应；太阴在泉，则左不应。南政之岁，少阴司天，则寸口不应；厥阴司天，则右不应；太阴司天，则左不应。诸不应者，反其诊则见矣。（风寒暑湿燥火，天之阴阳也，三阴三阳上奉之，以司主岁之六气。木火土金水火，地之阴阳也，以司五行之化运，化运五岁而右迁，而五行之中有二火，故君火不司气化，然虽不主运，而有所居之位焉。少阴之上，君火主之，是少阴本于阴而主于阳，是以南政之岁居阳，北政之岁，居于阴也。司天在南，在泉在北，此天地之定位，人面南而诊之，寸为阳而在南，尺为阴而在北。北政之岁，少阴在泉，则随阴而居北，是以寸口不应，南政之岁，少阴司天，则对阴而居阳，是以寸口不应。不应者，脉微而不应于诊，此论寸尺之阴阳南北也。北政之岁，厥阴在泉，则少阴在左，故右不应，太阴在泉，则少阴在右，故左不应；南政之岁，厥阴司天，则少阴在左，故右不应，太阴司天，则少阴在右，故左不应，此论人迎寸口之左右也。诸不应者，谓左右之不应也。反其诊者，以人面南面北而诊之也。盖以图象平置于几上，以司天在南，在泉在北，北政之岁，人面北以诊之，南政之岁，人面南以诊之，则左右之不应可见矣。夫天上地下，天南地北，此天地之定位也，人面南而面北者，人居天地气交之中，随天地之气而环转也。）帝曰：尺候何如？岐伯曰：北政之岁，三阴在下，则寸不应；三阴在上，则尺不应。南政之岁，三阴在天，则寸不应；三阴在泉，则尺不应，左右同。故曰：知其要者，一言而终，不知其要，流散无穷，此之谓也。（此总结上文之义，故问尺而兼论其寸焉。所谓三阴者，以少阴居二阴之中。上下者，以天在上而泉在下也。左右同者，谓尺之左右不应，与寸之左右不应同也。故知其要者，知少阴之不司气化，随阴阳而居上居下也。不知其要，流散无穷者，如疏注之议论纷纭，而茫无归着也。朱卫公问曰：假如甲子甲午岁，君火司天，而寸口不应，是司天之少阴，不应于脉耶？曰：五运六气之道，五运外合五行，内合五脏，五脏之气，见于六脉，而后合于六气，是感五运之气，而见于寸尺也。故曰：天地之气，无以脉诊。盖谓司天在泉之六气，不形于诊也，是以首提曰脏害，当知脏害二字，为照应寸尺而言。）帝曰：善。天地之气，内淫而病何如？岐伯曰：岁厥阴在泉，风淫所胜，则地气不明，平野昧，草乃早秀，民病洒洒振寒，善伸数欠，心痛支满，两胁里急，饮食不下，膈咽不通，食则呕，腹胀善噫，得后与气，则快然如衰，身体皆重。（此章论六气在泉而为民病，当以所胜之气味治之。厥阴在泉，寅申岁也。风淫于下，则尘土飞扬，故地气不明。平野昏昧，草得生气，故早秀也。按：《经脉篇》云：脾是动，则病洒洒振寒，善伸数欠，脾气病，则饮食不下，食则呕，腹胀善噫，得后与气，则快然如衰，身体俱重。盖木淫而土病也，又厥阴肝脉上贯膈，布胁肋，故为心痛支满等证。）岁少阴在泉，热淫所胜，则焰浮川泽，阴处反明，民病腹中常鸣，气上冲胸，喘不能久立，寒热皮肤痛，目瞑齿痛䪼肿，恶寒发热如疟，少腹中痛，腹大，蛰虫不藏。（少阴在泉，卯酉岁也。少阴君火生于水中，是以焰浮川泽。少阴标阴而本火，故阴处反明。腹中常鸣者，火气奔动也。气上冲胸者，火气炎上也。喘不能久立，寒热皮肤痛者，火淫肺金也。目瞑者，热甚阴虚，畏阳光也。齿痛䪼肿，热乘阳明也。发热如疟者，少阴标本之气病也。热在下焦，则少腹中痛。热在中焦，则腹大也。）岁太阴在泉，草乃早荣，湿淫所胜，则埃昏岩谷，黄反见黑，至阴之交，民病饮积心痛，耳聋，浑浑焞焞，嗌肿喉痹，阴病见血，少腹痛肿，不得小便，病冲头痛，目似脱，项似拔，腰似折，髀不可以回，腘如结，腨如别。（太阴在泉，辰戌岁也。土为草木之所资生，故草乃早荣。黄乃土色，黑乃水色，土胜湿淫，故黄反见黑。《五常政大论》曰：太阴司天，湿气下临，肾气上从，黑起水变。皆土胜水应之义，至阴之交，乃三气四气之交，土司令也。饮积心痛，寒湿上乘也。按：《经脉篇》：自耳聋至喉痹，乃三焦经病，自阴病至不得小便，以邪湿下流，为肾脏受病，自冲头痛至腨如别，乃膀胱经病。盖三焦为决渎之官，膀胱乃水津之府，土气淫胜，而水脏水腑皆为病也。）岁少阳在泉，火淫所胜，则焰明郊野，寒热更至，民病注泄赤白，少腹痛，溺赤，甚则血便，少阴同候。（少阳在泉，巳亥岁也。少阳之火，地二所生，故焰明郊野。寒热更至，热伤血分，则注赤，热伤气分，则注白。热在下焦，故少腹痛而溺赤。血便者，甚则血出于小便也。少阴之火出自水，少阳之火生于地，皆有阴阳寒热之分，故与少阴同候。）岁阳明在泉，燥淫所胜，则霿雾清瞑，民病喜呕，呕有苦，善太息，心胁痛，不能反侧，甚则嗌干面尘，身无膏泽，足外反热。（阳明在泉，子午岁也。金气淫于下，则霿雾清瞑于上矣。按：《经脉篇》：呕苦善太息，心胁痛，不能转侧，甚则面有微尘，体无膏泽，足外反热，乃足少阳病，嗌干面尘，乃足厥阴病。盖金胜而肝胆病也。）岁太阳在泉，寒淫所胜，则凝肃惨栗，民病少腹控睾，引腰脊，上冲心痛，血见，嗌痛颔肿。（太阳在泉，丑未岁也。水寒淫胜，故凝肃惨栗。寒淫于下，则膀胱与肾受之，膀胱居于小腹，故少腹痛。肾主阴器，故控引睾丸。太阳之脉挟脊抵腰中，故引腰脊。肾脉络心，故上冲心痛。心主血，而寒气逼之，故血见。按：《经脉篇》：嗌痛颔肿，乃小肠经病。小肠者，心之府也，亦水邪上侮火脏火腑而然。）帝曰：善。治之奈何？岐伯曰：诸气在泉，风淫于内，治以辛凉，佐以苦甘，以甘缓之，以辛散之。（风乃木气，金能胜之，故治以辛凉，过于辛，恐反伤其气，故佐以苦甘，苦胜辛而甘益气也。木性急，故以甘缓之，风邪胜，故以辛散之。《脏气法时论》曰：肝苦急，急食甘以缓之，肝欲散，急食辛以散之。）热淫于内，治以咸寒，佐以甘苦，以酸收之，以苦发之。（热乃火气，水能胜之，故宜治以咸寒，佐以苦甘。甘胜咸，所以防咸之过；苦能泄，所以去热之实也。酸乃木味，火生于木，以酸收之者，收火归原也。热郁于内而不解者，以苦发之。）湿淫于内，治以苦热，佐以酸淡，以苦燥之，以淡泄之。（湿乃阴土之气，故宜治以苦热，苦能胜湿，热以和阴也。酸从木化，故佐以酸淡。以苦燥之者，苦从火化也。《卦传》曰：燥万物者，莫熯乎火。以淡泄之者，淡味渗泄为阳也。）火淫于内，治以咸冷，佐以苦辛，以酸收之，以苦发之。（火淫于内，故宜治以咸冷。苦能泄辛能散，故当佐以苦辛，以酸收之，以苦发之，与上文同义。）燥淫于内，治以苦温，佐以甘辛，以苦下之。（燥乃清凉之金气，故当治以苦温。燥则气结于内，故当佐以辛甘发散，以苦下之。）寒淫于内，治以甘热，佐以苦辛，以咸泻之，以辛润之，以苦坚之。（寒乃水气，土能胜水，热能胜寒，故宜治以甘热。《脏气法时论》曰：肾苦燥，急食辛以润之，肾欲坚，急食苦以坚之，以苦补之，以咸泻之。）帝曰：善。天气之变何如？岐伯曰：厥阴司天，风淫所胜，则太虚埃昏，云物以扰，寒生春气，流水不冰，民病胃脘当心而痛，上肢两胁，膈咽不通，饮食不下，舌本强，食则呕，冷泄腹胀，溏泄瘕水闭，蛰虫不去，病本于脾，冲阳绝，死不治。（厥阴司天，巳亥岁也。风淫于上，故太虚埃昏，云物扰乱。寒生于春气，是以流水不冰。按：《经脉篇》：舌本强，食则呕，胃脘痛腹胀，饮食不下，溏瘕泄水闭，皆脾经之病。盖风木淫胜，故病本于脾，蛰虫藏于土中，因风气外淫，故不去也。卫阳，足阳明胃脉，在足跗上，动脉应手，胃气已绝，故死不治。）少阴司天，热淫所胜，怫热至，火行其政，民病胸中烦热，嗌干，右胠满，皮肤痛，寒热咳喘，大雨且至，唾血，血泄，鼽衄，嚏呕，溺色变，甚则疮疡胕肿，肩背臂臑及缺盆中痛，心痛，肺䐜，腹大满，膨膨而喘咳，病本于肺，尺泽绝，死不治。（少阴司天，子午岁也。怫，郁也。盖少阴之火，发于阴中，故为怫热。少阴太阳，阴中有阳，阳中有阴，阴阳相从，标本互换，是以火热甚而大雨至，水寒极而运火炎，民病胸中烦热嗌干，右胠满，皮肤痛，肺受火热而津液不生也。唾血血泄，热淫而迫血妄行也。按：《经脉篇》：溺色变，肩背臂臑痛，烦心胸满，肺胀膨膨而喘咳，皆肺经之病，盖火淫则金气受伤，故病本于肺，尺泽、在肘内廉大交中，动脉应手，肺之合穴脉也。肺气已绝，故死不治。）太阴司天，湿淫所胜，则沉阴且布，雨变枯槁，胕肿骨痛，阴痹，阴痹者，按之不得，腰脊头项痛，时眩，大便难，阴气不用，饥不欲食，咳唾则有血，心如悬，病本于肾，太溪绝，死不治。（太阴司天，丑未岁也。湿淫于上，是以沉阴且布，草木枯槁，得化气之雨而变生。胕肿阴痹，皆感寒湿之气。病在阴者名曰痹，故按之不得也。肾主骨而膀胱为之府，故腰脊头项骨痛。肾开窍于二阴，故大便难也。阴气不用者，不能上交于心也。上下不交，则上焦之火热留于胃，胃热则消谷，故善饥。胃气上逆，故不欲食也。咳唾有血者，心火在上，而不得上下之相济也。《经脉篇》曰：肾是动病，目䀮䀮无所见，心如悬若饥，盖心肾不交，故虚悬于上而若饥也。此土淫胜水，故病本于肾，太溪、肾之动脉，在足内踝外，踝骨上，太溪脉不至，则肾气已绝，故死不治。）少阳司天，火淫所胜，则温气流行，金政不平，民病头痛，发热恶寒而疟，热上皮肤痛，色变黄赤，传而为水，身面胕肿，腹满仰息，泄注赤白，疮疡，咳，唾血烦心，胸中热，甚则鼽衄，病本于肺，天府绝，死不治。（少阳司天，寅申岁也。火淫所胜，故金政不平。少阳之火，在天为暑，故民病头痛，寒热而疟。热上皮肤，色变黄赤，火上淫于肺也。肺者，太阴，皆积水也，传为水者，逼其金水外溢，故为肿满之水病也。仰息，肺气逆而不得偃息也。泄注赤白，疮疡唾血烦心，火热盛也。衄衄，甚而及于肺也，此火淫胜金，故病本于肺。天府，肺脉，在腋下三寸，动脉应手，肺气已绝，故死不治。）阳明司天，燥淫所胜，则木乃晚荣，草乃晚生，筋骨内变，民病左胠胁痛，寒清于中，感而疟，大凉革候，咳，腹中鸣，注泄鹜溏，名木敛，生菀于下，草焦上首，心胁暴痛，不可反侧，嗌干，面尘，腰痛，丈夫㿗疝，妇人少腹痛，目昧眦伤，疮痤痈，蛰虫来见，病本于肝，太冲绝，死不治。（阳明司天，卯酉岁也。燥金淫胜于上，则木受其制，故草木生荣俱晚，肝血伤而不能荣养筋骨，故生内变，左胠胁痛，肝经病也。感寒清而成疟者，秋成痎疟也。大凉革候者，夏秋之交，变炎暑而为清凉也。腹中鸣，注泄惊溏，寒清于中也。菀，茂也。名木敛于上而生菀于下，草焦上首，肃杀之气淫于上也。心胁暴痛，不可反侧，嗌干面尘，㿗疝眦疡，皆肝经之病，盖金淫于上，故病本于肝。太冲，在足大指本节后二寸，动脉应手，肝经之俞穴脉也。肝气已绝，故死不治。）太阳司天，寒淫所胜，则寒气反至，水且冰，血变于中，发为痈疡，民病厥心痛，呕血血泄，鼽衄善悲，时眩仆，运火炎烈，雨暴乃雹，胸腹满，手热肘挛，腋肿，心澹澹大动，胸胁胃脘不安，面赤目黄，善噫嗌干，甚则色炲，渴而欲饮，病本于心，神门绝，死不治，所谓动气，知其脏也。（曰寒气反至者，谓太阳为诸阳之首，即君火之阳也。然本于在下之寒水，今寒气反从上而至，是上下皆寒，而太阳运居于中，故曰：运火炎烈，夫寒临于上。如阳能胜之，即所谓凡伤于寒，则为病热，乃病反其本，得标之病矣，故治反其本，得标之方，此太阳从本从标，寒热更胜之气也。是以痈疡呕血，鼽衄腹满，乃阳热中盛之证。如心痛眩仆，面赤目黄，色炲善噫，乃寒凌心火，逼其火热上炎，水火寒热交争，而神门脉绝，心气灭矣。神门，心之俞穴，在手掌后锐骨端，动脉应手，故所谓候脉之动气，则知其五脏之存亡矣。《灵枢经》曰：邪在心，心痛，善悲，时眩仆。又曰：上走心为噫。）帝曰：善。治之奈何？（此章论司天之六气淫胜，而以所胜之气味平之。）岐伯曰：司天之气，风淫所胜，平以辛凉，佐以苦甘，以甘缓之，以酸泻之。（按：在泉之气曰淫于内而曰治，司天之气曰所胜而曰平，盖天气在外而地气在内也。故曰治者，治其内而使之外也。曰平者，平其上而使之下也。是以在在泉曰以辛散之，在司天曰以酸泻之。）热淫所胜，平以咸寒，佐以苦甘，以酸收之。（此与在泉之治法相同，但少以苦发之，盖自下而上淫于内者，宜从之而发散于外也。）湿淫所胜，平以苦热，佐以酸辛，以苦燥之，以淡泄之，湿上甚而热，治以苦温，佐以甘辛，以汗为故而止。（湿乃土之湿气，故上甚而热者，亦宜用辛温发散，以汗为故而止。《金匮要略》曰：腰以下肿，当利小便，腰以上肿，当发汗乃愈，此皆治水湿之要法。）火淫所胜，平以酸冷，佐以苦甘，以酸收之，以苦发之，以酸复之，热淫同。（少阳之火，乃地火也，如平之而未平者，淫于内也。故当以苦发之，此即三焦之元气，宜复以酸收之，勿使其过于发散世。夫少阴之热，君主之火也，淫甚则外内相合，亦当以苦发之。）燥淫所胜，平以苦温，佐以酸辛，以苦下之。（苦温能胜清金，辛能润燥，燥必内结，故以酸苦泄之。）寒淫所胜，平以辛热，佐以甘苦，以咸泻之。（夫淫于内，则干涉于脏气，故上文曰“以辛润之，以苦坚之”，此胜于外，止宜平之泻之而已。）帝曰：善。邪气反胜，治之奈何？岐伯曰：风司于地，清反胜之，治以酸温，左以苦甘，以辛平之。热司于地，寒反胜之，治以甘热，佐以苦辛，以咸平之。湿司于地，热反胜之，治以苦冷，佐以在咸甘，以苦平之。火司于地，寒反胜之，治以甘热，佐以苦辛，以咸平之。燥司于地，热反胜之，治以平寒，佐以苦甘，以辛平之，以和为利。寒司于地，热反胜之，治以咸冷，佐以甘辛，以苦平之。（邪气反胜者，不正之气，反胜在泉主岁之气，又当用胜邪之气味以平治之。上章曰“天气反时，则可依时”，此之谓也。）帝曰：其司天邪胜何如？岐伯曰：风化于天，清反胜之，治以酸温，佐以甘苦。热化于天，寒反胜之，治以甘温，佐以苦酸辛。湿化于天，热反胜之，治以苦寒，佐以苦酸。火化于天，寒反胜之，治以甘热，佐以苦辛。燥化于天，热反胜之，治以辛寒，佐以苦甘。寒化于天，热反胜之，治以咸冷，佐以苦辛。（此论六气司天，邪气反胜，宜以所胜之气味平之。）帝曰：六气相胜奈何？岐伯曰：厥阴之胜，耳鸣头眩，愦愦欲吐，胃膈如寒，大风数举，倮虫不滋，胠胁气并，化而为热，小便黄赤，胃脘当心而痛，上肢两胁，肠鸣飧泄，少腹痛，注下赤白，甚则呕吐，膈咽不通。（此论三阴三阳主岁之气，淫胜而为民病者，宜以所胜之气味平之。耳鸣头眩，木淫于上也。大风数举，淫于下而上也。愦愦欲吐，胃气如寒，胃土病也。倮虫不滋，木制之也。胠胁气并，肝气聚也。化而为热，小便黄赤，木淫而生火也。风木气胜，则脾胃受伤，故风气淫于上，则胃脘当心而痛，上肢两胁，甚则呕吐，膈咽不通；淫而下，则肠鸣飧泄，少腹痛，注下赤白，所谓风之伤人也，善淫而数变。）少阴之胜，心下热，善饥，脐下反动，气游三焦，炎暑至，木乃津，草乃萎，呕逆躁烦，腹满痛溏泄，传为赤沃。（心下热善饥，外淫之火，交于内也。脐下反动，少阴之标阴，发于下也。气游三焦，谓本标之气，游于上下，而交于中也。炎暑至者，与少阳气交之时，木乃津者，得少阴阴水之所资养也。草乃萎者，受君相二火之暑热也。呕逆，阴气上逆也。烦躁，阴阳寒热之征也。复满溏泄，阴寒在下也。传为赤沃、君火下淫也。）太阴之胜，火气内郁，疮疡于中，流散于外，病在胠胁，甚则心痛，热格，头痛喉痹，项强，独胜则湿气内郁，寒迫下焦，痛留顶，互引眉间，胃满，雨数至，燥化乃见，少腹满，腰脽重强，内不便，善注泄，足下温，头重，足胫胕肿，饮发于中，胕肿于上。（阴湿之气淫于外，则火气内郁，而疮疡于中矣。湿热之气，流散于外，则及于风木，而病在胠胁，甚则心痛者，木甚而传于火也。热格头痛喉痹项强者，风火之气，与湿气相离，从颈项而上于巅顶也。此言太阴之气，火土相合，而淫于岁半以前，独胜者，阴湿之气，复胜于岁半以后也，湿气在中，故内郁而迫于下焦。痛留顶而互引眉间者，风火之气，留于巅顶，传于阳明之经，而下及于胃满也。雨数至，燥化乃见者，至四气五气之交，而后见此证也。少腹满腰脽重者，湿气下淫，而及于肾也。足下温头重者，风火之气，复流于下也。足胫胕肿者，土淫而水泛也。饮发于中，胕肿于上者，水邪之从下而中，中而上也。此节论土胜于四时，从中而外，外而上，上而中，中而下，同四时之气，外内出入，环转一身，大有关于病机，学者宜体认无忽。）少阳之胜，热客于胃，烦心，心痛目赤，欲呕，呕酸善饥，耳痛溺赤，善惊谵妄，暴热消铄，草萎水涸，介虫乃屈，少腹痛，下沃赤白。（少阳之气，合于三焦，故热客于胃，盖三焦之原，皆出于胃间也。三焦与心主包络相合，故烦心心痛，三焦之脉，上入耳中，络目锐眦，故淫上则为耳痛目赤，淫于中则为呕饥，淫于下则为溺赤少腹痛，下沃赤白也。善惊谵妄暴热者，阳明胃经热也。三焦之气，蒸津液，化营血，消铄者，热盛而血液伤也。草萎者，暑热在上也。水涸者，火气在下也。介虫乃屈者，暑热在于气交之中，人与天地参也。王子律曰：少阴与少阳君相相合，在少阴反提出三焦二字。又曰：炎暑至，在少阳止微露其端，皆经义微妙处。）**阳明之胜，清发于中，左胠胁痛，溏泄，内为嗌塞，外发㿗疝，大凉肃杀，华英改容，毛虫乃殃，胸中不便，嗌塞而咳。**（金气寒肃，故清发于中。金胜，则木气受亏，故为胁痛㿗疝。清气在下，则为溏泄，在上则为嗌塞。大凉肃杀，淫胜极也，是以华英改容，毛虫乃殃，胸中不便，嗌塞而咳者，阳明燥金，上及于肺，同气相感也。）**太阳之胜，凝栗凓至，非时水冰，羽乃后化，痔疟发，寒厥入胃，则内生心痛，阴中乃疡，隐曲不利，互引阴股，筋肉拘苛，血脉凝泣，络满色变，或为血泄，皮肤痞肿，腹满食减，热反上行，头项囟顶脑户中痛，目如脱，寒入下焦，传为濡泻。**（太阳寒水气胜，故凝凓且至，非时水冰者，胜气在于岁半以前，是以羽虫后化也。《灵枢经》曰：足太阳是主筋所生病者为痔。疟者，太阳寒热之邪也。厥逆而入于胃者，水侮土也。胃络上通于心，故心痛也。阴中乃疡，是以隐曲不利，而互引阴股。足太阳主筋，故筋肉拘苛也。血脉凝泣，络满色变，或为血泄，邪入于经也。皮肤痞肿者，太阳之气主表也。腹满食减者，水气乘脾也。热反上行者，太阳之气，随经上入脑，还出别下项，太阳经脉，起于目内眦，故目如脱也。寒入下焦者，太阳标阳而本寒，是以阳热上行，而阴寒下行也。）**帝曰：治之奈何？岐伯曰：厥阴之胜，治以甘清，佐以苦辛，以酸泻之。少阴之胜，治以辛寒，佐以苦咸，以甘泻之。太阴之胜，治以咸热，佐以辛甘，以苦泻之。少阳之胜，治以辛寒，佐以甘咸，以甘泻之。阳明之胜，治以酸温，佐以辛甘，以苦泄之。太阳之胜，治以甘热，佐以辛酸，以咸泻之。**（治诸胜气，寒者热之，热者寒之，温者清之，清者温之，散者收之，抑者散之，燥者润之，急者缓之，坚者软之，脆者坚之，衰者补之，强者泻之，各安其气，则病气衰去此治之大体也。）**帝曰：六气之复何如？岐伯曰：悉乎哉问也！厥阴之复，少腹坚满，里急暴痛，偃木飞沙，倮虫不荣，厥心痛，汗发呕吐，饮食不入，入而复出，筋骨掉眩，清厥，甚则入脾，食痹而吐，冲阳绝，死不治。**（复者，谓三阴三阳之气，受所胜之气胜制，郁极而复发也。少腹坚满，里急暴痛，厥阴之气，郁而欲发也。偃木飞沙，郁怒之气大腹也。倮虫不荣，风气发而土气衰也。厥心痛者，色苍苍如死状，终日不得太息，此厥阴之气干于心也。汗发者，风热之阳，加于阴也。呕吐饮食不入，木淫而土败也。筋骨掉眩，风气盛也。清厥者，风淫于上，阴气下逆也。痹者，闭而痛也。冲阳，胃之动脉。此风气盛而土气绝也。按：六气之胜复，与五运不同，五运不及之岁，有胜气而子气为母复仇，六气之胜复，无分太过不及，有胜则有复，无胜则无复，胜甚则复甚，胜微则复微，而所复之气，即是所郁之本气复发，非子复母仇也。故曰：厥阴之复，少阴之复，与气交变章之论复不同也。《六微旨大论》曰：寒暑燥湿风火，气有胜复，胜复之作，有德有化，有用有变。盖谓六气主岁，无论司天在泉，如上下和平，无有胜复，此气之德化也。用者胜之始，变者复之机，此胜复而为民病也。张介宾曰：按前章天地淫胜，只言司天六脉绝者不治，而在泉未言，此章于六气之复者复言之，正以明在泉之化，盖四气尽终气，地气主之，复之常也。）**少阴之复，燠热内作，烦躁鼽嚏，少腹绞痛，火见燔焫嗌燥，分注时止，气动于左，上行于右，咳，皮肤痛，暴喑，心痛，郁冒不知人，乃洒淅恶寒，振栗谵妄，寒已而热，渴而欲饮，少气骨痿，隔肠不便，外为浮肿，哕噫，赤气后化，流水不冰，热气大行，介虫不复，病疿胗疮疡，痈疽痤痔，甚则入肺，咳而鼻渊，天府绝，死不治。**（燠热，郁热也。烦躁，火烦则阴躁也。鼽嚏，燠热上乘于肺也。少腹绞痛，少阴之阴气发于下也。火见燔焫，君火之气发于上也。嗌燥，火热烁金也。夫阴寒在腹，则注泄，得火热之气则注止，少阴标本并发，是以注泄分而时注时止也。气动于左者，君火之气，发于左肾之水中。上行于右者，肺肾上下相交，肾为本而肺为末也。火淫肺金，则咳而皮痛。金主声，故暴喑也。心痛者，火气自伤也。郁冒不知人者，寒热之气乱于上也。洒淅振栗者，阴阳相搏也。寒已而热者，少阴之阴寒，从火化而为热也。是以渴而欲饮，少气骨痿，盖火盛则少气，热盛则骨痿也。隔肠，小肠也。哕者，小肠之气不通，逆气上走心而为噫也。赤气后化者，复在五气终气，是以流水不冰，疿胗疮疡，乃热伤气血，火热铄金，故天府绝也。）**太阴之复，湿变乃举，体重中满，饮食不化，阴气上厥，胸中不便，饮发于中，咳喘有声，大雨时行，鳞见于陆，头顶痛重，而掉瘛尤甚，呕而密默，唾吐清液，甚则入肾，窍泻无度，太溪绝，死不治。**（气极则变。举，发也。阴湿之气盛，是以体重中满，饮食不化。胸中，膻中也。宗气之所居，阴气上逆，是以胸中不便，咳喘有声者，饮乘于肺也。太阴所至为湿生，终为注雨，鳞见于陆者，土崩溃也。头项痛重，而掉瘛尤甚者，所谓因于湿，首如裹，湿热不攘，大筋緛短，小筋弛长，緛短为拘，弛长为痿也。呕者，湿乘阳明也。密默者，欲闭户牖而独居也。《脉解篇》曰：所谓欲独闭户牖而处者，阴阳相薄也。阳尽而阴盛，故欲独闭户牖而居，盖阳明者，表阳也，太阴者，三阴也，阴变而乘于阳，则阳欲尽而阴盛，是以唾吐清液也。甚则入肾，下乘冬令之寒水也。肾开窍于二阴，故曰窍泻。夫太阴居中土而旺于四季，是以胜气胜于四时，复气在于岁半以后，故止乘肺胃之秋金，冬令之肾水也。）**少阳之复，大热将至，枯燥燔爇，介虫乃耗，惊瘛咳衄，心热烦躁，便数憎风，厥气上行，面如浮埃，目乃瞤瘛，火气内发，上为口糜，呕逆，血溢血泄，发而为疟，恶寒鼓栗，寒极反热，嗌络焦槁，渴饮水浆，色变黄赤，少气脉萎，化而为水，传为胕肿，甚则入肺，咳而血泄，尺泽绝，死不治。**（少阳之火，复发于秋冬之时，是以枯燥燔爇。介虫乃耗，谓木枯草焦，而甲虫耗散也。惊瘛咳衄，热乘心肺也。便数憎风，表里皆热也。面如浮埃，面微有尘也。手足少阳之脉，皆上系于目，故目乃瞤瘛，火气内发者，阴火发于内也。上为口糜，发于上焦也。发于中焦则呕逆，发于下焦则血溢血泄也。发而为疟者，少阳主枢，是以寒热阴阳，外内出入，寒极反热，从火化也。嗌络焦槁，肺金伤也。渴饮水浆，阳明胃金燥也。太阴湿土主四之气，色变黄赤者，火土相合也，少气脉萎者，气血皆伤也。化而为水，传为胕肿者，从四气五气而直至于终之气也。）**阳明之复，清气大举，森木苍干，毛虫乃厉，病生胠胁，气归于左，善太息，甚则心痛，痞满腹胀而泄，呕苦咳哕烦心，病在膈中，头痛，甚则入肝，惊骇筋挛，太冲绝，死不治。**（阳明之复，发于本位主令之时，是以清气大举，森木苍干，毛虫乃厉。病生胠胁，气归于左者，金乘木也。心痛痞满，腹胀而泄，乘火土也。胆病者，善太息呕苦，木受金刑，腑亦病也。咳哕，肺气逆也。咳哕烦心者，病在膈中，阳明之气上逆也。头痛，厥阴病也。夫病生胠胁头痛，病在肝之经气，如入肝则干脏矣，干脏者半死半生，盖邪虽薄脏，而脏真不伤者生，如太冲脉绝，真元伤矣。夫厥阴少阴少阳太阴之复，发于五气六气之时，阳明太阳之发，报复岁半以前之气，是以木火土之皆病也。）太阳之复，厥气上行，水凝雨冰，羽虫乃死，心胃生寒，胸膈不利，心痛痞满，头痛善悲，时眩仆，食减，腰脽反痛，屈伸不便，地裂冰坚，阳光不治，少腹控睾，引腰脊，上冲心，唾出清水，及为哕噫，甚则入心，善忘善悲神门绝，死不治。（厥气上行者，郁逆之气上行，而欲复岁半以前之气也。水凝，水寒在下也。雨冰，寒气在上也。上下皆寒，是以羽虫乃死，盖寒淫而火灭也。心胃生寒，胸膈不利，心痛痞满，头痛善悲，时眩仆者，厥气上行，从下而中，中而上也。食减，水乘土也。腰脽反痛，屈伸不利，水淫而反自伤也。阳光不治，木火之气衰也。少腹控睾，引腰脊上冲心者，厥阴病也。唾出清水，及为哕噫，从胃而上及于心也。盖亦报复岁半以前之木火土也。王子律曰：木火土三气，子母相合，而胜岁半以后之气，是以复发而俱报之。计逊公问曰：少阴太阳，有水火寒热之并发，奚少阴之复有寒气，而太阳之复无阳热耶？曰：少阴之本火，太阳之本寒，报复之气，发于岁半以后，乃凉寒之时，是以少阴有寒，而太阳无热，从时化也。）帝曰：善。治之奈何？岐伯曰：厥阴之复，治以酸寒，佐以甘辛，以酸泻之，以甘缓之。少阴之复，治以咸寒，佐以苦辛，以甘泻之，以酸收之，辛苦发之，以咸软之。太阴之复，治以苦热，佐以酸辛，以苦泻之，燥之泄之。少阳之复，治以咸冷，佐以苦辛，以咸软之，以酸收之，辛苦发之，发不远热，无犯温凉，少阴同法。阳明之复，治以辛温，佐以苦甘，以苦泄之，以苦下之，以酸补之。太阳之复，治以咸热，佐以甘辛，以苦坚之。（上章曰：发表不远热，攻里不远寒。如少阳少阴之火，郁而不解，是宜不远热而发散之，然无犯其温凉。盖四之气宜凉，五之气宜温，至终之气而后可用热，时气之不可不从也，阳明之复，以苦泄之，以苦下之者，谓渗泄其小便，下其大便也。）治诸胜复，寒者热之，热者寒之，温者清之，清者温之，散者收之，抑者散之，燥者润之，急者缓之，坚者软之，脆者坚之，衰者补之，强者泻之，各安其气，必清必静，则病气衰去，归其所宗，此治之大体也。（五味六气之中，辛甘发散为阳，酸苦涌泄为阴，咸味涌泄为阴，淡味渗泄为阳，六者或收或散，或缓或急，或燥或润，或软或坚，有补有泻，有逆有从，各随五行六气而咸宜，安其胜复之气，使之必清必静，则病气衰而各归其所主之本位，此治之大体也。）帝曰：善。气之上下何谓也？岐伯曰：身半以上，其气三矣，天之分也，天气主之。身半以下，其气三矣，地之分也，地气主之。以名命气，以气命处，而言其病，半，所谓天枢也。（此论人身之上下，以应天地之上下也。夫岁半以上，天气主之，乃厥阴风木，少阴君火，少阳相火。岁半以下，地气主之，乃太阴湿土，阳明燥金，太阳寒水。在人身厥阴风木之气，与督脉会于巅顶，是木气在于火气之上矣。君火之下，包络相火主气，是木火火之三气，在身半以上也。脾土居阳明胃金之上，阳明居太阳膀胱之上，是土金水之三气，在身半以下也。以木火土金水之名，以命其上之三气，下之三气，以上下之三气，而命其在天在地之处，以天地之处而言其三阴三阳之病，则胜复之气可知矣。半者，所谓天枢之分，在脐旁二寸，乃阳明之火名，盖以此而分形身之上下也。夫所谓枢者，上下交互而旋转者也，故在天地，乃上下气交之中名天枢，在人身，以身半之中名天枢也。）故上胜而下俱病者，以地名之，下胜而上俱病者，以天名之。（此言上下之胜气也。如身半以上之木火气胜，而身半以下之土金水三气俱病者，以地名之，谓病之在地也。如身半以下之土金水胜，而身半以上之木火气病者，以天名之，谓病之在天也。盖以人身之上下，以应天地之上下，故以天地名之。）所谓胜至，报气屈伏而未发也，复至则不以天地异名，皆如复气为法也。（此言上下之复气也，如胜至，则报复之气，屈伏于本位而未发也。复至，则如复气而为法，不必以天地而名之，如厥阴少阴少阳之复，其气发于四气五气之时，阳明太阳之复，其气归于初气二气之木火，故不必以木火居岁半以上，而以天名之，金水主岁半以下，而以地名之，皆如复气之所在而为成法也。）帝曰：胜复之动，时有常乎？气有必乎？岐伯曰：时有常位，而气无必也。帝曰：愿闻其道也。岐伯曰：初气终三气，天气主之，胜之常也。四气尽终气，地气主之，复之常也。有胜则复，无胜则痞。（帝问胜复之气，随四时之有常位乎，其气之动，随四时之可必乎？伯言木火土金水，四时有定位，而胜复之气，不随所主之本位而发，故气不可必也。盖谓六气各主一岁，主岁之气胜，则春将至而即发，是太阴阳明太阳之气，皆发于春夏矣，如六气之复，乃郁极而后发，故发于岁半之后，是厥阴少阴少阳之复，皆发于秋冬矣。故曰：初气终三气，天气主之，胜之常也。四气尽终气，地气主之，复之常也。有胜则复，无胜则否，是以胜复之气，不随四时之常位而不可必也。）帝曰：善。复已而胜何如？岐伯曰：胜至则复，无常数也。衰乃止耳，复已而胜，不复则害，此伤生也。（此申明有胜则复，展转不已，必待其胜气衰而后乃止耳。复已而胜者，如火气复而乘其金已，则金气又复胜之，金气复而侮其火已，则火气又复胜之，所谓胜至则复，无常数也。如胜气衰而后乃止耳，故复气已，而受复之气又复胜之。如火气复而胜其金，则金气又当复胜，如不复胜，此金为火气所害，而金之生气伤矣。故必待其胜衰而后平，如有胜则有复也。）帝曰：复而反病何也？岐伯曰：居非其位，不相得也，大复其胜，则主胜之，故反病也，所谓火燥热也。（复而反病者，复气之反病也。如火气复而乘于金位，金气复而乘于火位，皆居非其位，不相得也。是以大复其胜，则主胜之，故反病也。如火气大复，而乘于阳明，则五位之主气胜之，如金气大复，而乘于少阴，则二位之主气胜之，故复气之反病也。所谓火热燥也，余气皆然，此即胜至而复，胜衰则止之意。盖言胜复之气，宜于渐衰，而不宜于复大也。）帝曰：治之何如？岐伯曰：夫气之胜也，微者随之，甚者制之，气之复也，和者平之，暴者夺之，皆随胜气，安其屈伏，无问其数，以平为期，此其道也。（微者随之，顺其气以调之也。甚者制之，制以所畏也。和者平之，平调其微邪。暴者夺之，泻其强盛也。但随胜气以治，则屈伏之气自安矣，然不必问其胜复之展转，惟以气平为期，此其治胜复之道之。）帝曰：善。主客之胜复奈何？岐伯曰：客主之气，胜而无复也。（此论四时主气客气之胜复也。按：前篇论初之气二之气者，乃加临之客气而为民病也，后论厥阴所至为和平，太阴所至为埃溽，论主气之有德化变病也，此章复论主气客气，有彼此相胜之顺逆，是以岁运七篇，内有似乎重复，而义无雷同，学者当细心体析。）帝曰：其逆从何如？岐伯曰：主胜逆，客胜从，天之道也。（客气者，乃司天在泉及左右之间气，在天之六气也。天包乎地之外，从泉下而六气环转，天之道也；主气者，五方四时之定位，地之道也。坤顺承天，是以主胜为逆，客胜为从，顺天之道也。）帝曰：其生病何如？岐伯曰：厥阴司天，客胜则耳鸣掉眩，甚则咳，主胜则胸胁痛，舌难以言。（风木之客气胜于上，是以耳鸣掉眩，厥阴肝木，贯膈上注肺，甚则咳者，上淫之气，内入于经也。主胜则胸胁痛，肝经之脉，布胸胁也。厥阴少阳主筋，二经之筋病，则舌卷，故难以言。盖客气之从上而下，主气之从内而上也。再按：主岁之三气，乃厥阴风木君相二火，胸胁痛者，厥阴之初气甚也。舌难以言者，二火之气胜也。）少阴司天，客胜则鼽嚏，颈项强，肩背瞀热，头痛，少气，发热，耳聋目瞑，甚则胕肿，血溢疮疡，咳喘，主胜则心热烦躁，甚则胁痛支满。（少阴司天之初气，乃太阳寒水，二之气乃厥阴风木，三之气乃少阴君火。鼽嚏耳聋目瞑，厥阴之气胜也。头项强，肩背瞀热头痛，甚则胕肿，太阳寒水之气胜也。少气发热，血溢，疮疡咳喘，君火之气胜也。初之主气，乃厥阴风木，二之气君火，三之气相火，主胜则心热烦躁者，君相二火之气胜也。甚则胁痛支满者，厥阴之初气胜也。盖君火司岁，故先火胜，而甚则及于厥阴。按：司天之气，客气有三，主气有三，在泉之气，客气有三，主气有三，主客之胜而为民病，有以三气分而论之者，有合而论之者。盖书不尽言，言不尽意，神而明之，存乎其人。）太阴司天，客胜则首面胕肿，呼吸气喘，主胜则胸腹满，食已而瞀。（客胜则首面胕肿，湿淫于上也。呼吸气喘，淫及于内也。主胜则胸腹满者，初气之木胜伤土也。经云：肺是动病，甚则交两手而瞀，乃二气三气之火土，炎而为肺病也。按：胕，叶扶，肿也，上文曰胕肿于上，此节曰首面胕肿，非足跗之跗也。）少阳司天，客胜则丹胗外发，及为丹熛，疮疡呕逆，喉痹头痛，嗌肿耳聋，血溢，内为瘛疭，主胜则胸满咳，仰息，甚而有血，手热。（少阳司天，初气三气，乃君相二火，二之气乃太阴湿土。丹胗，即斑疹，因火热而发于外者也。丹熛，即赤游，发于外而欲游于内者也。呕逆瘛疭，湿土之气，合于内也。疮疡嗌肿诸证，亦皆感湿热而生，盖亦自上而下，从外而内也。肺乃心之盖，主胜则胸满咳仰息者，主气之二火，欲上炎而外出也。仰息者，肺病而不得偃息也。甚而有血手热者，火发于外也。君相二经之脉，皆循于手，故为手热。王子律曰：止言火而不言初气之风者，盖风自火出，火随风炽也。）阳明司天，清复内余，则咳衄嗌塞，心膈中热，咳不止而白血出者死。（清复内余者，清肃之客气入于内，而复有余于内也。咳衄嗌塞，心膈中热，皆肺病也。肺属金而主天，是以阳明司天之气，余于内而病在肺也。白血出者，血出于肺也。阳明司天，天之气也，脏属阴而血为阴。血出于肺，则阳甚而阴绝矣。此盖言天为阳，地为阴，人居天地气交之中，腑为阳，脏为阴，气为阳，血为阴，外为阳，内为阴，是以阳明之不言主客者，谓阳明金气司天，则乾刚在上，胜于内，则与肺金相合，故不言主客者，论天之道也。）太阳司天，客胜则胸中不利，出清涕，感寒则咳，主胜则喉嗌中鸣。（太阳之气在表，而肺主皮毛，是以受司天之客气，即为胸中不利，出清涕而咳，曰感寒则咳者，谓太阳与寒水之有别也。按：《水热穴论》曰：肾者，至阴也，至阴者，盛水也，肺者，太阴也，少阴者，冬脉也，故其本在肾，其脉在肺，皆积水也。盖水在地之下，故曰至阴，大地之下皆水，故为盛水也，与肺金之上下交通，而皆积水者，水上连乎天，而天包乎下也，是以主胜则喉嗌中鸣，乃在下寒水之气，而上出于肺也。此乃论主客之末章，故以阳明太阳，兼申明司天在泉之微妙。）厥阴在泉，客胜则大关节不利，内为痉强

拘瘛，外为不便，主胜则筋骨繇并，腰腹时痛。（繇同陶。大关节者，手足之十二节也。厥阴在泉，始之客气，乃阳明燥金。厥阴主筋，筋燥是以关节不利。次之客气，乃太阳寒水，太阳为诸阳主气，阳气者，柔则养筋，寒气淫于内，则太阳受之，故内为痉强拘瘛，即痉证也。终之客气，乃在泉之风木，故外为不便，不便者，亦筋骨之不利也。《灵枢·根结》曰：骨繇者，筋缓而不收也。所谓骨繇者，摇故也。在泉之主气，乃太阴湿土，阳明燥金，太阳寒水，节骨繇并，腰腹时痛者，三气之为病也。）**少阴在泉，客胜则腰痛，尻股膝髀腨胻足病，瞀热以酸，胕肿不能久立，溲便变，主胜则厥气上行，心痛发热，膈中众痹皆作，发于胠胁，魄汗不藏，四逆而起。**（四之客气，乃太阳寒水，故为腰尻股胻足病，皆太阳之经证，同气相感也。次之气，乃厥阴风木，瞀热以酸，胕肿不能久立，乃脾土之证，盖木淫而土病也。终之客气，乃少阴君火，主气乃太阳寒水，溲便变者，水火相交，火淫于下也。主胜则厥气上行，心痛发热者，乃寒水之主气，上乘于在泉之君火也。五之主气，乃阳明燥金，客气乃厥阴风木，众痹者，各在其处，更发更止，更居更起，以右应左，以左应右，膈中众痹皆作，发于胠胁，乃阳明之气，乘于厥阴之经也。四之主气，乃太阴湿土，客气乃太阳寒水。魄汗，表汗也。汗乃阴液，膀胱者，津液之所藏，四逆而起者，土气上逆也。以土胜水，是以津液不藏，而汗出于表也。再按：众痹似属阳明，十二经中，惟手足阳明之脉，左之右，右之左，而交于承浆，故曰：以右应左，以左应右。）**太阴在泉，客胜则足痿下重，便溲不时，湿客下焦，发而濡泻，及为肿，隐曲之疾，主胜则寒气逆满，食饮不下，甚则为疝。**（足痿下重，便溲不时者，在泉之湿气，客于太阴之经，而下及于内也。湿客下焦，发而濡泻，及为肿者，因客淫于下，而太阴之主气自病也。隐曲者，乃男女之前阴处，故曰隐曲，谓隐藏委曲之处也。终之主气，乃太阳寒水，客气乃司天之湿土，是以主胜则寒气逆满，盖水淫而上乘于土，故逆满也。四之主气，乃太阴湿土，客气乃厥阴风木，食饮不下，甚则为疝者，湿气上逆，而病及于厥阴之经也。五之主气，乃阳明秋金，客气乃少阴君火，火能制金，故不上胜也。）**少阳在泉，客胜则腰腹痛而反恶寒，甚则下白溺白，主胜则热反上行而客于心，心痛发热，格中而呕，少阴同候。**（少阳在泉，始之客气，乃少阴君火，主气乃太阴湿土；次之客气，乃太阴湿土，主气乃阳明秋金；终之客气，乃少阳相火，主气乃太阳寒水，腰腹痛而反恶寒者，客胜而太阳之主气病也。太阳之气伤，故恶寒也。甚则溺白下白者，病及于阳明，太阴之主气也。盖金主气，气化则溺出，溺白者，气不化而溺不清也。下白者，土气伤而大便色白也。因客胜而主气反病，故曰反。主胜则热反上行而客于心，心痛发热者，君相二火之客气，反上行而自病也。格中而呕者，太阴之客气自病也。因主胜而客反自病，故曰反曰客，曰少阴同候，谓火性炎上，故二火皆有反逆之自病也。朱卫公曰：水湿下逆，是以二火反上炎而自焚。徐东屏曰：有客之胜气，病在于内者，有主之胜气，病在上者，有因客胜而主气自病于下者，有因主胜而客气自病于上者，是以此节又翻一论，学者当引而伸之。）**阳明在泉，客胜则清气动下，少腹坚满而数便泻，主胜则腰重腹痛，少腹生寒，下为鹜溏，则寒厥于肠，上冲胸中，甚则喘不能久立。**（清气动下者，清肃之天气而动于下也。少腹坚满而数便泻者，太阳寒水之病也。主胜则腰重腹痛，少腹生寒者，太阳水寒之气发于下也。下为鹜溏者，水下泄也。寒厥于肠，上冲胸中，甚则喘者，寒气逆乘阳明之大肠，而上及于胸中之肺脏也。《灵枢经》曰：气上冲胸，喘不能久立，邪在大肠，大肠与肺胃相合，而并主金气，此与阳明司天之大义相合。）**太阳在泉，寒复内余，则腰尻痛，屈伸不利，股胫足膝中痛。**（寒复内余者，太阳寒水之客气入于内，而复内有余也。腰尻股胫足痛者，太阳之经证也。屈伸不利者，太阳之主筋也。按：太阳者，水中之阳，天之气也。寒水者，天一所生之水也。水上通乎天，天行于地下，故曰司天，曰在泉。六气随天气而绕地环转，故在阳明司天，而曰清复内余，在太阳在泉，而曰寒复内余，谓司天在泉之气，上下相通，人居于天地气交之中，而上下之气，复有余于人之内也。故俱不言主气客气，盖司天在泉，一气贯通，皆论天之道也。张玉师曰：按腰尻痛者，病在血也。屈伸不利，病太阳之气也。股胫膝痛者，病在血也。天为阳，地为阴，天主气，地主脉，论天地则天包乎地之外，论人又气居于血之中，盖言阴中有阳，阳中有阴，乃阴阳交互之妙用。）**帝曰：善。治之奈何？岐伯曰：高者抑之，下者举之，有余折之，不足补之，佐以所利，和以所宜，必安其主客，适其寒温，同者逆之，异者从之。**（高者抑之，谓主气之逆于上也。下者举之，谓客气之乘于下也。有余者，胜气也。不足者，所不胜之气而为病也。佐以所利者，利其所欲也。如肝欲散，急食辛以散之，是以厥阴之胜，佐以苦辛；心欲软，急食咸以软之，是以少阴之胜，佐以苦咸；脾欲缓，急食甘以缓之，是以太阴之胜，佐以辛甘；肺欲收，急欲酸以收之，是以燥淫所胜，佐以辛酸；肾欲坚，急食苦以坚之，是以寒淫所胜，佐以甘苦，和其所宜者，利其五味之所宜也。如厥阴色青宜食甘，少阴少阳色赤宜食酸，太阴色黄宜食咸，阳明色白宜食苦，太阳色黑宜食辛，安其主客者，使各守其本位也。适其寒温者，治寒以热，治热以寒，治温以凉，治凉以温也，同者逆之，谓气之相得者宜逆治之。如主客之同司火热，则当治以咸寒，如同司寒水，则当治以辛热，温凉亦然，此逆治之法也。异者从之，谓不相得者，当从治之，如寒水司天，加临于二火主气之上，客胜当从二火之热以治寒，主胜当从司天之寒以治热，余气皆然，此平治异者之法也。）**帝曰：治寒以热，治热以寒，气相得者逆之，不相得者从之，余已知之矣，其于正味何如。**（此承上文而言四时主客之气，各有本位之正味也。上章论主客之胜，已论治于前，故曰：余已知之矣，然本气之自有盛衰，其于补泻之正味为何如?）**岐伯曰：木位之主，其泻以酸，其补以辛。**（木位之主，厥阴所主之位也，此乃四时不易之定位，故曰位。如未至所主之时，而阳春之气先至，此气之盛也，宜泻之以酸。如至而未至，此气之衰也，宜补之以辛。盖木性升，酸则反其性而收之，故为泻；辛则助其发生之气，故为补。）**火位之主，其泻以甘，其补以咸。**（二之气，乃君火所主之位，三之气，乃相火所主之位，如未至三月，而暄热之气先至，未至五月，而炎暑之气先至，此来气有余也，宜泻之以甘，盖从子而泄其母气也。如至而不至，此气之不及也，宜补之以咸，盖以水济火也。王子律曰：肾水不足，则心悬如病饥，水气之不济也。）**土位之主，其泻以苦，其补以甘。**（土主于四之气，如主气之时，埃蒸注雨，气之盛也，宜苦以泄之，泻其敦阜之气。如化气不令，风寒并与，主气之不足也，宜补之以甘，盖气不足者，补之以味也。）**金位之主，其泻以辛，其补以酸。**（五之气也，如未及时而清肃之气早至，此气之盛也，其泻宜辛，以辛散之也。如至秋深而暑热尚在，气之不及也，其补宜酸，以酸收之也。）**水位之主，其泻以咸，其补以苦。**（终之气也，如未及时而天气严寒，冰雪霜雹，气之盛也，宜泻之以咸，盖咸能泄下，从其类而泻之也。如已至而天气尚温，此气之不及也，宜补之以苦，盖苦味阴寒，而炎上作苦，助太阳标本之味也，所谓调之正味，以平为期，勿使四时不平之气而为民病也。）**厥阴之客，以辛补之，以酸泻之，以甘缓之。**（此加临之六气，而有太过不及之正味也。六气运行，无有定位，如宾客之外至，故曰客。常以正月朔日，平旦视之，如气来不及，宜补之以辛，气来有余，宜泻之酸，以甘缓之。《脏气法时论》曰：肝苦急，急食甘以缓之。盖主气有余，则气行于外，客气太过，则气乘于内，故当兼用五脏所欲之味以调之。）**少阴之客，以咸补之，以甘泻之，以咸收之。**（“咸”当作“酸”。《脏气法时论》曰：心苦缓，急食酸以收之。按论主气，先言泻而后言补，论客气，先曰补而后曰泻，盖补泻之道，有宜补而不宜泻者，有宜泻而不宜补者，有宜先补而后泻者，有宜先泻而后补者，有宜补泻之兼用者，神而明之，在乎其人。）**太阴之客，以甘补之，以苦泻之，以甘缓之。**（《脏气法时论》曰：脾欲缓，急食甘以缓之。）**少阳之客，以咸补之，以甘泻之，以咸软之。**（《脏气法时论》曰：心欲软，急食咸以软之，盖少阳乃心主之包络也。）**阳明之客，以酸补之，以辛泻之，以苦泄之。**（《脏气法时论》曰：肺苦气上逆，急食苦以泄之。）**太阳之客，以苦补之，以咸泻之，以苦坚之，以辛润之，开发腠理，致津液，通气也。**（《脏气法时论》曰：肾欲坚，急食苦以坚之，肾苦燥，急食辛以润之。开腠理，致津液，通气也。腠者三焦通会元真之处，理者皮肤脏腑之纹理也。夫水谷入于口，津液各走其道，故三焦出气，以温肌肉，充皮肤，为其津，盖气充肌腠，津随气行，辛味入胃，能开腠理，致津液而通气，故主润。）**帝曰：善。愿闻阴阳之三也何谓？岐伯曰：气有多少异用也。**（此言阴阳之有太少，则气有盛衰，而治有轻重矣。阴阳之中，有太阳少阳，有太阴少阴，则气有多少异用也。王子律曰：三阴三阳，有多气少血者，有多血少气者，有气血皆多者，是以用药之有异也。）**帝曰：阳明何谓也？岐伯曰：两阳合明也。**（《阴阳系日月论》曰：寅者，正月之生阳也，主左足之少阳；未者六月，主右足之少阳；卯者二月，主左足之太阳；午者五月，主右足之太阳；辰者三月，主左足之阳明；巳者四月，主右足之阳明。此两阳合于前，故曰阳明，夫阳明主阳盛之气，故多气而多血。）**帝曰：厥阴何也？岐伯曰：两阴交尽也。**（前论曰：申者，七月之生阴也，主右足之少阴；丑者十二月，主左足之少阴；酉者八月，主右足之太阴；子者十一月，主左足之太阴；戌者九月，主右足之厥阴；亥者十月，主左足之厥阴。此两阴交尽，故曰厥阴，夫厥阴主于阴尽，而一阳始蒙，气之微者也，故为阴中之少阳而少气。）**帝曰：气有多少，病有盛衰，治有缓急，方有大小，愿闻其约，奈何？岐伯曰：气有高下，病有远近，证有中外，治有轻重，适其至所为故也。**（气有高下者，有天地人之九候也。远近者，浅深上下也。中外者，表里也。轻重者，大小其服也。盖适其至病之所在为故也。）**《大要》曰：君一臣二，奇之制也；君二臣四，偶之制也；君二臣三，奇之制也；君二臣六，偶之制也。**（大要者，数之大要也。夫数之始于一而成于三，圆之象也。以二偶而成六，方之象也。地数二，木数三，甲己合而土气化也。君二臣六，乾坤位而八卦成也。少则二之，阴数之始也；多则九之，阳数之终也。夫阴阳之道，始于一而终于九者，此《洛书》之数也。禹疏九畴而洪水平，箕子陈洪范而彝伦攸叙，盖《洛书》所陈九畴，皆帝王修身治国平天下之大经大法。本经八十一篇，统论天地人三才之道，皆有自然之数，故曰“大要”。玉师曰：数之可千可万，总不出乎奇偶。）故曰：近者奇之，远者偶之，汗者不以奇，下者不以偶，补上治上制以缓，补下治下制以急，急则气味厚，缓则气味薄，适其至所，此之谓也。（奇偶者，天地之数也。近者，谓病之在上而近，故宜用奇方以治之，天气之在上也。远者，谓病之在下而远，故宜用偶数以治之，地气之在下也。汗乃阴液，故宜用偶而不以奇，盖直从下而使之上，犹地气升而后能为云为雨也，下者，宜用奇而不以偶，盖从上而使之下，从天气之下降也。补者，补正气之不足。治者，治邪气之有余。在上者宜缓方，在下者宜急方，急则用气味之厚者，缓则用气味之薄者，盖厚则沉重而易下，薄则轻清而上浮，奇偶缓急，各适其上下远近，至其病之所在而已矣。）病所远而中道气味之者，食而过之，无越其制度也，是故平气之道，近而奇偶，制小其服也，远而奇偶，制大其服也，大则数少，小则数多，多则九之，少则二之。（此复申明气味之由中而上下也。病所远者，谓病之在上在下，而远于中胃者也。中道气味之者，谓气味之从中道而行于上下也，故当以药食并用而制度之。如病之在上而远于中者，当先食而后药，病在下而远于中者，当先药而后食，以食之先后，而使药味之过于上下也。是故上下之病，近于中道而用奇方偶方者，制小其服，病远于中而用奇方偶方者，宜制大其服，大服小服者，谓分两之轻重也，大则宜于数少而分两多，盖气味专而能远也，小则宜于数多而分两少，盖气分则力薄而不能远达矣，此平上中下三气之道也。）奇之不去则偶之，是谓重方，偶之不去，则反佐以取之，所谓寒热温凉，反从其病也。（所谓重方者，谓奇偶之并用也。反佐以取之，谓春病用温，夏病用热，秋病用凉，冬病用寒，顺四时寒热温凉之气，而反从治其病也。上文之所谓上中下者，以应司天在上，在泉在下，运化于中，是平此三气之道也，此言奇偶寒热温凉者，从天地四时之六气也。）帝曰：善。病生于本，余知之矣，生于标者，治之奈何？岐伯曰：病反其本，得标之病，治反其本，得标之方。（此论三阴三阳之有本有标也。病生于本者，生于风寒热湿燥火也，生于标者，生于三阴三阳之气也。如太阳为诸阳之首，而本于寒水；少阴为阴中之太阴，而本于君火；阳明乃阳盛之气，而本于清肃；厥阴主阴极，而本于风木之阳，此阴阳之中，又有标本之不同也。病反其本者，如病寒而反得太阳之热化，病热而反见少阴之阴寒，病在阳而反见清肃之虚寒，病在阴而反得中见之火热，所谓病反其本，得标之病也。治反其本者，如病本寒而化热，则反用凉药以治热；如病本热而化寒，则反用热药以治寒；如病在阳明而化虚冷，则当温补其中气；如病在厥阴而见火热，又当逆治其少阳，所谓治反其本，得标之方，少阳少阴，标本相同，皆从阳热阴湿而治。）帝曰：善。六气之胜，何以候之？（此论四时五行之气，内合五脏，而外应于六脉也。）岐伯曰：乘其至也，清气大来，燥之胜也；风木受邪，肝病生焉，热气大来，火之胜也；金燥受邪，肺病生焉，寒气大来，水之胜也；火热受邪，心病生焉，湿气大来，土之胜也；寒水受邪，肾病生焉，风气大来，木之胜也；土湿受邪，脾病生焉，所谓感邪而生病也。（风寒热湿燥，在天四时之五气，木火土金水，在地四时之五行，五气之胜五行，五行而病五脏，是五脏之外合五行，而五行之上呈五气也。）乘年之虚，则邪甚也，失时之和，亦邪甚也，遇月之空，亦邪甚也，重感于邪，则病危矣，有胜之气，其必来复也。（乘年之虚者，主岁之气不及也。如木运不及，则清气胜之；火运不及，则寒气胜之；土运不及，则风气胜之；金运不及，则热气胜之；水运不及，则湿气胜之，此岁运不及，而四时之胜气，又乘而侮之。失时之和者，四时之气衰也，如春气不足，则秋气胜之；夏气不足，则冬气胜之；长夏之气不足，则春气胜之；秋气不足，则夏气胜之；冬气不足，则长夏之气胜之。遇月之空者，月廓空之时也。重感于邪者，乘年之虚，失时之和，遇月之空，是谓三虚，而感于邪则病危矣。有胜之气，其必来复者，春有惨凄残贼之胜，则夏有炎暑燔烁之复；夏有惨凄凝冽之胜，则不时有埃昏大雨之复；四维发振拉飘腾之变，则秋有肃杀霖霪之复；夏有炎烁燔燎之变，则秋有冰雹霜雪之复；四维发埃昏骤注之变，则不时有飘荡振拉之复，此四时之胜而必有复也。）帝曰：其脉至何如？岐伯曰：厥阴之至其脉弦，少阴之至其脉钩，太阴之至其脉沉，少阳之至大而浮，阳明之至短而涩，太阳之至大而长。（此论六气之应六脉也。厥阴主木，故其脉弦；少阴主火，故其脉钩；太阴主土，故其脉沉；少阳主火，故大而浮；阳明主金，故短而涩；太阳主水，而为诸阳主气，故大而长。计逊公问曰：太阳主冬令之水，则脉当沉，今大而长，不无与时气相反耶？曰：所谓脉沉者，肾脏之脉也，太阳者，巨阳也，上合司天之气，下合在泉之水，故其大而长者，有上下相通之象。此章论六气之应六脉，非五脏之合四时，阴阳五行之道，通变无穷，不可执一而论。）至而和则平，至而甚则病，至而反者病，至而不至者病，未至而至者病，阴阳易者危。（此言弦钩长短之脉，当应六气而至也。如脉至而和，则为平人，脉至而甚，则为病脉。所至之脉，与时相反者病，及时而脉不至者病，未及时而脉先至者病，如三阴主时而得阳脉，三阳主时而得阴脉者危。）帝曰：六气标本，所从不同奈何？岐伯曰：气有从本者，有从标本者，有不从标本者也。帝曰：愿卒闻之。岐伯曰：少阳太阴从本，少阴太阳从本从标，阳明厥阴，不从标本，从乎中也。故从本者，化生于本，从标本者，有标本之化，从中者，以中气为化也。（风寒暑湿燥火，六气为本，三阴三阳为标。阴湿之土，而标见太阴之阴；初阳之火，而标见少阳之阳，是标之阴阳，从本化生。故太阴少阳从本，少阴之本热，而标见少阴之阴；太阳之本寒，而标见太阳之阳，阴中有阳，阳中有阴，有水火寒热之化，故少阴太阳从本从标，阳明之上，燥气治之，中见太阴，厥阴之上，风气治之，中见少阳，盖阳明司四时之秋令，而太阴主四气之清秋，厥阴为两阴交尽，阴尽而一阳始生，是以阳明厥阴，从中见之化也。）帝曰：脉从而病反者，其诊何如？岐伯曰：脉至而从，按之不鼓，诸阳皆然。帝曰：诸阴之反，其脉何如？岐伯曰：脉至而从，按之鼓甚而盛也。（此论脉病之有标本也。脉从者，阳病而得阳脉，阴病而得阴脉也。如太阳阳明之病，其脉至而浮，是脉之从也。其病反阴寒者，太阳之病从本化，阳明之病从中见之阴化也，故脉虽浮，而按之不鼓也。如少阴厥阴之病，其脉至而沉，是脉之从也。其病反阳热者，少阴之病从标化，厥阴之病，从中见之火化也，故脉虽沉而按之鼓甚也。是脉有阴阳之化，而病有标本之从也。再按：太阳病，头痛发热，烦渴不解，此太阳之病本也。如手足挛急，或汗漏脉沉，此太阳之病标也。如少阴病，脉沉者急温之，宜四逆汤，此少阴之病标也。如少阴病，得之二三日，口燥咽干者急下之，宜大承气汤，此少阴之病本也。如阳明病，发热而渴，大便燥结，此阳明之病阳也。如胃中虚冷，水谷不别，食谷欲呕，脉迟恶寒，此阳明感中见阴湿之化也。如厥阴病，脉微，手足厥冷，此厥阴之病阴也。如消渴，气上冲心，心中疼热，此厥阴感中见少阳之火化也。如太阴标阴而本湿，故当治之以四逆辈，少阳标阳而本火，则宜散之以清凉，治伤寒六经之病，能于标本中求之，思过半矣。）是故百病之起，有生于本者，有生于标者，有生于中气者，有取本而得者，有取标而得者，有取中气而得者，有取标本而得者，有逆取而得者，有从取而得者。逆，正顺也，若顺，逆也，故知标与本，用之不殆，明知逆顺，正行无间，此之谓也。不知是者，不足以言诊，足以乱经。故《大要》曰：粗工嘻嘻，以为可知，言热未已，寒病复始，同气异形，迷诊乱经，此之谓也。（夫百病之生，总不出于六气之化。如感风寒暑湿燥火而为病者，病天之六气也。天之六气，病在吾身，而吾身中，又有六气之化。如中风，天之阳邪也，病吾身之肌表，则为发热咳嚏；在筋骨，则为痛痹拘挛；在肠胃，则为下痢飧泄，或为燥结闭癃；或直中于内，则为霍乱呕逆，或为厥冷阴寒，此表里阴阳之气化也。如感吾身之阳热，则为病热；感吾身之阴寒，则为病寒；感吾身之水湿，则为痰喘；感吾身之燥气，则为便难。如中于腑，则暴仆而卒不知人；中于脏，舌即难言，而口唾涎沫。又如伤寒，天之阴邪也，或中于阴，或中于阳，有中于阳而反病寒者，有中于阴而反病热者，是吾身之阴中有阳，阳中有阴，标本阴阳之气化也。如感吾身中之水湿，则为青龙五苓之证；如感吾身中之燥热，又宜于白虎承气诸汤，此止受天之一邪，而吾身中有表里阴阳变化之不同也。又如夏月之病，有手足厥冷，而成姜桂参附之证者，盖夏月之阳气，尽发越于外，而里气本虚，受天之风暑，而反变为阴寒，皆吾身之气化，非暑月之有伤寒也。是以神巧之士，知标本之病生，则知有标本之气化，知标本之气化，则能用标本之治法矣，故知标与本，用之不殆，明知顺逆，正行无间，此之谓也。逆者，以寒治热，以热治寒。故曰：逆，正顺也。从者以热治热，以寒治寒，故曰若顺。逆也，如阴阳寒热之中，又有病热而反寒者，如厥深热亦深之类是也。又有病寒而反热者，如揭去衣被，欲入水中，此孤阳外脱，急救以参附之证。粗工嘻嘻，以为可知，言热未已，寒病复始，同气异形，迷诊乱经，此之谓也。）夫标本之道，要而博，小而大，可以言一而知百病之害，言标与本，易而勿损，察本与标，气可令调，明知胜复，为万民式，天之道毕矣。（此极言标本之用也，言标本之道，虽为要约，而其用则广博，虽为微小，而其用则弘大，可以言一而知百病之害者，惟知标本故也。言标与本，则施治平易而无伤损，察本与标，则六气虽变，可使均调，明知标本胜复，则足以为民式，六气在天之道毕矣。）帝曰：胜复之变，早晏何如？岐伯曰：夫所胜者，胜至已病，病已愠愠，而复已萌也。夫所复者，胜尽而起，得位而甚，胜有微甚，复有少多，胜和而和，胜虚而虚，天之常也。帝曰：胜复之作，动不当位，或后时而至，其故何也？岐伯曰：夫气之生与其化，衰盛异也。寒暑温凉，盛衰之用，其在四维，故阳之动，始于温，盛于暑；阴之动，始于清，盛于寒，春夏秋冬，各差其分。故《大要》曰：彼春之暖，为夏之暑；彼秋之忿，为冬之怒，谨按四维，斥候皆归，其终可见，其始可知，此之谓也。帝曰：差有数乎？岐伯曰：又凡三十度也。（此章言日月运行，寒一暑，四时之气，由微而盛，由盛而微，从维而正，从正而维，寒温互换，凉暑气交，胜复之气，有盛有衰，随时先后，是以有早有晏也。阳之动，始于温，盛于暑，阴之动，始于清，盛于寒，是由微而甚也。如春之沉，夏之弦，秋之数，冬之涩，是冬之余气，尚交于春，春之余气，尚交于夏，夏之余气，尚交于秋，秋之余气，尚交于冬，是由盛而微也。所谓正者，春夏秋冬之正方也。维者，春夏之交，夏秋之交，秋冬之交，冬春之交，四隅之四维也。四时之气，从维而正，复从正而维，寒温气交，凉暑更互，环转之不息也。是以胜至已病，病已愠愠，而复已萌者，谓复气已发萌于胜气之时也，如春有凄惨残贼之胜，是金气之胜木也，夏有炎暑燔烁之复，是火气之复金也，而火气已萌于胜，病愠愠之时，是复气之早发于本位之三十度也。所复之气，俟胜尽而起，至炎夏所主之本位而甚，是胜气早，而复气将来亦早也。是以胜气甚，则复气多，胜气微，则复气少，胜气和平，而复亦和平，胜气虚衰，而复亦虚衰，此天道之常也。如胜复之作，动不当位，后时而至者，此胜复之晏也。夫气之生，生于前之气交，如夏气之生于季春也；气之化，化于后之气交，如春气之流于孟夏也，胜复之气有盛衰，是以有早晏之异也。盖气之盛者，胜于本位以前所生之三十度，气之衰者，流于本位以后所化之三十度，故不当其位也。如金气衰而胜于春夏之交，则复气亦衰而复于夏秋之交矣，是胜虚而虚，后时而至也。此四时之气，前后互交，是以胜复之盛衰，随四时之气交，而或前或后也。故曰：盛衰之用，其在四维。又曰：谨按四维，斥候皆归，其终可见，其始可知，谓胜复之早晏，皆归于四维之斥候，或早而在于始之前三十度，或晏而在于终之后三十度也。）帝曰：其脉应皆何如？岐伯曰：差同正法，待时而去也。（此复以脉候而证明气化之交通，故曰：是谓四塞。谓春夏秋冬之气，不相交通，则天地四时之气，皆闭塞矣。正者，四时之正位也。言脉同四时之正法，而前后相交，待时而去者，待终三十度而去也。如春之沉，尚属冬之气交，终正月之三十日，而春气始独司其令也。）《脉要》曰：春不沉，夏不弦，冬不涩，秋不数，是谓四塞。（春不沉，则冬气不交于春；夏不弦，则春气不交于夏；秋不数，则夏气不交于秋；冬不涩，则秋气不交于冬，是四时之气，不相交通而闭塞矣。）沉甚曰病，弦甚曰病，涩甚曰病，数甚曰病，参见曰病，复见曰病，未去而去曰病，去而不去曰病。反者死，故曰气之相守司也，如权衡之不得相失也，夫阴阳之气，清静则生化治，动则苛疾起，此之谓也。（四时之气，盛于主位之时，而微于始生，衰于交化，是以甚则病也。参见者，谓春初之沉弦并见，夏初之弦数并见也。复见者，已去而复见也，未去而去者，未及三十度而去也。去而不去者，已至三十日，应去而不去也。反者，谓四时反见贼害之脉也。故曰：气之相守司也，如权衡之不得相失也。言四时之气，守于本位，司于气交，犹权衡之不相离也，四时阴阳之气，清静则生化治。生化者，生于前而化于后也。动者，气之乱也。）帝曰：幽明何如？岐伯曰：两阴交尽，故曰幽，两阳合明，故曰明，幽明之配，寒暑之异也。（幽明者，阴阳也。两阴交尽，阴之极也，故曰幽；两阳合明，阳之极也，故曰明。阴极则阳生，阳极则阴生，寒往则暑来，暑往则寒来，故幽明之配，寒暑之异也。此复申明阳之动始于温，盛于暑，阴之动始于清，盛于寒，四时之往来，总属阴阳寒暑之二气耳。）帝曰：分至如何？岐伯曰：气至之谓至，气分之谓分，至则气同，分则气异，所谓天地之正纪也。（气至，谓冬夏之二至。气分，谓春秋之二分。此承上文以申明彼春之暖，为夏之暑，彼秋之忿，为冬之怒，言二至之时，总属寒暑阴阳之二气，气分之时，则有温凉之不同也。）帝曰：夫子言春秋气始于前，冬夏气始于后，余已知之矣，然六气往复，主岁不常也，其补泻奈何？岐伯曰：上下所主，随其攸利，正其味，则其要也，左右同法。《大要》曰：少阳之主，先甘后咸；阳明之主，先辛后酸；太阳之主，先咸后苦；厥阴之主，先酸后辛；少阴之主，先甘后咸；太阴之主，先苦后甘，佐以所利，资以所生，是谓得气。（春秋之气始于前者，言春在岁半以上之前，秋在岁半以下之前，夏冬之气，在二气之后，谓四时之主气也。六气往复，主岁不常者，谓加临之客气，六期环转，无有常位也。此章论四时之主气，前后交通，得气之清静者也，若受客胜以动之，又不能循序而苛疾起矣，是以上下所主，及左右之间气，当随其攸利，正其味以调之，乃其要也。大要宜先泻而后补之，盖以佐主气之所利，资主气之所生，是谓得四时之气，生化而交通也。按：前章论客气之补泻，先补而后泻者，在客之本气而论也，此复以先泻而后补者，为四时之主气而言也。岁运七篇，圣人反复详论，曲尽婆心，文有似乎雷同，而旨义各别，学者亦宜反复参阅，不可以其近而忽之。）帝曰：善。夫百病之生也，皆生于风寒暑湿燥火，以之化之变也。经言盛者泻之，虚者补之，余锡以方士，而方士用之，尚未能十全，余欲令要道必行，桴鼓相应，犹拔刺雪汗，工巧神圣，可得闻乎？（夫百病之始生也，皆生于风雨寒暑，阴阳喜怒，饮食居处，大惊卒恐，则血气分离，阴阳破散。以上七篇，统论五运六气之邪，皆外感天地之气而为病，然人身之中，亦有五行六气，或喜怒暴发，或居处失宜，或食饮不节，或卒恐暴惊，皆能伤五脏之气而为病，是以此经言锡之方士，而方士用之，尚未能十全也。要道者，天地人三才之道也。桴鼓相应者，谓天地人之五行六气，如声气之感应也。拔刺者，谓天地阴阳之邪，犹刺之从外入，宜拔而去之。雪汗者，谓在内所生之病机，使之如汗而发雪也。天地人三才之道并用，外内阴阳之法并施，斯成工巧神圣之妙，盖天地之道，胜复之作，不形于诊，重在望闻，内因之病，偏于问切。）岐伯曰：审察病机，无失气宜，此之谓也。（病机者，根于中而发于外者也。气宜者，五脏五行之气，各有所宜也。）帝曰：愿闻病机何如？岐伯曰：诸风掉眩，皆属于肝。诸寒收引，皆属于肾。诸气𪵑郁，皆属于肺。诸湿肿满，皆属于脾。诸热瞀瘛，皆属于火。诸痛痒疮，皆属于心。（五脏内合五行，五行内生六气，是以五脏之气病于内，而六气之证见于外也。）诸厥固泄，皆属于下，诸痿喘呕，皆属于上。（诸厥固泄，皆属于下者，从上而下也。诸痿喘呕，皆属于上者，从下而上也。夫在上之阳气下逆，则为厥冷，在下之阴气上乘，则为痿痹；在上之水液下行，则为固泄；在下之水液上行，则为喘呕。亦犹天地阴阳之气，上下相乘，而水随气之上下也。）诸禁鼓栗，如丧神守，皆属于火。诸痉项强，皆属于湿。诸逆冲上，皆属于火。诸胀腹大，皆属于热。诸躁狂越，皆属于火。诸暴强直，皆属于风。诸病有声，鼓之如鼓，皆属于热。诸病胕肿，疼酸惊骇，皆属于火。诸转反戾，水液浑浊，皆属于热。诸病水液，澄澈清冷，皆属于寒。诸呕吐酸，暴注下迫，皆属于热。（此五脏之气，而发见于形气也。火者，少阳包络之相火。热者，君火之气也。诸禁鼓栗，热极生寒也。如丧神守，相火甚而心神不安也。风者，木火之气，皆能生风。反戾，了戾也。）故《大要》曰：谨守病机，各司其属，有者求之，无者求之，盛者责之，虚者责之，必先五胜，疏其血气，令其调达，而致和平，此之谓也。（此言所发之病机，各有五脏五行之所属。有者，谓五脏之病气有余。无者，谓五脏之精气不足。盛者，责其太甚。虚者，责其虚微。如火热之太过，当责其无水也，故必先使五脏之精气皆胜，而后疏其血气，令其调达，致使五脏之气平和，此之谓神工也。）帝曰：

善。五味阴阳之用何如？岐伯曰：辛甘发散为阳，酸苦涌泄为阴，咸味涌泄为阴，淡味渗泄为阳，六者或收或散，或缓或急，或燥或润，或软或坚，以所利而行之，调其气，使其平也。（五味阴阳之用调五脏者，有发有散，有涌有泄，六者之中，或收或散，或缓或急，或燥或润，或软或坚。如肝苦急而欲散，心苦缓而欲软，脾苦湿而欲缓，肺苦逆而欲收，肾苦燥而欲坚，各随其所利而行之，调其五脏之气，而使之平也。）帝曰：非调气而得者，治之奈何？有毒无毒，何先何后？愿闻其道。岐伯曰：有毒无毒，所治为主，适大小为制也。帝曰：请言其制。岐伯曰：君一臣二，制之小也；君一臣三佐五，制之中也；君一臣三佐九，制之大也。（帝言上文论调五脏之气而使之平，然五脏之病，又当以有毒无毒之药治之，或调或治，何先何后，愿闻其道？岐伯曰：以有毒无毒所治病为主，然适其方之大小为制也，主病之谓君，佐君之谓臣，应臣之谓使，盖病之甚者，制大其服，病之微者，制小其服，能毒者，制大其服，不能毒者，制小其服。）寒者热之，热者寒之，微者逆之，甚者从之，坚者削之，客者除之，劳者温之，结者散之，留者攻之，燥者濡之，急者缓之，散者收之，损者温之，逸者行之，惊者平之，上之下之，摩之浴之，薄之劫之，开之发之，适事为故。（温者，补也。盖补药多属甘温，泻药多属苦寒。摩者，上古多用膏摩而取汗。浴者，用汤液浸渍也。薄，迫也。此皆治病之要法，各适其事而用之。）帝曰：何谓逆从？岐伯曰：逆者正治，从者反治，从少从多，观其事也。（逆者，以寒治热，以热治寒，故为正治。从者，热病从热，寒病从寒，故为反治。微者逆之，甚者从之，如病之过甚者从多，不太甚者从少，观其从事之何如耳。）帝曰：反治何谓？岐伯曰：热因寒用，寒因热用，塞因塞用，通因通用，必伏其所主，而先其所因，其始则同，其终则异，可使破积，可使溃坚，可使气和，可使必已。（热因寒用，寒因热用者，治热以寒，温而行之，治寒以热，凉而行之，其始则同，其终则异也。塞因塞用，通因通用者，如诸呕吐酸，乃热邪坚积于中，而壅塞于上，即从之而使之上涌，所谓塞因塞用，而可使破积也。如暴注下迫，乃热邪坚积于中，而通泄于下，即从之而使之下泄，所谓通因通用，而可使溃坚也。必伏其所主之病，而先其所因，则可使气和而病可必已矣。）帝曰：善。气调而得者何如？岐伯曰：逆之从之，逆而从之，从而逆之，疏气令调，则其道也。（此论调气之逆从也。气调而得者，谓得其逆从之道，而使其气之调也。如气之从于上下者宜逆之，逆于上下者宜从之，盖阳气在上，阴气在下，气之从也，阳气下行，阴气上行，气之逆也，是气之不可不从，而又不可不逆者也，是以气之从者，逆而从之，气之逆者，从而逆之，令其阴阳之气，上下和调，此逆从调气之道也。上节论治病之逆从，此节论调气之逆从。徐东屏曰：即此可以意会通塞之义，不必过于远求。）帝曰：善。病之中外何如？（夫病之有因于外邪者，有因于内伤者，有感于外邪而兼之内有病者，有内有病机而又重感于外邪者，岁运七篇，统论外因之邪病，此章复论内因之病机，然又有外内之兼病者，故帝复有此问焉。）岐伯曰：从内之外者，调其内；从外之内者，治其外；从内之外而盛于外者，先调其内而后治其外；从外之内而盛于内者，先治其外而后调其内；中外不相及，则治主病。（从内之外者，内因之病而发于外也，故当调其内。从外之内者，外因之病而及于内也，故当治其外。从内之外而盛于外者，此内因之病，发于外而与外邪相合，故盛于外也，是当先调其内病，而后治其外邪。从外之内而盛于内者，此外因之邪，及于内而与内病相合，故盛于内也，又当先治其外邪，而后调其内病，此调治内外之要法也。如止内有病而不感外邪，或止感外邪而无内病，中外不相及者，则当治其主病焉。王子律曰：内因之病，脏腑之气病也，故当调之；外因之病，六淫之邪也，故曰治之。）帝曰：善。火热，复恶寒发热，有如疟状，或一日发，或间数日发，其故何也？岐伯曰：胜复之气，会遇之时，有多少也，阴气多而阳气少，则其发日远，阳气多而阴气少，则其发日近，此胜复相薄，盛衰之节，疟亦同法。（此复论人身中之阴阳外内也。火热者，因火热而为病，夫火热伤气，此言病在气而不在经也。复恶寒发热，有如疟状者，此阴阳外内之相乘也。夫阳在外，阴往乘之，则恶寒，阴在内，阳往乘之，则发热也，或一日发，或间数日发者，此阴阳胜复之气，会遇之时有多少也。如阴气多而阳气少，则火热留于阴久，故其发日远；如阳气多而阴气少，则热随阳气而常盛于外，故其发日近，此阴阳胜复之作，盛衰之有节耳。夫疟者，感外淫之邪病也。此章论人身中之阴阳，外内相乘，与外因不相干涉，盖以证明上节之外内，乃外因之外，内因之内，与此章之不同也。故曰：疟亦同法。言病邪之疟，亦如阴阳胜复之相薄，阴乘阳而阳乘阴也。）帝曰：论言治寒以热，治热以寒，而方士不能废绳墨而更其道也。有病热者，寒之而热；有病寒者，热之而寒，二者皆在，新病复起，奈何治？岐伯曰：诸寒之而热者取之阴，热之而寒者取之阳，所谓求其属也。（此言用寒热之不应者，更有治之法也。夫寒之而不寒者，真阴之不足也；热之而不热者，真阳之不足也。是以病不解而久用寒热，偏胜之病反生，故当求其属以衰之。属，类也。谓五脏同类之水火寒热也，取之阴取之阳者，谓当补其阴而补其阳也。夫以寒治热，以热治寒，此平治之法也。补阴以胜热，补阳以胜寒，乃反佐之道也。）帝曰：善。服寒而反热，服热而反寒，其故何也？岐伯曰：治其王气，是以反也。帝曰：不治王而然者，何也？岐伯曰：悉乎哉问也！不治五味属也，夫五味入胃，各归所喜攻，酸先入肝，苦先入心，甘先入脾，辛先入肺，咸先入肾，入而增气，物化之常也，气增而久，夭之由也。（王，去声。此言气味之不可偏用者也。夫四时有寒热温凉之气，五脏有酸苦辛咸之味，五味四气，皆当和调而用之，若偏用，则有偏胜之患矣。故偏用其寒，则冬令之寒气王矣，是以服寒而反寒；如偏用其热，则夏令之热气王矣，是以服寒而反热，此用气之偏而不和者也。如偏用其苦，则苦走心而火气盛矣；如偏用其咸，则咸走肾而水气盛矣，此用味之偏而不调者也。凡物之五味，以化生五气，味久则增气，气增则阴阳有偏胜偏绝之患矣，盖甚言其气味之不可偏用者也。徐东屏曰：味久则增气，是寒热之气，更不可偏用。）帝曰：善。方制君臣，何谓也？岐伯曰：主病之谓君，佐君之谓臣，应臣之谓使，非上下三品之谓也。帝曰：三品何谓？岐伯曰：所以明善恶之殊贯也。（善恶殊贯，谓药有有毒无毒之分，按《神农本草》，计三百六十种，以上品一百二十种为君，主养命以应天，无毒，多服久服不伤人，欲益气延年，轻身神仙者本上品；以中品一百二十种为臣，主养性以应人，有毒无毒，斟酌其宜，欲治病补虚羸者主中品；以下品一百二十种为佐使，以应地，多毒，不可久服，欲除寒热邪气，破积聚，除痼疾者，本下品。《本经》所用气味，或用补以和调其血气，或用泻以平治其淫邪，是以主病之为君，佐君之为臣，应臣之为使，非神农氏上下三品之谓也，二帝各有其妙用焉。）帝曰：善。病之中外何如？岐伯曰：调气之方，必别阴阳，定其中外，各守其乡，内者内治，外者外治，微者调之，其次平之，盛者夺之，汗之下之，寒热温凉，衰之以属，随其攸利，谨道如法，万举万全，气血正平，长有天命。帝曰：善。（此总结外内之义，按本篇前数章，统论外淫之邪，末章复论内因之病，其间又有外内之交感者，各有调治之法焉。致于气之寒热温凉，味之咸酸辛苦，皆调以和平，随其攸利。谨道如法，万举万全，故能使血气正平，而长有天命也。）

黄帝内经素问集注卷之九

钱塘张志聪隐庵集注
同学闵振儒士先参订
门人 莫暇子瑜 倪昌世仲玉 校正

著至教论篇第七十五

（道之大原出于天，圣人以天道教化于人，故篇名“著至教”。）

黄帝坐明堂，召雷公而问之曰：子知医之道乎？（王冰曰：明堂，布政之宫也，八窗四达，上圆下方，在国之南，故称明堂。夫求民之瘼，恤民之隐，大圣之用心，故召引雷公，问拯济生灵之道。愚按：岐伯乃帝王之师，故称伯曰天师，是以七十四篇，皆咨访于伯，然帝之神灵敦敏，具生知之质，乃上古继天立极，传道教化之至圣，其访咨于伯者，盖以证明斯道也，是以末后七篇，乃帝之所以复教化于臣僚。闵士先曰：首篇亦帝与伯论毕，而即归于帝论。）雷公对曰：诵而颇能解，解而未能别，别而未能明，明而未能彰，足以治群僚，不足知侯王。（由诵而解，解而别，别而明，明而彰，皆渐积日进之功。盖天纵之圣，自能先知先觉，以明此道，在群僚之贤者，非讲习讨论，不能贯通于心，故止可主于臣僚之位，而不能至圣人之聪明睿智也。）愿得受树天之度，四时阴阳，合之别星辰，与日月光，以彰经术，后世益明。（树天之度者，所谓立端于始，表正于中，盖立端表以测天之四时阴阳，星辰日月之度，以著于经书，乃传于后世。倪仲玉曰：此即量天尺璇玑玉衡之类。）上通神农，著至教，疑于二皇。（二皇，谓伏羲神农。言能通天之道，可以上通于神农，以彰著至教，而疑于二皇。《易·系》曰：神农氏没，黄帝尧舜氏作，通其变，使民不倦，神而化之，使民宜之，易穷则变，变则通，通则久，是以自天佑之，吉无不利，黄帝尧舜，垂衣裳而天下治，盖取诸乾坤，故曰疑于二皇者，谓上合于伏羲神农，取天地之道，以垂教后世。）帝曰：善。无失之，此皆阴阳表里，上下雌雄相输应也，而道上知天文，下知地理，中知人事，可以常久，以教众庶，亦不疑殆，医道论篇，可传后世，可以为宝。（上下，谓天运之环转于上下，以应人之腰以上为天，腰以下为地。表里，中外也，即所谓根于中而运于外也。雌雄，阴阳之相合也。言明乎阴阳之道，则上知天文，下知地理，中知人事，可以垂永久，以教众庶，合于医道论篇，可传于后世，以为保命养生之大宝。）雷公曰：请受道，讽诵用解。（意言非生知之圣，必讽诵讲解，而后能明此道。）帝曰：子不闻阴阳传乎？曰：不知。（乃上古传论阴阳之书。）曰：夫三阳天为业，上下无常，合而病至，偏害阴阳。（三阳者，至阳也，至阳者，天之阳也。富有之谓业，言天之大而无外也。上下无常，天行健也。合而病至者，以天之阴阳不和；合于人之病至，则有阴阳偏害之大患矣。此言天为阳，地为阴，在上为阳，泉下为阴，日为阳，夜为阴，一昼一夜，天道绕地一周，阴阳相贯，上下气交，昼夜环转之不息，而人亦应之，气为阳，血为阴，火为阳，水为阴，亦昼夜环转之不息也。一阴一阳，雌雄相应，少阴与太阳相合，太阴与阳明相合，厥阴与少阳相合，故气从太阴出注阳明，阳明行于太阳，太阳合于少阴，少阴行于少阳，少阳合于厥阴，厥阴复出于太阴，阴阳相贯，如环无端，若三阳并至则为偏害之患。）雷公曰：三阳莫当，请闻其解。（莫当者，言人之阴气，不能当三阳之并至。）帝曰：三阳独至者，是三阳并至，并至如风雨，上为巅疾，下为漏泄。（独至者，三阳合并而为一阳也。天之风气为阳，雨水为阴，三阳并至，则阳气上行而为巅疾，下行而为漏泄，犹天之阳气独盛，而在下之泉水竭也。）外无期，内无正，不中经纪，诊无上下以书别。（《阴阳离合论》曰：阳予之正，阴为之主，阴阳离合，不相失也。言三阳并至，外无阴阳出入之可期，内无生阳之阴正，不中经脉之纪纲，故不能以脉经上下篇之书别。盖言此在气并，而不形于血脉之诊也。玉师曰：不形于诊，是以《大奇篇》之肠澼下血，阳甚而脉反沉小滑涩。）雷公曰：臣治疏愈，说意而已。（治，理数也。言于天地阴阳之理甚疏，止可闻其大意而已。）帝曰：三阳者，至阳也。积并则为惊，病起疾风，至如礔砺，九窍皆塞，阳气滂溢，干嗌喉塞，并于阴，则上下无常，薄为肠澼。（至阳者，谓阳之至盛而无极，有如天之疾风，若礔砺之雷火骤至，阳盛则为惊也。九窍为水注之气，使九窍之水气皆竭，而阳气溢于窍中。夫肺属天而主气，与肾水上下交通，阳独盛而水液竭，故使嗌干喉塞也。并于阴，则使阴气之上下无常，搏于阴液，则为肠澼下痢，盖阳甚而血液将绝，即所谓下为漏泄也。）此谓三阳直心，坐不得起卧者，便身全三阳之病。（三阳者，太阳也，太阳者，巨阳也，为诸阳主气，而与少阴标本相合，故心为阳中之太阳，是太阳之气，在表而合于天之气，在上而合于君火之阳。直，当也。谓三阳并至，正当于心，是三阳之合并于太阳也。夫三阳之离合也，合则为一，离则有三，太阳为开，阳明为阖，少阳为枢。起者，太阳之主开也。卧者，阳明之主阖也。坐者，不起不卧，少阳中枢之象也。盖言三阳之气合，则正当于心，分出于形身，则为坐不得起卧之象，便身全三阳之病矣。此申明三阳者，乃二阳合并于太阳，有离而有合也。上节论三阳之气，滂溢于外窍，而内薄于阴，此言太阳之气，正当于心，而分出于形身之外。）且以知天下，何以别阴阳，应四时，合之五行。（天下者，谓人居天之下，何以别阴阳，以应天之四时，合地之五行。闵士先曰：此乃承上启下之文。）雷公曰：阳言不别，阴言不理，请起受解，以为至道。（此言知天之道，而后能理别阴阳。至道，即所谓至诚无息之道。）帝曰：子若受传，不知合至道，以惑师教，语子至道之要，病伤五脏，筋骨以消，子言不明不别，是世主学尽矣。（合至道者，谓人合天地之道也。人之阴阳，合天之四时水火；人之五脏，合天之五方五行；五脏之气，外合于皮肉筋骨。如病伤五脏，则在外之筋骨以消，是以不明别阴阳之气，五脏所合之皮肉筋骨，则传世之主学尽矣。盖言阴阳五行，各有分别，此论阴阳水火之气，而不病五脏之有形，如所谓肾且绝，是肾之水液，阴气并绝，非脏伤之骨消也。莫子瑜曰：人有病气而不病形者，有病形而不病气者，有形气之兼病者，此二篇论病阴阳水火之气，故当以明别之。）肾且绝，惋惋日暮，从容不出，人事不殷。（夫天一生水，在上为天，在下为泉，天包乎地，水通乎天，阴阳相贯，上下循环，在人则太阳在上，精水在下，如三阳并至，并于阴而上下无常，薄为肠澼，则肾之精气且绝矣。惋惋，惊叹貌。殷，盛也。古者日中为市，人事正殷，至日暮阳尽而阴受气，则万民皆卧。盖言在天之道，阳气为阳，精水为阴；昼为阳，夜为阴；在人之道，三阳为阳，精液为阴；昼出为阳，夜入为阴，盖以比天之阴阳，昼出夜卧，阴阳和平，可常保其天年，若能和于阴阳，调于四时，亦可寿敝天地，如有阳无阴，有阴无阳，且毙在旦夕，又焉能如天之常，地之久乎。是以天下万民应天之道，至阳尽而阴受气之时，惊叹其日暮，则从容不出，人事不殷，盖以天之阴阳，比类人之阴阳，绝者绝而生者生，在天之道，不过阴阳亢极，岂至于有阳无阴，有昼无夜哉。《灵枢经》曰：日暮阳尽而阴受气，万民皆卧，平旦阴尽而阳受气，如是无已，与天地同纪。朱永年曰："肾且绝"三字当节断。）

示从容论篇第七十六

（得天之道，出于自然，不待勉强，即孔氏之所谓从容中道，圣人也，故示以从容之道，因以名篇。）

黄帝燕坐，召雷公而问之曰：汝受术诵书者，若能览观杂学，及于比类，通合道理，为余言子所长，五脏六腑，胆胃大小肠，脾胞膀胱，脑髓，涕唾哭泣悲哀，水所从行，此皆人之所生，治之过矣，子务明之，可以十全，即不能知，为世所怨。（此篇论精水并至而阳气伤也，上章论阳气盛而精水绝，此篇论精水盛而阳气伤，阴阳水火之不可偏盛者也。夫五脏主藏精者也，肾为水脏，受五脏之精而藏之，故曰肾且绝。肾虽藏精而为水脏，然津液之生原，出于胃腑水谷之精微，脾主为胃行其津液，大肠主津，小肠主液，膀胱者，津液之所藏，与肾脏雌雄相合，通于脑髓，出于上窍，而为涕唾哭泣，此人之津水所从行，亦如天之精水在泉，而上通于天也。胆主藏津汁，通于廉泉玉英，廉泉玉英者，津液之道也。胞者，水之所由泄也。悲哀者，谓心悲志悲，故泣出也。此言肾液之又上通于心，而出于上窍也。闵士先曰：论阳气则曰坐明堂，论阴气则曰燕坐，史臣绪述，亦有意存。）**雷公曰：臣请诵脉经上下篇，甚众多矣，则无比类，犹未能以十全，又安足以明之？帝曰：子别试通五脏之过，六腑之所不和，针石之败，毒药所宜，汤液滋味，具言其状，悉言以对，请问不知。**（雷公止知经脉之道，而不知天之阴阳，故帝即于有形之脏腑形骸而问之，殊不知有形之中，有无形之气也。莫子瑜曰：针石治脉肉筋骨之有形，汤液毒药，治在内之脏。）**雷公曰：肝虚肾虚脾虚，皆令人体重烦冤，当投毒药，刺灸砭石汤液，或已或不已，愿闻其解。帝曰：公何年之长而问之少，余真问以自谬也，吾问子窈冥，子言上下篇以对，何也？**（三脏之经脉，外络于形身，上贯于心膈，故皆令人体重烦冤，然雷公止知经脉脏腑形骸，而不知人合于天之道，故责其年长而尚未知。子以余真问脏腑肠胃之有形，因以自谬耶，然吾问子者，窈冥也。窈冥者，天之道也，子何以经脉之上下篇以对耶。）**夫脾虚浮似肺，肾小浮似脾，肝急沉散似肾，此皆工之所时乱也，然从容得之，若夫三脏土木水参居，此童子之所知，问之何也。**（此言三脏之有气也。肝肾脾者，太阴少阴厥阴之三阴也。脾虚浮似肺者，太阴之为开也。肾小浮似脾者，少阴之为枢也。肝急沉散似肾，厥阴之为阖也。盖因气而见于脉，此皆工之所时乱，而不能知其因也。然须从容得之，从容者，天之道也。天道者，阴阳之道也。五脏者，应地之五行也。此言天道而不论地之五行，若夫以五脏之五行，而木火土参居于下，此童子之所知，又何问之有。闵士先曰：开于外故曰虚浮，枢在中故曰小浮。）**雷公曰：于此有人，头痛筋挛，骨重，怯然少气，哕噫腹满，时惊，不嗜卧，此何脏之发也？脉浮而弦，切之石坚，不知其解，复问所以三脏者，以知其比类也。**（厥阴根起于大敦，其经气与督脉上会于巅顶而主筋，头痛筋挛，厥阴经气之为病也。少阴根起于涌泉，为生气之原而主骨，骨重少气，少阴经气之为病也。太阴根起于隐白，与胃以膜相连，哕噫腹满时惊，不嗜卧，太阴经气之为病也。是以脉浮，开脉也，弦者，枢脉也，石坚，阖脉也。雷公不解其因，故复问以三脏之脉证，以知其比类于窈冥焉。）**帝曰：夫从容之谓也，夫年长则求之于腑，年少则求之于经，年壮则求之于脏。**（此言经脉之当求之于气也。夫从容者，气之谓也。三阴者，长女、中女、少女也。太阴为长女，故当求之于腑，腑阳而主开也。少阴为少女，故当求之于经，经气内连脏腑，外络形身，主外内出入之枢也。厥阴处于两阴中之交尽，故为中女，是以求之于脏，脏阴而主阖也。此因三阴之气，而见于证之头痛筋挛，脉之浮弦而石，故当求之于三阴气之开阖枢，若只论其脉证，非从容之谓也。）**今子所言，皆失八风菀热，五脏消铄，传邪相受，夫浮而弦者，是肾不足也。沉而石者，是肾气内着也。怯然少气者，是水道不行，形气消索也。咳嗽烦冤者，是肾气之逆也。一人之气，病在一脏也，若言三脏俱行，不在法也。**（此言三阴之气离则为三，合则为一。一者，精水之少阴也。夫三阳之气，合并于太阳者，天之阳也。是以三阴之气，合并于少阴，少阴者，在下之精水也。盖合而为一阴一阳者，天之道也；离则为三阴三阳者，人之道也。人道通于天道，皆可分而可合者也，八风菀热，人之阳气，行于上下四旁也。五脏消铄，传邪相受，谓五行之气，运于天地之中，有相生而有胜克也。夫浮而弦者，此肾气之出于肝脾，而肾不足也。沉而石者，是肝脾之气，下归于肾，主肾气内着也。太在泉之水，随气而运行于天表，是以怯然少气者，乃水道不行，故使形气之消索也。咳嗽烦冤者，是肾气之上逆于心肺也。此五脏之三阴，总归于一气，一气而复贯通于五脏者也，知天道之气交，阴阳之离合，而后能从容中道。若言肝脾肾三脏俱行，不在阴阳离合之法也。闵士先曰：消铄、形容水火之偏盛，传邪相受、谓肾气之传于肝脾心肺，肝脾之气，归着于肾，而肾受之也。莫子瑜曰：五脏之三阴，根起于肝肾脾，而合于手经之心肺，故先言五脏而后言三脏。）**雷公曰：于此有人，四肢懈惰，喘咳血泄，而愚诊之，以为伤肺，切脉浮大而紧，愚不敢治，粗工下砭石，病愈，多出血，血止身轻，此何物也？帝曰：子所能治，知亦众多，与此病失矣，譬以鸿飞，亦冲于天，夫圣人之治病，循法守度，援物比类，化之冥冥，循上及下，何必守经。**（此承上文复申明肾之精水，贯乎地中，而上通于天也。夫地居人之下，大气举之，无所凭依，而水天运转于地之外，然复通贯于地之中，上与天气相交，而为云为雨，是以风胜则地动，湿胜则地泥。于此有人者，言即于此肾脏。而有人病四肢懈惰诸证也，此何物者，言如此之病，当以何物比类也。夫四肢懈惰，脾土病也。喘咳者，水气并于阳明也。血泄者，脉急，血无所行也。粗工之所用砭石而病愈者，治在经脉也。故子之所能，亦多知治经脉之法，若夫一脏之精气，贯通于中土，上乘于肺金，则子与此病之大义失之矣。是以圣人之治病，循阴阳之法度，引物比类，譬以鸿飞，亦冲于天，盖鸿乃水鸟，或渐于干，或渐于陆，而冲于天，是鸿之有序而渐进于上，犹在下之精水，通贯于地中，而上交于天，犹人之肾精，中贯于脾胃，而上合于肺也。故圣人察造化之冥冥，循水天之上下，又何必仅守其经乎。玉师曰：太阳之寒水，与肾藏之精水，合则为一，行则分二道焉，太阳之水，随天气而运行于地之外，乃津液随气行于肤表是也，故曰水道不行，形气消索，贯于中土而上交于心肺者，肾藏之精水也。《水热穴论》曰：其本在肾，其末在肺，皆积水者是也。）今夫脉浮大虚者，是脾气之外绝，去胃外归阳明也，夫二火不胜三水，是以脉乱而无常也。四肢懈惰，此脾精之不行也。喘咳者，是水气并阳明也。血泄者，脉急，血无所行也。若夫以为伤肺者，由失以狂也。不引比类，是知不明也。（夫肌肉腠理主气分，经脉之中主血分，脾土之气，通会于肌腠，阳明之气，循行于脉中，脾气外绝者，不行于肌腠也。脾与胃以膜相连，雌雄相合，去胃外归阳明者，去中胃而外归阳明之经也。二火者，心之君火，心主包络之相火。三水者，太阴所至为湿生，终为注雨，是地之水湿也；太阳之上，寒水主之，通天之寒水也；肾为水脏，天一之癸水也。夫三水太盛，则火不能胜之，是以脉乱无常，盖心主血，心主包络主脉，水并于脉中，而君相之阳不能胜，故脉乱而血妄行也，故四肢懈惰者，脾土之精气，不行于肌腠也。喘咳者，是下焦之水气，并于阳明之经也。血泄者，水气并于脉中，则脉急而无所循行，故血妄行而下泄也。若夫以为伤肺者，由失其比类之义，而以狂论也，不援物比类，是以知之不明也。盖言肾精之上交于肺者，必由中土而上也，今反乘于脉中，故君相之火伤也，上章论三阳并至而精水绝，此言三水盛而火不能胜，天地水火阴阳之气，宜和平而不宜偏胜者也。）夫伤肺者，脾气不守，胃气不清，经气不为使，真脏坏决，经脉旁绝，五脏漏泄，不衄则呕，此二者不相类也。（此申明水邪之直伤于肺者，由土崩而水泛也。脾气不守，土坏而不能制其水矣。胃气不清，水邪之入于胃矣，胃气伤故经气不为使。真脏者，脾肾之脏真也。坏决者，土坏而水决也。胃主经脉，水入于胃，是以经脉旁绝，五脏主藏精者也。土分王于四脏，土气不守，是以五脏之津液，皆为之漏泄，与《伤寒论》之所谓脾气孤弱，五液注下之义相同。水在胃则呕，在肺则衄，此水邪直伤于胃肺，与鸿渐之循序而冲天者，不相类也。按：下焦之精水，上通于肺者，失渗入于脾土，土之湿气，上蒸而为云，肺之天气，下降而为雨，乃地天之交泰也。上节论脾气归于阳明，以致水随气而亦走经脉，此言脾气不守，真脏坏决，以致水邪直上，二者皆失天地自然之道。）譬如天之无形，地之无理，白与黑，相去远矣，是失吾过矣，以子知之，故不告子，明引比类从容，是以名曰诊轻，是谓至道也。（无形者，气也。理者，皮肤脏腑之纹理，乃无形之气，通会于中，有形之水，渗灌于内，犹地之有理路，水气通灌于中，故掘地而得泉也。是以人之形身，譬如天有无形之气，地有无形之理，水随气而渗灌于中，复上交于天也。乾为金，白者，金之色，黑者，水之色也。吾以子知之，故不告子，子只以经脉之上下篇而论，是与黑白之理，相去远矣。与吾所论窈冥之道，失之过矣，今明引比类从容，是谓至道，其于经脉之论宜轻，而重在天之大道，是以名曰诊轻。按以上二篇，论天地之道，合人之水火阴阳，以人之阴阳不和，复证天地之道。莫子瑜曰：雷公首言诵经脉上下篇，帝后复曰诊轻，一篇大义，在此二句。）

疏五过论篇第七十七

（五者在内五中之情，而外见于色脉。）

黄帝曰：呜呼远哉，闵闵乎若视深渊，若迎浮云，视深渊，尚可测，迎浮云，莫知其际，圣人之术，为万民式，论裁志意，必有法则，循经守数，按循医事，为万民副，故事有五过四德，汝知之乎？雷公避席再拜曰：臣年幼小，蒙愚以惑，不闻五过与四德，比类形名，虚引其经，心无以对。（此论诊道，亦当合于天道也。夫人之气为阳，精水为阴，卫为阳，营血为阴，阴阳和平，而后血气乃行，经脉乃匀。故当先度其志意之得失，饮食居处，阴阳喜怒，然后察其色脉，斯得万举万全，而无过失之咎。视深渊，尚可测，迎浮云，莫知其极，言天道之难明也。惟圣人从容得之，施于仁术，垂于后世，为万民式。副，功也。四德，谓天之四时，有生长收藏之德化，如不知四时阴阳逆从之理，是谓四失矣。）帝曰：凡未诊病者，必问尝贵后贱。虽不中邪，病从内生，名曰脱营。尝富后贫，名曰失精。五气留连，病有所并，医工诊之，不在脏腑，不变躯形，诊之而疑，不知病名，身体日减，气虚无精，病深无气，洒洒然时惊，病深者，以其外耗于卫，内夺于营，良工所失，不知病情，此亦治之一过也。（此病生于志意，而不因于外邪也。夫尝贵后贱，尝富后贫，则伤其志意，故虽不中邪，而病从内生。夫脾藏营，营舍意，肾藏精，精舍志，是以志意失而精营脱也。五气留连，谓五脏之神气，留郁于内而不能疏达。并者，谓并病于五脏也。五脏之气，外合于皮肉筋骨，是以身体日减，气虚无精，病深无气，言气生于精，精生于气，精气之并伤也。洒洒，消索貌。盖以为久尝之富贵，不意失之，故时惊也，此病不在脏腑，不在躯形，精气日虚，营卫日耗，即有良工，不知因名，此治之一过也。闵士先曰：病在情志，当以情志之法治之，非药石之可能愈。）凡欲诊病者，必问饮食居处，暴乐暴苦，始乐后苦，皆伤精气，精气竭绝，形体毁沮，暴怒伤阴，暴喜伤阳，厥气上行，满脉去形，愚医治之，不知补泻，不知病情，精华日脱，邪气乃并，此治之二过也。（此病生于饮食居处，阴阳喜怒，而不因于外邪也。夫味归形，气归精，味伤形，气伤精，热伤气，寒伤形，乐者必过于温饱，苦者必失于饥寒，是以饮食失节，寒温失宜，皆伤精气，精气竭绝，则形体毁沮矣。喜怒不中，则阴阳不和，而厥气上行，脉满去形。盖身半以上为阳，身半以下为阴，肌腠气分为阳，经脉血分为阴，阴阳和平，则营卫血气，上下循环，外出内入，如暴喜伤阳，则气并于阳而为厥逆，暴怒伤阴，则血并于阴而为脉满。盖肌形之血气，并于脉中，故谓脉满去形也。盛者泻之，不足者补之，愚医治之，不知补泻，不知病情，致使精华日脱，阴阳寒热之邪气相并，此治之二过也。）善为脉者，必以比类奇恒，从容知之，为工而不知道，此诊之不足贵，此治之三过也。（此病生于厥逆，而不因于邪也。行奇恒之法，以太阴始，五脏相通，移皆有次，神转而不回者也。病则各逆传其所胜，回则不转，乃失其相生之机。故善为脉者，必以比类奇恒，从容得之，为工不知，治之过也。闵士先曰：比类者，言候五脏脉气之顺逆，以比类奇恒之脉，或顺或逆也，工以诊脉之顺逆，不必比类奇恒，故曰此诊之不足贵。）诊有三常，必问贵贱，封君败伤，及欲侯王，故贵脱势，虽不中邪，精神内伤，身必败亡，始富后贫，虽不伤邪，皮焦筋屈，痿躄为挛，医不能严，不能动神，外为柔弱，乱至失常，病不能移，则医事不行，此治之四过也。（此言善诊者，当先察其精气神，而后切其血脉也。封君败伤，故贵脱势，及欲侯王而不可得，此忧患缘于内，是以精神内伤。《灵枢经》曰：忧恐忿怒伤气，是三者皆不能守，而失其常矣。始富后贫，则伤其志意，志意者，所以御精神，收魂魄，适寒温，和喜怒者也。是故荣卫调，志意和，则筋骨健强，腠理致密。故伤其志意，则精神不能内守，外为筋骨挛躄之病。荣卫不调，腠理不密，故外为柔弱，而三者亦失其常矣。严，穷究也。动神，谓运动其神。移者，移精变气也。按上文曰：五气留连，气虚无精，病深无气。又曰：外耗于卫，内夺于营，是故贵脱势，始富后贫，皆论伤于气。故此节止补出“精神”二字。莫子瑜曰：精气神三者互相资生，故上节论伤气而精神自然并伤，此言伤精神而气亦在内。）**凡诊者，必知终始，有知余绪，切脉问名，当合男女。**（此阴阳偏盛之为病，而不因于邪也。《灵枢·终始》曰：谨奉天道，请言终始，终始者，经脉为纪，持其脉口人迎，以知阴阳有余不足，平与不平，天道毕矣。所谓平人者不病，不病者，脉口人迎应四时也；上下相应，而俱往来也；六经之脉，不结动也；本末之，寒温之，相守司也；形肉血气，必相称也，是谓平人。少气者，脉口人迎俱少，而不称尺寸也。如是者，则阴阳俱不足，补阳则阴竭，泻阴则阳脱。如是者，可将以甘药，不可饮以至剂，如此者弗灸，不已者，因而泻之，则五脏气坏矣。人迎一盛，病在足少阳；一盛而躁，病在手少阳；人迎二盛，病在足太阳；二盛而躁，病在手太阳；人迎三盛，病在足阳明；三盛而躁，病在手阳明；人迎四盛，且大且数，名曰溢阳，溢阳为外格。脉口一盛，病在足厥阴；一盛而躁，在手心主；脉口二盛，病在足少阴；二盛而躁，在手少阴；脉口三盛，病在足太阴；三盛而躁，在手太阴；脉口四盛，且大且数者，名曰溢阴，溢阴为内关，人迎与脉口俱盛四部以上，命曰关格。关格者，与之短期。故凡诊者，必知终始。余绪，谓更知灸刺补泻之绪端，当合男女，谓针刺之要，男内女外，坚拒勿出，谨守勿内，是谓得气。）**离绝菀结，忧恐喜怒，五脏空虚，血气离守，不人能知，何术之语。**（菀，音郁。此言左右血气之各有别也。左为人迎而主血，右为气口而主气。离绝者，言阴阳血气，各有左右之分别也。是以血气皆病，则气郁于右，而血结于左，盖因忧恐伤右部之肺肾，喜怒伤左部之心肝，以致五脏空虚，血气各离其所守之本位，工不知人迎气口，有阴阳气血之分，又何术之语哉！）**尝富大伤，斩筋绝脉，身体复行，令泽不息，故伤败结，留薄归阳，脓积寒炅，粗工治之，亟刺阴阳，身体解散，四肢转筋，死日有期，医不能明，不问所发，唯言死日，亦为粗工，此治之五过也，凡此五者，皆受术不通，人事不明也。**（此言病在左而及于右，令其血气之相乘也。天一生水，肾水生肝木，肝木生心火，肾主藏精，肝主藏血，心主生血，故左三部皆主血而为阴。地二生火，命门相火生脾土，脾土生肺金，火乃先天元气，脾胃主生气，肺主周身之气，故右三部主气而为阳。如病在阴者，久则阴病极而归于阳，病在阳者，久则阳病极而归于阴。故《终始篇》曰：病先起于阴者，先治其阴，而后治其阳；病先起于阳者，先治其阳，而后治其阴。此左右阴阳之相乘，而医之又不可不知也。如尝富而一旦丧其资斧，则大伤其神魂，是以心主之脉，肝主之筋，有若斩绝，此伤左之血脉也，然右关之脾脏未伤，故身体尚复能行。令，命也。泽，液也。谓肺肾所主之精气未伤，而尚生长之不息也。然病虽先起于阴，久则将及于阳，故伤败心肝之血而结于左，则留薄于气分，而复归于阳，左右血气皆伤，而脓积寒炅也。《灵枢经》曰：夫痈疽之生，脓血之成也，不从天下，不从地出，结微之所生也。又曰：寒气化为热，热胜则腐肉而为脓。此因伤阴而流薄归阳，是以脓积于阴阳寒热之间。夫阴阳血气俱伤，补阳则阴竭，泻阴则阳脱，如是者，止可饮以甘药，而不宜灸刺。粗工不知，亟刺阴阳，以致身体解散，则脾气伤矣，四肢转筋，则胃气绝矣，夫脾胃者，五脏之生原，生气已绝，丧无日矣，即有良医，不明阴阳相乘之道，不问受病所发之因，止知阴阳坏而与之死期，此亦为粗工，盖不能审其因而施救治之法也，凡此五者，皆发于五中，而不因于外感，医者当知天地阴阳之气，日用事物之常，莫不各有当然之理，顺之则志意和调，逆之则苛疾暴起，此皆受术不通，人事不明，致有五者之责。）故曰：圣人之治病也，不知天地阴阳，四时经纪，五脏六腑，雌雄表里，刺灸砭石，毒药所主，从容人事，以明经道，贵贱贫富，各异品理，问年少长，勇怯之理，审于分部，知病本始，八正九候，诊必副矣。（此总结诊脉之道，当外合天地阴阳，四时经纪，内通五脏六腑，雌雄表里，或宜于灸刺砭石，或当用药食所主，从容人事，以明经道，审贵贱贫富之情，察少长勇怯之理，脉各有分部，病发有原始，候四时八正之气，明三部九候之理，诊道始备而必副矣。）治病之道，气内为宝，循求其理，与之不得，过在表里，守数据治，无失俞理，能行此术，终身不殆，不知俞理，五脏菀热，痈发六腑。（内，叶讷。菀，音郁。此论针刺之道，当以内气为宝，循求其脉理，求之不得，其病在表里之气分矣。《针经》曰：在外者皮肤为阳，筋骨为阴。盖针刺之道，取皮脉肉筋骨之病而刺之，故求之俞理不得其过在表里之皮肉筋骨矣。守数，谓血气之多少，及刺浅深之数也。《针经》曰：刺之害，中而不去则泄精，不中而去则致气，泄精则病益甚而恇，致气则生痈疡。又曰：疾浅针深，内伤良肉，皮肤为痈，病深针浅，病气不泻，支大为脓。夫在内者，五脏为阴，六腑为阳，谓菀热在内，而痈发于在外之皮肉间也。）诊病不审，是谓失常，谨守此治，与经相明，上经下经，揆度阴阳，奇恒五中，决以明堂，审于终始，可以横行。（诊病不审，谓不审病者之情，故为失常，《上经》言气之通于天，《下经》言病之变化。揆者，方切求之，言切求其脉理也。度者，得其病处，以四时度之也。奇恒之病，发于五中，五脏之色，见于明堂，审其脏腑经脉之始，三阴三阳已绝之终。谨守此法，则无往而非道矣。）

征四失论篇第七十八

（四失谓精神不专，志意不理。上章论不得病者之情，此章论医者失神志之专一，故曰"疏"者，谓疏得五中之情，征者惩创医之四失。）

黄帝在明堂，雷公侍坐。黄帝曰：夫子所通书受事众多矣，试言得失之意，所以得之，所以失之。雷公对曰：循经受业，皆言十全，其时有过失者，请闻其事解也。（谓持诊之道，谨守神志，始得其情，无有过失，方为十全。）帝曰：子年少，智未及耶，将言以杂合耶，夫经脉十二，络脉三百六十五，此皆人之所明知，工之所循用也，所以不十全者，精神不专，志意不理，外内相失，故时疑殆。（杂合，言不专一也。持诊者当守其精神，调其志意，内得于心，而外应于手，如失此精神志意，故时殆而不能十全。）诊不知阴阳逆从之理，此治之一失也。（阴阳之理，有顺有逆，诊者不知，治之失也。）受师不卒，妄作杂术，谬言为道，更名自功，妄用砭石，为遗身咎，此治之二失也。（此言针砭之道，必得师传，忌务杂术，若自诩功能，必遗身咎。）不适贫富贵贱之居，坐之薄厚，形之寒温，不适饮食之宜，不别人之勇怯，不知比类，足以自乱，不足以自明，此治之三失也。（用针之道，当适人贫富贵贱之所居，则知形志之苦乐矣。薄厚，谓肌肉之厚薄。《针经》曰：肌肉瘦者，易于脱气，易损于血，刺此者，浅而疾之；年质壮大，血气充盈，皮革坚固，因加以邪，刺此者，深而留之；膏者其肉淖，而粗理者身寒，细理者身热，脂者其肉坚，细理者热，粗理者寒，此形之寒温也。又曰：已饱勿刺，已刺勿饱，已饥勿刺，已刺勿饥，已渴勿刺，已刺勿渴，已醉勿刺，已刺勿醉，故当适饮食之所宜。勇者谓壮士，真骨坚肉缓节，监监然，刺此者深而留之，多益其数。怯者谓婴儿，其肉脆，血少气弱，刺此者，以毫针浅刺而疾发，日再可也。比类者，比类天地阴阳日月星辰之道，不明此道，足以自乱，此治之三失也。）**诊病不问其始，忧患饮食之失节，起居之过度，或伤于毒，不失言此，卒持寸口，何病能中，妄言作名，为粗所穷，此治之四失也。**（持诊之道，不得人之志意苦乐，饮食起居，或名伤于五气五味之毒，不审问而失言此数者，卒持寸口，何病能中，妄言作名医，反为粗工所穷，此治之四失也。）**是以世人之语者，驰千里之外，不明尺寸之论，诊无人事，治数之道，从容之葆。**（言世人多夸大其语，而不明寸尺之微，失寸尺之毫厘，而有千里之谬。盖人之日用事物，饮食起居，莫不有理，如失其和平，皆能为病，诊无人事之审，是忽近而图远也。葆、宝同。言治诊之道，惟天理人事之为葆也。）**持其寸口，诊不中五脉，百病所起，始以自怨，遗师其咎，是故治不能循理，弃术于市，妄治时愈，愚心自得。**（上节言不审察病者之情，此言不明五脉百病之诊，此皆受师不卒，更自为功，精神不转，志意不理，如弃术于市，招众人之所怨恶也，设妄治之，而或有时愈，庸愚之心，以为自得，此亦行险以侥幸耳，岂真学问之功哉。）**呜呼！窈窈冥冥，孰知其道，道之大者，拟于天地，配于四海，汝不知道之谕受，以明为晦。**（此复结真道之合于天道也，窈窈冥冥，天之道也。复叹其诊治之道，若视深渊，若迎浮云，视深渊，尚可测，迎浮云，莫知其极，言道大之难明也。四海，谓地居水之中。天运于地之外，夫天有日月星辰之晦明，人有昼夜出入之血气，如不受师之传谕，不明道之体原，是以天道之明而为晦矣。）

阴阳类论篇第七十九

（谓三阴三阳之各有类聚，因以名篇。）

孟春始至，黄帝燕坐，临观八极，正八风之气，而问雷公曰：阴阳之类，经脉之道，五中所主，何脏最贵？雷公对曰：春，甲乙，青，中主肝，治七十二日，是脉之主时，臣以其脏最贵。帝曰：却念上下经，阴阳从容，子所言贵，最其下也。（此论经脉之道，五中所主，五脏之气，合于三阴三阳，三阴三阳之气，上通于天道也。夫天道者，昭昭为阳，冥冥为阴，春夏为开，秋冬为阖，寒暑往来为枢。其合于人也，三阳为阳，三阴为阴，太阴太阳为开，阳明厥阴为阖，少阴少阳为枢。肺主气而上合昭昭，肾主水而下合冥冥。盖在天四时之气，通于人之阴阳，阴阳之气，内合五脏，五脏之气，外见于经脉，非经脉之主时也，故帝贵其最下，何脏最贵者，意谓肺主气，肾主水，以二脏合天道之最贵也。）**雷公致斋七日，旦复侍坐。**（取七日来复，天道运转之义。）**帝曰：三阳为经，二阳为维，一阳为游部，此知五脏终始。**（三阳者，天之道也。在天为至阳，应于四时，有春夏之开，秋冬之阖，寒暑往来之枢，合之于人，太阳主开而为经，阳明主阖而为维，少阳主枢而为游部，以此而知五脏之终始。盖因天之四时，以应肝木之主岁首，肾水之主岁终也。夫经者，径也。维者，络也。周天二十八宿，而一面七星，四七二十八星，房昴为纬，虚张为经，是故房至毕为阳，昴至星为阴，是天之阳而又分阴阳也，太阳主开而为阳，故三阳为经，阳明主阖而为阴，故二阳为维，是人之阳而又分阴阳也，游部者，游行于外内阴阳之间，外内皆有所居之部署。）**三阳为表，二阴为里，一阴至绝，作朔晦，却具合以正其理。**（此论阳外而阴内，阳生于阴也。三阳者，太阳也，乃至阳之气而主表。二阴者，少阴也，乃至阴之气而主里。一阴者，厥阴也，厥阴为阴中之少阳，乃阴尽而阳生，是以一阴至绝，作晦朔观之，却具合阳生于阴，阴阳消长之理。夫月始生，则人之血气始精，卫气始行。月廓满，则血气实，肌肉坚。月廓空，则肌肉减，经络虚，卫气去，形独居。是人之肌肉卫气，随月之消长，从阴而复生长于外也。是以一阴绝而复生，犹月之晦而始朔。上节论阴阳之经纬，以知五脏之始终，此以月之晦朔，以应人之表里阴阳，生长虚实，盖月行一月而一周天也。闵士先曰：太阳少阴，乃阴阳水火之主，故上章以三阳并于一阳。一阳，太阳也。以三阴并于一阴。一阴，少阴也。此节曰“三阳为表，二阴为里”，即是阳为表而阴为里，阳从里阴之所生也。）**雷公曰：受业未能明。帝曰：所谓三阳者，太阳为经，三阳脉至手太阴，弦浮而不沉，决以度察，以心合之，阴阳之论。**（此言太阳之气，在表而合于天，在上而应于日，与手太阴少阴之相合也。手太阴者，肺也。肺主表而主天，心乃君火之阳以应日，太阳之气，生于水中，肺主气而发原于肾，是以三阳脉至于手太阴，则阴阳相合，皆从阴而枢出于阳也。弦者，枢脉也。浮而不沉者，太阳太阴之主开也。决，判断也。以此而察度之，以心合之，正合于阴阳之类论。盖太阳主表，肺主皮毛，应天气之包乎地之外，是太阳与手太阴之同类也。太阳之气，坎中之满也。少阴与太阳，标本相合，故心为阳中之太阳，犹日之随天气而绕地环转，是太阳与手少阴之同类也。故以此察其阴阳，断其行度，正合于阴阳之论，阴阳类论，论天之道也。）**所谓二阳者，阳明也，至手太阴，弦而沉急不鼓，炅至以病皆死。**（此言二阳与手太阴少阴之不相类也。二阳者，阳明也。阳明主阖，至手太阴，弦而沉急不鼓者。太阴之开，反从阳明之合，不能鼓动而外出也，是以炅至而为阳明太阴之病者皆死。盖太阴之气主开而反沉，是天气之不运行矣。阳明主清凉之金气，反为炅热所伤，是以二气皆死，乃阴阳类而不相合者也。炅者，日中之火气也。此言阳明之气，不与天气相合，而亦不与太阳之相合也。）**一阳者，少阳也，至手太阴，上连人迎，弦急悬不绝，此少阳之病也，专阴则死。**（此言一阳与手太阴之不相类也。一阳者，少阳也，少阳主枢，枢者，从阴而出于阳，从阳而入于阴，外内出入之无息者也。如至手太阴，上连人迎，弦急不绝者，少阳惟从太阴之开，而不能枢转复入，此少阳为太阴之所病也。如专于阴而不能枢出于阳，是少阳之气绝于内矣。闵士先曰：手太阴主气，而上属于天，故止与太阳相合，与肾脏膀胱之水相合，与足太阴之地气相合，与余气则不相合矣。）**三阴者，六经之所主也，交于太阴，伏鼓不浮，上空志心。**（三阴者，五脏六经之所主也。五脏内合五行，五行者，木火土金水，地之阴阳也。太阴者，脾土也，三阴之气，交于太阴，犹六气之归于地中，燥胜则地干，暑胜则地热，风胜则地动，湿胜则地泥，寒胜则地裂，火胜则地固，故脉伏鼓而不浮，乃六气伏鼓于地中，而不浮于外，是以上空志心，谓不及于心肾也。莫子瑜曰：先天之气，从水火而化生五行，是六气乃心肾之所主，因伏鼓于地中，是以上空志心。）**二阴至肺，其气归膀胱，外连脾胃。**（此言二阴之气，上通于天，下归于泉，中连于土也。二阴者，少阴也，少阴主水，二阴至肺者，肺肾之相合也，其气归膀胱者，阴阳雌雄之相应也，外连脾胃者，水津通贯于地中也。上节言太阴之土气，不及于心肾，此言二阴之气，复通贯于地中，盖言少阴之气，与手足太阴，足太阳阳明之相类也。）**一阴独至，经绝气浮，不鼓钩而滑。**（一阴者，厥阴也，厥阴为阴中之生阳，是以经绝者，阴脉之伏于内也。气浮者，生阳之气，浮于外也。不鼓者，厥阴之主阖也。不钩者，厥阴主相火而非心火也。滑者，阴阳经气，外内出入之相搏也。此承上文而言二阴之气，与肺脏脾胃膀胱相通，是少阴之有类聚也，厥阴乃阴中之少阳，为一阴之独使，故曰一阴独至，谓一阴之无类聚也。倪仲玉曰：一阴与一阳相合。）**此六脉者，乍阴乍阳，交属相并，缪通五脏，合于阴阳，先至为主，后至为客。**（六脉，手足三阴之六脉也。乍阴乍阳者，谓阴中有阳，或阴或阳之交至也。交属相并，缪通五脏，合于阴阳者，谓六经之气，属阴属阳，交相合并，互通五脏，五脏之气，合于五行之阴阳也。然心肾二脏，并主少阴，脾肺二脏，并主太阴，肝与包络，并主厥阴，原无手经足经之别，不过以先至为主，后至为客。如心之阳脉先至，即以心为主而肾为客，肾之阴脉先至，即以肾为主而心为客，乍阴乍阳，或先或后，各有主客之类合也，前三阳为经节，论阳中有阴，此论阴中有阳。）**雷公曰：臣悉尽意，受传经脉，颂得从容之道，以合从容，不知阴阳，不知雌雄。**（言得从容之道，以合于天道，不复知有阴阳雌雄之类论也。）**帝曰：三阳为父，二阳为卫，一阳为纪；三阴为母，二阴为雌，一阴为独使。**（此言三阴三阳之外内，而合有雌雄之相类也。三阳为父，太阳之为乾也。三阴为母，太阴之为坤也。二阳为卫，阳明之气，主卫于外也。二阴为雌，少阴之为里也。一阳为纪，少阳为出入游部之纪纲。一阴为独使，谓厥阴为外内阴阳之独使。此盖言三与三类，二与二类，一与一类，各有内外雌雄之相合也。莫子瑜曰：少阴主水，故为雌。）**二阳一阴，阳明主病，不胜一阴，脉软而动，九窍皆沉。**（此承上文而言二阳为卫而主外，又不同厥阴之主阖也。二阳一阴者，阳明与厥阴之类聚也。二阳为卫，是阳明主病当在外。不胜一阴者，不能胜厥阴之阖也。脉软而动者，阳欲外出而无力也。阳明主生津液，九窍为水注之气，阳明不能外出，是以九窍之气皆沉。闵士先曰：阴阳之有开阖枢者，乃阴中有阳，阳中有阴，开者类开，阖者类阖也；三阳为父，三阴为母者，谓阳主外而阴主内，各有外内雌雄之相类也。）**三阳一阴，太阴脉胜，一阴不能止，内乱五脏，外为惊骇。**（此阴阳类而开阖之不合也。三阳主开，一阴主阖，二气类聚而太阴脉胜。是一阴不能止其开，则内乱五脏，外为惊骇。盖三阴之气，缪通五脏，阴不能内守，而从阳外出，是以五脏内乱。经云：东方肝木，其病发惊骇。上节论阴阳类而阳不胜其阴，此论阴阳类而阴不胜其阳。）**二阴二阳，病在肺，少阴脉沉，胜肺伤脾，外伤四肢。**（此二阴二阳相类而为病也。夫肾精之上通于肺者，从脾土而上升，若鸿渐之冲于天也。二阴二阳相类而病在肺者，肾水从阳明而直乘于肺，是以肺反病也。少阴脉沉，是心肾不交矣。水不济火，则火热炎上而胜肺，水不灌于土中，则土燥而脾气损伤，外伤四肢，盖土受水津之湿，而后能灌溉于四旁。）**二阴二阳皆交至，病在肾，骂詈妄行，巅疾为狂。**（皆交至者，言二阴二阳之经气，交属相并，而上至于阳明也。病在肾者，谓肾气病而精液少，其虚气反上奔也。病气传于阳明，是以骂詈妄行，巅疾为狂。上节论精水行于脉外，此论肾气上逆于脉中。）**二阴一阳，病出于肾，阴气客游于心脘下，空窍堤，闭塞不通，四肢别离。**（此言水从中土而上交于肺，复随天气而运行于上下四旁。二阴，谓少阴所主之两肾。一阳，乃肾脏所生之少阳。空窍，谓汗空，乃肺主之毛窍，如水不随气而运行于肤表，则空窍闭塞不通矣。堤，所以防水者也，水不渗入于土中之理路，则堤闭塞不通，而四肢不能受气于中土矣，此缘肾脏病而津液少，不能渗灌于脾肺，其虚气反从少阳，而客游于心下也。愚按：随太阳之气，而运行于肤表者，膀胱之水也，故表汗出于太阳，膀胱者，州都之官，津液藏焉，气化则出，是水液之运行于上，受天气而复降于下也。又曰：津液当还入胃中，是津液生于胃腑水谷之精，复还入胃中，而上交于肺，是汗液皆由气化而出，非止溲也，其渗于中土，而上交于肺者，肾脏之精水也。故曰肾者，至阴也，至阴者，盛水也，肺者，太阴也，少阴者，冬脉也，故其本在肾，其末在肺，皆积水也，此少阴之水，上交于手足之太阴，而外通于皮腠也，至于肾脏膀胱，上与心交者，乃标本相合，上下之互交者也。能明乎天地阴阳之道，斯为神智上工，若止求之脉证，帝所谓粗工耳。闵士先曰：今之粗工，尚不可得。）**一阴一阳代绝，此阴气至心，上下无常，出入不知，喉咽干燥，病在土脾。**（此复申明肾水之上通脾肺者，随阴中之生阳而出也。一阴，厥阴也。一阳，少阳也，乃阴中之生阳也。若一阴一阳之气代绝，则水不能随之上升，止阴气自至于心下，上下无常者，或上或下也。古者以腹中和，小便利为知，出入不知，谓脾肺燥而不能出灌于四肢，不利于小便也。是以水液不能上交于肺，则喉咽干燥矣；不能渗灌于中土，则土燥而脾病矣。上节论阴气随少阳而客游于心下，此言少阳绝，而阴气自上至心，皆主肾液，不能通贯于脾肺。）**二阳三阴，至阴皆在，阴不过阳，阳气不能止阴，阴阳并绝，浮为血瘕，沉为脓胕。**（此复结阴阳类而各司开阖也。二阳者，阳明之主阖也。二阴者，太阴之主开也。脾为阴中之至阴，至阴皆在者，言脾胃之气，皆在于中，而为开为阖者，乃二阳三阴之气也。阴欲开而不能过于阳之阖，阳欲阖而不能止其阴之开，阴阳之气，不相和合，而阳与阴绝，阴与阳绝矣。如脉浮则病在脾而为血瘕，沉则病在胃而为脓胕，盖阴阳之气不从，而血为之病也。）**阴阳皆壮，下至阴阳，上合昭昭，下合冥冥，诊决死生之期，遂合岁首。**（此总结人气之通于天道也。阴阳皆壮者，谓太阴之肺，少阴之心，太阳之阳，皆壮盛于上。而可上合昭昭之天，下至阴阳者，下至少阴之精，太阳之水，皆壮盛于下，而可下合冥冥之泉，以天之道，诊决死生之期。遂合四时之岁首，盖言此遂可以肝脉应春也。）**雷公曰：请问短期。黄帝不应。**（不应者，谓在经论中有之，贵其却念上下经，而不博览于群书也。）**雷公复问。黄帝曰：在《经论》中。雷公曰：请闻短期。**（《经论》，乃上古所传之经。闻，谓愿闻经中所论之短期。）**黄帝曰：冬三月之病，病合于阳者，至春正月，脉有死征，皆归出春。**（此以下，论上合昭昭，下合冥冥，遂合四时，以决死生之期。冬三月之病，水之为病也，病合于阳者，合病太阳之气也，至春正月，有死征之脉见，皆归于所出之春气，盖春气之本于冬，而阳气之生于水，阳气已病，复从春气外出，故死。）**冬三月之病，在理已尽，草与柳叶皆杀。**（理，谓土中之理路。上文言水病之合于阳者，随太阳之气而外转者也，此言在理已尽者，谓水之从地理而上通于天也。冬三月之病，水之病也，在理已尽者，水竭而不能通于地理也，故至草与柳叶所生之时，而天地阴阳之气皆杀，夫春取榆柳之火，柳得先春之气者也，草木得春气而生，人病感春气者死。）**春阴阳皆绝，期在孟春。**（阴阳之气，始于岁首，故交春而阴阳皆绝，期在孟春而死。）**春三月之病，曰阳杀。**（春三月阳气正盛，病伤其气，故曰阳杀。倪仲玉曰：此"杀字"，照应前之皆杀，皆者，谓阴阳之气皆杀也。）**阴阳皆绝，斯在草**

干。（阴阳者，谓木火之阳，厥阴少阴之所主。皆绝者，无生长之气也。故期在肃杀之时而死。）夏三月之病，至阴不过十日。（阴，谓岁半以下，阳气病伤，故交阴即死。）阴阳交，期在溓水。（在夏之阴阳交病，病少阴之火也。溓水，水之清也，在三秋之时。）秋三月之病，三阳俱起，不治自已。（秋三月乃阳明主令，阳明者，两阳合明，间于二阳之中，三阳俱起，是谓乾刚中正，勿药有喜。）阴阳交合者，立不能坐，坐不能起。（七月八月，乃太阴主气，九月十月，乃阳明主气。至秋令而阴阳交合者，太阴阳明之合病也。太阴欲开，而不能胜阳明之阖，阳明欲阖，而不能止太阴之开，是以立不能坐，坐不能起。）三阳独至，期在石水，二阴独至，期在盛水。（此总结太阳少阴为水火阴阳之主，标本互合，阴阳气交。如三阳独至，是有阳而无阴矣。二阴独至，是惟阴而无阳矣。石水，坚冰之时，孤阳而无阴气之和，又值水性坚凝，故死。盛水，立春雨水之时，独阴而无阳气之和，又值春阳外泄，故死也。）

方盛衰论篇第八十

（春时之阳气方盛，阴气方衰，秋时之阴气方盛，阳气方衰，此天气之盛衰也，少者之气方盛，老者之气方衰，此人气之盛衰也。）

雷公请问气之多少，何者为逆？何者为从？（气之多少，问阴阳之气，有多有少。逆者，谓四时老少之气逆行。从，顺也。）黄帝答曰：阳从左，阴从右，老从上，少从下，是以春夏归阳为生，归秋冬为死，反之，则归秋冬为生，是以气多少，逆皆为厥。（四时之气，春夏为阳，秋冬为阴。阳从左者，谓春夏之气，从左而行于右。阴从右者，谓秋冬之气，从右而行于左。老者之气，从上而下，犹秋气之从上而方衰于下。少者之气，从下而上，犹春气之从下而方盛于上。是以春夏之气，归于阳之从左而右，气之顺也，故为生气；归于秋冬之从右而左，气之逆也，故为死气。反之，谓秋冬之气，归于阴之从右而左为生，归于春夏之从左而右为逆，是以气之无论多少，逆者皆为厥也。此节总提四时老少之气，而先论其天气之顺逆焉。闵士先曰：此与《五常政大论》"春气始于左，秋气始于右，春气始于下，秋气始于上"同义。）问曰：有余者厥耶？（复问人气之逆，乃有余者厥耶。）答曰：一上不下，寒厥到膝，少者秋冬死，老者秋冬生。（一者，一阴之气也。一上不下，寒厥到膝，阴气自下而上，从井而至合也、阴气上行，秋冬之令也。故老者为顺，少者为逆，此盖以人之阴阳，而应天地之四时也。）气上不下，头痛巅疾。（气者，一阳之气也。气上不下，头痛巅疾，阳气自下而直上于巅顶也。愚谓此下当有"少者春夏生，老者春夏死"句，或简脱耶。按：此二节，论人之阴阳二气，自下而上，以应天之四时。年之老少，重在"不下"二字，盖一日之中，一时之间，阴阳出入，上下循环，有四时老少之气，如上而不下，则为厥逆矣，岂果寒厥到膝，而老者秋冬可生，是以下文所云。倪仲玉问曰：论阴气曰寒厥到膝，论阳气曰头痛巅疾，是阳气之直上于巅顶，而阴气止至于膝耶？曰：非也。阴阳二气，上下相同，犹天之寒暑往来，四时之收藏生长，夫肌腠气分为阳，经脉血分为阴，阴气生于阳，阳气生于阴，故曰所出为井者，阳气从阴而出于脉外之处为井也，所入为合者，阴气从阳分而入于经脉之中，亦从井至合，而与营血相会，故曰"所入为合"，盖自井至合，则五行之气已周，复散行而上也。试观寒厥之病，始于肘膝而不能回阳，则渐至额颅皆冷，此阴阳血气生始出入之要道，学者不可不细加参求。）求阳不得，求阴不审，五部隔无征，若居旷野，若伏空室，

绵绵乎属不满日。（夫老从上，少从下，此老幼百年之四时也。阳从左，阴从右，此天地一岁之四时也。朝则为春，日中为夏，日入为秋，夜半为冬，此一日之有四时也。是老者一岁之中有春夏，一日之中有春夏，少者一岁之中有秋冬，一日之中有秋冬，能顺一岁一日之四时，则百岁之气皆顺矣。岂老者止行秋冬之令，而少者单行春夏乎？此盖以天之四时，合人之阴阳，以人之顺逆，应天之四时，是以不明天地人参合之道，求阳而不得其气，求阴而不能审其微，以五部而候五时之气，若隔绝而无征验矣。夫四时之气，生于五方，人之形身，乃神气之屋宇，若居旷野，不知四时之气也，若伏空室，不知人之阴阳也，绵绵乎天道之细微也。属，合也。不知天道之微，而欲合人之阴阳，尚不能满一日之四时，而况能知有岁之阴阳乎，是以少气之厥，形之于梦，而合于四时，更见其微渺之极也。）**是以少气之厥，令人妄梦，其极至迷。**（少气之厥，气虚而上逆也。梦者，魂魄神气之所游荡，是以上行其极而至迷。迷者，远而迷也。夫有余之厥，自下而上，少气之厥，令人妄梦，而合于四时，是四时之气，合五脏之神，五脏之阴阳，下行至足，阳气起于足五趾之表，阴气起于足五趾之里，循足上行，见于经脉，应于四时。）**三阳绝，三阴微，是为少气。**（绝者，阳不与阴合也。五脏之阴气，不得阳气以和之，则三阴微，而五脏之气少矣。）**是以肺气虚，则使人梦见白物，见人斩血藉藉，得其时，则梦见兵战。**（白物，金之象也。斩血，刑伤也。藉藉，狼藉也。得其时，谓得其秋令之时。则梦见兵战，盖得时气之助，而金气盛也，此先言秋冬而后言春夏，意谓天地之气，寒来则暑往，暑往则寒来，日月运行，□□□□□复妇二审复也。）**肾气虚，则使人梦见舟船溺人，得其时，则梦伏水中，若有畏恐。**（海山有弱水，虽芥羽亦沉溺，梦见舟船溺人，肾水之处弱也，得冬令之水气，故梦伏水中，若有畏恐，肾志虚也。）**肝气虚，则梦见菌香生草，得其时，则梦伏树下不敢起。**（菌香，香蕈之小者。盖虽有生气而无根，梦伏树下，得春令之木气也，不敢起者，虽得时气之助，而亦不能胜。）**心气虚，则梦救火阳物，得其时，则梦燔灼。**（救火，心气虚也。阳物，龙也。乃龙雷之火游行也，得其时气之助，则君相二火并炎，故梦燔灼。倪仲玉曰：灼乃昭明之象，君火也；烧炙曰燔，在地之火也。）**脾气虚，则梦饮食不足，得其时，则梦筑垣盖屋。凡此五脏气虚，阳气有余，阴气不足，合之五诊，调之阴阳，以在经脉。**（脾气虚则梦取，故为饮食不足，梦筑垣盖屋，得时令之土气也。凡此五脏气虚，乃阳气有余，阴气不足，当合之五诊，调之阴阳，以在经脉，而合于四时。）**诊有十度，度人脉，度脏，度肉，度筋，度俞，度阴阳气，尽。人病自具，脉动无常，散阴颇阳，脉脱不具，诊无常行，诊必上下，度民，君卿，受师不卒，使术不明，不察逆从，是为妄行，持雌失雄，弃阳附阴，不知并合，诊故不明，传之后世，反论自章。**（此言持诊之道，四时五诊之外，而更有十度也。度，度量也。十度者，度人脉，度脏，度肉，度筋，度俞，度阴阳气，度上下，度民，度君，度卿也。度人脉者，度人合天地而成三部九候也。度脏者，度五脏之奇恒逆从也。度肉者，度人之形与气，相任则寿，不相任则夭，皮与肉相果则寿，不相果则夭，如病而形肉脱者死。度筋者，手足三阴三阳之筋，各有所起，经于形身，病则宜用燔针劫刺也。度俞者，五脏五俞，五五二十五俞，六腑六俞，六六三十六俞，经脉十二，络脉十五，凡二十七气以上下，所出为井，所溜为荥，所注为俞，所行为经，所入为合，二十七气所行，皆在五俞也。度阴阳气者，度脏腑表里阴阳之气，尽者，谓尽此法，而人病自具也，脉动无常，散在阴而又颇在阳，此病在情志，是以阴阳莫测，脉脱不具，必问而后得之。度上下者，度气之通于天，病之变化也。度民者，度其尝富后贫，暴乐暴苦也。度君者，度王公大人，骄恣纵欲，禁之则逆其志，顺之则加其病，当告之以其败，语之以其善，导之以其所便，开之以其所苦，人之情，莫不恶死而乐生，恶有不听者乎。度卿者，度其尝贵后贱，封君败伤，故贵脱势，及欲侯王。是以受师不卒，使术不明，不察逆从，是为妄行，持雌失雄，弃阳附阴，不知并合，诊故不明，传之后世，反论自章，雌雄，谓阴阳之配合，并合，血气之合并也。）**至阴虚，天气绝，至阳盛，地气不足。**（《水热穴论》曰：肾者，至阴也；至阴者，盛水也。《解精微论》曰：积水者，至阴也；至阴者，肾之精也。盖在天为气，在下为水，在气为阳，在肾为精，气生于水，阳生于精，是以至阴虚，天气绝，至阳者，天之阳也。天地之气，日月运行，寒暑往来，交相和平者也，如天气盛，则地气不足矣。按：《太阴阳明篇》曰：阳者，天气也，主外；阴者，地气也，主内。故阳道实，阴道虚。故喉主天气，咽主地气，阳受风气，阴受湿气，是人之阴阳上下，表里气血，以配天地之阴阳者也。）**阴阳并交，至人之所行，阴阳并交者，阳气先至，阴气后至。**（阴阳并交者，谓阴阳寒暑之交相出入也。阳气先至者，谓四时之气，始于一阳初动。邵子之诗曰：冬至子之半，天心无改移，一阳初动处，万物未生时，元酒味方淡，太音声正稀，此言如不信，更请问庖牺。即此义也。至人者，和于阴阳，调于四时，呼吸精气，独至守神，而复归于无极。故曰：阴阳并交，至人之所行。）**是以圣人持诊之道，先后阴阳而持之，奇恒之势，乃六十首，诊微合之事，追阴阳之变，章五中之情，其中之论，取虚实之要，定五度之事，知此乃足以诊。**（先后阴阳而持之者，按尺寸以候脉之来去也。奇恒之势，各以六十为首，即《诊要经终》，《脉解》诸篇所论是也。合微之事者，声合五音，色合五行，脉合阴阳也。阴阳之变者，天地阴阳之气，有德化政令，变易灾眚也，五中之情，五内之情志也。取虚实之要，定五度之事者，取虚实而定五度也。五度者，度神之有余有不足，气有余有不足，血有余有不足，形有余有不足，志有余有不足也。又有五实死，五虚死，其时有生者，如浆粥入胃，泄注止，则虚者活，身汗得后利，则实者活，此皆圣人持诊之要道，不可不知也。）**是以切阴不得阳，诊消亡，得阳不得阴，守学不湛，知左不知右，知右不知左，知上不知下，知先不知后，故治不久，知丑知善，知病知不病，知高知下，知坐知起，知行知止，用之有纪，诊道乃具，万世不殆，起所有余，知所不足。**（湛，音耽。持诊之道，有阴阳逆从，有左右前后，上下之诊，论在《脉要精微篇》中。湛，甚也。丑善，脉证之有善恶也。有余之病，则起而行，不足之病，多坐而卧，知起之所为有余，则知所以不足，盖知此即可以知彼，知一可以知十也。）**度事上下，脉事因格，是以形弱气虚死，形气有余，脉气不足死，脉气有余，形气不足生。**（此言持诊之道，当兼度其形气也。事者，谓其通变也。上下者，气之通于天，病之变化也。格，穷究也。言当先度其上下之通变，因而穷究其脉之通变，是以形弱气虚者死，此又无论其脉之平与不平，度其形气而知其死矣，形气有余，脉气不足者死，脉气有余，形气不足者生，是当以形证脉气通变审之，而后可必其死生也。）**是以诊有大方，坐起有常，出入有行，以转神明，必清必静，上观下观，司八正邪，别五中部，按脉动静，循尺滑涩，寒温之意，视其大小，合之病能，**

逆从以得，复知病名，诊可十全，不失人情，故诊之，或视息视意，故不失条理，道甚明察，故能长久，不知此道，失经绝理，亡言妄期，此谓失道。（转神明者，运己之神，以候彼之气也。上观下观者，若视深渊，若迎浮云也。八正者，日月星辰，四时之气也。别五中部，先别五脏之脉也。按脉动静，候其浮沉迟数也。循尺滑涩，寒温之意。谓脉滑者，尺之皮肤亦滑。脉涩者，尺之皮肤亦涩。尺肤滑其淖泽者，风也。尺肤涩者，风痹也。尺肤热甚，脉甚躁者，病温也。尺肤寒，其脉小者，泄少气，尺肤炬然，先热后寒者，寒热也。尺肤先寒，久大之而热者，亦寒热也。故善调尺者，不待于寸；善调脉者，不待于色，能参合而行之者，可以为上工也。视其脉之大小，合之病能，病能者，奇恒之病也。逆从者，神转不回，回则不转也。名□□之实也，能正其□□□□□诊有十全，参其人情矣，视息者，候呼吸之往来，脉之去至也。视意者，闭户塞牖，系之病者，数问其情，以从其意，得神者昌，失神者亡。亡言者，亡妄之言，不知诊道，妄与生死之期，此失经绝理，是谓失道矣。）

解精微论篇第八十一

（精者天一所生之精，微者天道之幽远也，此九九数终，复归于真元之论。）

黄帝在明堂，雷公请曰：臣受业传之行，教以经论，从容形法，阴阳刺灸，汤药所资，行治有贤不肖，未必能十全，若先言悲哀喜怒，燥湿寒暑，阴阳妇女，请问其所以然者。卑贱富贵，人之形体，所从群下，通使临事，以适道术，谨闻命矣，请问有才愚仆漏之问，不在经者，欲问其状。帝曰：大矣。（悲哀喜怒，人之情也；燥湿寒暑，天之气也；阴阳者，天之道也；妇女者，天癸之所生也，此通天之道，故极赞其大焉。）公请问：哭泣而泪不出者，若出而少涕，其故何也？帝曰：在经有也。（《灵枢经》有悲哀涕泣之论。）复问不知水所从生，涕所从出也？帝曰：若问此者，无益于治也。工之所知，道之所生也。（精液下通于上，应水之上通于天，此通天之大道，非止有裨于治也。工止知涕泣之所由出，而不知道之所由生。）夫心者，五脏之专精也，目者，其窍也，华色者，其荣也，是以人有德也，则气和于目，有亡，忧知于色。（五脏，主藏精者也。心者，五脏六腑之主，故为五脏之专精。心开窍于目，故目者心之窍。《五脏生成篇》曰：心之合脉也，其荣色也，其主肾也，故华于色者，心之荣也，有德者，见于色而知心气之和也。）是以悲哀则泣下，泣下，水所由生，水宗者，积水也，积水者，至阴也，至阴者，肾之精也，宗精之水，所以不出者，是精持之也，辅之裹之，故水不行也。（悲哀则动其心志，故泣下而水所由生。水宗者，宗脉之所聚，上液之道也。肾脏之精水，由宗脉而上通于心，上注于目。故曰：目者宗脉之所聚也。如志不悲，则精持于下，辅之裹之，水精不出于宗脉，故水不行于上也，此言精水之在下，必动其肾志而后上行。）夫水之精为志，火之精为神，水火相感，神志俱悲，是以目之水生也，故谚言曰“心悲名曰志悲”，志与心精，共凑于目也。（此言心肾相通，神志交感，心悲而未有不动其志者。故谚有之曰：心悲名曰志悲。盖心之所之谓之志，心志之合，一也。心者，五脏之专精，故水精与心精，共凑于目而为泣。莫子瑜曰：神志相合，而精亦相合。）是以俱悲，则神气传于心，精上不传于志，而志独悲，故泣出也。（此言神生于精，志生于心，离中有虚，坎中有满，水火上下之互交也。《灵枢经》曰：所生之来谓之精，两精相搏谓之神。是神气之生于精也，故曰俱悲。则神气传于心，谓心脏所藏之神气，本于肾精之所生。又曰：心有所忆谓之意，意之所存谓之志。是志之生于心也，故曰精上不传于志，谓精不上传于志，而志独悲于上，故泣出也。上节言心悲名曰志悲，此言志悲即是心悲，心志之合一也。闵士先曰：动其心志，则心精凑于目而为泣，不待肾精之上传也。）**泣涕者，脑也；脑者，阴也；髓者，骨之充也，故脑渗为涕；志者，骨之主也，是以水流而涕从之者，其行类也。**（此言涕之所从来者，由肾精之上通于脑，脑渗下而为涕也。脑者，阴髓也。骨之精髓充于骨，髓从骨空而上通于脑，故脑渗之为涕也。夫志者，骨之主也，是以水流而涕从之者，其行与志悲而肾精出于目之为泣者，相同类也。）**夫涕之与泣者，譬如人之兄弟，急则俱死，生则俱生，其志以早悲，是以涕泣俱出而横行也，夫人涕泣俱出而相从者，所属之类也。**（涕泣皆出于肾水，而分两歧，犹兄弟之生于一母，而分伯仲也。故肾死脉来，辟辟如弹石之急，则兄弟俱死，生则俱生，而出为涕泪也，是以其志早悲，则涕泣俱出而横行也。夫人涕泣俱出而相从者，缘肾脏所属之同类也。玉师曰：志悲则涕泣俱出，志绝则神气俱死，盖言神气生于天乙之真，而真元之不可损也。）**雷公曰：大矣。**（雷公始悟人道之通于天道，故复赞其大焉。）**请问人哭泣而泪不出者，若出而少，涕不从之何也？帝曰：哭泣不出者，哭不悲也。不泣者，神不慈也。神不慈则志不悲，阴阳相持，泣安能独来。夫志悲者，惋惋则冲阴，冲阴，则志去目，志去，则神不守精，精神去目，涕泣出也。**（此复申明泣出于神而志，涕出于志而神，故神不慈，则志不悲而精不出。志动，则神不守而涕泣俱来，是神守则志守，志动则神动也。慈，悲也。阴阳相持，谓水火之神志，主持于内，则精不出也。惋惋，惊动貌。冲阴，谓志上冲于脑也。夫目系上属于脑，故志上冲阴，则志去走于目，志去则神不独守其精，精神并去，出于目，而涕泣皆出也。）**且子独不诵不念夫经言乎，厥则目无所见，夫人厥，则阳气并于上，阴气并于下，阳并于上，则火独光也，阴并于下，则足寒，足寒则胀也，夫一水不胜五火，故目眦盲。**（此言神志相守，水火相交者也。经，谓《灵枢·口问》诸篇。厥，谓水火不相交而相逆也。骨之精为瞳子，肾之精气，不上贯于目，故目无见也。并者，谓诸阳之气，合并于上，诸阴之气，合并于下也。心乃阳中之太阳，而为五脏之专精，故阳并于上，不得阴气以和之，则火独光于上也。肾为水脏，受藏五脏之精，阴脉集于足下，而聚于足心，故阴并于下，不得阳气以和之，则足寒，足寒则脏寒生满病也。一水，谓太阳之水。五火，五脏之阳气也。夫太阳之水，随气而运行于肤表，犹水之随天气而环转于上下，少阴之水火，以应天之日月，交相会合，而不相离者也。是以阴阳厥逆，则目眦盲。眦者，谓太阳之两睛明，以应天之日月也。张兆璜曰：通篇论精神，此后提出"气"字，夫五脏之精气，皆会于目，气并于上，精并于下，故为五火。）**是以冲风泣下而不止，夫风之中目也，阳气内守于精，是火气燔目，故见风则泣下也。**（此言人气之与天气相通也。风者，天之气也。阳气者，神气也。火气者，阳气也。谓神气内守于精，阳气外通于目，见风则气随风动，而神不守精，致精神共去于目而泣下也。）**有以比之，夫火疾风生乃能雨，此之类也。**（比者，以天之精气神，而比类人之精气神也。风乃天之阳气，火之精为神，雨乃水精之上通于天而复下降者也。火疾风生乃能雨者，谓气生于神，神生于精，精随神气而运者也。夫天之日月精水，随天气而运行无息，人之精神，亦随气而环转无端，人之两目，应天之日月昼夜而开阖者也。按：本经八十一篇，所论之道天地人，所用之数三六九。盖人生于天地气交之中，通天之道，应地之理，地居人之下，大气举之，无所冯依，是天包乎地之外，而运行无息者也，数之始于一而成于三，三而两之成六，三而三之成九，乃自从无极而生天地阴阳之数也。圣人提挈天地，把握阴阳，呼吸精气，独立守神，能养精气神以配天，吸地之精气神以自养，至于不生不化，与道合同，出乎天地之外，复归于无极，而无有终时，是以立数万余言。后七篇，单论天道以应人，九九数终，解明精气神以复于天真，盖欲使天下后世子孙黎民，不罹苛疾之患，同归生长之门。圣人之教化大矣，求道之士，若能研穷此经，存养真性，皆可寿敝无穷，超凡入圣。)

跋

《黄帝素问》九卷，《灵枢》九卷，总名《内经》，为医学之梯阶，方书之领袖。汉后注家林立，迄无一当。李士材历诋其失，汪訒菴复踵其讹，而是经益不明于天下矣。长乐陈修园欲度迷津，特开觉路，爰于三字经中叙医学源流以告人曰：大作者推钱塘。钱塘谓张隐菴高士宗也。康熙间隐菴与众弟子开讲经论于侣山堂，士宗继之，于是侣山堂有《素灵集注直解》、《伤寒印宗》、《伤寒金匮集注直解》、《侣山堂类辩》、《针灸秘传》、《医学真传》、《本草崇原》等书。夫《素》、《灵》明体达用，《伤寒》、《金匮》以经为体，以方为用，隐菴因经方意义艰深，而作集注，士宗因集注意义艰深，而作直解，其余各书，犹黄钟以下十一律，藉写黄钟之蕴者尔。传至修园，又有《素灵集注》节要，外附十余种，语不躐等，使读者如食蔗渐入佳境，而大旨悉本侣山堂。明知非此不足以继往开来、黜浮崇实也。乃讲堂方被劫灰，遗籍亦遭兵火，他省除左菊农重鐫《伤寒集注》外，尚有《素》、《灵》出自坊间，舛讹殊甚，厥后仅于丁松生王耕眉两处，得见《素灵集注》、《素问直解》原板，既而姚受之、褚敦伯亦各出家藏《集注》相示之。四君者，物色有年，始犹旧物，学者如知长沙论略，俱发源于《内经》，则力争上游，舍《集注》从何入手。今集注尚存《素》、《灵》两册，由书局提调宋观察属章椿伯汇集参校，请于卫大中丞发局刊行。而后《素》与《灵》相得益彰，凡阴阳气血之生始出入，脏腑经络之交会贯通，无不了如指掌矣。隐菴之功，岂在仲景下欤！按侣山堂至乾隆时，但缺《针灸秘传》，迄今止百余年，亡书过半，倘天将大昌斯道，俾得逐一搜罗，校勘付梓，以广其传，则医门之幸，亦即天下苍生之幸也夫！

光绪十三年七月淳